エセンシャル心臓電気生理学

監訳 **安武 正弘**
日本医科大学大学院総合医療・健康科学分野 教授
日本医科大学付属病院総合診療科 部長

訳 **村松 光**
日本医科大学内科学（循環器内科学）非常勤講師

ESSENTIAL CARDIAC ELECTROPHYSIOLOGY
The Self-Assessment Approach
Second Edition

Zainul Abedin, MD, FRCP, FHRS
Professor of Clinical Medicine
Paul Foster School of Medicine
Texas Tech University Health Sciences Center;
Adjunct Professor of Electrical Engineering and Computer Science
University of Texas at El Paso
El Paso, TX, USA

メディカル・サイエンス・インターナショナル

Authorized translation of the original English edition,
"Essential Cardiac Electrophysiology: The Self-Assessment Approach", 2nd Edition
by Zainul Abedin

Published by John Wiley & Sons Ltd., The Atrium, Southern Gate, Chichester, West Sussex, PO19 8SQ, UK

Printed and Bound in Japan

監訳者序文

本書は，心臓電気生理学に関する基本的なエッセンスを箇条書きスタイルで編集した極めてユニークな教科書である。自己評価問題が各章の冒頭についており，知識の確認や整理に極めて有用な構成になっているところも初版と変わりない。第 1 章から順次読み進むのもよし，興味のある章から読むのもよし，これから不整脈の診療に携わろうとする若い医師やコメディカルの方々，不整脈に対する新たな薬物や非薬物治療法の開発を目指す企業の担当者など幅広い読者に読んでいただける本であると確信している。

6 年ぶりの改訂であるため，新しい知見が加えられて頁数がかなり増えたが，村松光先生のご尽力のおかげで，第 2 版日本語翻訳版として見事に生まれ変わった。先生は，基礎心臓電気生理学を基盤に幅広く不整脈の臨床に携わっている専門家で，その行間からは本書の良さをできるだけ多くの日本の読者に広めたいという並々ならぬ熱意が感じられた。監訳にあたっては，可能な限り原文に忠実な翻訳を目指しつつも，少しでも読者が理解を深めることができるよう，できるだけ分かり易い表現になるよう努めた。また，自己評価問題の解答には簡単な解説を加えることにした。

初版に引き続き，第 2 版を監訳する機会を得たことを大変光栄に思うとともに，本書がさまざまな場面で本当に役に立つ実践的教科書として，多くの方々に幅広く活用されることを期待している。

2014 年 5 月

安武 正弘

訳者序文

原著初版の日本語翻訳版であるワイリー・パブリッシング・ジャパン刊『心臓電気生理学エッセンス：自己評価問題付き』は，刊行以来好評を博している。これは難解な心臓電気生理学の基礎と臨床における知識と情報を簡潔にまとめ，箇条書き形式を用いたことと自己評価問題を導入したことで，読者側の視点に立った編集の意図に由来すると考えられる。

この背景のなか，2013年4月にWiley-Blackwellより出版された『Essential Cardiac Electrophysiology: The Self-Assessment Approach, Second Edition』の日本語版を早々に上梓できたことは真に嬉しいことである。第2版も初版と同様の形式を踏襲し，初版（2007年）以降の心臓電気生理学の最新情報を加え，自己評価問題もブラッシュアップされている。本文内容は1.7倍に頁数が増えたが，機序を重視した理解度に関しては変わらない。

第2版では，治療法に関し最新版の推奨，最先端の研究成果，新しい診断方法，新規治療選択肢に関しての情報があり，読者に新鮮な満足感を与えてくれる。具体的には，1）HCNチャネル，2）先天性と発作性房室ブロック，3）左心房細動，4）房室結節リエントリー性頻拍と房室回帰性頻拍の電気生理学的評価，5）バイスタンダーとしての副伝導路とリエントリー回路としての副伝導路の相違，6）心室頻拍のアブレーション，7）チャネル病の遺伝子研究の成果，8）QT短縮症候群，9）催不整脈性右室異形成症，10）早期再分極と心室細動，11）大動脈弁尖心室頻拍，12）心臓震盪，13）減量サプリメントと不整脈，の項目が最新の話題として注目される。内容が増えた章は，上室不整脈（心房細動を含む），心室不整脈，不整脈の電気的治療の3章であり，初版以降にみられた診断と治療の進歩を反映している。

事実情報に基づき臨床応用に焦点を当てた本書は，電気生理検査（EP）に関わる看護師，臨床技師，電気生理（不整脈）専門医などすべてのEPチームメンバーのみならず，研修医や心電図と不整脈に興味がある臨床医にとっても，理想的な参考書となるはずである。また，不整脈専門医を目指している先生方には，基本的概念を理解し重要事項の記憶を定着させる自己評価問題は，学習を進める上でとても重宝されるに違いない。不整脈の機序および不整脈各論においては，臨床不整脈の診断や治療に役立つ基礎心臓電気生理学的機序が十分に説明されているため，学習に快い満足感を与えてくれる。

最後に，初版に続き第2版の翻訳作業と出版企画に関し，日々応援してくれた家族に心から感謝したい。また，第2版に関しても御多忙のなか監訳の労を惜しまずにお引き受け頂き，刊行まで御支援を賜った，日本医科大学教授の安武正弘先生に感謝の意を表したい。

2014年皐月，甲府にて

村松 光

博学な日本の読者の皆様へ

原著第２版は心臓電気生理学の全領域における莫大な量の医学文献を再検討し，精選してまとめ上げたものです。本書のなかには私の原作はないと考えていただきたい。たまたま私は活用できる情報を編集し統合し伝達する機会を得たに過ぎません。第２版でも形式は初版を踏襲しました。

『エセンシャル心臓電気生理学』を村松光博士が労を惜しまず翻訳されたことは，日本の読者の皆様にとっての非常な幸運であると思います。

本書の企画出版が成立したことに対し，日本の読者の皆様と村松先生に感謝申し上げ，謝辞と致します。

Zainul Abedin, MD

はじめに

『Essential Cardiac Electrophysiology: The Self-Assessment Approach, 2nd Edition』は，初版の形式を踏襲し，臨床心臓電気生理学におけるすべての重要課題と臨床電気生理学に直結する基礎電気生理学の話題を選んで扱い，最も重要な事実を簡潔に箇条書き形式で総説している。第2版では，以前に扱った話題をさらに発展させたものもあり，新しい話題を追加したものもありと，内容の見直しがされている。例えば，心筋膜イオンチャネルを再度復習したいと願う人のために役立つ追加情報が盛り込まれている。実際の診療に直接関連した幾多の問題に関しては，質を向上させ内容を追加しており，メイズ術後の不整脈，心房細動の遺伝学，新規経口抗凝固薬，左室の緻密化障害，デバイス植込み患者における磁気共鳴像の使用法，高い除細動閾値への対処法も含まれている。

本書が臨床心臓電気生理学者にとって重要なほぼすべての課題に関し，最も重要な情報を簡潔に再検討したいと願う人の，非常に有用な情報源であることに変わりはない。

Fred Morady, MD
McKay Professor of Cardiovascular Disease
Professor of Medicine
University of Michigan Health System
Ann Arbor, MI, USA

序文

“我々は解っていると知っていることもあるし，解っていないと知っていることもあるが，解っていないことを知らないこともある”

ドナルド・ラムズフェルド

この文章はイラク戦争を正当化する文脈で用いられているため，ここで引用するのは非常に恐ろしい気持ちがする。しかし，この文章は心臓電気生理学を含む，多くの科学分野における知識の状態についても表していると思う。

心臓電気生理学のあらゆる面において，情報が指数関数的に増加してきた。本書の初版が出版された時点では，QT 延長症候群は 7 つの型が知られていた。しかし今版が発刊されるまでの間に，QT 延長症候群は異なる 12 型までが登録されるに至っている。

インターネットと高性能携帯デバイスを活用し，いつでもどこでも数秒以内に情報が入手できる現在，なぜ心臓電気生理学に関する書籍がもう 1 冊必要なのかという質問が出るのは避けられない。この質問に対する回答としては，本書が事実に基づく情報かつ適切な情報のみを集約し統合して提示できているということがある。

アルベルト・アインシュタインの「物事はできるだけ簡単であるべきだが，ただ簡単であれば良いというわけではない」という表現には説得力がある。

基本的な情報に関する試験を繰り返し行うことが最もよい学習法であるが，本書においては自己評価問題と図表，および冗長な記述でなく箇条書き形式を用い，事実に基づいた情報を列挙してあるため，とても学習しやすくなっている。

初版は心臓電気生理学や心臓病学の専門医，研修医や医学生の間に浸透し普及した。同様の形式を引き継ぎ，第 2 版では新しい情報，多項式選択問題，図を 1.5 倍増やした。

この企画は膨大で長時間を費やすものであった。書籍を販売するという金銭的なものが目的ではない。学生からの賛辞や恩師からの励ましと評価をいただけることこそが何よりの喜びである。

これほどの規模になると，間違いや脱落箇所がみられる可能性がある。建設的な批判や意見や示唆をいつでも歓迎する。

ご意見ご批判ご示唆は，essentialep@gmail.com までお寄せください。

Zainul Abedin

謝　辞

本書の原稿校閲をしていただき多くの有意義な示唆をいただいた，真の学者であり指導者であるFred Morady教授の寛大なる支援に，著者は心から感謝の意を表します。

秘書業務の支援をしていただいたSusan Fernandez氏，Wiley-Blackwellの編集・出版・販売チームのThomas Hartman氏，Kate Newell氏，Cathryn Gates氏，Mahabunnisa Mohamed氏と他の社員の方々に感謝致します。

目　次

【注　意】

本書に記載した情報に関しては，正確を期し，一般臨床で広く受け容れられている方法を記載するよう注意を払った。しかしながら著者（監訳者，訳者）ならびに出版社は，本書の情報を用いた結果生じたいかなる不都合に対しても責任を負うものではない。本書の内容の特定な状況への適用に関しての責任は，医師各自のうちにある。

著者（監訳者，訳者）ならびに出版社は，本書に記載した薬物の選択，用量については，出版時の最新の推奨，および臨床状況に基づいていることを確認するよう努力を払っている。しかし，医学は日進月歩で進んでおり，政府の規制は変わり，薬物療法や薬物反応に関する情報は常に更新されている。読者は，薬物の使用に当たっては個々の薬物の添付文書を参照し，適応，用量，付加された注意・警告に関する変化を常に確認することを怠ってはならない。これは，推奨された薬物が新しいものであったり，汎用されるものではない場合，特に重要である。

第1章 イオンチャネルとイオン電流

◉ 自己評価問題 ◉

1.1 カリウムチャネルとカリウム電流

1. 正常の Purkinje 線維において，正常の自動能に関与する電流はどれか？
   - A. I_f 過分極活性化環状ヌクレオチド依存性（HCN）電流
   - B. I_{CaL} L 型カルシウム電流
   - C. I_{Na} 急速内向きナトリウム電流
   - D. I_K 遅延整流カリウム電流
   - E. I_{to} 一過性外向き電流

2. カリウムチャネルの機能異常で生じる可能性がないのはどれか？
   - A. 聾唖
   - B. QT 時間短縮
   - C. QT 時間延長
   - D. カテコラミン感受性多形性心室頻拍

3. 低体温でみられる Osborn 波は，つぎのどの結果で生じるか？
   - A. I_{to} が心内膜側と心外膜側で不均一に分布すること
   - B. 筋小胞体のカルシウム過負荷
   - C. 代謝性アシドーシス
   - D. ナトリウムチャネルの機能欠損

4. カリウムイオンが細胞膜を外向きに移動する結果生じるのはどれか？
   - A. 再分極電流
   - B. 脱分極電流
   - C. QT 時間の延長
   - D. 著明な U 波

5. 下に示す活動電位図において，矢印が示す部位で活性化されている電流はどれか？

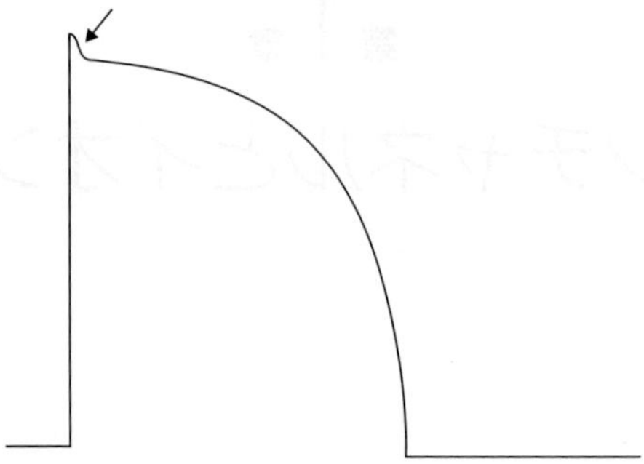

A. I_{to}
B. I_{K1}
C. I_{Na}
D. I_{Ca}

6. I_{Kr} の発現を制御している遺伝子はどれか？
A. *KCNQ1*（*KvLQT1*）
B. *KCNH2*（*hERG*）
C. *SCN5A*
D. *MinK*

7. $I_{K,\ ATP}$ 電流を活性化しうるのはどれか？
A. 細胞内 ATP の増加
B. 細胞内カルシウムの増加
C. 細胞内 ATP の減少
D. 細胞内カルシウムの減少

8. うっ血性心不全では，脱分極電流または再分極電流にどのような影響を与えるか？
A. 外向き再分極電流が減少
B. 内向き脱分極電流が減少
C. 外向き再分極電流が増加
D. 活動電位持続時間が短縮

9. 活動電位のプラトー相延長により最も起こりにくいのはどれか？
A. 収縮張力の増加
B. 伝導速度の増加
C. 収縮時間の延長
D. 不応性の増加

10. I_{Kr} の活性を増加させる可能性があるのはどれか？
   A. 細胞外カリウムの増加
   B. ソタロールの投与
   C. 細胞外カリウムの減少
   D. クロライド電流の増加

11. 逆頻度依存性遮断が起こるのはどのような場合か？
   A. チャネルの活性化が繰り返されるとき
   B. ナトリウムチャネルが遮断されるとき
   C. 速い心拍数でなく，遅い心拍数のとき
   D. カテコラミンの存在下

12. I_{to} の性質に最も関連しないのはどれか？
   A. 心室の心外膜側に存在し，心内膜側には存在しない
   B. スパイクアンドドーム型に関与している
   C. ラノラジンで遮断される
   D. ヒト心房筋にも存在している

13. Brugada 症候群に関係するのはどれか？
   A. *SCN5A* 遺伝子欠損
   B. I_{Kr} の欠損
   C. 前胸部誘導で ST 部分低下
   D. 聾唖

14. I_{Ks} を遮断する可能性があるのはどれか？
   A. アミノフィリン
   B. インダパミド
   C. プロテインキナーゼ C の活性化
   D. エリスロマイシン
   E. 細胞内カルシウムの増加

1.2　ナトリウムチャネルとナトリウム電流

1. ナトリウムチャネル遮断性抗不整脈薬の慢性投与により起こりうるのはどれか？
   A. ナトリウムチャネルのメッセンジャー RNA の増加とチャネル遮断作用の減弱
   B. 細胞レベルでの低ナトリウム血症
   C. Na^+，K^+-ATPase の減少
   D. ナトリウムチャネルのメッセンジャー RNA の減少とチャネル遮断効果の定常化

2. Na^+，K^+-ATPase に関する記述のうち誤りはどれか？
   A. 細胞内の Na^+濃度と K^+濃度の勾配の維持に関与する酵素である

B. $3K^+$イオンの流入と交換に細胞から$1Na^+$イオンを除去し，内向き方向の電流を生成するように作動する
C. ナトリウムポンプの性能は細胞内Na^+濃度を決定し，したがって心収縮能を決定する
D. 細胞内Na^+濃度の変化は，心筋ナトリウム–カルシウム交換体の活性に影響する

3. *SCN5A* 変異による機能欠損は，つぎの調律障害のどれに関与するか？
A. 進行性心臓伝導障害
B. QT 延長症候群
C. カテコラミン感受性多形性心室頻拍
D. 発作性心房細動

4. Na^+が細胞膜を通して細胞内に流入するとき，どの電流が流れると考えられるか？
A. 内向き電流
B. 外向き電流
C. 再分極電流
D. 過分極電流

5. ナトリウムチャネル遮断薬を内服している患者が速い心室応答の心房細動を起こした。つぎの心電図変化のうち，起こりうるのはどれか？
A. 頻脈中に QRS 幅が狭くなる
B. 頻脈中に QRS 幅が広くなる
C. QT 時間が延長する
D. QT 時間が短縮する

6. ナトリウムチャネルが遮断されるとき，どれが起きると考えられるか？
A. 細胞内カルシウムが増加して収縮能が増加する
B. 早期後脱分極と遅延後脱分極が増加する
C. 収縮能が低下する
D. 細胞外ナトリウムが増加する

7. Brugada 症候群に関係ないのはどれか？
A. *SCN5A* 変異が機能欠損をもたらす
B. I_{to} 電流の増加
C. プラトー相における I_{Ca} 電流の阻害
D. *SCN5A* 変異が機能獲得をもたらす

8. リドカインはどのチャネル遮断様式により，心筋虚血時の不整脈を抑制するか？
A. 不活性化状態遮断
B. 静止状態遮断

C. 開口状態遮断
D. 閉口状態遮断

9. フレカイニド誘発性心室頻拍の治療に有効なのはどれか？
A. マグネシウム静注
B. リドカイン静注
C. アミオダロン静注
D. ジゴキシン静注

10. つぎの代謝異常のうちリドカインがチャネル結合部位から解離しにくくなるのはどれか？
A. アシドーシス
B. 虚血
C. 高カリウム血症
D. 低ナトリウム血症

11. I_{Nab}（背景 Na^+電流の緩徐成分）が遮断されるとき出現すると考えられるのはどれか？
A. QT時間の延長
B. 陽性変力作用
C. 早期後脱分極の出現
D. 徐脈

12. QT延長症候群3型（LQT3）患者でトルサード・ド・ポアント（TdP）を発症しやすくするのはどれか？
A. β遮断薬誘発性の徐脈
B. 恒久性ペースメーカ
C. メキシレチン
D. 運動誘発性の洞頻脈

1.3　カルシウムチャネルとカルシウム電流

1. カルシウム電流（I_{CaL}）が関与しないのはどれか？
A. 早期後脱分極
B. 心房細動時における心房の電気的リモデリング
C. 遅延後脱分極
D. 洞房結節と房室結節の脱分極

2. つぎの記述のうち誤りはどれか？
A. βアドレナリン作動薬は I_{CaL} チャネル活性を増加させる
B. β遮断薬はカルシウムチャネル遮断薬として作用する
C. 副交感神経刺激は I_{CaL} 活性を減少させる
D. T型カルシウムチャネル密度は成長ホルモン，エンドセリン，圧負荷で増加

する

3. T型カルシウムチャネルに影響しない物質はどれか？
   A. アミロライド
   B. フルナリジン
   C. ミベフラジル
   D. ジゴキシン

4. 心筋細胞のカルシウム恒常性に関する記述のうち誤りはどれか？
   A. Ca^{2+}-ATPaseは心筋細胞からの拡張期Ca^{2+}除去に関与している
   B. 筋小胞体内腔のCa^{2+}は，低親和性カルシウム結合蛋白であるカルセクエストリンに結合する
   C. 電位依存性L型カルシウムチャネルを介したCa^{2+}流入により，Ca^{2+}シグナルが生成される
   D. 筋小胞体はカルシウムの主要な貯蔵庫である

5. RyR2への感受性を亢進させる物質はどれか？
   A. テトラカイン
   B. ラパマイシン
   C. カフェイン
   D. ドキソルビシン

6. イバブラジンに関する記述のうち誤りはどれか？
   A. 徐脈を起こす
   B. cAMP過負荷はその作用を打ち消す
   C. 光視症を起こす
   D. 陰性変力作用をもつ

1.1　カリウムチャネルとカリウム電流[1, 2]

- 8種類以上のカリウム電流が知られている。
- 活動電位のプラトー相は，内向き（脱分極）電流と外向き（再分極）電流とのバランスに依存している。
- カリウム電流（カリウムチャネルを介してカリウムが外向きに流れる）は，おもに再分極に関与している。
- カリウムチャネルの活性化は，時間依存性または電位依存性（K_v）に起きる。
- 電位依存性カリウム（K_v）チャネルはαサブユニットの四量体配列で構成されている（**図1.1**）。各αサブユニットは6個の膜貫通領域S1からS6を含み，アミノ基（N）末端とカルボキシル基（C）末端の両方が膜の細胞内側に存在する。
- 領域S1からS4にはこのチャネルの電位感知特性があり，一方S5とS6はチャネルを構成するのに不可欠である。
- K_vチャネルは開口伝導（活性化）状態と非伝導状態の間を変動し，その変移動態は膜電位とチャネル構造に決定的に依存している。
- 非伝導状態は閉口（脱活性化）状態，または不活性化状態のいずれかに分類できる。
- 活動電位の経過中，膜脱分極に反応して閉口したK_vチャネルが活性化すなわち開口し，その後時間依存性に不活性化状態に入る。閉口状態に再度戻るには膜が再分極する必要がある。
- これらの異なる構造的機能的状態の間を，電位依存性かつ時間依存性に変移することをゲート機構と呼ぶ。
- カリウムチャネルは脂質二重膜を通るK^+イオンの選択的輸送を触媒するが，他の生体陽イオンに対しては非透過性である。
- 活動電位持続時間は，カルシウム流入量と組織の不応性を決めている。活動電位持続時間は心拍数に逆相関する。活動電位プラトー相の延長により収縮張力と収縮時間が増加する。また不応期も延長する。
- うっ血性心不全や左室肥大では，再分極外向き電流が50％減少する。そのため活動電位持続時間が延長し，早期後脱分極と不整脈が発生する。うっ血性心不全患者では治療標的であるカリウムチャネル活性が低下または消失しているため，III群抗不整脈薬の使用は再評価が必要である。
- 心房細動では再分極外向き電流（I_K，I_{to}）が減少している。これらの電流の減少は，低カリウム血症と低マグネシウム血症における催不整脈作用を助長する。
- 甲状腺機能低下状態と副腎機能低下状態では，カリウムチャネルの発現が減少している。

遅延整流・内向き整流電位依存性カリウムチャネル[2]

- 整流とは電流の一方向性整流器様特性のことで，内向きまたは外向きがある。整流作用によりプラトー相において，I_{Kr}とI_{Ks}を介するカリウムの外向き電流が制限される。遅延整流カリウムチャネルの活性化は緩徐に起きる。
- 電位依存性カリウムチャネルは，活動電位の立ちあがり時に活性化される。
- 急速に活性化されて不活性化される電位依存性一過性外向き電流I_{to}は，再分極の1相を形成する。
- 内向き整流I_{K1}と緩徐活性型遅延整流カリウム電流（急速に不活性化される急速成

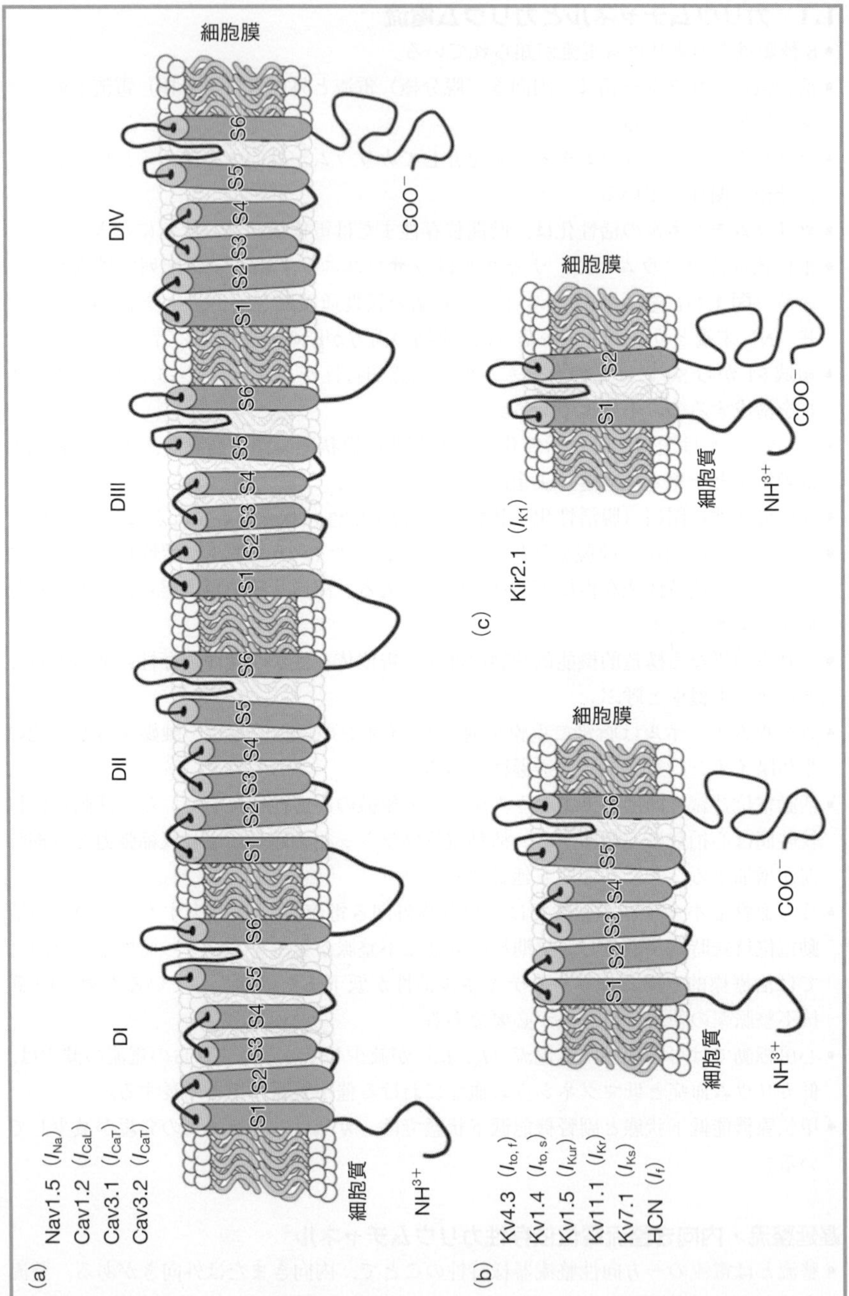

図 1.1　心筋イオンチャネルのαサブユニット。(a) ナトリウムチャネルとカルシウムチャネルのαサブユニットは，連続的に連結した4個の相同性領域（ドメイン DI～DIV）からなり，各領域は6個の膜貫通型分節（セグメント S1～S6）で構成されている。(b，c) I_{to}，I_{Kur}，I_{Kr}，I_{Ks}，I_{K1}，I_f に関与するαサブユニットは，6個（B）または2個（C）の膜貫通型分節からなる，単一の領域で構成されている。4個のサブユニット（領域）が集結して，1個の機能するチャネルを形成する。（許可を得て引用）

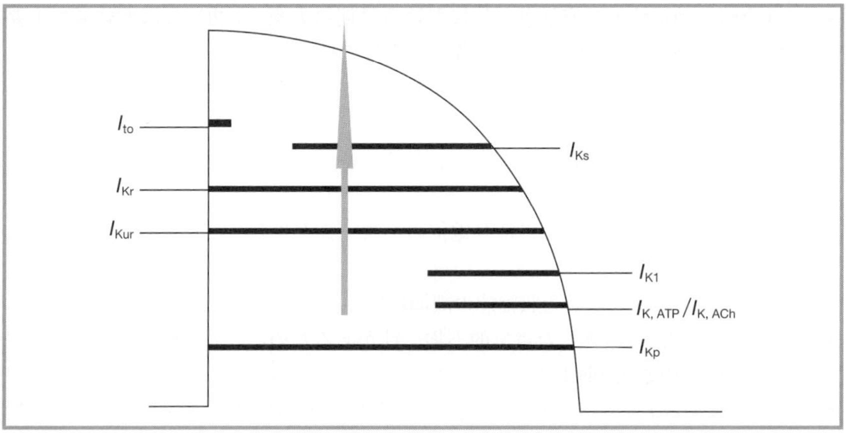

図 1.2　外向き電流。

分 I_{Kr} と緩徐成分 I_{Ks} からなる）は，活動電位のプラトー相と 3 相に関与する。
- カリウムチャネルは，電位センサーを刺激する陽性電荷を流す。
- カリウムチャネルは静止膜電位では閉じており，脱分極後に開口する。
- 2 つの型の電位依存性チャネルが，再分極で主要な役割を果たす。
  1. 一過性外向き電流（I_{to}）：急速な活性化と不活性化が特徴である。
  2. 遅延整流カリウム電流（I_K）：いくつかの成分をもつ（**図 1.2**）。
     I_{Kr} は急速に活性化される内向き整流電流。
     I_{Ks} は緩徐に活性化される電流。
     I_{Kur} は超急速活性型電流。

一過性外向きカリウム電流（I_{to}）

- I_{to} は 1 相の早期再分極に関与する。I_{to} が一過性である性質は，脱分極により I_{to} は急速に活性化しかつ不活性化するため生じる。
- I_{to} 電流には 2 種類ある。$I_{to}1$ と $I_{to}2$ である。
- カルシウム活性化クロライド電流（$I_{to}2$）と，古典的なカルシウム非依存性カリウム電流（$I_{to}1$）（I_{to} と呼ばれる）。
- カルシウム非依存性 I_{to} には 2 つの型がある：「急速」型または「速い」型 $I_{to,f}$ および「緩徐」型 $I_{to,s}$ である。
- $I_{to,s}$ は $I_{to,f}$ より小さい。
- $I_{to,f}$ は不活性化から急速に回復し，この α サブユニット（Kv4.3）は *KCND3* によりコードされている。$I_{to,s}$ は不活性化から緩徐に回復し，この α サブユニット（Kv1.4）は *KCNA4* によりコードされている。
- Kv4.3 と Kv1.4 は，6 個の膜貫通型分節をもつ 1 個の領域を含む。4 個のサブユニットが集結して，1 個のチャネルを形成している。
- Kv4.3 は心外膜側に強く発現し，心内膜側に比較し短い活動電位持続時間に関与しており，心内膜側では Kv1.4 の発現は弱い。
- このため心外膜側と心内膜側間に，貫壁性電位勾配が生まれる。

- $I_{to,f}$ は心房活動電位と心室活動電位における早期再分極（1 相）の時間経過の主要な決定因子であり，$I_{to,f}$ の分布は心臓の領域間で非常に異なる。
- 早期再分極はL型カルシウム電流の大きさに影響することで，興奮収縮連関と心筋収縮能を調節する。
- $I_{to,f}$ の発現は心臓の心内膜側と右室と心基部で多く，心臓の中隔と左室心内膜側と心尖部では少ない。
- $I_{to,f}$ の領域による差違のために活動電位の不均一性が生じ，これが順序正しい心室再分極に関与している。
- $I_{to,f}$ の差違が，領域に応じた収縮能の調節に関与している。
- 貫壁性の $I_{to,f}$ 勾配に関連した電気的不均一性があるために，心室壁すべてにわたり再分極と張力生成が同期する。
- 収縮能に対する $I_{to,f}$ レベルの影響は，ナトリウム–カルシウム交換体の電位依存性修飾に関連しており，早期再分極相の間に方向が逆転する。
- 早期再分極期は $I_{to,f}$ レベルに依存しており，筋小胞体からの Ca^{2+} 放出の振幅と時相の両方を制御している。
- $I_{to,f}$ が減少しノッチが消失すると，筋小胞体の Ca^{2+} 放出が緩徐になる。
- 心室における $I_{to,f}$ の分布（の差違）により，心室内の異なる領域間における張力生成の時相が同期し，したがって機械的効率が上昇する。
- 心不全では $I_{to,f}$ の全体的な下方制御が発生し，張力生成の時間経過が緩徐になり，そのため心筋作業能力が低下する。
- （フェニレフリンのような）α アドレナリン作動薬を心室筋細胞に慢性投与すると，$I_{to,f}$ が減少する。またこれは Kv4.2 や Kv4.3 や KChIP2 の発現も減少させる。
- α アドレナリン作動薬は，$I_{to,s}$ と Kv1.4 の発現を増加させる。
- アンギオテンシン II（AT-II）の 1 型（AT-1）受容体刺激は，$I_{to,f}$ を減少させる。
- 甲状腺機能低下症では活動電位持続時間が延長し，$I_{to,f}$ が減少し Kv4.2 の発現が減少するが，甲状腺機能亢進症ではその逆の作用がある。
- アルドステロンは，$I_{to,f}$ の下方制御を引き起こす。
- 心疾患における電気的リモデリングには，$I_{to,f}$ の下方制御および Kv4.2 と Kv4.3 と KChIP2 の減少があげられる。これは活性化T細胞経路におけるカルシニューリン・核因子の活性化を介した肥大に関連している。
- I_{to} は心室の心外膜側に存在するが，心内膜側には存在しない。そのため心外膜側の活動電位が，スパイクアンドドーム型になる。
- ヒト心房筋では I_{to} は不活性化から急速に回復するため，速い心拍数でも早く再分極することができる。
- フレカイニド，キニジン，アンバシリドは I_{to} を阻害する。フレカイニドは不活性化した $I_{to}1$ に結合する。また速い解離も示す。キニジンは開口したチャネルに結合し，遮断からの回復が緩徐なため，心拍依存性作用を生じる。
- 病的ヒト心室筋では，I_{to} の阻害により再分極が延長する。
- *KCNE3* 変異で二次的に生じる I_{to} の機能獲得は，Brugada 表現型に関与している。

I_{to} の変異と遺伝性疾患

- *KCNE3* 変異は Brugada 症候群に関与すると考えられる。Kv4.3 の機能獲得型変異

により $I_{to,f}$ が増加する。
- $I_{to,f}$ の増加により貫壁性電位勾配が悪化することで，Brugada 症候群における ST 部分上昇を引き起こす。
- 家族性心房細動において *KCNE3* 変異が同定されている。変異により $I_{to,f}$ が増加し活動電位持続時間が短縮するため，心房細動を引き起こすと考えられる。

後天性心疾患における I_{to} の発現
- I_{to} は心房細動や心筋梗塞や心不全で減少する。
- 心筋梗塞では，カルシニューリン活性が増加するために I_{to} が下方制御される。カルシニューリンは，脱リン酸化転写因子による遺伝子転写を調節するホスファターゼである。
- 心不全における持続性頻脈により，I_{to} が減少する。
- 糖尿病では I_{to} が減少し QT 時間延長に関与することがあるが，インスリン治療によりおそらく Kv4.3 発現が増強することで部分的に回復する。

I_{to} と J 波
- J 波（Osborn 波）や J 点上昇や T 波交代現象は，I_{to} の不均一な分布の結果生じる心外膜と心内膜間の貫壁性電位勾配によるものと考えられる。
- 低体温と高カルシウム血症では，しばしば顕著な J 波がみられる。
- また $I_{to,f}$ により生じる再分極の不均一性のために，心臓の T 波記憶および Osborn 波または J 波の形成が生じると考えられる。

急速活性型遅延整流 I_{Kr}
- *KCNH2* はヒト急速活性型遅延整流カリウムチャネル遺伝子（*hERG*）とも呼ばれ，I_{Kr} を流すチャネルの α サブユニット（Kv11.1）をコードしている。
- 脱分極により生じる I_{Kr} の活性化は急速ではないが，不活性化が急速であるために，活動電位の立ちあがりの終末付近では小さい外向き K^+ 電流が流れる。
- 早期再分極中にチャネルは不活性化から速やかに回復し，活動電位の 2 相と 3 相で大きな I_{Kr} 振幅を生み出す。このチャネルは緩徐に脱活性化（閉口）する（不活性化とは異なり，脱活性化は電位非依存性過程である）。
- I_{Kr} はほとんどの心筋細胞の再分極に関与している。
- Kv11.1 はその β サブユニット MinK−関連ペプチド 1（MiRP1）（*KCNE2* がコードする）と相互作用して早期活性化を引き起こし，脱活性化を加速する。
- I_{Kr} はメタンスルフォンアミドである III 群薬（*d*−ソタロール）で遮断される。
- I_{Kr} は内向き整流があるため，外向き電流は少ない。
- I_{Kr} は心房のペースメーカ細胞で重要な役割を果たす。不活性化から急速に回復し，−40 mV で最大となる。
- *KCNH2*（*hERG*：human ether-a-go-go 関連遺伝子）が，I_{Kr} 電流に関与している。
- I_{Kr} は細胞外カリウム濃度上昇時に増加する。通常は細胞外カリウム濃度が増加すると，化学的勾配の減少により外向きカリウム電流は減少するが，I_{Kr} の活性は増加する。
- 血清カリウム値が 1.4 mEq/L 増加すると補正 QT 時間（QTc）は 24％減少し，QT

不均一性は減少する。
- 逆頻度依存性のため，I_{Kr} 遮断薬の効果には限界がある。この薬剤は遅い心拍時のほうがより有効になる。速い心拍時には I_{Ks} が優位に増加し，I_{Kr} 遮断薬には反応しなくなる。このため I_{Kr} 遮断薬のカリウム電流遮断作用が相殺される。
- I_{Ks} の効果は β アドレナリン刺激で促進されるが，I_{Kr} では促進されない。そのため純粋な I_{Kr} 遮断薬の作用は，交感神経刺激で拮抗される。
- 選択的 I_{Kr} 遮断薬（*d*–ソタロール）の作用は，速い心拍時と交感神経刺激時には失われる。
- I_{Kr} と I_{Ks} はヒトの心房と心室に存在している。
- 3 相再分極中にこのチャネルは不活性化から回復するため，大きな再分極電流が生成される。このため再分極が促進され，再分極を遅延させ早期後脱分極を発生させるいかなる脱分極力にも対抗する。
- *KCNH2* は MiRP1（すなわち *KCNE2*）と集結することで，ゲート機構やコンダクタンス，調節が生じ，メタンスルフォニリド III 群抗不整脈薬による二相性阻害が生じる。

遺伝性疾患における I_{Kr} の変異

- *KCNH2*（LQT2）または MiRP1（LQT6）の欠損による I_{Kr} の機能欠損型変異は，先天性 QT 延長症候群を引き起こす。
- *KCNH2* の機能獲得型変異は，QT 短縮症候群 1 型に関連している。
- *KCNH2* 変異では I_{Kr} が減少するが，それは Kv11.1 蛋白が変化してカリウムチャネルが障害されるためである。

後天性疾患における I_{Kr} の発現

- 心筋梗塞では，Kv11.1 mRNA レベルと I_{Kr} が減少し，活動電位持続時間が延長する。
- 糖尿病では，I_{Kr} の減少が QT 時間の延長に関与する。高血糖により I_{Kr} が抑制され，インスリン治療で I_{Kr} の機能が回復し QT 時間が短縮する。
- 薬剤誘発性ブロックと後天性 QT 延長症候群の傾向が高い場合には，*KCNH2* 変異が連想される。特に再分極障害が事前にみられる個体（例えば QT 延長症候群や，糖尿病がある患者）では，I_{Kr} 電流は薬剤によるブロックの影響を受けやすい。

緩徐活性型遅延整流 I_{Ks}

- *KCNQ1* でコードされる Kv7.1 は，I_{Ks} に関与しているチャネルの α サブユニットである。*KCNE1* をコードしている MinK（最小カリウムチャネル蛋白）と *KCNQ1* が共発現すると，I_{Ks} に類似した電流が生まれる。すなわち，脱分極で緩徐に活性化するが不活性化を示さず，再分極時に緩徐に脱活性化する K^+ 電流が生まれる。
- プロテインキナーゼ A〔PKA，A キナーゼ固定蛋白（AKAP）を必要とする〕とプロテインキナーゼ C（PKC，MinK を必要とする）によるチャネルのリン酸化を介して，β アドレナリン刺激で I_{Ks} は著明に増加する。
- 特に β アドレナリン刺激が存在するときには，I_{Ks} は再分極に寄与する。
- *KCNQ1* と *KCNE1* は内耳にも発現しており，これにより内リンパ分泌が可能になる。
- MinK 蛋白の役割は，*KCNQ1* の β サブユニットとして機能改変することである。

MinK は *KCNQ1* のゲート機構と薬理作用を修飾する。
- *KCNE1* と *KCNQ1* の変異は，先天性 QT 延長症候群の原因になる。
- *KCNE1* 変異で MinK が抑制され，Jervell and Lange-Nielsen 症候群で認められる内耳異常と聾唖が発生する。*KCNQ1* と *KCNE1* の両方にヘテロ接合体変異があると Jervell and Lange-Nielsen 症候群の原因になり，LQT1 または LQT5 よりも致命的になりやすい。
- M 細胞の I_{Ks} 活性が低下すると，活動電位持続時間が延長する。
- 徐脈と III 群薬は M 細胞の I_{Ks} を減らし活動電位持続時間を延長させて，不整脈を起こりやすくする。
- I_{Ks} の緩徐な脱活性化は，活動電位持続時間の心拍依存性短縮のために重要である。心拍数が増加すると，I_{Ks} は短い拡張期に脱活性化する時間がなく，開口状態のまま蓄積してしまうために急速に再分極する。
- 細胞内マグネシウムの増加により I_{Ks} が減少し，細胞内カルシウムの増加により I_{Ks} が増加する。
- インダパミド（利尿薬），チオペンタール，プロポフォール（麻酔薬），ベンゾジアゼピン，クロマノールは I_{Ks} を遮断する。
- βアドレナリン刺激またはホスホジエステラーゼ阻害薬のいずれかにより，環状アデノシン一リン酸（cAMP）が増加すると I_{Ks} が増加する。
- PKC の活性化により，I_{Ks} が増加する。
- *KCNQ1*（LQT1）または *KCNE2*（LQT5）の機能欠損型変異は，QT 延長症候群の原因となる。*KCNQ1* の機能獲得型変異は，QT 短縮症候群 2 型（SQT2）に関与している。

I_{Ks} の変異と遺伝性疾患

- QT 延長症候群 1 型（LQT1）は *KCNQ1* の機能欠損型変異が原因である。その結果として I_{Ks} の減少が，活動電位持続時間と QT 時間の延長に関与している。
- 変異した I_{Ks} はβアドレナリン刺激により十分に増加しないため，不整脈は通常は運動中または感情的ストレス時に発生する。
- LQT1 ではβアドレナリン遮断薬が，不整脈イベントを抑制する。
- QT 延長症候群 5 型は *KCNE1* の機能欠損型変異の結果生じ，LQT1 患者と同様の表現型を示す。
- Yatiao（AKAP9）をコードしている *AKAP9* の変異により，LQT11 が生じる。変異により Yatiao と Kv7.1 間の相互作用が障害されることで，I_{Ks} のβアドレナリン反応が阻害される。βアドレナリン刺激時の PKA による Kv7.1 のリン酸化に，Yatiao は影響を与える。
- *KCNQ1* または *KCNE1* の両対立遺伝子における機能欠損型変異により，Jervell and Lange-Nielsen 症候群の 1 型または 2 型がおのおの発生する。
- その特徴は QT 時間延長と不整脈と先天性聾唖で，後者は内リンパ分泌欠乏による。
- *KCNQ1* の機能獲得型変異は，QT 短縮症候群（2 型）の原因である。
- *KCNQ1* の機能獲得型変異は，心房筋の活動電位持続時間短縮とリエントリー促進により，家族性心房細動の原因になることがある。

後天性心疾患における I_{Ks} の発現

- *KCNQ1* の変異が I_{Ks} を増加させることにより家族性心房細動の原因になり，また *KCNE1* の遺伝子多型性が I_{Ks} を減少させることにより心房細動リスクを増加させるという矛盾した報告があることから，心房細動には複数の機序があることが示唆される。
- 心不全では心房や心室や洞房結節の I_{Ks} が減少する。

I_{Kur}（超急速活性型）カリウム電流

- *KCNA5* は I_{Kur} を流すチャネルの α サブユニット（Kv1.5）をコードしている。
- Kv1.5 はおもに心房に発現しており，I_{Kur} は心房筋細胞にのみ検出される。I_{Kur} は心房の再分極に役割を果たしている。
- I_{Kur} は脱分極で急速に活性化するが，非常に緩徐な不活性化を示す。
- I_{Kur} は 4−アミノピリジン（4-AP）に感受性があり，低濃度で完全に遮断される。
- I_{Kur} は心房筋の再分極に関与している。カリウム選択的外向き整流電流である。心房の活動電位持続時間が短いのは，I_{Kur} のためである。
- I_{Kur} は介在板にも認められる。
- I_{Kur} はヒト心室筋には存在しない。
- I_{Kur} は β アドレナリン作動薬で増強され，α アドレナリン作動薬で阻害される。
- I_{Ks} 阻害薬（アミオダロン，アンバシリド）または I_{Kur} 阻害薬（アンバシリド）は，治療的に優れている。
- ヒト心房筋には I_{Kur} が存在するために，この電流を阻害しない薬剤（*d*−ソタロールとフレカイニド）に対して，心房の再分極は比較的影響を受けない。キニジンとアンバシリドは，I_{Kur} を頻度非依存的に遮断する。
- 心拍数が増加すると I_{Kur} は減少する。
- β アドレナリン刺激と α アドレナリン刺激の両方とも，おのおの PKA 作用と PKC 作用により I_{Kur} を増加させる。
- 甲状腺機能亢進症では Kv1.5 チャネル遺伝子の転写が上方制御されることがあり，一方甲状腺機能低下症では，Kv1.5 チャネル遺伝子の発現が減少することがある。
- 男性ホルモンの作用は I_{Kur} の密度と Kv1.5 の発現を減少させ，これは心房再分極の性特異的相違における役割を果たしている。

I_{Kur} の変異と遺伝性疾患

- *KCN5A* の変異は家族性心房細動に関与している。
- I_{Kur} の機能欠損型変異は，活動電位持続時間延長と早期後脱分極により心房細動の原因になる。

電位依存性内向き整流 I_{K1}

- I_{K1} は心房筋細胞と心室筋細胞における 4 相の静止膜電位を安定化させ，3 相再分極の終末部分に関与している。
- I_{K1} チャネルは活動電位の 1 相と 2 相では閉鎖している。
- I_{K1} は洞房結節と房室結節の心筋細胞には存在しない。
- I_{K1} の α サブユニット（Kir2.1）は *KCNJ2* によりコードされ，2 個の膜貫通型分節（セグメント）をもつ1個の領域（ドメイン）から構成されている。
- I_{K1} を遮断すると，静止膜電位が脱分極し活動電位が中等度延長する。
- I_{K1} は整流作用のため陰性電位で十分な電流を流すことができ，これが静止膜電位を維持する。
- これらのチャネルは膜の過分極時には内向きのカリウム流入を可能にするが，脱分極時には外向きのカリウム流出に対し抵抗となる。このため脱分極延長時のカリウムイオン漏出を抑制する。
- I_{K1} は心筋活動電位の再分極後期相（3相）に関与し，静止膜電位（4相）を安定化させる。
- I_{K1} には心腔に特異的な相違があることがわかっており，心室筋細胞の I_{K1} は高密度であるが，心房筋細胞には I_{K1} 電流が非常に少ない。
- ヒト心室筋細胞にもともとある I_{K1} は，βアドレナリン受容体刺激とPKA触媒サブユニットの細胞内投与により減少する。
- アンギオテンシンIIによるAT-1受容体の活性化でも，心筋 I_{K1} は下方制御されるようである。
- Kirチャネルは Kvチャネルの古典的な電位感受性機構（すなわちS1〜S4分節）をもたないにもかかわらず，電位依存性である。
- 内向き整流カリウムチャネルファミリーには，少なくとも7個のサブファミリー，Kir1からKir7（KCNJ-1からKCNJ-16）が含まれる。
- 他に3個の内向き（弱）整流カリウムチャネルが心筋に存在している。
  1. TWIK-1背景カリウムチャネル（*KCNK1*）は，静止膜電位を安定化させるのに役立つ。
  2. $I_{K, ACh}$ チャネル（*KCNJ3*，*KCNJ5*）は，アセチルコリン（ACh）に反応して心拍数と房室結節を介する伝導を調節する。
  3. $I_{K, ATP}$ チャネル（*KCNJ11*）は，代謝状態の変化に反応する。
- *KCNJ1* の機能欠損型変異は Andersen 症候群（LQT7）に関与しているが，Kir2.1（*KCNJ2*）の機能獲得型変異は QT 短縮症候群3型（SQT3）の原因である。
- 細胞内のマグネシウム，カルシウム，ポリアミンは I_{K1} を遮断する。細胞内pHの増加は，I_{K1} を不活性化する。細胞外カリウムの増加は，静止膜電位を脱分極させる。

I_{K1} の変異と遺伝性疾患[3]

- *KCNJ2* の機能欠損型変異は Andersen-Tawil 症候群に関連しており，その特徴は骨格筋発達異常，周期性四肢麻痺，通常は非持続性心室不整脈がみられ，顕性U波と中等度QT時間が延長するQT延長症候群7型を伴うことが多い。
- *KCNJ2* 変異では，Kir2.1サブユニットの欠損をコードすることにより I_{K1} が減少し，無機能チャネルの生成や，正常なサブユニットへの結合による機能障害をもたらす（「優性阻害効果」）。
- I_{K1} が減少すると内向き電流が生まれ，もはや強力な外向き I_{K1} との均衡がとれず，4相の膜電位がしだいに脱分極して，不整脈が誘発されると考えられる。
- 4相の膜電位が脱分極すると，自発的興奮が促進されることにより不整脈が誘発される。I_{K1} の減少により活動電位持続時間が延長し早期後脱分極が誘発され，不整脈が発生すると考えられる。

- *KCNJ2* の機能獲得型変異は，QT 短縮症候群 3 型に関連している。I_{K1} が増加すると再分極終末相が促進されることにより活動電位持続時間と QT 時間が短縮する。
- *KCNJ2* の機能獲得型変異は，心房筋の活動電位持続時間を短縮させることで心房細動の原因になる。

後天性疾患における I_{K1} の発現

- 慢性心房細動では I_{K1} が増加し，Kir2.1 mRNA と蛋白質レベルが増加する。
- I_{K1} の増加は静止膜電位がより陰性になることに相当し，I_{CaL} の減少とともに心房細動における活動電位持続時間短縮の原因になる。
- Ca^{2+} は I_{K1} の外向き成分を遮断するために，心不全においては細胞内 Ca^{2+} 上昇により二次的に I_{K1} 密度が低下する。
- 心不全または虚血において I_{K1} が減少すると，自発的興奮が促進され不整脈が誘発される。

ATP 感受性カリウムチャネル（K_{ATP}）

- K_{ATP} チャネルは細胞内 ATP 濃度が減少すると開口し，ATP 濃度が上昇すると閉鎖する。解糖系により産生される ATP が，K_{ATP} チャネルによりおもに感知される。
- $I_{K, ATP}$ には弱い内向き整流があるが，脱分極時には大きな外向き電流を生じ，その活性化により活動電位持続時間が短縮する。
- $I_{K, ATP}$ は虚血プレコンディショニングに関与しており，心筋は短時間の虚血発作があると長時間の虚血発作から保護される。
- 虚血時には細胞内のマグネシウム濃度とナトリウム濃度が上昇し，細胞外カリウムが増加する。
- プロトン，乳酸，酸素フリーラジカル，ムスカリン受容体刺激により，K_{ATP} チャネルの ATP 濃度の作用に対する感受性が低下する。
- ナトリウム−カリウムポンプや他のアデノシン三リン酸ホスファターゼ（ATPase）は，ATP を分解する。
- クロマカリム，ビマカリム，アプリカリム，ニコランジル，アデノシン，PKC は K_{ATP} チャネルを開口して，プレコンディショニングと同様な作用をする。グリピジドとトルブタミドのようなスルフォニル尿素薬は，K_{ATP} チャネルを遮断してプレコンディショニングを消失させる。
- 虚血時には細胞内カリウムは減少し細胞外カリウムが増加して，細胞膜脱分極，緩徐伝導，不応期の変化が起こり，その結果リエントリー性不整脈が発生する。K_{ATP} チャネルにより，虚血時と低酸素時にみられる活動電位持続時間短縮，過負荷の減少，非興奮性の促進，カリウムコンダクタンスの増加が生じ，これらの作用が打ち消される。虚血時に生じる細胞内ナトリウム濃度の増加により，カリウムコンダクタンスが増加する。
- $I_{K, ATP}$ は活動電位持続時間を短縮してカルシウム流入を減少させる。$I_{K, ATP}$ は高エネルギーリン酸を保持するように働く。
- ジアゾキシドは筋細胞膜の $I_{K, ATP}$ を活性化しないが，プレコンディショニング様作用をする。このことからプレコンディショニングには他の経路も関与していることが示唆される。

- $I_{K, ATP}$ は冠血管を拡張させる。

$I_{K, ACh}$（アセチルコリン感受性カリウム電流）

- ムスカリン受容体刺激がこの電流を活性化させる。アセチルコリンにより仲介される。$I_{K, ACh}$ は内向き整流カリウム電流である。
- ムスカリン受容体の活性化により副交感神経刺激で心拍数が減少するが，これはペースメーカ細胞にある I_f〔過分極活性化陽イオン電流，f は funny（奇妙な）を表す〕が減少するためである。
- カリウムチャネル遮断薬の心房筋再分極への作用は，$I_{K, ACh}$ のコリン作動性活性化を打ち消す作用に依存する。この遮断作用にはチャネルの直接的遮断作用（キニジン），またはムスカリン受容体拮抗作用（アンバシリド，ジソピラミド）がある。

二孔カリウムチャネル（K_{2P}）

- K_{2P} チャネルは 4 個の膜貫通型領域と，縦配列した 2 個の孔形成 P ループから構成されている。
- TWIK 関連酸感受性 K^+（TASK）チャネルと TWIK 関連 K^+（TREK）チャネルを含む K_{2P} チャネルのサブファミリーがいくつか同定されている。
- TASK チャネルは細胞外 pH の生理的に狭い範囲の変動に感受性がある。
- TREK-1（*KCNK2*），TREK-2（*KCNK10*），TRAAK（*KCNK4*）を含む TREK チャネルは低い基本活性を示すが，細胞膜の伸展やリゾリン脂質とアラキドン酸により刺激され，低浸透圧および PKA と PKC によるリン酸化により不活性化される。
- 心臓の TREK-1 と TASK-1 は伸展，多価不飽和脂肪酸，pH，神経伝達因子に反応することにより，心筋活動電位持続時間を調節している可能性がある。
- また TREK-1 には，抵抗動脈の多価不飽和脂肪酸に対する血管拡張反応を調節する重要な役割もあり，そのため心血管系への保護作用に関与している。
- TASK-1 には肺動脈の低酸素性血管収縮の役割がある。
- 背景電流は内向き整流チャネル（I_{K1}，$I_{K, ACh}$，$I_{K, ATP}$ を含む）により流れる。K_{2P} チャネルのいくつかは，心筋背景電流に関与していると考えられている。
- TREK-1 活性は虚血時に役割を果たすと考えられ，虚血時には ADP と ATP のようなプリン作動薬が放出され，アラキドン酸の産生を生じ，虚血時の ATP により TREK-1 が活性化される。
- 伸展誘発性の細胞内 Ca^{2+} 濃度上昇を介して，TREK-1 は心房筋細胞の伸展活性化カリウムチャネルとして，心房性利尿ペプチド放出の調節に関与している可能性がある。

過分極活性化環状ヌクレオチド依存性ペースメーカ電流（I_f）[4]

- ペースメーカ電流があるために，心臓は電気的活動を自発的に発生できる。
- ペースメーカ電流は異常なゲート機構を示すため，奇異電流（I_f）と呼ばれる。
- I_f は Na^+ と K^+ の混合電流であり，過分極すると緩徐に活性化し，脱分極すると電位非依存性に不活性化（脱活性化）する。
- I_f は 3 相と 4 相で内向き電流を流し，ペースメーカ活性がある細胞（すなわち I_f があり I_{K1} が少ないかない細胞）における，緩徐な膜脱分極の機序であると考えられる。

- 細胞内の cAMP 濃度が上昇する場合に，I_f の活性化が促進される。
- 細胞内 cAMP の合成と分解をおのおの制御している交感神経活性と副交感神経活性により，I_f は心拍数の調節に関与する。
- I_f に関与するチャネルは，過分極活性化環状ヌクレオチド依存性（HCN）チャネルと呼ばれている。
- 4 個の α サブユニットのアイソフォーム（*HCN1*～*4* でコードされる HCN1～4）が記載されており，洞房結節や房室結節の細胞と Purkinje 線維に優先的に発現している。
- これらの細胞内 C 末端には環状ヌクレオチド結合領域があり，cAMP が直接結合する。
- HCN4 チャネルが I_f を流す。

過分極活性化環状ヌクレオチド依存性（I_f）の変異と遺伝性疾患[5]

- ヘテロ接合体 *HCN4* 変異は，中等度から重度の洞徐脈の患者に認められる。
- この変異では HCN チャネルの発現が減少し I_f の活性化が遅れ，また環状ヌクレオチド結合領域上に変異がある場合には，cAMP に対する HCN チャネルの感受性が消失する。
- *HCN4* 変異では，I_f と 4 相の膜脱分極速度が減少して徐脈の原因になる。そのため洞房結節細胞におけるペースメーカ速度が緩徐になる。

後天性疾患における過分極活性化環状ヌクレオチド依存性（I_f）の発現[6]

- 病的状態において心房筋細胞または心室筋細胞で HCN の発現が増加すると，ペースメーカ以外の心筋細胞の自発的興奮が誘発され，不整脈が発生することがある。
- 心房細動患者の心房および心不全患者の心室組織では，*HCN2*/*HCN4* mRNA と蛋白質レベルの増加が認められる。
- I_f の阻害により心拍数は減少するが，収縮能は障害されないと考えられている。
- イバブラジンは慢性の安定狭心症の治療に対し唯一承認されている I_f 遮断薬であり，不適切洞頻脈の治療に有用と考えられる。

カリウムチャネル遮断の特性

- 電位依存性カリウムチャネルは，活動電位が立ちあがるときに活性化される。急速に活性化され不活性化される電位依存性一過性外向き電流 I_{to} は，再分極の 1 相を形成する。
- 緩徐に活性化される遅延整流カリウム電流（この中には急速に不活性化する急速成分 I_{Kr} と緩徐成分 I_{Ks} が含まれる）および内向き整流 I_{K1} は，活動電位のプラトー相と 3 相に関与する。
- カリウムチャネル遮断薬は活動電位持続時間を延長する。これは III 群薬作用の特徴である。
- カリウムチャネル遮断薬の中には，速い心拍数では遮断作用が弱く，遅い心拍数ほど遮断作用が強くなるものがある。この現象を逆使用（頻度）依存性と呼ぶ。
- カリウムチャネルは再分極に関与する。したがってチャネルレベルでは再分極時に，逆頻度依存性遮断作用が出現する。

- カリウムチャネルの遮断は必ずしも一貫して再分極に影響するわけではない。その理由としては以下のものがある。
  - i. 多くのカリウムチャネルが，再分極に関与している。
  - ii. カリウムチャネル（外向き電流）の遮断は，I_{Ca}，I_{Na}，$I_{Na/Ca}$ のような内向き電流との均衡で決まる。したがってどの電流も単独で再分極を支配していない。
  - iii. カリウムチャネル遮断薬の非特異的作用。
  - iv. 細胞外カリウム濃度がカリウム電流に影響する。
  - v. カリウムチャネルの分布には多様性がある。心筋層が異なるとカリウムチャネルの発現が異なる。I_{Kur} は心房筋には存在するが，心室筋にはみられない。
  - vi. 速い心拍数のときには，I_{Kr} を遮断すると再分極は I_{Ks} の関与に移行する。I_{Ks} は急速かつ十分に脱活性化できないため，活動電位持続時間の延長の程度は少なくなる。
  - vii. 多くの抗不整脈薬には，カリウムチャネル遮断を起こす作用があり，また同時に他のイオンチャネルも遮断する作用がある。
  - viii. 作用発揮に長いプラトー相を必要とする薬剤は，心房筋より心室筋のほうが効果が大きい。
- チャネルが活性化すなわち開口状態のときに薬剤が存在する場合には，開状態チャネル遮断（オープンチャネルブロック）が起きる。
- 薬剤の解離を必要とせずに薬剤周辺のチャネルが閉口する場合には，捕捉遮断（トタッピングブロック）が起きる。薬剤が結合部位から解離するためには，活性化する必要がある。
- 薬剤はチャネルが不活性化状態にあるときに結合でき，静止状態のときには結合できない。

活動電位に対する薬剤の影響

- アセチルコリンは心外膜側活動電位を，低濃度では延長し，高濃度では短縮する。その効果はつぎのようなものである。
  - a. アトロピンでとり消される。
  - b. I_{to} が遮断されているときには起こらない。
  - c. イソプロテレノールで増強される。
  - d. プロプラノロール存在下でも依然として起こる。
  - e. I_{Ca} の阻害または $I_{K,ACh}$ の活性化により起こる。
- イソプロテレノールは心内膜側活動電位より心外膜側活動電位の短縮を起こす。イソプロテレノールは I_{to}，I_{Ca}，I_{K}，I_{Cl} に影響を与える。これらの電流は，活動電位の 1 相と 3 相に関与している。
- 合成カルシウムチャネル遮断薬（ベラパミル）および無機カルシウムチャネル遮断薬である $MnCl_2$ は，I_{Ca}（内向き電流）を減少させるが，外向き電流には影響しない。その結果活動電位持続時間が短縮し，心外膜側ではドームの消失を起こすが心内膜側では起こらない。
- I_{to} が遮断されると電気的均一性が安定化し，薬剤や虚血が原因の再分極不均一性による不整脈が消失する。
- キニジンは I_{to} を阻害する。

- カリウム保持性利尿薬であるアミロライドは，活動電位持続時間と不応期を延長させる。
- 抗不整脈薬，抗菌薬，抗ヒスタミン薬，向精神薬，消化管機能改善薬や他の多くの薬剤は，再分極を変化させる可能性がある。

M 細胞，カリウム電流，活動電位持続時間

- M 細胞は前壁，側壁，流出路の心筋の中間層に存在する。
- 電気生理学的に Purkinje 細胞に類似している。
- M 細胞では遅い心拍数に反応して，活動電位持続時間の延長が不均一に起こる。これは I_{Ks} が弱く，遅延 I_{Na} が強力なために起こると考えられる。
- M 細胞は遅い心拍数では，ポンプ効率を強力にする。脱分極が長いために，長く効率のよい収縮が可能になる。
- 心外膜と心内膜は M 細胞の活動電位持続時間を電気的に安定化させ，短縮させる。
- 心筋梗塞でいずれかの心筋層が失われると活動電位持続時間が延長する。これが非 Q 波心筋梗塞時にみられる，QT 時間（間隔）の延長と QT 不均一性の増加の機序と考えられる。この延長や不均一性の相違は，QT 時間を延長させる薬剤または QT 延長症候群患者で増加する。
- M 細胞は心内膜，心外膜との電位勾配により，T 波を形成する重要な役割を果たしている。
- U 波は His-Purkinje 細胞の再分極による。
- アミオダロンは心外膜側と心内膜側の活動電位持続時間の延長と，M 細胞の活動電位持続時間のわずかな延長をもたらす。このため不応期の貫壁性不均一性が減少する。

1.2 ナトリウムチャネルとナトリウム電流[1,7]

- Na^+ または Ca^{2+} が特異的チャネルを介して，細胞膜を内側へ移動することで内向き電流が生まれる。Na^+ 電流は細胞膜を脱分極させ，電位依存性である（**図 1.3**）。
- 細胞には 10 個のサブタイプのナトリウムチャネルが発現している（**表 1.1**, 表 7.3）。
- 筋組織には 2 つのサブタイプのナトリウムチャネルがおもに存在し，骨格筋では Nav1.4 で，心臓では Nav1.5 である。
- 発生段階の骨格筋には Nav1.5 が一過性に発現するが，成人では Nav1.4 に置き換わる。
- 神経線維（ニューロン）には，ほとんどのサブタイプのナトリウムチャネルが発現している。
- チャネルの開口過程は活性化と呼ばれ，閉口過程は不活性化と呼ばれる。不活性化過程では，脱分極が維持されている間にチャネルは非伝導的状態に入る。
- ゲート機構はイオンの動きではなく，電流の動きを表している。
- チャネルは伝導状態と非伝導状態の間をスイッチ移動する。
- すべてのゲート（活性化ゲートと不活性化ゲート）が開口したときに，チャネルはイオンの通過を可能にする。
- 再分極の早期段階でナトリウムチャネルは不活性化される。再分極が完了するとナトリウムチャネルは，不活性化状態から閉口状態に移行する。静止膜電位ではナト

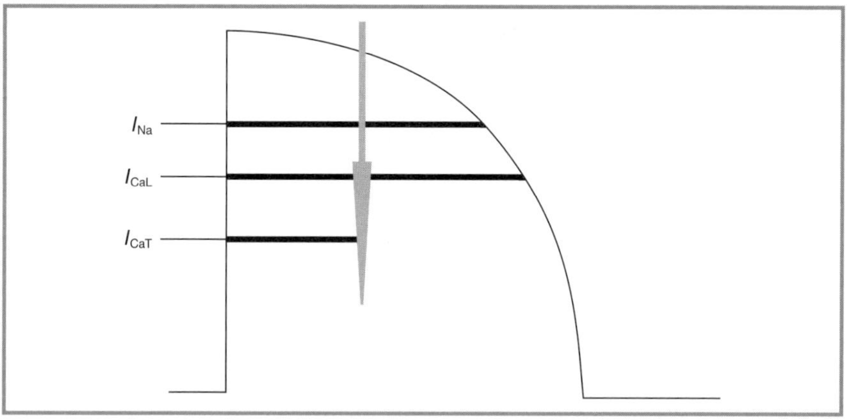

図 1.3　内向き電流。

表 1.1　活動電位を制御する膜電流：ペースメーカ細胞

活動電位相	電流	命名	活性化機序	クローン
4相	I_f, $I_{K, ACh}$	過分極活性化電流 ムスカリン依存性 K^+電流	膜過分極 アセチルコリン	HCN2/4 Kir3.1/3.4
0相	I_{CaL}, I_{CaT}	L型カルシウム電流 T型カルシウム電流	脱分極 脱分極	Cav1.2 Cav3.1/3.2

リウムチャネルは閉口している。チャネルを介したNa^+イオンの伝導は，チャネルが開口状態のときに起こり，静止状態または不活性化状態のときには起こらない。

- ナトリウムの移動は，チャネルとポンプを介して起きる（**図 1.4**）。
- 再分極は外向きK^+電流により起きる。LQT1 や LQT2 のようにK^+電流が遮断されているときや，LQT3 のように内向き脱分極電流が再分極中に流れ続けているときには，再分極は延長する。LQT3（*SCN5A*）では，ナトリウムチャネルは再分極中でも開口が維持されるために，持続的に内向き電流が流れる。このため QT 時間が延長する。
- I_{Na}により心房や心室や Purkinje の活動電位における 0 相脱分極が発生し，心臓興奮性や電気伝導速度を決定している。
- 心筋ナトリウムチャネルのαサブユニット（*SCN5A* でコードされる Nav1.5）は，連続的に結合した 4 個の相同性領域（ドメイン DI〜DIV）を包含し，イオン伝導孔を取り囲んでいる。
- 各ドメインは 6 個の膜貫通分節（セグメント S1〜S6）からなる。S4 分節は電位依存性活性化に関与している（図 1.1）。
- 膜電位が減少してチャネル蛋白内の構造的変化が生じるときに，ナトリウムチャネルの電位依存性開口が起こる（活性化）。
- 心筋細胞にはナトリウムチャネルのβ_2サブユニットは存在しない。脳のニューロンにおけるナトリウムチャネルには，β_1とβ_2サブユニットの両方が発現している。
- リドカインは不活性化状態のナトリウムチャネルを阻害する。

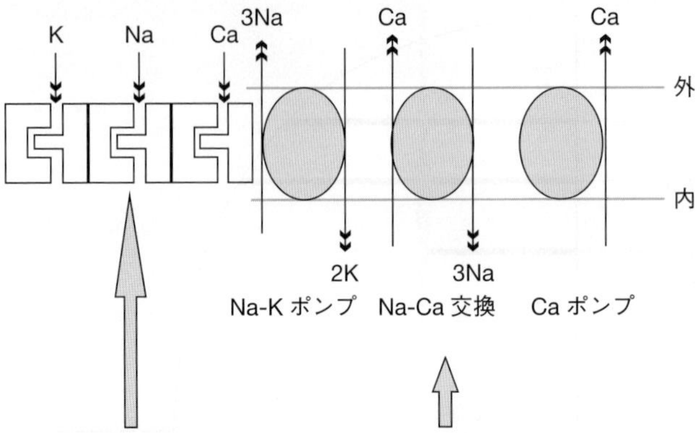

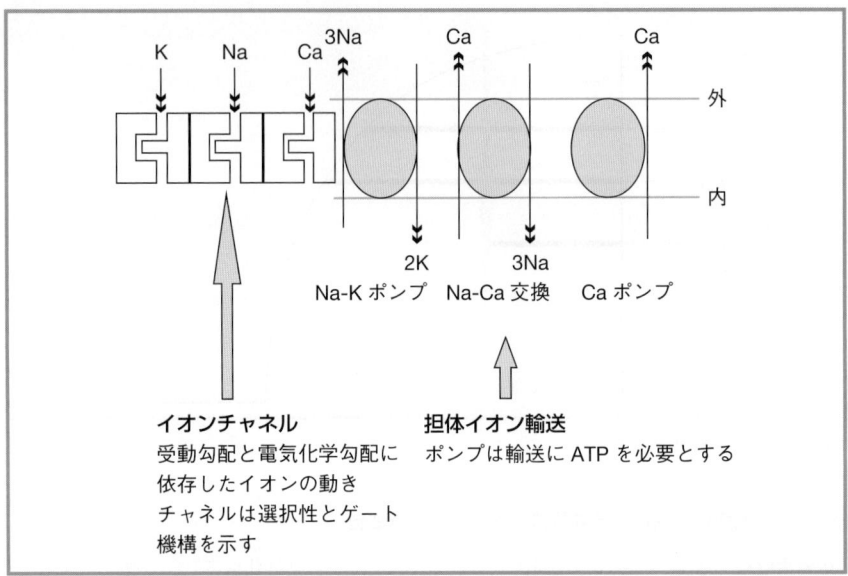

図 1.4　イオンポンプとイオンチャネル。Ca：カルシウム，K：カリウム，Na：ナトリウム

- ナトリウムチャネルを遮断する抗不整脈薬を慢性投与すると，ナトリウムチャネルのメッセンジャー RNA が増加して，チャネル遮断作用と拮抗する。

遅延ナトリウム電流（I_{NaL}）[8]

- 細胞膜の脱分極によりナトリウムチャネルが開口し，活動電位が発生する。
- ナトリウムチャネルの開口構造は不安定で，開口後は速やかに不活性化する。
- ナトリウムチャネルの開口は電位依存性で短時間のため，心筋細胞内への Na^+ 流入はミリ秒間に限られるが，活動電位の立ちあがりを生成するには十分である。
- 不活性化したナトリウムチャネルは，細胞膜の再分極に反応して静止閉口状態に移行する。
- 心筋細胞の再分極は（ニューロンとは異なり），ナトリウムチャネルが開口した後数 100 ミリ秒経過しないと生じないため，心筋ナトリウムチャネルは不活性化状態のまま長時間してから閉口する。
- 不活性化できないナトリウムチャネルのため，持続的な脱分極電流〔ナトリウムチャネル遅延電流（遅延 I_{Na}）〕が流れることになり，心筋活動電位のプラトー相を通じて Na^+ が流入し続ける。
- ナトリウムチャネルの変異や病態の多くが，ナトリウムチャネル不活性化の遅延または不安定化のいずれかであるため，遅延 I_{Na} が増強する。
- 増強した遅延 I_{Na} の有害作用には以下のものがある。
  1. 活動電位のプラトー相で増加した内向き電流の直接的電気作用。
  2. 細胞内 Na^+ 負荷の増加による間接的作用。
- 両方の要素とも催不整脈性がある。
- 特に遅い心拍数では活動電位持続時間が延長し再分極が緩徐になり，L 型カルシウムチャネルが再活性化され，早期後脱分極が生成されるための時間ができる。

- 早期後脱分極はトルサード・ド・ポアント（TdP）型心室頻拍を引き起こすことがある。
- 遅延 I_{Na} は細胞により大小があり，そのため遅延 I_{Na} 起因性の活動電位持続時間の延長は均一ではなく，再分極の貫壁性不均一性の増加をもたらす。
- 活動電位プラトー相における遅延 I_{Na} の増加は，細胞への Na^+ 流入を倍増させる可能性があり，不全心や虚血心では細胞内ナトリウム濃度［Na^+］$_i$ を上昇させる。
- ［Na^+］$_i$ が上昇すると，今度はナトリウム–カルシウム交換体（NCX）の逆転電位がより陰性になる。この結果として NCX を介した細胞からの Na^+ 流入と Ca^{2+} 流出の駆動力が減少し，Na^+ 流出と Ca^{2+} 流入の駆動力が増加する。
- NCX を介した Ca^{2+} 流入の増加により，細胞内カルシウム濃度［Ca^{2+}］$_i$ が上昇し，筋小胞体の Ca^{2+} 取り込みが増加する。これにより拡張期における筋小胞体からの Ca^{2+} 漏出（すなわち Ca^{2+} スパーク）が増加する。この漏出により NCX 誘発性の一過性内向き電流（I_{ti}）と遅延後脱分極が発生し，これらは催不整脈性である。
- 正常心筋細胞での生理的状態では，ナトリウムチャネルの不活性化ゲート機構は心筋活動電位のプラトー相を通じて安定しており，遅延 I_{Na} は小さい（ヒト左心室では I_{Na} 最大値の 0.2％と報告されている）。
- この小さな生理的遅延 I_{Na} の遮断では，心臓の電気的作用または収縮能の変化は認められていない。
- 遅延 I_{Na} の遮断により，特に中間層心筋細胞と Purkinje 線維において活動電位持続時間が短縮し，これらの細胞では遅延 I_{Na} の振幅が大きい所見と矛盾しない。
- Purkinje 線維と中間層心筋細胞における，遅延 I_{Na} の遮断と活動電位持続時間の短縮は催不整脈性ではない。むしろ活動電位持続時間不均一性の減少に関連しており，抗不整脈性である。
- 遅延 I_{Na} が増強する急性の原因が多く同定されている。その中には，毒素，アンギオテンシン II，過酸化水素（H_2O_2），一酸化窒素，ペルオキシ亜硝酸塩，低酸素症，虚血性両親媒性物質であるリソホスファチジルコリンとパルミトイル–l–カルニチン，解糖系中間代謝物であるトロンビン，Ca^{2+} カルモジュリン，ナトリウムチャネルのリン酸化がある。
- 心不全では遅延 I_{Na} の振幅が増加する。心筋梗塞後にリモデリングした心筋で，アンキリン B，シントロフィン，テレソニン，カベオリン 3 のような足場蛋白の変異型を発現した細胞で増加し，Nav1.5 の変異型を発現した細胞で増加する。
- ナトリウムチャネル遺伝子 *SCN5A* の変異では，遅延 I_{Na} の増加が生じ QT 延長症候群の原因になる。
- 虚血，酸化ストレス，炎症，活性酸素種，脂質代謝と解糖系の中間代謝物，アシドーシス，細胞内 Ca^{2+} 濃度の上昇，トロンビン，CaMKII，AMPK，PKC の活性化により，遅延 I_{Na} が増加する。
- 不全心では遅延 I_{Na} と NCX の逆モードの両方が増加し，遅延 I_{Na} は NCX を介した Ca^{2+} 負荷を増加させる原因になる。
- 不全心では背景内向き整流カリウム電流のような外向き K^+ 電流が減少しており，このため I_{Na} または正方向モードのナトリウム–カルシウム交換電流のような内向き電流により，大きく脱分極するようになる。

- 虚血心筋では細胞の脱分極によりNa^+窓（ウィンドウ）電流が増加し，さらにNa^+が負荷され脱分極する。
- 外向きK^+電流が減少するために再分極予備能が減少している場合には，遅延I_{Na}の催不整脈的役割が増加する。
- 再分極予備能が減少しているときには，（遅延I_{Na}のような）内向き電流による活動電位持続時間延長作用が増強する。
- QT延長症候群および緩徐活性型遅延整流カリウム電流（I_{Ks}）または急速活性型遅延整流カリウム電流（I_{Kr}）を減少させる薬剤により，再分極予備能が減少する。遅延I_{Na}を阻害することが知られている薬剤のラノラジンにより遅延I_{Na}が減少すると，I_{Kr}遮断薬で生じる活動電位持続時間の延長や，不整脈惹起性やTdPが減少する。
- 遅延I_{Na}の減少によりI_{Kr}遮断薬の催不整脈作用を減少させ，再分極予備能を増加させることができる。

遅延I_{Na}と早期後脱分極

- Purkinje線維ではI_{Kr}遮断により早期後脱分極を生成しやすいと考えられる。カルシウムチャネルまたはナトリウムチャネルの遮断薬は，早期後脱分極の発生を予防できる。
- 速い心拍数と細胞へのNa^+とCa^{2+}の過負荷は，遅延後脱分極生成の基盤となる。
- CaMKIIによる心筋リアノジン受容体（RyR2，筋小胞体Ca^{2+}放出チャネル）のリン酸化と，βアドレナリン受容体活性化PKAによるSERCAのリン酸化は，心室筋細胞の自発的Ca^{2+}スパークとCa^{2+}波の増加に関連している。心臓におけるCaMKIIδcの過剰発現により，リアノジン受容体のリン酸化が増加し，Ca^{2+}スパークの頻度が増加する。
- 速い心拍数，強心配糖体によるNa^+，K^+-ATPase活性阻害，遅延I_{Na}増強（例えば虚血や酸化ストレス）のような，Ca^{2+}過負荷を伴う状態では，Ca^{2+}スパークの頻度が増加し遅延後脱分極が発生する。
- 遅延I_{Na}により生じる細胞内Na^+の流入とNa^+濃度が増加すると，NCXを介したCa^{2+}汲み出しが減少する。その結果生じるCa^{2+}過負荷により，拡張期張力が増加するのみならず遅延後脱分極が発生する。
- 増強した遅延I_{Na}をラノラジンで減少させると，遅延後脱分極の発生が減少することが示されている。
- 遅い心拍数に薬剤誘発性または遺伝性のI_{Kr}減少が伴う場合には，遅延I_{Na}の増強は早期後脱分極の危険因子になり，速い心拍数にCa^{2+}負荷，アドレナリン活性化，CaMKII活性化が伴う場合には，遅延I_{Na}の増強は遅延後脱分極の危険因子になる。
- アミオダロン，プロプラノロール，ベラパミル，およびナトリウムチャネル遮断薬のキニジン，メキシレチン，リドカイン，フレカイニド，およびフェニトインを含む抗てんかん薬は，遅延I_{Na}を減少させることが知られている。しかしI_{Na}最大値または他の電流に比較し，遅延I_{Na}を阻害する選択性がないために，ほとんど使用されない。

心臓の遅延I_{Na}を阻害する抗不整脈の利点

- 抗狭心症薬のラノラジンとPierre Fabre社の化合物F15845は，心筋の遅延I_{Na}に対し現在最も選択的な阻害薬である。
- 遅延 I_{Na} が減少すると再分極予備能が増加し，再分極の不一致性とこれによる催不整脈作用が減少する。
- 遅延 I_{Na} を選択的に減少させる薬剤は，心拍数または血圧に直接作用を生じることなく，慢性狭心症や心不全や心房不整脈と心室不整脈を含む虚血性心疾患，および急性虚血の治療に有効であると考えられる。
- 遅延 I_{Na} は心臓において正常では小さい電流である。これは Purkinje 線維と M 細胞で最も顕著であり，したがって正常心筋における再分極の不均一性に関与している。
- 正常では小さい遅延 I_{Na} であっても，それを阻害すると心機能に対して電気的（または機械的）に影響を与える。
- 先天性ナトリウムチャネル病もしくは，心筋虚血や心不全や酸化ストレスや心筋リモデリング（例えば，心房細動や心筋梗塞後）といった一般的な後天的病態を含む後天性ナトリウムチャネル病では，結果的に遅延 I_{Na} の増強が生じている。
- 特に再分極性 K^+ 電流の減少に伴い遅延 I_{Na} が増強すると，心房筋と心室筋の両方で催不整脈性となり，不整脈活動の引き金と基質の両方になる。
- 遅延 I_{Na} が増強すると，拡張期脱分極，再分極予備能の減少，活動電位持続時間の延長と後脱分極，撃発活動，再分極不均一性の増加，リエントリー性不整脈活動，交互活動電位を伴うナトリウム誘発性カルシウム過負荷，拡張期収縮機能不全を引き起こすことがある。
- 増強した遅延 I_{Na} が減少すると，虚血時に保護的になり不整脈活動が低下することが示されている。

I_{Na} の変異と遺伝性疾患[9, 10]

- QT 延長症候群 3 型（LQT3）は *SCN5A* 変異で，I_{NaL} を増強して再分極を遅らせる。再分極遅延は早期後脱分極を誘発し，これが TdP の発端となる。
- I_{NaL} を遮断する薬剤（例えば，ラノラジン，メキシレチン）は，LQT3 における再分極を短縮する。LQT9，LQT10，LQT12 はおのおの *CAV3*，*SCNB4B*，*SNTA1* の変異により生じ，結果的にナトリウム電流が増加する。
- Brugada 症候群は *SCN5A* の変異に関連しており，異なる機序で I_{Na} が減少する。
- ナトリウムチャネルの β サブユニットをコードする遺伝子の変異，または細胞内 Nav1.5 トラフィッキングに関与する蛋白質をコードする遺伝子の変異にも，Brugada 症候群が関連している。
- 心臓伝導疾患は，心房や房室や心室レベルでの進行性伝導障害として発症し，通常は *SCN5A* 変異を伴い，これも Brugada 症候群に関連している。
- *SCN5A* 変異は心房不整脈や心室不整脈，および拡張型心筋症の原因になる。
- *SCN5A* 変異は，洞徐脈や洞停止や洞房ブロックを含む，洞不全症候群に関連している。*SCN5A* 変異により洞結節機能が障害されるが，これは洞房結節細胞において活動電位脱分極が緩徐になり，また活動電位持続時間が延長するためと考えられる。

後天性疾患における I_{Na} の発現

- 心房細動において，心房筋細胞にあるいくつかのイオンチャネルの発現レベルが変化し，心房細動を促進し維持する（「電気的リモデリング」）。
- Nav1.5 の発現が減少し，I_{Na} 減少の原因になる。
- 心房細動〔家族性または心疾患による続発性（非家族性）〕は，*SCN5A* の機能欠損型変異と機能獲得型変異の両方に関連している。
- I_{Na} の機能欠損では，心房の電気伝導が緩徐になることにより心房細動が誘発されることがあり，一方機能獲得では，心房筋細胞の自発的興奮が亢進することにより心房細動が誘発されることがある。
- 心不全では I_{Na} 最大値は減少するが，I_{NaL} は増加する。
- *SCN5A* 発現の減少が，I_{Na} 最大値が減少する原因と考えられる。I_{NaL} 増加の原因は，心不全で細胞内 Ca^{2+} が上昇した場合に，ナトリウムチャネルのリン酸化が亢進することによる。
- 心筋梗塞においては，梗塞領域の生存境界領域にある心筋細胞の I_{Na} は減少を示すが，これはナトリウムチャネル発現が減少し，ゲート（開閉）機構が変化するためである。
- ナトリウムチャネル遮断薬は，虚血性心疾患患者における突然死のリスクを増加させるが，これはおそらくリエントリー性興奮波の発生を促進させるためと考えられれる。
- 心筋虚血時には I_{NaL} が増加するため，慢性の安定狭心症には I_{NaL} 阻害が有効な治療と考えられる。

Na^+，K^+-ATPase

- Mg^{2+} 活性化 Na^+，K^+-ATPase は，心筋細胞膜のナトリウムポンプを構成している。これは細胞内の Na^+ と K^+ の濃度勾配を維持する役割をもつ酵素である。
- この活動は起電性であり，$2K^+$ の流入と交換に $3Na^+$ が細胞から除去されるので，外向き方向の電流を形成する。
- このナトリウムポンプは心筋細胞の静止膜電位を維持するのを助け，短時間の阻害により脱分極が生じる。
- ナトリウムポンプの作用能力で細胞内 Na^+ 濃度が決まり，したがって心臓変力状態が決まる。
- 細胞内 Na^+ 濃度は心筋ナトリウム–カルシウム交換体の活性に直接作用するため，細胞内 Na^+ 濃度のわずかな変化により，心臓収縮能に有意な影響がでる。

ナトリウム–プロトン交換

- ナトリウム–プロトン交換（NHE）の阻害薬は，虚血再灌流障害時に心保護作用をもたらす。
- NHE1 阻害薬には 2 種類が知られており，アミロライドとエチルイソプロピルアミロライドや 5–*N*–(メチルプロピル) アミロライドのようなその副産物，およびベンゾイルグアニジンと HOE694 や HOE642 のようなその副産物がある。
- これらの阻害薬は，他の NHE ファミリーに比較し NHE1 に対して高い特異性を示す。

- これらの薬剤には心保護作用，抗肥大作用，抗増殖作用があることを支持する実験的証拠が続々とでている。

ナトリウムチャネル遮断

- 2つのタイプのナトリウムチャネル遮断（ブロック）がある。
  1. トニックブロック（tonic block）では，連続刺激中の初回刺激による最大電流値が減少する。低頻度刺激中の薬剤誘発性の電流減少で認められる。
  2. フェージックブロック（phasic block）では，一拍一拍最大電流値が連続的に減少するときに起こる。
- フェージックブロックは使用依存性ブロックまたは頻度依存性ブロックとも呼ばれる。活動電位の立ちあがりを減少させて伝導速度を遅くする。このタイプのブロックは反復刺激により増強する。活動電位の間隔がチャネルの回復時定数の4倍未満の場合には，ブロックが蓄積する。
- 0相においてナトリウムチャネルは1ミリ秒未満に開口し（開口状態），それから不活性化する。
- 2相（プラトー相）と3相では，ナトリウムチャネルの1%未満が開口状態のままでいる（不活性化状態）。
- （虚血時に起きる）細胞外カリウム増加のように伝導を抑制するものの大部分は，膜電位を脱分極させて，不活性化ナトリウムチャネルの割合を増加させる。リドカインは不活性化状態で遮断するので，虚血領域で有効である。開口状態で利用可能なチャネルの割合は，虚血時には減少する。
- キニジン，ジソピラミド，プロパフェノンは開口状態チャネル遮断を起こす。
- 静止状態で遮断の解除が起きる（薬剤が結合部位から解離する）。
- 薬剤は静止状態，開口状態，不活性化状態でナトリウムチャネル遮断を起こすことができる。これは状態依存性ブロックと呼ばれる。他のタイプのチャネルブロックは，電位依存性である。
- 異なる2種類のナトリウムチャネル遮断薬は，相乗的に作用する。
- IA群薬は活動電位持続時間を延長させるので，ナトリウムチャネルが不活性化状態にある時間をのばす。これにより薬剤が不活性化状態のチャネルに結合する有効性が増強する（リドカインのようなIB群薬）。
- 異なる結合動態の薬剤は相互作用する。例えば，速い動態の薬剤は遅い動態の薬剤に置き換わり，総じて遮断は軽減する。
- リドカインはキニジン，プロパフェノン，フレカイニドによる遮断をとり消すことがある。
- フレカイニド，イチイ針葉毒，デキストロプロポキシレンで誘発される心室頻拍は，リドカインで治療することができる。
- IB群薬は解離定数が1秒未満である。したがってこの薬剤は正常組織の伝導には影響しないが，連結期が短い心室期外収縮に続く伝導，および病的（虚血）細胞における伝導は減少する。
- IC群薬は12秒と最も緩徐な解離を示す。そのため伝導が遅延しQRS幅が延長する。
- IA群薬は解離定数が1秒以上12秒未満で中間の動態であり，頻拍時に伝導が遅延しQRS幅が延長する。

- リドカインは I_{Na} の不活性化電位をより陰性側に偏位させることにより，I_{Na} を遮断する。リドカインは活性化状態と不活性化状態のナトリウムチャネルに結合する。
- リドカイン，キニジン，フレカイニドは，おのおの速い動態，中間動態，遅い動態で使用依存性ブロックを引き起こす。

薬物動態とチャネル状態

- 細胞外カリウム濃度の増加，水素，伸展張力のような膜抑制作用があるものは，静止膜電位を減少させる。これにより不活性化チャネルの割合が増加し，不活性化状態に作用する薬剤の効果が増強する。開口状態で利用可能なチャネル数は少ないために，開口状態での遮断薬である薬剤の有効性は低下する。
- 細胞外 pH の減少により，リドカインのナトリウムチャネルからの解離速度が緩徐になる。アシドーシスと膜脱分極が組み合わさると，リドカインによるブロックが増強する。
- IC 群薬はチャネル結合部位からの解離が緩徐なため，伝導が遅延する原因になり，頻発（インセサント）型頻拍を引き起こすことがある。
- ブロックからの回復半減期が速い（短い）薬剤に対して，著明な洞徐脈は催不整脈性となる。なぜなら活動電位持続時間の大部分でチャネルが保護されないままの状態になるからである。

緩徐ナトリウム（内向き）電流[7]

- ナトリウム電流の緩徐成分を増加させる物質（ジフェニールメチル–ピペランジニル–インドール誘導体）は，プラトー相における Na^+ 流入を増やすことで変力性を増強させやすい。これはナトリウム–カルシウム交換を介して，細胞内カルシウムの増加を引き起こす。細胞内 Ca^{2+} の増加は，早期後脱分極や心室期外収縮の原因になることがある。
- メタンスルフォンアリドであるイブチリドは，緩徐ナトリウムチャネル電流を増加させることにより活動電位持続時間を延長させる。
- リドカインや他の IB 群薬は，ナトリウム電流の緩徐成分を遮断して，LQT3 患者の QT を短縮させる[6]。
- ナトリウムチャネル遮断薬による陰性変力作用は，緩徐ナトリウムチャネル電流の遮断によるものと考えられる。
- IB 群薬により生じる心拍数減少は，ペースメーカ活動電位（自発的活動電位）の 4 相に関与する背景ナトリウム電流の遮断によるものである。
- β アドレナリン刺激は，I 群薬の作用を打ち消す。
- 交感神経活性が亢進して心拍数が増加しているときには，IC 群薬による催不整脈性が増す。β 遮断薬がこの現象を打ち消すことがある[7]。
- アンギオテンシン II はナトリウムチャネルが再開口する頻度を増加させて，Na^+ 電流を増加させる。
- 心筋ナトリウムチャネルは *SCN5A* でコードされる孔形成サブユニットを用いて，活動電位を誘発することにより心臓興奮性を制御する。
- ナトリウムチャネル病の機能欠損は常染色体優性発現で，ナトリウム電流（I_{Na}）の伝導量が少なくなる *SCN5A* 変異が原因である。

- これらの変異が発現する表現型には，Brugada 症候群と進行性心臓伝導障害がある。
- 進行性心臓伝導障害と Brugada 症候群の臨床症状が，特定の患者または同一家系で重複することがある。心室不整脈による心臓突然死と失神は，心電図で伝導遅延として認められる心臓興奮性が低下した結果である。
- I_{Na} が最も減少する *SCN5A* 変異は，最重症の表現型の原因になる。
- ナトリウムチャネルの機能特性（ゲート機構）が変化するか，またはチャネル蛋白が筋細胞膜で発現（トラフィッキング）できずに構造特性が変化することにより，*SCN5A* 変異で I_{Na} が減少する。
- ミスセンス変異では，単一のアミノ酸が異常型のアミノ酸に置換され，チャネルのゲート機構が障害される。
- 切断変異では，停止コドンの早期出現によりナトリウムチャネル蛋白が省略され，筋細胞膜に挿入されずハプロ不全を引き起こす。
- 切断変異では，ミスセンス変異より本質的に I_{Na} が減少する。

1.3　カルシウムチャネルとカルシウム電流[11, 12]

筋小胞体

- 筋小胞体は心筋細胞に存在する細胞内器官である。
- 筋小胞体の機能は筋収縮を開始させる，一過性 Ca^{2+} シグナルを増幅することである。
- 一次的 Ca^{2+} シグナルは，活動電位中の電位依存性 L 型カルシウムチャネルを介した Ca^{2+} 流入により生成される。
- この Ca^{2+} シグナルは，引き続き興奮収縮連関と呼ばれる過程で筋小胞体からの Ca^{2+} 放出により増幅される。
- この増幅を駆動する機序は，カルシウム誘発性カルシウム放出である。
- 筋小胞体内腔にある Ca^{2+} の大部分は，低親和性カルシウム結合蛋白であるカルセクエストリンに結合している。

カルシウムチャネル

- 10 個のチャネル遺伝子が同定されている。
- カルシウムチャネルは非常に選択性があり，カルシウムへの透過性が 1,000 倍速い。
- カルシウムチャネルは，4 つのタイプが心臓に発現している。
  1. 細胞膜表面に発現している L 型。
  2. 細胞膜表面に発現している T 型。
  3. 筋小胞体の Ca^{2+} 放出チャネル。
  4. 小胞体膜上に存在する，イノシトール三リン酸（IP3）受容体チャネル。

L 型カルシウムチャネル

- L 型（長く続く）内向き Ca^{2+} 電流（I_{CaL}）は，活動電位プラトー相に関与する。I_{CaL} による Ca^{2+} 流入は筋小胞体膜に局在する Ca^{2+} 放出チャネル〔リアノジン受容体（RyR2）〕を活性化する。
- RyR2 チャネルを介する筋小胞体の Ca^{2+} 放出（Ca^{2+} トランジェント）は，心筋細胞の興奮を収縮に連関させる。

- *CACNA1C* はL型チャネルのαサブユニット（Cav1.2）をコードする。
- Cav1.2のゲート機構は，電位依存性である。
- I_{CaL}はいくつかの陽イオン（例えば，Mg^{2+}，Ni^{2+}，Zn^{2+}），および薬剤（ジヒドロピリジン，フェニルアルキラミン，ベンゾシアゼピン）により遮断される。
- この振幅はβアドレナリン刺激で著明に増加する。
- I_{CaL}は細胞内へのCa^{2+}流入の主要源である。脱分極が−40 mVに達すると開口する。
- L型カルシウムチャネル（LTCC）（L＝大きい）のPKA依存性リン酸化により，I_{CaL}は数倍に増加する。
- I_{CaL}は洞房結節と房室結節の脱分極に関与する内向き電流を生成し，活動電位のプラトー相に関与する。
- Ca^{2+}電流が増加すると脱分極が延長し，活動電位プラトーの高さが増加する。
- カルシウムチャネル依存性の内向き電流は，早期後脱分極を引き起こす。
- I_{CaL}は興奮収縮連関に関与する。このチャネルを遮断すると，陰性変力作用が生じる。
- 心房細動では，I_{CaL}チャネル活性の減少により活動電位持続時間が短縮し，不整脈を永続させる（電気的リモデリング）。

I_{CaL}の変異と遺伝性疾患

- *CACNA1C* の変異はTimothy症候群に関連しており，これはQT時間延長（QT延長症候群8型），心室頻拍，器質的心疾患を伴うまれな多系統疾患である。
- *CACNA1C* の機能獲得型変異では，I_{CaL}が増加して再分極が遅延する。
- *CACNA1C* または *CAVNB2* の機能欠損型変異は，Brugada症候群の原因になる。
- RyR2の変異では，カテコラミン感受性多形性心室頻拍が生じ，これは運動誘発性および感情誘発性の不整脈を伴う疾患である。
- RyR2変異チャネルは，筋小胞体から細胞質にCa^{2+}を漏出させてしまう。Ca^{2+}漏出が起きるとナトリウム–カルシウム交換体によりCa^{2+}を細胞外基質へ汲み出し，3個のNa^{+}イオンに対し1個のCa^{2+}イオンを交換する。
- ナトリウム–カルシウム交換体は内向きNa^{+}電流を生成し，これが遅延後脱分極（ナトリウムチャネル活性化による4相での異常脱分極）の原因になる。
- 遅延後脱分極は心室頻脈性不整脈に関与する。

後天性疾患におけるI_{CaL}の発現

- 心房細動ではCav1.2 mRNAと蛋白質レベルが下方制御され，I_{CaL}が減少し活動電位持続時間が短縮する原因になる。
- 心不全では筋小胞体のCa^{2+}トランジェントは小さく緩徐であり，収縮機能不全を生じる。
- 心筋梗塞では，梗塞の境界領域でI_{CaL}が減少している。
- 急性虚血では，細胞外アシドーシスおよび細胞内Ca^{2+}とMg^{2+}の蓄積により，I_{CaL}が阻害される。

ペースメーカの調節とカルシウム電流

βアドレナリン受容体刺激

- この刺激によりL型カルシウムチャネル活性が増加する。

- その結果として収縮能，心拍数，伝導速度が増加する。
- この受容体刺激により，グアノシン三リン酸結合蛋白（Gs）が活性化され，これによりアデニリルシクラーゼ活性が刺激されるため，cAMP濃度が上昇する。
- β 遮断薬には，カルシウムチャネルに対する直接作用はない。
- 交感神経刺激は α_1 受容体も活性化する。

副交感神経刺激

- これはムスカリン受容体とコリン受容体を介して，L型カルシウムチャネル活性を減少させる。
- アセチルコリンはG蛋白を介して，内向き整流 $I_{K, ACh}$ を活性化し，これが最大拡張期電位をより陰性化させ拡張期脱分極の勾配を減少させる。その結果，心拍数が減少する。
- マグネシウムはL型カルシウムチャネル遮断薬として作用する。

T型カルシウムチャネル

- I_{CaL} はすべての心筋細胞に存在するが，心筋の I_{CaT} はおもに心房細胞と心筋Purkinje細胞にみられる。
- I_{CaT} はペースメーカ細胞と伝導系細胞に存在し，心房のペースメーカと心筋細胞の発生に役割がある。
- I_{CaL} はペースメーカよりむしろ筋小胞体の Ca^{2+} 放出の引き金，および筋小胞体の Ca^{2+} 貯蔵の再補充に関与している。
- I_{CaT} は心筋および冠動脈を含む血管平滑筋に認められる。
  1. より陰性の電位で開口する。
  2. 速やかに不活性化される（一過性，transientのT）。
  3. 低いコンダクタンス（伝導性）である（わずかな，tinnyのT）。
- 洞房結節と房室結節では，高密度に認められる。
- 活動電位の立ちあがり（ナトリウムチャネルが主導している）には関与していない。
- 細胞の成長に関係している。
- T型カルシウムチャネルの密度は，成長ホルモン，エンドセリン-1，圧過負荷の存在下で増加する。
- 不全心筋細胞でも，T型カルシウムチャネル密度の増加が認められる。
- T型カルシウムチャネルを遮断する薬剤や物質には，以下のものがある[5,6]。
  - アミロライド
  - 3, 4-ジクロベンザミル
  - ベラパミル
  - ジルチアゼム
  - フルナリジン
  - テトラドリン
  - ニッケル
  - カドミウム
  - ミベフラジル
- ノルエピネフリン，α アドレナリン作動薬（フェニレフリン），細胞外ATP，左室肥大により，T型カルシウムチャネルは上方制御される。
- アルドステロン，レニン，心房性ナトリウム利尿因子，インスリンのような神経ホルモンの分泌に関与し，これらはすべて心機能を調節している。
- ミベフラジルは選択的にT型カルシウムチャネルを遮断する。
- ジヒドロピリジン誘導体のエホニジピンは，L型カルシウムチャネルとT型カルシウムチャネルの両方を阻害する。

筋細胞膜の Ca^{2+}-ATPase

- これは Ca^{2+} の汲み出しに大きな役割を果たす。
- この酵素はナトリウム–カルシウム交換系とともに，細胞内 Ca^{2+} を除去する。Ca^{2+} 流出は心筋細胞機能にとって重要である。
- Ca^{2+}-ATPase は拡張期の Ca^{2+} 除去には実質的に関与していないと考えられ，この役割はおもに心筋ナトリウム–カルシウム交換体が果たしている。

筋小胞体カルシウム放出チャネル（リアノジン受容体）

- 哺乳類には3個のアイソフォームが同定されている（RyR1，RyR2，RyR3）。
- RyR1 は骨格筋にみられる。
- RyR2 はおもに心筋にあるアイソフォームで，平滑筋にもみられる。RyR3 は脳，骨格筋，心筋，平滑筋，他の組織に発現している。
- カルシウムにより調節される，細胞内のチャネルである。
- このチャネルは筋小胞体から細胞質へのカルシウム流入を調整している。
- 心筋収縮のためのカルシウムを供給する。筋小胞体は収縮期と拡張期におのおの Ca^{2+} の放出と取り込みを行い，細胞質内のカルシウム濃度を制御している。
- 筋小胞体からのカルシウム放出は，L型カルシウムチャネルにより生じる細胞内カルシウムの増加が引き金になる。これをカルシウム誘発性カルシウム放出と呼ぶ。
- 細胞がカルシウム過負荷の場合には，筋小胞体はカルシウムを自発的かつ非同期的に放出し遅延後脱分極を引き起こすが，これはジギタリス中毒でみられる。
- カフェインは筋小胞体からカルシウムを放出させる。
- ドキソルビシンは筋小胞体のカルシウムを枯渇させ，心筋収縮能を低下させる。
- マグネシウムと ATP はチャネルを介す流出を増強させる。
- 虚血時には細胞内 ATP 減少によりカルシウム放出が減少し，虚血性収縮不全が生じる。
- ベラパミルは筋小胞体 Ca^{2+} 放出チャネル（SCRC）に影響しない。
- 筋小胞体にはカリウムチャネル，ナトリウムチャネル，水素イオンチャネルも存在する。

筋小胞体の Ca^{2+} 過負荷

- 筋小胞体の Ca^{2+} 過負荷は不整脈を発生させる。
- 骨格筋 RyR1 の変異は，悪性高熱症に関連している。
- RyR2 蛋白の変異では，筋小胞体が過負荷のときに Ca^{2+} 感受性になる。この結果 β アドレナリン刺激時に不整脈が発生する。
- この不整脈は運動誘発性のカテコラミン感受性多形性心室頻拍として現れる。

- カフェインはRyR2のCa^{2+}に対する感受性を高める。
- テトラカインやルセニウムレッドはRyR2を阻害する。
- サソリ毒のインペラトキシンAとインペラトキシンIは，RyR2のゲート機構を障害する。
- 抗癌剤（例えばドキソルビシン）によりRyR2の酸化還元反応が修飾され，収縮能が低下し薬剤誘発性心筋症が発生する。
- 免疫抑制剤FK506とラパマイシンは，RyR2へのカルスタビン2の結合安定性を阻害することにより心毒性を発揮する。
- ベンゾシアゼピン誘導体JTV-519（K201）は，RyR2蛋白へのカルスタビン2の結合を安定化させ，その解離を緩徐にしたり阻害したりする。

イノシトール三リン酸受容体

- この受容体は平滑筋と特殊伝導組織に認められる。
- アンギオテンシンIIとαアドレナリン刺激により上方制御される。
- アンギオテンシンによる心筋細胞アンギオテンシンII受容体の刺激は，細胞内イノシトール三リン酸（IP3）を増加させる。
- うっ血性心不全におけるアンギオテンシンIIの催不整脈作用は，IP3の増加によると考えられる。
- IP3受容体はアポトーシスに関係している。

ナトリウム–カルシウム交換

- 活動電位のプラトー相では電位依存性カルシウムチャネルが開口し，細胞質内へのカルシウム流入が増加する。その結果筋小胞体からのカルシウム誘発性カルシウム放出が起きる。
- 拡張期には細胞膜にあるナトリウム–カルシウム交換により，カルシウムが細胞内から取り除かれる。
- pHの低下はナトリウム–カルシウム交換を遮断する。
- 筋小胞体のCa^{2+}-ATPase，筋細胞膜のCa^{2+}-ATPase，ナトリウム–カルシウム交換は，カルシウムを筋小胞体に汲み戻すことにより，またはカルシウムを細胞外へ汲み出すことにより，細胞質のカルシウムを収縮期の高値から拡張期の基準値まで減少させる。
- カルシウムを除去するときには，内向き方向の電流がみられ，これが遅延後脱分極を起こすと考えられる。
- ジギタリス中毒または虚血再灌流後にみられるように，病的な高カルシウム負荷があるときに遅延後脱分極が発生する。
- ナトリウム–カルシウム交換はカルシウムを両方向性に輸送できる。逆向き様式（モード）では細胞内カルシウムが増加し，筋小胞体のカルシウム放出の引き金になると考えられる。

カルシウムチャネルに対する抗不整脈薬の作用

- ナトリウムチャネル遮断薬とカリウムチャネル遮断薬のほとんどが，カルシウムチャネルにも影響する。

- キニジン，ジソピラミド，リドカイン，メキシレチン，ジフェニルヒダントイン，フレカイニド，プロパフェノン，モリシジン，アジミライドはL型カルシウム電流を抑制する。
- アミオダロンはL型カルシウム電流とT型カルシウム電流の両方を遮断する。
- ソタロールはカルシウムチャネルには影響しない。
- ジゴキシンは Na^+，K^+-ATPase を阻害する。この阻害により細胞内 Na^+ が増加する結果，今度はナトリウム–カルシウム交換を介して細胞内 Ca^{2+} の増加をもたらす。
- ベラパミルは Ca^{2+} 電流を遮断して，カルシウム活性化クロライド電流を減少させる。

過分極活性化環状ヌクレオチド依存性 I_f チャネル[6, 13, 14]

- I_f チャネルは（ほとんどの電位依存性イオンチャネルが脱分極で活性化されるのに対し）膜過分極により活性化する。
- このチャネルは K^+ と Na^+ イオンに対し透過性があるが，K^+ は Na^+ の 3 倍の選択性がある。
- 洞房結節細胞における最大拡張期電位（おおむね −60〜−75 mV）では，I_f チャネルにより内向き電流が流れ，T型カルシウムチャネル，さらにL型カルシウムチャネルの活性化域まで膜電位が脱分極する。
- I_f チャネル活性化の電位依存性は，cAMP により調節される。
- チャネルに cAMP が直接結合すると，活性化曲線がより脱分極側の電位に変位し，チャネルが開口できるようになる。
- β アドレナリン作動薬（細胞内 cAMP 濃度を増加させる）に反応して心拍数が増加するのは，I_f チャネルに対するこの cAMP の直接作用によるものである。
- ムスカリン作動薬で cAMP 濃度が低下するとチャネルが阻害され，心拍数が減少する。
- 4 個の異なる遺伝子 *HCN1〜4* が同定されている。
- このチャネルは 6 個の膜貫通型分節（S1〜S6）から構成され，陽性電荷をもつ S4 分節は電位センサーを構成する。
- S4 はイオン伝導孔領域である。
- その蛋白質には環状ヌクレオチド結合部位がある。
- HCN チャネルには電位依存性イオンチャネルと環状ヌクレオチド依存性イオンチャネルの両方の構造特性があり，膜電位と環状ヌクレオチドの両方で調節される。
- 酸性 pH 値ではチャネル活性化曲線がより過分極側の電位に変位し，チャネル活性が阻害される。
- ヒトでは HCN4 が最も一般的に発現しているアイソフォームである。
- 虚血性心筋症患者の心室筋細胞には，対象患者に比較して 2 倍の I_f 密度がある。このため心室不整脈に関与する病的脱分極電流が生成されると考えられる。

徐脈薬としての I_f 遮断薬

- 洞結節の自発的緩徐拡張期脱分極速度に，HCN 電流が関与している。
- この電流を遮断する薬剤により自発的緩徐拡張期脱分極速度は遅延し，したがって拡張期が延長する。

- HCN 遮断薬のイバブラジン（プロコララン）は，この機序を用いて徐脈をもたらす。
- これは変時性にのみ作用し，変力性には影響しない。
- イバブラジンと関連の実験薬剤であるシロブラジンとザテブラジンは，HCN 電流を用量依存性かつ使用頻度依存性に遮断する。
- この薬剤は 4 個の HCN サブタイプを区別せず，すべての HCN アイソフォームを同等に遮断する。
- イバブラジンは洞房結節の I_f を遮断する。神経細胞の HCN チャネルには影響しない。
- これは網膜の HCN1 を遮断し，閃光感覚，光視症などが生じる。
- I_f 遮断薬は，心臓は停止させずに心拍数を基本レベルまで低下させるが，β アドレナリン刺激に対する心拍数増加反応は正常のまま残る。

ギャップ結合

- 心筋細胞間における細胞間電流は，ギャップ結合チャネルを通して流れる。これにより有効な心拍が生まれる。
- 心筋細胞は合胞体を形成しているため，電気シグナルと代謝シグナルの両方が組織全体に伝搬できる。
- ロチガプチドにはギャップ結合連絡を促進する（または保護する）作用がある。
- 代謝ストレスの状態では，ギャップ結合連絡の促進による抗不整脈作用がみられることがある。

【参考文献】

1. Smyth JW, Shaw RM. Forward trafficking of ion channels: what the clinician needs to know. *Heart Rhythm*. 2010; 7(8): 1135-1140.
2. Jospersen T, Grunnet M, Olesen S-P. The KCNQ1 potassium channel: from gene to physiological function. *Physiology(Bethesda)*. 2005; 20: 408-416.
3. Amin AS, Tan HL, Wilde AAM. Cardiac ion channels in health and disease. *Heart Rhythm*. 2010; 7(1): 117-126.
4. Baruscotti M, Barbuti A, Bucchi A. The cardiac pacemaker current. *J. Mol. Cell. Cardiol*. 2010; 48(1): 55-64.
5. Nof E, Antzelevitch C, Glikson M. The contribution of HCN4 to normal sinus node function in humans and animal models. *Pacing Clin. Electrophysiol*. 2010; 33(1): 100-106.
6. Biel M, Wahl-Schott C, Michalakis S, Zong X. Hyperpolarization-activated cation channels: from genes to function. *Physiol. Rev*. 2009; 89(3): 847-885.
7. Darbar D. Cardiac sodium channel variants: action players with many faces. *Heart Rhythm*. 2008; 5(10): 1441-1443.
8. Hilgemann DW, Yaradanakul A, Wang Y, Fuster D. Molecular control of cardiac sodium homeostasis in health and disease. *J. Cardiovasc. Electrophysiol*. 2006; 17(Suppl 1): S47-S56.
9. Clancy CE, Kass RS. Defective cardiac ion channels: from mutation to clinical syndromes. *J. Clin. Invest*. 2002; 110(8): 1075-1077.
10. London B, Michalec M, Mehdi H, et al. Mutation in glycerol-3-phoshate dehydrogenase 1 like gene(GPD1-L) decreases cardiac Na^+ current and causes inherited arrhythmias. *Circulation*. 2007; 116(20): 2260-2268.
11. Ter Keurs HEDJ, Boyden PA. Calcium and arrhythmogenesis. *Physiol. Rev*. 2007; 87(2): 457-506.
12. Bers DM. Calcium cycling and signaling in cardiac myocytes. *Annu Rev. Physiol*. 2008; 70:

23-49.

13. Milanesi R, Baruscotti M, Gnecchi-Ruscone T, DiFrancesco D. Familial sinus bradycardia associated with a mutation in the cardiac pacemaker channel. *N. Engl. J. Med.* 2006; 354 (2): 151-157.
14. Bucchi A, Tobnati A, Milanesi R, Baruscotti M, DiFrancesco D. Properties of ivabradine-induced block of HCN1 and HCN4 pacemaker channels. *J. Physiol.* (*Lond.*). 2006; 572(Pt 2): 335-346.

◉ 自己評価問題の解答 ◉

1.1　カリウムチャネル

1. 正解は A
Purkinje 細胞では生理的膜電位で I_f が活性化され，4 相脱分極と正常自動能に関与している。
2. 正解は D
カテコラミン感受性多形性心室頻拍は，RyR2 蛋白の変異が原因である。
3. 正解は A
J 波（Osborn 波）は I_{to} の貫壁性分布が不均一なために生じる。
4. 正解は A
外向きカリウム電流は活動電位の再分極に関与している。
5. 正解は A
I_{to} は活動電位の 1 相の早期再分極に関与している。
6. 正解は B
I_{Kr} チャネルの α サブユニットを *KCNH2*（*HERG*）がコードしている。
7. 正解は C
$I_{K,\,ATP}$ は細胞内 ATP 濃度の低下により活性化する。
8. 正解は A
心不全では I_{to}，I_{Kr}，I_{Ks}，I_{K1} が減少している。
9. 正解は B
活動電位持続時間はカルシウム流入量と不応期を左右する。
10. 正解は A
I_{Kr} の活性は細胞外カリウム濃度の上昇でむしろ増加する。
11. 正解は C
頻拍では I_{Ks} が関与する割合が優勢になり，I_{Kr} 遮断薬の作用がむしろ減弱するために逆頻度依存性遮断が起きる。
12. 正解は C
ラノラジンは I_{NaL} の遮断薬である。
13. 正解は A
Brugada 症候群は *SCN5A* 変異が原因として多いが，*KCNE3* 変異でも生じる。
14. 正解は B
利尿剤のインダパミドは I_{Ks} を遮断する。

1.2　ナトリウムチャネル

1. 正解は A
ナトリウムチャネル遮断薬の慢性投与により，ナトリウムチャネルの mRNA が増加し順応する（上方制御）。
2. 正解は B
Na^+，K^+-ATPase では $3Na^+$（流出）と $2K^+$（流入）の交換により外向き電流が生じる。
3. 正解は A

SCN5A の機能欠損型変異は，進行性心臓伝導障害と Brugada 症候群 1 型の原因である。

4. 正解は A
Na$^+$の流入により内向き電流が生じ細胞膜が脱分極する。
5. 正解は B
IA 群薬と IC 群薬は，頻脈時には伝導遅延と QRS 幅拡大を生じることがある。
6. 正解は C
I_{Na} が遮断されると NCX を介した Na$^+$流出と Ca^{2+}流入が減少し，収縮能が低下する。
7. 正解は D
Brugada 症候群の原因になる *SCN5A* 遺伝子変異は機能欠損を示している。
8. 正解は A
リドカインは不活性化状態のチャネルを遮断し，虚血領域で有効性が増加する。
9. 正解は B
リドカインはキニジン，プロパフェノン，フレカイニドによる遮断を取り戻す。
10. 正解は A
細胞外 pH の低下（アシドーシス）により，リドカインのナトリウムチャネル解離速度が遅くなる。また脱分極により不活性化チャネルの割合が増加する。
11. 正解は D
ペースメーカ細胞の活動電位 4 相には I_{Nab} も関与し，この遮断により心拍数が減少する。
12. 正解は A
LQT3 では *SCN5A* 機能獲得型変異により I_{NaL} が増強しており，徐脈により QT 間隔がさらに延長する。

1.3 カルシウムチャネル

1. 正解は C
I_{CaL} の増加により活動電位プラトー相が延長し，早期後脱分極の原因になる。
2. 正解は B
β 受容体は Gs 蛋白を介して cAMP 濃度を上昇させ，I_{CaL} を活性化させる。
3. 正解は D
I_{CaT} を遮断する薬剤にはアミロライド，フルナリジン，ミベフラジルなどがある。
4. 正解は A
拡張期の Ca^{2+}除去の主役は，ナトリウム–カルシウム交換系である。
5. 正解は C
カフェインは筋小胞体からのカルシウム放出を促し，ドキソルビシンは筋小胞体のカルシウムを枯渇させる。
6. 正解は D
イバブラジンは I_f 遮断薬で陰性変時作用をもつが，変力作用はない。

第2章
心臓自律神経活動の電気生理学的影響

◉ 自己評価問題 ◉

1. β_3受容体刺激により心臓に出現する可能性のある現象はどれか？
   A. 収縮能の増加
   B. 収縮能の低下
   C. 心拍数の減少
   D. 心拍数の増加

2. ムスカリン受容体のうち主として心臓に認められるのはどれか？
   A. M_1
   B. M_2
   C. M_3
   D. M_4

3. アセチルコリンによるムスカリン受容体刺激の心臓への影響で，可能性があるのはどれか？
   A. 冠動脈血管収縮
   B. 陽性変時作用
   C. 変力作用の増強
   D. 陰性変伝導作用

4. 心筋のアデノシン受容体刺激で起こる可能性があるのはどれか？
   A. 陰性変時作用
   B. 陽性変伝導作用
   C. 収縮能の増強
   D. 冠動脈血管収縮

5. プリン作動薬によって活性化されるのはどれか？

A. $I_{K, ACh, Ado}$
B. I_{Na}
C. I_{Cl}
D. I_{CaT}

6. アデノシンによる効果はどれか？
A. Ca^{2+}電流の増加
B. 心房の活動電位持続時間の短縮と不応期の短縮
C. P_2 受容体の刺激
D. $I_{K, ATP}$ 電流の減少

7. つぎの電気生理学的作用のうち，心房迷走神経の除神経で起こる可能性が低いのはどれか？
A. 心房筋活動電位持続時間と有効不応期の延長
B. 洞不整脈の消失
C. 心拍変動の減少と圧受容体反射感受性の低下
D. 心室筋有効不応期の短縮

8. うっ血性心不全治療において，選択的β遮断薬より非選択的β遮断薬のほうが優れていると考えられることを示唆する現象はどれか？
A. β_1 受容体が上方制御されている
B. β_2 受容体と β_3 受容体が上方制御されている
C. 末梢血管抵抗が増大している
D. 糸球体濾過率が増加している

9. 交感神経の節前神経線維における主要な神経伝達物質はどれか？
A. エピネフリン
B. ノルエピネフリン
C. アセチルコリン
D. cAMP

10. 心臓興奮伝播の記憶（心臓メモリ）を低下させる可能性が低いのはどれか？
A. アンギオテンシンII受容体遮断
B. ニフェジピン静脈投与
C. アンギオテンシン変換酵素遮断
D. アデノシン受容体遮断

11. ヒト心房活動電位持続時間を短縮する可能性が最も高いのはどれか？
A. カルベジロール
B. ドフェチリド
C. アデノシン
D. ドロネダロン

2.1 アドレナリン受容体[1~3]

- ヒトのアドレナリン受容体ファミリーは，異なる遺伝子由来の 9 個のサブタイプからなり，α_{1A}，α_{1B}，α_{1D}，α_{2A}，α_{2B}，α_{2C}，β_1，β_2，β_3 がある。
- 心臓の自律神経支配には，外因性と内因性の両方の心臓自律神経系がある。前者には，心臓に至る途中にある脳内または脊髄周囲の神経節とその軸索（例えば迷走交感神経幹）がある。後者には，心臓自体または心膜内にある大血管周囲に局在する自律神経節と軸索がある。
- 外因性と内因性の心臓自律神経系は，独立的のみならず相互依存的に作動できる。
- α 受容体はノルエピネフリンに対しより高い親和性があり，一方 β 受容体はエピネフリンに対しより高い親和性がある。
- ほとんどの節後交感神経線維は，標的臓器に対しノルエピネフリンを放出する。
- すべての節後副交感神経線維は，アセチルコリンを放出し標的臓器にあるムスカリン受容体を刺激する。
- 交感神経分枝と副交感神経分枝の両方とも，節前神経線維と節後神経線維間のシナプス伝達（シナプスは神経節内に局在しているため神経節伝達と呼ばれる）は，ニコチン受容体に作用するアセチルコリン（ACh）を介している（**表 2.1**）。

β アドレナリン受容体[4~6]

- β_1 は心筋の主要なアドレナリン受容体である。すべての β 受容体群のうち，75％は β_1 である。
- β_1 刺激は陽性変力，陽性変時，陽性変弛緩作用をもたらす。β アドレナリン受容体はプロテインキナーゼ A（PKA）の環状アデノシン一リン酸（cAMP）依存性活性化によりリン酸化され，活性化される。
- 持続的に β 刺激が存在しても，cAMP の反応は減弱する。この現象を受容体脱感作と呼ぶ。作動薬の持続的刺激により，全受容体数が減少する（受容体の下方制御）。
- 加齢化した心臓では，β_1 受容体が下方制御され，β_2 が優勢になる。
- うっ血性心不全では，持続的なアドレナリン刺激により β_1 受容体の脱感作と下方制御が生じる。β_2 受容体の発現は維持される。α_1 受容体のサブタイプは一定のまま，もしくは上方制御されることもある。このような状況下では，β_2 刺激と α_1 刺激が心房不整脈または心室不整脈を起こす原因になる。
- このことは，非選択的 β 遮断薬が心筋梗塞後の患者とうっ血性心不全患者の心臓

表 2.1　交感神経系と副交感神経系の特徴

	神経細胞体の局在部位	一次神経伝達物質	一次シナプス後受容体	髄鞘化
副交感神経節前	脳幹と仙骨脊髄（S2～S4）	アセチルコリン	ニコチン性	あり
副交感神経節後	標的臓器内または近傍の神経節終末	アセチルコリン	ムスカリン性	なし
交感神経節前	脊髄（Th1～L3）の内外側中間細胞柱	アセチルコリン	ニコチン性	あり
交感神経節後	前脊柱と傍脊柱の神経節	ノルエピネフリン	アドレナリン性	なし

表 2.2　アドレナリン受容体のサブタイプの特徴

受容体	作動薬	拮抗薬	組織	反応
α_1	Epi＞NE＞＞Iso, フェニレフリン	プラゾシン	心臓	↑収縮能，不整脈
			腸管平滑筋	弛緩
			尿道平滑筋，血管平滑筋	収縮
			肝臓	グリコーゲン分解，糖新生
α_2	Epi＞NE＞＞Iso, クロニジン	ヨヒンビン	膵臓 β 細胞	↓インスリン
			血小板	凝集
			神経終末	↓ NE
			血管平滑筋	収縮
β_1	Iso＞Epi＝NE, ドブタミン	メトプロロール	心臓	↑変力性，↑変時性，↑房室伝導
			傍糸球体	↑レニン
β_2	Iso＞Epi＞＞NE, テルブタリン	プロプラノロール	心臓	↑変力性，自動能，不整脈
			血管平滑筋，胃腸管平滑筋，生殖泌尿器平滑筋，気管支平滑筋	弛緩
			骨格筋	グリコーゲン分解，K^+取り込み
			肝臓	グリコーゲン分解
β_3	Iso＝NE＞Epi		脂肪組織	脂肪分解
			心臓	↓収縮能

Epi：エピネフリン，Iso：イソプロテレノール，NE：ノルエピネフリン，↑：（放出）増加，↓：（放出）減少

死亡率を減少させるという考え方を支持する。

- 一般に 2 型のアドレナリン受容体（α_2 と β_2）は中枢と末梢の交感神経系の前接合部に認められ，ノルエピネフリン放出を α_2 受容体活性は阻害し，β_2 受容体活性は促進する（**表 2.2**）。
- シナプス前部に存在する α_{2A} 受容体および α_{2C} 受容体のサブタイプは，心臓交感神経終末におけるノルエピネフリン放出を減少させるのみならず，中枢神経系の交感神経活性も減少させる点で重要である。
- 除神経された移植心臓では，β_2 受容体は上方制御されている。
- 洞房結節の β_2 受容体刺激により，洞頻脈が生じる。
- β_2 受容体刺激は細胞内 pH を上昇させて，カルシウムへの反応性を亢進させる。
- β アドレナリン刺激は I_K を増加させる。
- 心筋細胞，内皮細胞，平滑筋細胞では，2 型のアドレナリン受容体は α_1，β_1，β_3 受容体とともに，シナプス後部にも存在している。
- 心筋機能の急性変化は，もっぱら β 受容体で支配されている。
- 正常状態のヒトでは，α_1 受容体の関与は無視できる。
- α_1 受容体の 3 つのサブタイプはすべて心臓に発現しているが，α_{1A} が主要なサブタ

イプである。
- α_2 受容体を介した直接作用は，心筋では認められない。
- α_1 アドレナリン受容体刺激は増殖を促す。

β_3 受容体

- β_3 受容体は脂肪組織や消化管（胃腸）の調節上重要である。ヒト心臓にも存在し，心収縮機能の抑制作用が示唆されている。正常な心臓において β_3 アドレナリン受容体は，心不全などの高アドレナリン状態で起こりうる，カテコラミン過剰による有害作用から心筋を保護している。
- β_3 アドレナリン受容体の陰性変力作用は，恒常的に発現している内皮の一酸化窒素（NO）合成酵素の活性化を介して起こる。この作用は，cAMP を介する，カテコラミンの β_1 と β_2 受容体に対する陽性変力作用に対抗している。
- β_3 アドレナリン受容体刺激は，心室筋細胞の L 型カルシウム電流（I_{CaL}）を減少させる。
- β_3 受容体の活性化は心不全の早期にはカテコラミン過剰による心筋細胞障害に対して保護的に働くが，後期には上方制御のために収縮能の低下に関与していると考えられる。
- β_3 受容体には脱感作に対し抵抗性があるため，脱感作され下方制御された β_1 や β_2 アドレナリン受容体の作用を凌駕する。その結果として収縮能が低下し心不全が増悪する。
- これは，亜急性の心筋梗塞患者やうっ血性心不全患者では，非特異的な β 遮断薬が心臓死亡率を減少させるという現象を支持している。

2.2　コリン受容体[7, 8]

- コリン受容体にはニコチンまたはムスカリンと結合する強さに応じて，ニコチン性とムスカリン性がある。
- コリン受容体は副交感神経終末由来のアセチルコリンにより活性化される。
- ムスカリンで増強されアトロピンで遮断されるアセチルコリンの作用は，ムスカリン作用と呼ばれる。ニコチンで増強され，アトロピンで遮断されずツボクラリンで遮断されるアセチルコリンのもう 1 つの作用は，ニコチン作用と呼ばれる。
- アセチルコリンの心臓への作用は，ムスカリン性コリン受容体を介している。
- ムスカリン受容体には 5 つの型（M_1〜M_5）が同定されている。
- M_1 と M_3 受容体はホスホリパーゼ C 活性化により，細胞内カルシウムの動員を引き起こす。M_2 と M_4 受容体はアデニリルシクラーゼを阻害し，カリウムチャネルを介してカリウムコンダクタンスを増加させる。
- M_1 受容体は自律神経節と中枢神経系（CNS）に認められる。
- M_2 は心筋細胞で優位なムスカリン受容体である。
- M_3 は平滑筋細胞で優位な受容体であり，刺激により収縮を生じ，分泌腺でも優位な受容体である。
- カルシウム電流と収縮能に対するアセチルコリンの阻害作用は M_2 受容体によるもので，M_2 拮抗薬により遮断される。
- アセチルコリンはアセチルコリンエステラーゼにより加水分解される。アセチルコリンによる心臓への作用の特徴は，血管拡張，陰性変時作用，陰性変伝導作用（洞房結節と房室結節の伝導減少），陰性変力作用である。

- 一般的に使用される合成コリン誘導体には，メサコリン，カルバコール，ベサネコールがある。
- ムスカリン，ピロカルピン，アレコリンは天然由来のアルカロイドで，薬理学的にアセチルコリン類似の作用がある。
- アトロピン，スコポラミンは天然由来のアルカロイドで，ムスカリン受容体拮抗薬として作用する。

2.3 プリン作動性受容体[9]

- 非アドレナリン性かつ非コリン性の自律神経は，ATPを利用していると考えられる。
- さまざまな組織において主要伝達物質としてATPを利用している神経は，プリンヌクレオチドやプリンヌクレオシドの作用にもとづき「プリン作動性」と呼ばれる。P_1 受容体と P_2 受容体の分類が提唱されている（**図 2.1**）。
- プリン作動性受容体には2種類（P_1 と P_2）ある。
- P_1 はアデノシンにより活性化される。
- P_2 は細胞外ATPにより活性化される。
- P_2 受容体は2種類同定されている。P_{2X} はイオンチャネルで，P_{2Y} はG蛋白共役受容体である。
- P_1 プリン受容体は，ADPとATPよりもアデノシンとAMPに対して感受性が高い。P_2 プリン受容体に関しては，その逆である。
- P_1 プリン受容体はカフェインやテオフィリンのようなメチルキサンチンにより選択的かつ完全に阻害されるが，P_2 受容体はそれらの影響を受けない。
- P_1 アデノシン受容体刺激はアデニリルシクラーゼ活性を阻害する場合（A_1 サブタイプ刺激）と，活性化する場合（A_2 サブタイプ刺激）があることがわかり，その

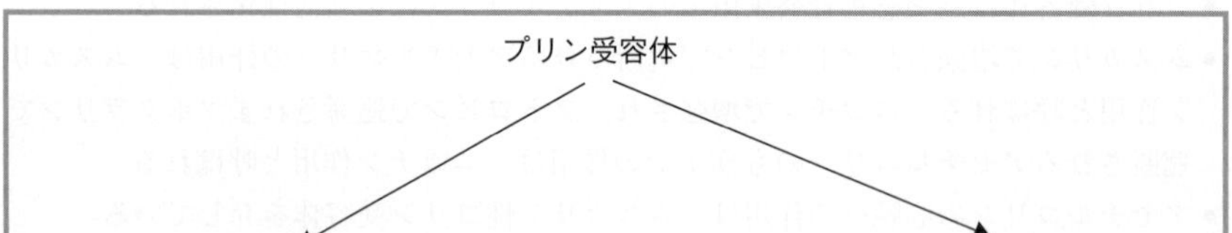

図 2.1　プリン受容体。ATP：アデノシン三リン酸

受容体サブクラスが提唱された。

アデノシン

- アデノシン（P_1 プリン作動性）受容体には 4 つの亜型，A_1，A_{2A}，A_{2B}，A_3 がある。4 サブタイプのすべてが心臓に発現している。
- A_1 受容体と A_2 受容体は，キサンチンで拮抗される。
- アデノシンの心臓に対する電気生理学的作用は，A_1 受容体を介している。この受容体を遮断すると，アデノシンによる陰性変時作用，陰性変伝導作用，陰性変力作用，抗βアドレナリン作用が消失する。
- A_1 受容体はアデニリルシクラーゼを阻害し，カリウム電流とホスホリパーゼ C を活性化する。
- A_2 受容体はアデニリルシクラーゼを活性化する。
- A_{2A} 受容体は冠動脈の血管内皮と平滑筋に存在し，アデノシン誘発性冠動脈拡張をもたらす。
- 細胞外 ATP の作用は，アデノシンに分解される前に，P_2 プリン受容体を介して起こる。
- ムスカリン受容体とアデノシン受容体の刺激により，抑制性グアニン（G）蛋白の活性化が起きる。これにより cAMP を介した I_{CaL}，I_K，I_{Cl} の活性化が生じる。
- A_1 アデノシン受容体と M_2 ムスカリン性コリン受容体の密度は，心房のほうが高い。

アセチルコリンとアデノシン感受性カリウム電流

- コリン作動薬とプリン作動薬は，内向き整流カリウム電流である $I_{K, ACh, Ado}$ を活性化する。
- 内向き整流とは，$I_{K, ACh, Ado}$ チャネルを通して電流は外向きより内向きに流れやすいことを意味する。内向き整流は，細胞内 Mg とポリアミン（スペルミンとスペルミジン）による，カリウムチャネルの電位依存性遮断が関与している。
- この電流は細胞外 ATP，アラキドン酸（プロスタサイクリン），ソマトスタチン，スフィンゴシン一リン酸によっても活性化される。
- リポキシゲナーゼは $I_{K, ACh, Ado}$ を増加させ，シクロオキシゲナーゼは $I_{K, ACh, Ado}$ を阻害する。
- 過分極活性化電流（I_f）は内向き電流で，洞房結節の拡張期脱分極に関与している。これは時間依存性電流で，非特異的陽イオン電流である。
- アセチルコリンとアデノシンは，アデニル酸シクラーゼの阻害により I_f を阻害する。
- アデノシンは心室筋細胞の活動電位には影響しない。
- 洞房結節と房室結節では，アデノシンとアセチルコリンは過分極をもたらし，拡張期脱分極速度を減少させる。この作用により心拍数の減少（陰性変時作用）と房室結節の伝導遅延（陰性変伝導作用）が生じる。
- アデノシンの作用は房室結節の心房–結節領域（AN）と結節領域（N）で生じ，結節–His 束領域（NH）では生じない。
- アセチルコリンとアデノシンは（βアドレナリン刺激が存在しない場合に），$I_{K, ACh, Ado}$ の活性化と I_{CaL} の阻害により，心房の活動電位持続時間を短縮させ収縮能を低下させる。

表 2.3　心筋膜電流に対するアセチルコリン，アデノシン，細胞外アデノシン三リン酸（ATP）の影響

	アセチルコリン	アデノシン	ATP
受容体	M_2	A_1	P_2
$I_{K, ACh, Ado}$	↑	↑	↑
I_K	影響なし	影響なし	↑
$I_{K, ATP}$	↑	↑	↑
I_{CaL}	↓	↓	↑心房，↓心室
I_{Na}	影響なし	影響なし	一定でない
I_f	↓	↓	影響なし
I_{Cl}	影響なし	↓刺激時	↑

↑：増加，↓：減少

- アデノシンとアセチルコリンは，心室筋細胞と心房筋細胞においてβアドレナリン刺激で増加した I_{CaL} を減少させ，一過性内向き電流と遅延後脱分極を阻害する。アデノシンは cAMP 依存性の撃発活動を消失させることにより，カテコラミン感受性心室頻拍に有効と考えられる。
- アセチルコリンとアデノシンは心房の活動電位持続時間と有効不応期を短縮させて，心房細動を誘発させやすくする。
- 房室結節の虚血時には局所産生されたアデノシンが，下壁心筋梗塞の患者でみられる徐脈に関与していると考えられる。
- 細胞外 ATP は P_2 受容体刺激と I_{CaL} 誘発により，遅延後脱分極と早期後脱分極を引き起こす（表 2.3）。

2.4　心臓の自律神経支配

- 洞結節への迷走神経節後神経線維は左肺静脈左心房接合部に存在し，房室結節への神経線維は下大静脈・左房の脂肪層に認められる。
- 上大静脈・大動脈の脂肪層にある神経線維は，両心房を神経支配している。
- 心房への迷走神経の除神経は，心室への迷走神経支配に影響することなく，急性（発作性）心房細動の誘発を予防し，洞不整脈を消失させ，心拍変動を減少させ，圧受容体反射感受性を消失させる。
- 心室への遠心性迷走神経線維は，3 つの心外膜脂肪層を走行していない。
- 洞結節機能の変化は，心室レベルでの変化を反映しない。
- 交感神経の遠心性線維は冠動脈に沿って心外膜にあり，副交感神経の遠心性線維は心室の心内膜下にある。
- 一酸化窒素（NO）合成酵素の阻害により，コリン作動性作用が減弱し，カルシウム電流が増加する。L-アルギニンによりこの作用は逆転する。
- さらに L-アルギニンにより，有効不応期短縮や心室不整脈誘発のような交感神経刺激作用も減少する。
- 迷走神経刺激により心房細動が起こりやすくする。

- 心房細動時の心房虚血により誘発されるナトリウム-プロトン交換体の活性化のため，心房不応期が短縮すると考えられる。
- 心筋梗塞後には局所的に交感神経の脱神経が起こり，循環血中カテコラミンに対し脱神経後過敏症となり，心室不整脈が起こりやすくなる。
- 心筋梗塞後の患者で心臓突然死の発生率を減少させる β 遮断薬の有効性は，心拍数減少と他の交感神経活性拮抗作用によるものである。
- 最初に交感神経が刺激され続いてその刺激が消退すると低血圧と徐脈を引き起こすが，これは神経心原性失神の原因であると考えられる。
- 交感神経刺激は I_{Ks} と I_K を活性化するため，純粋な I_{Kr} 遮断薬は突然死を減少させないと考えられる（SWORD 試験と DIAMOND 試験）。
- I_{Ks} 遮断薬は活動電位持続時間と不応期を延長させるが，しかしこの効果は交感神経刺激で消失する。
- α 遮断薬には抗細動作用がない。
- 左心臓交感神経の除神経（左頸部星状神経節遮断）は，心筋梗塞後の患者において β 遮断薬と同等の生存効果がある（死亡率 3%）。左頸部星状神経節遮断は β 遮断薬が投与できない患者に対して選択肢となる。
- 迷走神経刺激は心拍数を低下させ，虚血で誘発される致死性不整脈を減少させる。この作用はアトロピンでとり消される。
- モルヒネ，メサコリン，オクソトレモリンのようなムスカリン作動薬は，虚血性心室不整脈を減少させる。
- 運動訓練は副交感神経緊張を亢進させ，心拍変動と圧受容体反射感受性を増加させ，β 受容体の密度を低下させる。心拍変動における低周波成分は，交感神経活性を反映し，高周波成分は迷走神経活性を反映している。

心臓メモリ[10, 11]

- 心臓メモリ（**図 2.2**）の特徴は T 波の変化であり，一次性（すなわち活性化依存性で，T 波に先行する QRS 波ベクトルにしたがう変化）でもなく，また二次性（すなわち QRS 波にまったく非依存的で，再分極のみに内在する変化）でもない。
- 先行する心室の異常興奮（ペーシングや早期興奮など）によって生じる T 波形が，後続の洞調律時にまで持続する。

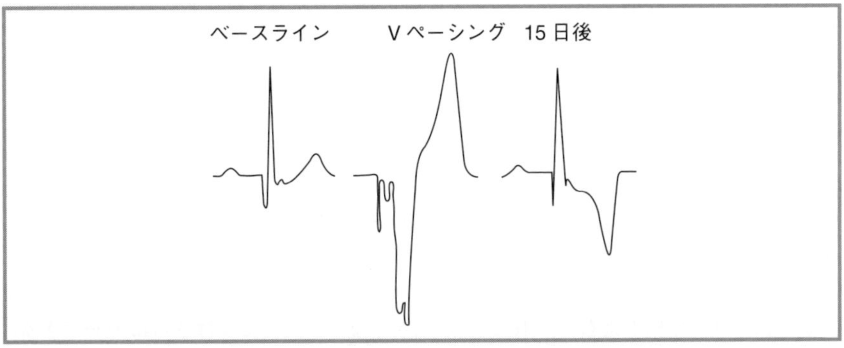

図 2.2　心臓メモリの T 波変化。V：心室

- これは心筋伸展の変化を表していると考えられる。
- T 波が異常 QRS ベクトルを「記憶」するため，心臓メモリと呼ぶ。
- 間歇性左脚ブロック，心室期外収縮，右室ペーシング，頻拍後症候群，心室早期興奮に伴って認められる。
- 心臓メモリとは心電図的リモデリングの 1 つであり，心臓のアンギオテンシン II の合成と放出を増加させる心筋伸展の変化により生じる。
- アンギオテンシン II が誘発するアンギオテンシン I 受容体のトラフィッキングにより，短期メモリが発生する。これにより I_{to} の減少が起こる。
- アンギオテンシン II の受容体結合により長期メモリが開始され，転写因子である cAMP 応答配列結合蛋白（CREB）が減少する。
- CREB のリン酸化と分解により，KChIP2 の転写と発現が減少し I_{to} が減少する。
- メモリ現象では I_{CaL} と I_{Kr} とコネキシン 43 も変化する。
- 短期メモリは数分から数時間続き，長期メモリは数週から数カ月間持続する。
- メモリ現象は，冠血流の変化，虚血，構造的リモデリングには関係しない。
- メモリ現象は，心室の機械的興奮の変化ではなく心室の機械的伸展の変化により生じる。
- 伸展の変化により，伸展起動性シグナル変換経路にかかわるアンギオテンシン II の急速な合成と放出が生じる。
- アンギオテンシン II 受容体遮断，アンギオテンシン変換酵素阻害，組織プロテアーゼ阻害により短期心臓メモリの蓄積が減少する。
- 組織プロテアーゼが関与していることから，アンギオテンシン II は血液循環しているというより，局所的に産生されると考えられる。
- カルシウムはメモリの開始に重要な補助因子である。
- ニフェジピンの静注で短期メモリの誘発が予防され，アムロジピンの慢性投与で長期メモリの程度が減少する。
- 活動電位のノッチは，一過性外向きカリウム電流 I_{to} で規定される。
- I_{to} の密度は心内膜側よりも心外膜側の心筋細胞のほうが高い。
- I_{to} を遮断する 4–アミノピリジンの注入により，短期メモリの誘発が予防できる。4–アミノピリジンは心外膜側と心内膜側の I_{to} の密度勾配を減少させる。
- I_{to} は心臓メモリに重大な関与をしていると考えられる。
- I_{to} とアンギオテンシン II による短期メモリはイオンチャネルのトラフィッキングを介して生じ，長期メモリは（まったく別の機序である）遺伝子転写を介して誘導される。
- I_{to} を運ぶチャネルのアンギオテンシン II 誘発性トラフィッキングが，ペーシング誘発性伸展に関与しており，短期心臓メモリである T 波の変化が生じる。
- 長期メモリは左室心外膜側の活動電位持続時間の延長を伴い，心外膜側と心内膜側の活動電位では（I_{to} で決まる）ノッチの消失がみられるが，心筋中間層での消失はみられない。これは心筋細胞間の再分極勾配の変化によるものと考えられる。
- 新生児には I_{to} が存在せず，活動電位のノッチはなく，ペーシング誘発性心臓メモリはみられない。約 6 週齢の時期に I_{to} とノッチが発達し，メモリの誘発ができるようになり，年齢が進むにつれて I_{to} が大きくなると，メモリはさらに誘発できる。

【参考文献】

1. Metra M, Nodari S, Dei Cas L. Beta-blockade in heart failure: selective versus nonselective agents. *Am. J. Cardiovasc. Drugs.* 2001; 1 (1): 3-14.
2. Reiter MJ. Cardiovascular drug class specificity: beta-blockers. *Prog. Cardiovasc. Dis.* 2004; 47(1): 11-33.
3. Kvetnansky R, Sabban EL, Palkovits M. Catecholaminergic systems in stress: structural and molecular genetic approaches. *Physiol. Rev.* 2009; 89(2): 535-606.
4. Taylor MRG, Bristow MR. The emerging pharmacogenomics of the beta-adrenergic receptors. *Congest. Heart Fail.* 2004; 10(6): 281-288.
5. Brodde OE, Bruck H, Leineweber K, Seyfarth T. Presence, distribution and physiological function of adrenergic and muscarinic receptor subtypes in the human heart. *Basic. Res. Cardiol.* 2001; 96(6): 528-538.
6. Diniolantonio JJ, Hackam DG.. Carvedilol: a third-generation β-blocker should be a first-choice β-blocker. *Expert Rev. Cardiovasc. Ther.* 2012; 10(1): 13-25.
7. Harvey RD, Belevych AE. Muscarinic regulation of cardiac ion channels. *Br. J. Pharmacol.* 2003; 139(6): 1074-1084.
8. Olshansky B, Sabbah HN, Hauptman PJ, Colucci WS. Parasympathetic nervous system and heart failure: pathophysiology and potential implications for therapy. *Circulation.* 2008; 118(8): 863-871.
9. Vassort G. Adenosine 5′-triphosphate: a P_2-purinergic agonist in the myocardium. *Physiol. Rev.* 2001; 81(2): 767-806.
10. Rosen MR. Why T waves change: a reminiscence and essay. *Heart Rhythm.* 2009; 6(11 Suppl): S56-61.
11. Ozgen N, Rosen MR. Cardiac memory: a work in progress. *Heart Rhythm.* 2009; 6(4): 564-570.

◉ 自己評価問題の解答 ◉

1. 正解はB
   β_3受容体には陰性変力作用があり，β_1，β_2受容体による過剰な陽性変力作用から心筋を保護している。
2. 正解はB
   心筋細胞ではM_2受容体が優位である。
3. 正解はD
   アセチルコリンの心臓への作用は冠拡張作用，陰性変時作用，陰性変伝導作用，陰性変力作用がある。
4. 正解はA
   アデノシンの心臓への作用は陰性変時作用，陰性変伝導作用，陰性変力作用，冠拡張作用がある。
5. 正解はA
   コリン作動薬とプリン作動薬は，ともに内向き整流カリウム電流（$I_{K,\,ACh,\,Ado}$）を活性化する。
6. 正解はB
   アデノシンはA_1受容体を介し，心房筋の活動電位持続時間と有効不応期を短縮させる。
7. 正解はD
   心房への迷走神経除神経は，心室への迷走神経支配に影響しない。
8. 正解はB
   心不全ではβ_1受容体が脱感作し下方制御されβ_2，β_3，α_1受容体は上方制御されているため，非特異的β遮断薬が心筋梗塞後とうっ血性心不全の患者で死亡率を低下させる。
9. 正解はC
   交感神経の神経節前神経伝達物質はアセチルコリンで，神経節後ニコチン受容体に作用する。
10. 正解はD
    アンギオテンシンII受容体拮抗薬，アンギオテンシン変換酵素阻害薬，組織プロテアーゼ阻害薬，ニフェジピン静注は短期心臓メモリを低下させる。
11. 正解はC
    アデノシンとアセチルコリンは$I_{K,\,ACh,\,Ado}$の活性化とI_{CaL}の抑制により，心房筋活動電位持続時間を短縮させ収縮能を低下させる。

第3章
不整脈の機序

◉ 自己評価問題 ◉

1. Osborn 波がみられる可能性が低いのはどの場合か？
   A. 貫壁性の電位勾配が存在する
   B. 低体温が存在する
   C. 高カルシウム血症が存在する
   D. 頭蓋内出血後

2. 遅延後脱分極に関する記述で誤っているのはどれか？
   A. Ca^{2+}過負荷により生じる内向き電流が原因である
   B. 活動電位持続時間の延長で遅延後脱分極が起きやすい
   C. 活動電位の 2 相で生じる
   D. リドカインは遅延後脱分極の頻度を減少させる

3. 早期後脱分極に関する記述で正しいのはどれか？
   A. 活動電位が終了した後に起こる
   B. 頻脈時に起こる
   C. プラトー相で I_{CaL} が再活性化して起きる
   D. ナトリウムチャネル遮断薬が原因になる

4. リエントリー（再入）による不整脈が発生するのはどの場合か？
   A. 活動電位の 2 相の延長
   B. 4 相の自発的脱分極
   C. 筋小胞体の Ca^{2+}過負荷
   D. 緩徐伝導領域と一方向性ブロックが存在する

5. 過常伝導の特徴でないのはどれか？
   A. 興奮伝導が予想以上によい

B. ブロックが予想されるときに興奮伝導する
C. 正常より速い
D. 活動電位の回復相のときに起きる

3.1　伝導と遮断（ブロック）

活動電位の電気生理学[1]

- 正常の活動電位持続時間は 180 ミリ秒である。
- 最も陰性の膜電位を静止膜電位と定義する。
- I_{K} は細胞膜を静止膜電位まで再分極させる。
- 膜電位が閾値レベルに達すると活動電位が発生する。閾値刺激が細胞を興奮させると，I_{Na} が細胞膜を 382 V/秒で脱分極させる。これにより活動電位の 0 相ができる。活動電位の 1 相は I_{to} により生じる早期再分極の結果である。プラトー相は活動電位の 2 相である。
- 0 相は QRS 波の開始に相関する（**図 3.1**）。
- I_{CaL}（内向き電流）は再分極させる I_{K}（外向き電流）に対抗して，活動電位のプラトー相を形成する。I_{CaL} はカルシウム誘発性カルシウム放出を介して，筋小胞体からのカルシウム放出の引き金となる。
- $I_{Na/Ca}$ 交換輸送は再分極時にはカルシウムを汲み出す。カルシウム 1 個が汲み出されると，ナトリウム 3 個が取り込まれる。これは重要な内向き電流を生じ，再分極を緩徐にして活動電位持続時間を延長させる。
- I_{Kr} は活動電位の早期相で増加する。I_{Kr} はカリウム選択的である。
- I_{Ks} はプラトー相の間に大きな電流量に達する。これは主要な再分極電流である。
- プラトー相の最後に活動電位の 3 相の開始となる。この 3 相では脱分極性のカルシウム電流とナトリウム電流は減少し，カリウム電流が再分極を増強させる。静止膜電位に達したときに，3 相は終了する。
- 3 相は体表面心電図における T 波に相関する。
- 自発的脱分極を生成できる細胞では，活動電位の 4 相が開始する。

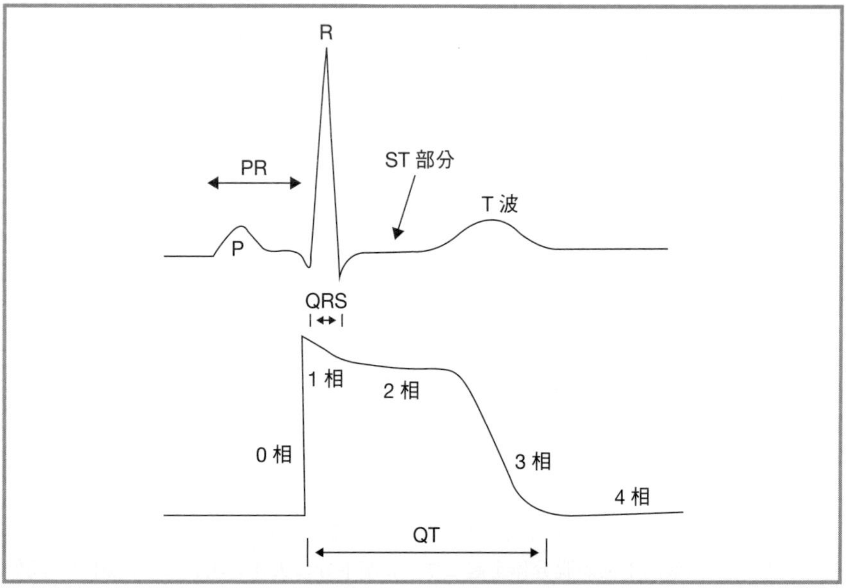

図 3.1　活動電位と体表面心電図の相関。

脱分極電流と再分極電流[2]

- 陽イオンが内向きに移動すると，細胞膜内面の陽性電荷が細胞膜外面に比較して増加するため，細胞は脱分極する。陽イオンが外向きに移動すると，細胞膜内面が外面に比較してより陰性になるため，細胞膜は再分極する。
- カリウム電流は外向き電流である。
- 活動電位のプラトー相では電流活動は減少し，活動電位の 2 相は 3 相から分離する。
- 活動電位のプラトー相の長さが心臓の収縮力と収縮時間を決定し，ナトリウムチャネルとカルシウムチャネルが再興奮（再活性化）できないようにする時間（ウィンドウ）をつくり，心臓を保護している。
- プラトー相を維持するには，わずかな正味電流が必要で，このわずかな電流変化により，プラトー相の時間経過は大きく影響を受ける。
- 外向き電流の増加または内向き電流の減少により，正味電流が外向きになったときに再分極がはじまる。
- 洞房結節細胞には内向き整流電流（I_{K1}）がほとんどなく，大量の「奇異性電流」I_f（「ペースメーカ電流」と呼ばれることもある）がみられる。
- ほとんどの電流が特異的イオン種（例えば，対応するチャネルタイプに応じておのおの Na^+，K^+，Ca^{2+}）に対して高い選択性をもつが，I_f は比較的非選択的で Na^+ と K^+ の両方に透過性がある。
- いずれのイオンチャネルもそれぞれに特徴的な「逆転電位」をもつ電流を生じ，逆転電位はチャネルの透過性と細胞膜両側のイオン濃度により決まる。
- 例えば I_{K1} のように K^+ に高い透過性があり，他のイオンに透過性がないチャネルでは，K^+ のみが細胞膜を通過できる。
- K^+ は細胞の外側より内側で非常に濃度が高く，K^+ イオンは I_{K1} チャネルを介して細胞外へ流出し，陽性電荷の K^+ 喪失により陰性の細胞内電位が生まれる。
- この陰性の細胞内電位は K^+ を引きつけ，K^+ が細胞から流出しないようにしており，細胞から K^+ の流出を引き起こす化学力に対抗している。ある特定の電位レベルで細胞内側に K^+ を保持する起電力は，K^+ を流出させる化学的駆動力と等しく，極性が反対である。これが生じる電位を K^+ の「平衡電位」と呼び，正常状態では約 −80〜−90 mV である。
- チャネルを横切る起電力と化学力が平衡を保つ電位が「逆転電位」であり，イオンの移動は起こらない（電流はチャネルを通過しない）。K^+ に高い選択性があるチャネルでは，逆転電位は K^+ の平衡電位に非常に近い。
- Na^+ に透過性が高いチャネル（例えば 0 相活動電位立ちあがりの背景にあるチャネル）では，細胞内側より外側で非常に高濃度の Na^+ により逆転電位が支配され，約 +60 mV という非常に陽性の平衡電位を生じる。
- I_f チャネルは Na^+ と K^+ の両方に対し透過性があり，Na^+ と K^+ の平衡電位の間の約 −25 mV に逆転電位がある。
- I_f は細胞が 3 相で再分極した後に，時間依存性に活性化するため，I_f は自動能を誘発する。
- 再分極後 I_f の活性化がはじまる。I_f が活性化すると，I_f の平衡電位（約 −25 mV）の方向へ，細胞内電位が脱分極を起こす。I_f が十分に大きい場合には，細胞は閾値電位まで脱分極し自動能を生成する。

- 自発的細胞活動の速度は I_f の電流量に依存するが，背景 K^+ 電流（I_{K1}）の量にも依存する。
- I_{K1} が非常に強い（作業心室筋のように）場合には，大きい I_{K1} が細胞を K^+ の平衡電位に非常に近く保持するため，細胞を脱分極させるには非常に大きい I_f の電流量が必要になる。このため正常の心室筋には，自発的な自動能はほとんどみられない。
- 心室筋で自発的自動能を誘発させるには，4 相自動脱分極のための平衡が生じるように I_f が増強するか，または I_{K1} が減少する必要性がある。

過常伝導

- 活動電位の回復期に閾値下の刺激で興奮反応が惹起される場合には，過常伝導が存在する可能性がある。過常伝導期の前後では，同一の刺激でも反応したりしなかったりすることがある。
- 過常期に到達した興奮は，予想以上の伝導性を示したり，ブロックされるはずのタイミングでも伝導したりする。しかし正常より速く伝導することはない。
- 過常伝導は過常興奮性に依存しており，Purkinje 線維にのみ存在し His 束や心筋には存在しない。完全房室ブロックが存在するときに認められることがある。
- 過常伝導は病的心臓組織で記録される。
- 過常伝導によらない房室伝導の改善例には，ギャップ現象や不応期からの脱皮現象や二重房室結節伝導生理特性によるものがある。
- 過常興奮性の時期は T 波の終末で，拡張期の開始時期に相当する。
- 短い RR 間隔のときに脚ブロックが予期せず正常化する際に，過常伝導が明らかになることがある。
- PR 時間は不変のまま，または短縮しているために，QRS 正常化の原因として左右両脚同等の遅延は除外される。
- 心房細動時に頻拍依存性変行伝導，または洞調律時に心房期外収縮が存在するときには，過常伝導が QRS の正常化として現れることがある。
- 心房興奮が過常期の間に伝導し，不顕性伝導により従属的ペースメーカに置き換わることがある。
- 先行周期長の長さが過常伝導の部位を決める。周期長が長いほど過常期が遠位に変位する。
- 過常興奮性の時期には，房室ブロック時に洞興奮が伝導したり，電気的ペースメーカが捕捉したりすることがある。

潜伏伝導（不顕性伝導）

- 先行電気刺激の不完全な伝導に反応して，後続刺激が予期せぬ反応を示すのが特徴である。その診断は推理的な分析で行い，伝導ブロックなど他の伝導異常を除外診断する。
- 潜伏伝導は同一記録の他の部位で，間欠的に出現することがある。
- 心電図は心筋の伝導と電気生理学的性質を反映する。
- 特殊伝導系組織を通過する興奮伝導は，体表面心電図には記録されないが，推測することは可能である。
- 一般的に潜在性（潜伏性）は，房室結節レベルまたは脚枝レベルで認められる。

進出ブロック[3]

- 進出ブロックは，一般的に洞房結節や接合部や心室のペースメーカでみられる。
- I 型または II 型周期現象の反復パターンや群発収縮は，進出ブロックを示唆する。
- I 型の進出ブロックは P 波または R 波がときどき記録されずに，PP 間隔または RR 間隔の漸減的短縮を伴って出現する。発生する心拍休止（ポーズ）は，2 つの基本周期長の和よりも短く，Wenckebach 周期がこの典型例である。
- 非定型的な Wenckebach 遅延は，洞不整脈に類似している。
- II 型の進出ブロックの特徴は，基本周期長の複数倍の心拍休止（ポーズ）となる。
- 副収縮で興奮が表に現れないのは，進出ブロックまたは生理的不応性によるためと考えられる。

ギャップ結合（間隙接合）[4]

- ギャップ結合は電流の細胞間伝導に関与している。コネキシン 43（Cx43）は主要なギャップ結合蛋白質で，ヒトの心房と心室で認められる。
- Cx43 が 50％以上減少すると，伝導速度が低下する。
- 作業心房筋細胞と作業心室筋細胞の末端部または末端付近で，介在板が隣接細胞と結合している部位にギャップ結合がある。
- 心筋の縦方向の伝導速度は 0.7 m/秒で，横方向の伝導速度は 0.2 m/秒である。このために異方向性伝導の基質が生じる。
- 分界稜では縦伝導と横伝導の速度比は 10：1 である。
- 洞房結節や房室結節で伝導が緩徐な理由は，ギャップ結合が小さく，分布が疎なためである。
- Purkinje 組織にあるギャップ結合は速い伝導を促す。
- Cx40 は心房の細胞間電流の主要な伝導体である。Cx43 は心室の細胞間電流の主要な伝導体である。

連続伝導と非連続伝導

- 興奮している組織と興奮していない組織間の電位差が電流を生む。
- 細胞膜を電流が流れるとナトリウム電流やカルシウム電流が活性化され，膜電位が閾値電位へと変位する。
- 洞房結節と房室結節を除き，正常の興奮伝搬時にはナトリウム（内向き）電流が細胞膜を脱分極させる電荷を運ぶ。
- 興奮伝搬の遅延がギャップ結合で起きることがある。電流が細胞間結合を流れるためには，カルシウム内向き電流が必須である。
- 心房の肉柱は伝導の非連続性に関与している。
- 心室では結合組織，肥大，心筋梗塞による瘢痕が非連続性を強める。
- 瘢痕のインピーダンスは正常心筋よりも低い。
- 毛細血管は異方向性伝導に関与している。

ギャップ現象

- 房室伝導におけるギャップ現象とは，長い連結期での房室ブロックの後に，それより短い連結期にもかかわらず房室伝導が回復する現象である。近位部は房室結節で遠位部はHis-Purkinje系である。
- またギャップ現象は伝導系の別の部位でも発生する。
- 最初のブロック部位が遠位伝導系である場合に，ギャップ現象が発生する。連結期がさらに短縮すると，近位伝導部位で臨界的な遅延が生じ，遠位部で興奮性が回復する時間ができる。
- 遠位部の有効不応期が近位部の機能的不応期より長い場合に，ギャップ現象が発生する。

電気的不均一性
- 心室筋外膜側とM細胞の活動電位は，I_{to}による1相のために顕著なノッチを示す。
- 心内膜側にノッチが存在しないのは，I_{to}が微弱であることと関係している。
- 活動電位のスパイクアンドドーム型は新生児にはない。I_{to}の出現に応じて，スパイクアンドドーム型がしだいに顕性化してくる。
- $I_{to}2$はカルシウム活性化クロライド（塩素イオン）電流である。
- 右心室心外膜側におけるI_{to}の大きさとスパイクアンドドームは，左心室心外膜側よりも顕著である。

I_{to}とJ波
- I_{to}にもとづく心外膜側と心内膜側間の貫壁性電位勾配が，J波（Osborn波）の原因になる。
- 低体温や高カルシウム血症の存在下で，顕性J波が出現することがある。
- J点上昇の出現は貫壁性電位勾配と早期再分極の不均一性によるものと考えられる。

3.2　自動能[5,6]
- 内向きナトリウム電流の結果として生じる自発的拡張期脱分極により，または活動電位の4相における外向きカリウム電流の減衰により自動能が発生する。
- 正常の自動能は，生理的状態で興奮生成に正常に関与している電流を利用して発生する。自動能は洞房結節，分界稜やBachmann束などの心房組織の一部，房室結節，His-Purkinje線維に存在する。
- 正常ではペースメーカ電流生成に関与していないイオン電流が，病的状態になるとペースメーカ電流を生成して，異常自動能の原因となり不整脈を誘発することがある。
- ペースメーカ細胞における興奮生成の速度は静止膜電位，拡張期脱分極の勾配，閾値（発火）電位により決まる。
- ノルエピネフリンはβ_1受容体刺激により，洞房結節の自動脱分極を加速する。アセチルコリンはムスカリン受容体を介して，自動脱分極を緩徐にする。
- アデニリルシクラーゼ，環状アデノシン一リン酸（cAMP），I_f電流の活性が増加すると洞レートが増加し，またこれらの活性が減少すると洞レートが緩徐になる。
- アセチルコリン（ACh）は$I_{K,ACh}$を開口して洞レートを緩徐にし，最大拡張期電位はより陰性になる。
- 心室筋細胞にもペースメーカ電流（I_f）がある。β刺激でPurkinje線維のペースメーカ電流が増加する。アセチルコリンはβ刺激で産生されるcAMPを減少させることにより，β刺激作用をとり消す。したがって，アセチルコリンはペースメーカ電流に対し直接作用はない。
- ペースメーカ細胞が固有心拍数より速く駆動される場合には，ペースメーカ細胞の脱分極が阻害される（高頻度過駆動抑制）。これが生じる原因は，ナトリウム–カリウム交換ポンプとI_{CaL}電流の不活性化による可能性が考えられる。
- 心房筋細胞や心室筋細胞には，自発的拡張期脱分極がみられない。
- 膜電位が-60 mV未満に脱分極すると，自動脱分極が起こることがある（異常自動能）。これは緩徐内向きカルシウム電流により発生する。
- 膜電位の減少は虚血により起こることがある。
- 細胞外ナトリウムとカルシウムは，異常自動能に影響することがある。
- 高頻度過駆動抑制（オーバードライブサプレッション）が，異常自動能に影響する可能性は低い。

ペースメーカチャネル[2]

- ペースメーカチャネルはおもに洞房結節と従属的（下位）ペースメーカでみられる。
- 下位ペースメーカは，房室結節とHis-Purkinje線維にある。
- 洞房結節にある細胞は急峻な拡張期脱分極を示すため，下位ペースメーカより早く閾値に達し，下位ペースメーカ細胞を高頻度過駆動抑制する結果となる。
- 拡張期脱分極は内向き電流の活性化または外向き電流の脱活性化により起こる。これらの電流のうち少なくとも1つは時間依存性である。
- 遅延整流電流（I_K，I_{Kr}，I_{Ks}）とI_fは洞房結節に存在している。
- I_fは過分極電流である。このコンダクタンスは細胞外の高カリウム血症で増加する。
- またL型カルシウム電流とT型カルシウム電流も，ペースメーカ細胞に存在する。
- 内向き整流I_{K1}はPurkinje細胞に存在するが，洞房結節には存在しない。この電流は細胞外カリウムの上昇により増加し，これが高カリウム血症のときにHis-Purkinje系のペースメーカ活性が抑制されることに関与していると考えられる。
- I_Kの減衰はペースメーカ電流を促進すると思われる。

ペースメーカ電流の自律神経調節

- β作動薬は細胞膜上にあるβ受容体を介してG蛋白を刺激する。これはcAMP濃度を上昇させプロテインキナーゼA（PKA）を介して，I_{CaL}，I_f，I_K，$I_{Na/K}$ポンプのリン酸化を促す。これらの作用により，最大拡張期電位が上昇し拡張期脱分極の勾配が増加するために心拍数が増加する。
- 副交感神経作動薬のアセチルコリンは，ムスカリン受容体を活性化する。
- アセチルコリンはG蛋白を介して内向き整流$I_{K,ACh}$を活性化して，最大拡張期電位をより陰性にして拡張期脱分極の勾配を減少させる。この結果，心拍数が減少する。

撃発活動[7]

- 撃発活動（トリガードアクティビティ）は，後脱分極により発生する。後脱分極には2種類，すなわち早期後脱分極と遅延後脱分極がある。
- 早期後脱分極は活動電位の再分極が終了する前に発生し，遅延後脱分極は再分極が終了した後に発生する。

遅延後脱分極[8]

- 遅延後脱分極は活動電位が再分極した後に発生する。細胞内カルシウム負荷の増加により生じる内向き電流が，遅延後脱分極の原因である。
- カテコラミン濃度と cAMP 濃度の増加がカルシウム取り込みを促し，心房筋細胞や心室筋細胞で遅延後脱分極の原因となる。
- カテコラミンはナトリウム–カルシウム交換を刺激して，筋細胞膜のカルシウムを増加させる。
- 遅延後脱分極の最も一般的な原因はジゴキシンである。ジゴキシンはナトリウム–カリウムポンプを阻害して，細胞内カルシウムの増加をもたらす。
- 細胞外 ATP 濃度の上昇は，カテコラミンの遅延後脱分極への作用を増強させる。
- コリン作動性刺激の消退により，心房筋細胞のカルシウムが増加して遅延後脱分極を起こすことがある。
- 活動電位持続時間が長いほど遅延後脱分極が起きやすい。周期長が長いほど，カルシウムがより多く細胞内に流入する。遅延後脱分極の振幅は周期長に依存している。
- キニジンは活動電位持続時間を延長させることで遅延後脱分極を増加させる。リドカインは活動電位持続時間を短縮させることで遅延後脱分極を減少させる。

ナトリウム–カルシウム交換と遅延後脱分極

- 活動電位のプラトー相における電位依存性カルシウムチャネルの開口により，細胞質内へのカルシウム流入が増加する。これが筋小胞体からのカルシウム誘発性カルシウム放出を引き起こす。
- カルシウムは拡張期の間に，細胞膜にあるナトリウム–カルシウム交換輸送により細胞から取り除かれる。
- pH の低下はナトリウム–カルシウム交換を阻害する。
- 筋小胞体の Ca^{2+}-ATPase はカルシウムを筋小胞体に汲み戻すことにより，筋細胞膜の Ca^{2+}-ATPase とナトリウム–カルシウム交換はカルシウムを細胞から汲み出すことにより，細胞質のカルシウム濃度を収縮期の増加した値から拡張期の基礎値まで減少させる。
- カルシウムを除去するときに内向き方向の $I_{Na/Ca}$ 電流が認められ，これが遅延後脱分極を引き起こすと考えられる。
- ジギタリス中毒または再灌流後など，病的にカルシウム負荷が高いときに遅延後脱分極が発生する。
- ナトリウム–カルシウム交換はカルシウムを両方向性に輸送することができる。逆モードでは細胞内カルシウムが増加して，筋小胞体のカルシウム放出を誘発することがある。
- 過負荷となった筋小胞体からカルシウムが自発的に放出され遅延後脱分極が誘発されて，つぎにナトリウム–カルシウム交換が活性化され，カルシウムが細胞から汲み出される。ナトリウム–カルシウム交換は 3：1 の比率であるため，カルシウム汲み出しで大きな内向き電流が生じ，脱分極と遅延後脱分極の原因となる。I_{CaL} は遅延後脱分極には関与しない。

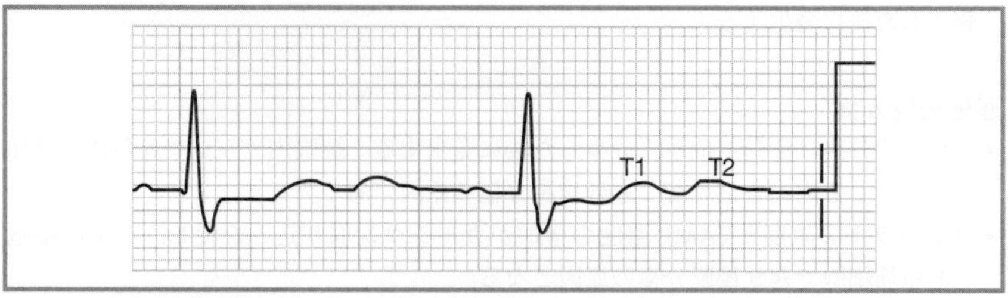

図 3.2　二峰性 T 波。

- ジギタリス中毒のときに認められる不整脈と，カテコラミン感受性多形性心室頻拍のときに生じる不整脈は機序が同一で，遅延後脱分極により誘発される可能性があると考えられる。
- 遅延後脱分極は U 波と同時に起きる。
- T 波が二峰性の場合には，最初の成分は T1 と，2 番目の成分は T2 と呼ばれる（**図 3.2**）。
- T 波が基線に達した後に U 波が生じる。
- 再分極の貫壁性不均一性の増加が，カテコラミン感受性多形性心室頻拍において多形性心室頻拍を心室細動に変化させる役割を果たす。
- 再分極の貫壁性不均一性の心電図の代用指標は，T 波の頂点から終了までの時間（T_{peak}-T_{end} 時間）である。U はこの測定には含まれず，T2 を U 波から区別すべきである。
- U 波は I，aVR，aVL 誘導ではみられないことが多いため，これらの誘導で QT 時間を測定すれば，U 波を含める可能性が低い。
- 高振幅の T2 波は早期後脱分極の心電図の代用指標である。

早期後脱分極[8〜10]

2 相早期後脱分極

- 早期後脱分極は大きな内向き電流がプラトー相で生じるときに発生し，その結果プラトーが延長する。そのため I_{CaL} が再活性化する時間ができる。細胞膜を脱分極させて早期後脱分極を生じさせるのは，この 2 相での内向き I_{CaL} の再活性化である。
- 早期後脱分極は筋小胞体からのカルシウムの自発的放出を必要とせず，$I_{Na/Ca}$ の内向きへの活性化を必要としない。
- I_{CaL} が早期後脱分極に関与する主要な脱分極の要因である。
- 脱分極電流と再分極電流の微妙な均衡により，活動電位のプラトー相が調節されている。内向き電流の増加や外向き電流の減少が，早期後脱分極を誘発すると考えられる。例えば，LQT3 における持続性内向き I_{Na}，および LQT2 と LQT1 におけるおのおの I_{Kr} と I_{Ks} の減少がこれに該当する[4]。
- プラトー相がいったん延長すると，I_{CaL} の再活性化が早期後脱分極を誘発する。この機序は 2 相（プラトー相）早期後脱分極に該当する。
- 早期後脱分極は Purkinje 線維と心筋の M 細胞で発生する。
- 早期後脱分極が起こりうる他の状態としては，（遅延整流 I_K 由来の外向き電流の減少による）徐脈，低カリウム血症，虚血または心筋障害の存在下で交感神経刺激に

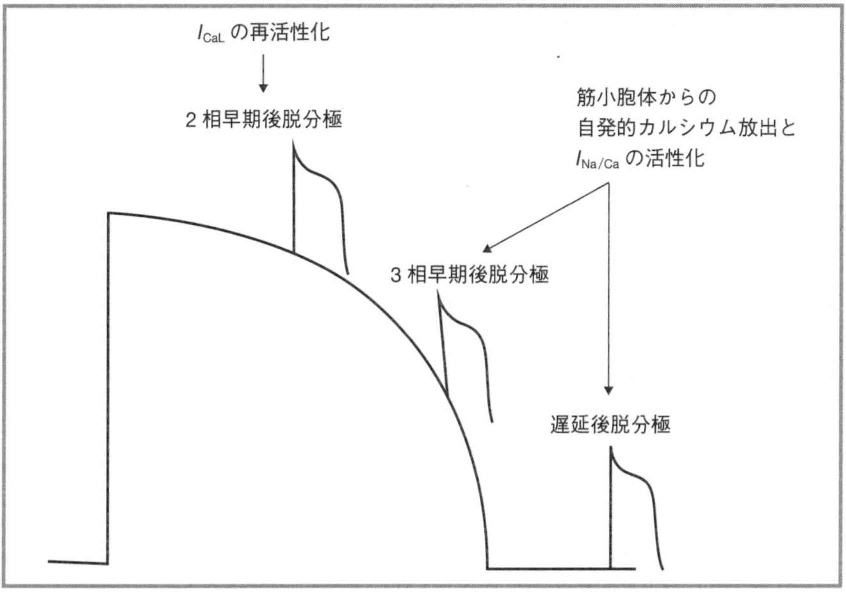

図 3.3　早期後脱分極と遅延後脱分極の機序。

よるカルシウム電流の増加があげられる。

- 低カリウム血症と徐脈がある場合には，カリウムチャネル遮断薬（キニジン，ソタロール）のような薬剤により，再分極が延長し早期後脱分極が誘発される。
- エリスロマイシンのような I_{Kr} を阻害する薬剤や，アステミゾールやテルフェナジンのようなヒスタミン H_1 受容体を遮断するピペリジン誘導体や，シサプリドは活動電位持続時間を延長させて早期後脱分極の原因となる。
- マグネシウム，フルナリジン，リアノジンは細胞内カルシウム負荷を減少させることにより，早期後脱分極を消失させることができる。
- 内向きナトリウム電流により生じる早期後脱分極は，ナトリウムチャネル遮断薬のメキシレチンにより消失する。

3 相早期後脱分極

- 速い再分極時に発生し，遅延後脱分極と同様の機序（筋小胞体からの自発的カルシウム放出と $I_{Na/Ca}$ の活性化）で起こる。これが早期後脱分極と呼ばれる理由は，活動電位再分極完了以前に発生するからである（**図 3.3**）。
- 早期後脱分極はプラトー相で発生することがあり，これは L 型カルシウム電流が原因である。活動電位の 3 相で発生する早期後脱分極は，ナトリウム–カルシウム交換電流によるものである。

His-Purkinje の電気活動

- His 束（伝導速度 1〜3 m/秒）と脚枝を介した伝導は，P 波の終末と QRS 波の開始の間にある等電位時間の最中に起きる。
- His-Purkinje 細胞を介する伝導は迷走神経刺激，エピネフリン，星状神経節除去による影響はほとんど受けない。

- Purkinje 細胞は明るく染色されるが，これは筋原線維の含有量が少なく（それでも相当量ある），グリコーゲン量が多いためと推定される。電子顕微鏡検査では，Purkinje 細胞には T 管（横行小管）がないことがわかる。
- コネキシン 40（Cx40）蛋白は，Purkinje のコネキシンアイソフォームである。
- 速く興奮する洞結節からの興奮波により高頻度駆動されているときには，Purkinje 線維は自動能を示さない。オーバードライブサプレッションと呼ばれるこの現象は，起電性のナトリウム–カリウムポンプ活性が亢進するために生じる。
- Purkinje 筋細胞にある I_f 電流は，4 相脱分極の生成に役割を果たし，正常自動能に関与している。
- Purkinje 細胞では I_f の活性化が生理的電位（−80〜−130 mV）で生じるが，一方心室筋細胞では I_f の活性化はさらに陰性電位（−120〜−170 mV）でないと起こらない。
- Purkinje 線維の HCN4 蛋白と HCN2 蛋白は，I_f 電流に特徴的である。
- リアノジンとサプシガルジンは，Ca^{2+} ウェーブおよび随伴する膜脱分極を抑制する。これは逆の興奮収縮連関の例で，細胞内 Ca^{2+} がイオンコンダクタンスの変化と膜電位の二次的変化を生じる。
- 自発的 Ca^{2+} 放出と引き続き起こる Ca^{2+} ウェーブは，正常な Purkinje 細胞のペースメーカ機能を調節している。
- 伝播の機序は電気的ではなく化学的である。Ca^{2+} 流入が Ca^{2+} 放出リアノジン受容体（RyR）チャネルに結合する。この結合により RyR チャネルが開口し，筋小胞体からさらに大量の Ca^{2+} が放出される。この Ca^{2+} が隣接した RyR に広がり，筋小胞体貯蔵からさらに Ca^{2+} 放出が生じる。そのため放出された Ca^{2+} は細胞の隅々まで伝搬し続ける。これをカルシウム誘発性カルシウム放出と呼ぶ。
- Ca^{2+} の一部がナトリウム–カルシウム交換体を介して細胞外に汲み出され，その結果生じる電流が膜を脱分極させる。この電流 I_{ti}（一過性内向き電流）が遅延後脱分極の原因である。この I_{ti} はナトリウム–カルシウム交換電流と Ca^{2+} 依存性クロライド電流に依存している。
- Ca^{2+} 電流の再活性化や遅延 Na^+ 電流は，内向き電流を生成することで再分極が延長した活動電位中に認められる早期後脱分極に関与することが示された。このような早期後脱分極は相対的に脱分極している心筋細胞や Purkinje 細胞に生じる。

トルサード・ド・ポアント

- トルサード・ド・ポアント（TdP）は QT 延長症候群に合併した多形性心室頻拍である。
- キニジンと低カリウム血症は早期後脱分極と撃発活動（トリガードアクティビティ）を引き起こし，その結果 TdP になる。TdP の最初の発端は，早期後脱分極誘発性撃発活動である。
- TdP は短–長–短の周期長に続いて生じることが多い。

興奮性と伝導性

- 興奮性はナトリウムチャネルの利用可能度に依存しているため，ナトリウムチャネル活性が減少すると興奮性と伝導速度が低下する。
- 膜興奮性の低下とギャップ結合共役の減少により，伝導が遅延しリエントリー性不整脈が起きやすくなる。
- ギャップ結合共役の減少でも伝導速度が緩徐になり，I_{CaL} が内向き脱分極電流を誘発できるようになる。
- 共役が減少している状態では，I_{CaL} が伝導を維持する主要な役割を果たす。I_{Na} が興奮性を制御する一方で，I_{CaL} は共役が減少したときに伝導性へ影響を与える。

まとめ

- 筋小胞体からのカルシウム放出によるカルシウム過負荷があるときに，遅延後脱分極が発生する。カルシウム過負荷は $I_{Na/Ca}$ を活性化する。
- 早期後脱分極は I_{CaL} が回復し再活性化することにより生じる。
- 3 相早期後脱分極は遅延後脱分極の機序と同じである。
- 緩徐伝導は膜興奮性の低下によるか，もしくはギャップ結合共役の減少による。
- I_{Na} の減少は，興奮性の低下による緩徐伝導の原因になる。
- ギャップ結合共役の減少による緩徐伝導には，I_{CaL} の関与が必要である。

3.3　リエントリー（再入，旋回）

- リエントリー回路の大きさは，組織の興奮性に依存している。
- リエントリーは正常ペースメーカを高頻度過駆動により抑制する。
- 伝導速度の低下，不応期の延長や回路長の減少は，リエントリーを起きにくくする。
- 興奮波長の減少はリエントリー性不整脈を発生しやすくする。
- 回復（レスティチューション）とは，不応期後の興奮性回復のことをいう。
- 複数のリエントリーは細動を起こすことがある。
- リエントリー波は組織の境界に到達すると消滅する。
- リエントリー波の渦巻きは移動したり，障害物のまわりに固定（停留）したりする。
- リエントリーには解剖学的（古典的）なものと機能的なものがある。
- 興奮刺激が解剖学的リエントリー回路の受攻期に進入した場合に，リエントリー性興奮が停止する。
- 機能的リエントリーは，興奮刺激が受攻期内に進入しても停止しない。
- ペーシングによりリエントリー回路の移動が起こる。
- 伝導が緩徐になり組織興奮性が減少すると，リエントリーが消失する。
- 電気ショックを心臓に与えたとき，陰性電極付近の組織は脱分極（膜には陽性電荷）し，陽性電極付近の組織は過分極（膜には陰性電荷）して，不整脈を停止させる。
- 解剖学的または機能的リエントリーが発生し維持するためには，一方向性伝導ブロックと，伝播興奮波前面の前方（興奮間隙）に興奮組織が存在することが必須である。緩徐伝導または不応期短縮または両者により，興奮間隙が広がりやすくなる。
- 各細胞間結合の半分は側面どうしで，残り半分が断端どうしである。
- ギャップ結合膜には電流抵抗があり，縦方向より横方向の伝導が緩徐である。そのため心筋内に異方向性伝導が生じる。心筋の Cx43 が減少すると伝導速度が低下する。
- 心筋虚血時には，イオンチャネル機能の変化とギャップ結合抵抗の増加により，伝導が緩徐になる。虚血 60 分後にはギャップ結合膜と Cx43 に不可逆的障害が発生する。そのため伝導が緩徐になり不均一になる。
- 分界稜や櫛状筋により異方性伝導が生じ，リエントリーを促進する。分界稜と櫛状筋の長軸方向への伝導は，横軸方向への伝導よりも速い。
- 分界稜と Eustachian 稜はリエントリー性興奮時に，解剖学的障壁（峡部）として働く。
- 心房筋外膜側と内膜側における高頻度の不均一な興奮は，リエントリーを促進する。
- 分界稜，櫛状筋，Bachmann 束は洞結節興奮を迅速に伝播する。
- 期外収縮は正常伝導と不応性を変化させて，リエントリーを促進する。

2 相リエントリー[2]

- 速い早期再分極相（1 相）で活性化されている膜電流，おもに一過性外向き電流（I_{to}），ナトリウム電流（I_{Na}），ドーム相の開始を支配する電流，すなわち L 型カルシウム電流（I_{CaL}）の均衡により，活動電位のスパイクアンドドーム型の有無が決定される。
- 2 相リエントリーとは異所性興奮の特殊型を指し，スパイクアンドドーム型の活動電位を示す細胞と，ドームがなく活動電位持続時間が異常に短縮した細胞の間にある接触面で再興奮が発生する。
- このような不均一な状態では，電気緊張的に生じた再興奮がドーム相（2 相）で誘発され，逆行性または順行性に伝播することができる。
- 2 相リエントリー波は細動を持続させることはないが，Brugada 症候群や虚血の状態でみられるように，他の波に影響して突然心室細動や心室頻拍を引き起こすことがある。
- I_{to} による著明な外向き電流のため，活動電位持続時間が短縮する。
- これが虚血時に起きることがあり，活動電位のプラトー相を短縮させる。この変化が心筋層内で不均一に起こり，再分極の不均一性と 2 相リエントリーの原因となる。
- 外向き電流である I_{to} が優勢の場合には，心外膜側の一部で活動電位持続時間の短縮と活動電位プラトー相の消失をきたして，再分極の不均一性が発生する。これにより局所的再興奮と期外収縮が生じる。この機序を 2 相リエントリーと呼ぶ。
- 2 相リエントリーは，カリウムチャネル開口薬のピナシジル，ナトリウムチャネル遮断薬のフレカイニド，細胞外カルシウム増加，虚血が存在すると発生することがある。
- I_{to} 遮断薬は均一性を回復させ，リエントリー活動を消失させる。
- I_{to} は心室筋の心外膜側に存在し，心内膜側には存在しない。I_{to} は心外膜側活動電位のスパイクアンドドーム型の原因である。
- M 細胞の I_{Ks} 活性が減少すると活動電位持続時間が延長する。徐脈や III 群薬は M 細胞の活動電位持続時間を延長させ，不整脈を起こしやすくする。
- 再分極は心拍数の変化に影響される。

3.4　心外膜側と心内膜側の薬理学的相違

- アセチルコリンは I_{Ca} を遮断，もしくは $I_{K, ACh}$ を活性化して，心外膜側の再分極様式を変化させることがある。アセチルコリンは I_{to} には影響しない。
- イソプロテレノールは心外膜側の活動電位を心内膜側の活動電位より余計に短縮す

る。
- 有機物のカルシウムチャネル遮断薬（ベラパミル）や無機物のカルシウムチャネル遮断剤（$MnCl_2$）により，心外膜側の活動電位プラトー相は消失するが，心内膜側の活動電位持続時間はわずかに短縮するだけである。
- ナトリウム電流の遮断により，心外膜側の活動電位持続時間が短縮する。
- カルシウム電流の遮断または減少により，外向き電流へ対抗しなくなるため活動電位持続時間が短縮する。
- I_{to} の遮断により電気的均一性が得られ，薬剤や虚血が原因となる再分極不均一性による不整脈が消失する。キニジンは I_{to} を阻害する。
- カリウム保持性利尿薬のアミロライドは，活動電位持続時間と不応期を延長させる。
- M 細胞は心室の前壁，側壁，流出路の心筋中層に認められ，徐脈や III 群薬投与に反応して著明な活動電位持続時間の延長を示す。これは I_{Ks} 活性が弱く，遅延 I_{Na} 活性が強いことによると考えられる。
- M 細胞は徐脈時のポンプ効果に関与すると考えられる。それは，脱分極が延長すると長く有効な収縮が可能になるからである。
- 心外膜側心筋と心内膜側心筋は M 細胞の活動電位持続時間を電気的に安定させ，短縮させている。
- 心筋梗塞でいずれかの心筋側が失われると活動電位持続時間が延長する。この機序のために，非 Q 波心筋梗塞では QT の延長と不均一性が生じると考えられる。この活動電位持続時間の相違は，QT 時間を延長させる薬剤または QT 延長症候群患者で悪化することがある。
- M 細胞は，心外膜側と M 細胞，心内膜側と M 細胞の間に勾配をつくることにより，T 波形成に重要な役割を果たしている。
- U 波は His-Purkinje 細胞の再分極により生じる。

3.5　心筋梗塞後の不整脈

- 心筋梗塞後の非梗塞細胞の肥大が，容量負荷により 3 週までに起こる。
- β 遮断薬とアンギオテンシン変換酵素（ACE）阻害薬は，心筋梗塞後の左室肥大を軽減させる。
- 左室肥大では活動電位持続時間が延長する。
- 左室肥大では以下にあげるイオン電流の変化が生じ，活動電位持続時間が延長して早期後脱分極が発生しやすくなる。
  1. I_{to} の減少。
  2. I_K の減少。
  3. I_{Ca} 不活性化の遅延。
- 遅延後脱分極は肥大心筋細胞において，カルシウム過負荷と β アドレナリン作動薬の存在下で容易に誘発される。
- 細胞内カルシウム負荷の増加は，ナトリウム–カルシウム交換機序を介して起こる。
- 過分極活性化内向き電流（I_f）と T 型カルシウム電流も，肥大心筋細胞で活性化している。
- 左室肥大において活動電位持続時間の延長が均一でないために，不応期が不均一になりリエントリー性不整脈が起こる。

- **急性不整脈**は，虚血発症後数分以内に発生する。
- **遅延性不整脈**は，心筋梗塞発症 5～48 時間後に発生する。この不整脈は Purkinje 線維の異常自動能によると考えられ，促進心室固有調律を起こす。
- **晩期不整脈**は，心筋梗塞後数日から数週以内に発生する。心筋梗塞領域内における生存細胞の活動電位持続時間が短縮し，活動電位の立ちあがりが減少することが示されている。リエントリー性頻脈が容易に誘発できる。
- 心筋梗塞後の心室頻拍は，心内膜下領域から発生する。
- 梗塞サイズ，心筋梗塞領域の生存細胞，梗塞より遠位にある心筋における交感神経の不均一な除神経は，すべて催不整脈性となる。
- 再灌流が成功した後，心室頻拍の自然発生率は 1％未満である。しかし不整脈誘発頻度はさらに高いことから，心室頻拍の基質は残存しているが，心室期外収縮や虚血や交感神経活性亢進のような誘因は存在していないことが示唆される。
- 心室頻拍は心内膜側に近い正常心筋と梗塞心筋間の境界で発生することが多い。
- 瘢痕や他の伝導を緩徐にする異常のような不整脈**基質**，心室期外収縮のような電気的**誘因**（引き金），伝導の変化や不応期の貫壁性不均一性のような**電気的調節因子**，虚血や電解質異常や低酸素や催不整脈薬のような**生理的調節因子**が存在すると，不整脈が発生しやすくなる。
- 心室細動は複数のランダムリエントリーによる。電気ショックによりこれらリエントリーが消失し，心筋の大部分が非興奮状態になるために除細動が成功する。心筋の 65％以上が脱分極すると心室細動が停止する。
- 洞調律時に T 波上にショックを与えても心室細動を誘発させないショック強度と，心室細動時に除細動が成功するショックエネルギーとの間には相関関係がある。

左室肥大における活動電位持続時間延長に関するイオン電流の背景

- I_{CaL} の活性の増加または緩徐な不活性化は，活動電位持続時間の延長に関与していない。
- 肥大心筋細胞では I_{to} の密度は減少するが，動態には変化がない。I_{to} の減少が活動電位持続時間の延長に関与している。
- ナトリウム–カルシウム交換は内向き電流を生じる。この電流は左室肥大で増加しており，活動電位持続時間の延長に関与していると考えられる。
- 過分極活性化内向き電流（I_f）は，正常心筋細胞では－120 mV で活性化する。しかし肥大心筋細胞では，これより浅い陰性電位で活性化されて，自発的拡張期脱分極を引き起こす。
- 心筋梗塞後の心肥大において（心外膜側より心内膜側心筋で）コネキシン 43 が減少しているため，不均一な伝導になる。
- LQT1 が存在すると，交感神経刺激により QT 時間が延長して，TdP が発生する。交感神経刺激により心外膜側と心内膜側心筋の活動電位持続時間は短縮するが，M 細胞の活動電位持続時間は短縮しないために貫壁性の不均一性が生じる。
- アドレナリン刺激に対しこれら 3 種類の細胞で反応性が異なるのは，I_{Ks} 増加の程度に関係しており，心外膜側と心内膜側の心筋では反応性が強く M 細胞では弱い。
- 心外膜側と心内膜側の心筋で I_{Ks} が増加し，M 細胞では増加しないため，活動電位持続時間が短縮して再分極の不均一性が生じ，裾野の広い T 波が生じる。

- I_{Kr} 遮断薬である *d*–ソタロールで QT 時間が延長し LQT2 類似になる。ソタロールは M 細胞で著明な活動電位持続時間の延長をもたらし，心筋全層で 3 相再分極を緩徐にするため，QT 時間が延長し低振幅の T 波となる。
- I_{Kr} 遮断薬存在下の低カリウム血症では，再分極が著明に緩徐となり低振幅でノッチ化した T 波となる。
- T 波の開始は心外膜側活動電位のプラトー相の開始に一致している。心外膜側の再分極終了で T 波の第 2 成分の頂点が生じる。M 細胞の再分極終了で T 波の終末が決まる。
- ATX II は I_{Na} の不活性化を緩徐にすることで遅延 I_{Na} を増強させ，LQT3 類似になる。ATX II は T 波の開始を遅らせ，M 細胞の活動電位持続時間を著明に延長させる。M 細胞には大きな遅延ナトリウム電流がある。

【参考文献】

1. Wang Y, Rudy Y. Action potential propagation in inhomogeneous cardiac tissue: safety factor considerations and ionic mechanism. *Am. J. Physiol. Heart Circ. Physiol.* 2000; 278(4): H1019-1029.
2. Mangoni ME, Nargeot J. Genesis and regulation of the heart automaticity. *Physiol. Rev.* 2008; 88(3): 919-982.
3. Ufberg JW, Clark JS. Bradydysrhythmias and atrioventricular conduction blocks. *Emerg. Med. Clin. North Am.* 2006; 24(1): 1-9, v.
4. Rohr S. Role of gap junctions in the propagation of the cardiac action potential. *Cardiovasc. Res.* 2004; 62(2); 309-322.
5. Dobrzynski H, Boyett MR, Anderson RH. New insights into pacemaker activity: promoting understanding of sick sinus syndrome. *Circulation.* 2007; 115(14): 1921-1932.
6. Zipes DP. Mechanisms of clinical arrhythmias. *J. Cardiovasc. Electrophysiol.* 2003; 14(8): 902-912.
7. Qi X, Yeh Y-H, Chartier D, et al. The calcium/calmodulin/kinase system and arrhythmogenic afterdepolarization in bradycardia-related acquired long-QT syndrome. *Circ. Arrhythm. Electrophysiol.* 2009; 2(3): 295-304.
8. Huffaker R, Lamp ST, Weiss JN, Kogan B. Intracellular calcium cycling, early afterdepolarization, and reentry in simulated long QT syndrome. *Heart Rhythm.* 2004; 1(4): 441-448.
9. Gilmour RF Jr. Early afterdepolarization-induced triggered activity: Initiation and reinitiation of reentrant arrhythmias. *Heart Rhythm.* 2004; 1(4): 449-450.
10. el-Sherif N. Early afterdepolarization and arrhythmogenesis. Experimental and clinical aspects. *Arch. Mal. Coeur Vaiss.* 1991; 84(2): 227-234.

◉ 自己評価問題の解答 ◉

1. 正解はD

   I_{to} の分布が不均一なために貫壁性電位勾配が生じて Osborn 波（J 波）が形成され，特に低体温症や高カルシウム血症で認めやすい。

2. 正解はC

   遅延後脱分極は活動電位が再分極完了後に発生する。

3. 正解はC

   早期後脱分極は活動電位の 2 相（I_{CaL} の再活性化による），または 3 相（$I_{Na/Ca}$ による）で起きる。

4. 正解はD

   リエントリー回路は緩徐伝導領域と一方向性ブロックの存在が成立条件になる。

5. 正解はC

   過常伝導は正常より緩徐な伝導で，活動電位再分極相がブロックされると予想される時期に生じる。

第4章
洞結節機能不全と房室ブロック

◉自己評価問題◉

1. 洞房結節の活動電位に関与しない電流はどれか？
   A. I_{CaL}
   B. I_{Na}
   C. I_{f}
   D. I_{to}

2. I 型の洞房進出ブロックの特徴はどれか？
   A. 心拍停止に先行する PP 間隔が漸増的に延長する
   B. 心拍停止の時間は先行する 2 つの洞収縮の和より短い
   C. 非伝導性心房期外収縮により起こる
   D. 完全房室ブロックに進行する

3. 65 歳の男性で，捕捉しているすべての QRS 波の PR 間隔は一定で，RP 間隔が不定の房室ブロックをもつ患者が受診した。この特徴はつぎの房室ブロックのどのタイプを示唆するか？
   A. I 型の第 2 度房室ブロック
   B. 束枝ブロック
   C. II 型の第 2 度房室ブロック
   D. 機能的ブロック

4. 発作性房室ブロックに関して正しくない記述はどれか？
   A. His 束より下位で生じる
   B. P 波の潜伏伝導により発生する
   C. 正常伝導の回復は不応期のピーリング（離脱）による
   D. 恒久性ペースメーカは適応でない

5. 65 歳の女性で，急性前壁心筋梗塞，右脚ブロック，左脚前枝ブロック，間歇性完全房室ブロックのある患者が受診した。この房室ブロックの特徴はどれか？
   A. 恒久性ペースメーカの適応である
   B. 死亡率は 5%未満である
   C. 房室伝導が進行性に変化して，完全房室ブロックに進行する
   D. 房室ブロックの部位は，房室結節内である

6. 25 歳の男性が，失神発作後に病院を受診した。患者は 5 年前に筋強直性ジストロフィと診断されている。心臓超音波検査では左室肥大を認めた。患者の失神の原因で最も考えられるのはどれか？
   A. 心室頻拍
   B. 早期興奮
   C. てんかん発作
   D. 完全房室ブロック

7. 72 歳の男性が，失神発作を起こした。心筋血流検査と心臓超音波検査は正常であった。失神発作時に記録された心電図調律の記録を以下に示す。

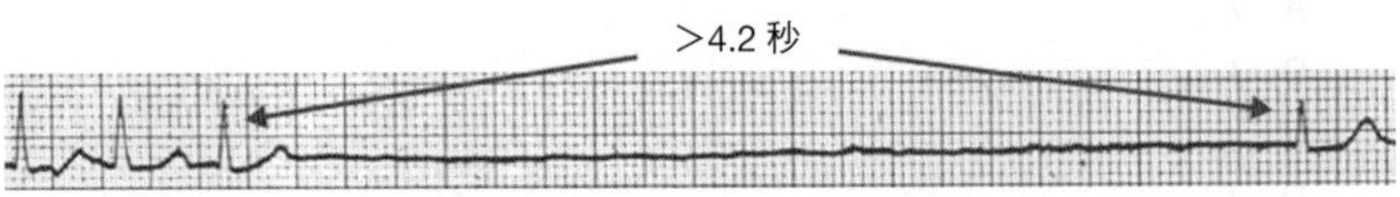

   治療選択肢として最も適切なのはどれか？
   A. 二腔式恒久性ペースメーカの植込み
   B. 両室ペースメーカの植込み
   C. VVI ペースメーカの植込み
   D. テオフィリンの経口投与

8. 以下に示す心電図は，眩暈発作を起こした 81 歳の患者からの記録である。

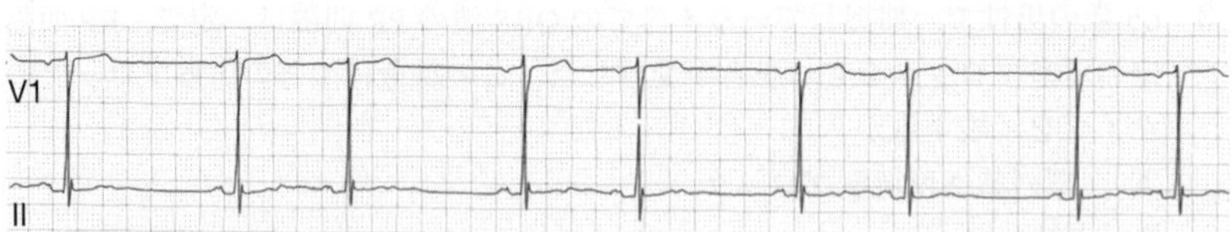

   考えられる診断はどれか？
   A. I 型洞房進出ブロック
   B. I 型第 2 度房室ブロック
   C. II 型洞房進出ブロック
   D. 非伝導性心房期外収縮

9. HCN4 チャネルの遮断で生じやすいのはどれか？
   A. 洞頻脈
   B. 低血圧

C. 洞徐脈
D. 心室期外収縮

10. 不適切洞頻脈の患者に存在する可能性が低いのはどれか？
A. 安静時心拍数が 100 bpm 以上
B. βアドレナリン受容体に対する血液中免疫グロブリン G（IgG）自己抗体の増加
C. P 波の形態は洞性 P 波に類似
D. 発汗，振戦，TSH 値が 0.02

11. 2：1 房室ブロックで患者が来院した。II 型第 2 度房室ブロックと診断しやすい心電図の特徴はどれか？
A. PR 間隔＜0.16 秒
B. 正常の QRS 波形態
C. 非伝導性心房期外収縮と不顕性伝導
D. 心房融合収縮が存在

12. 55 歳の女性が失神で来院した。患者をテレメータでモニター中に，以下の心電図記録が得られた。

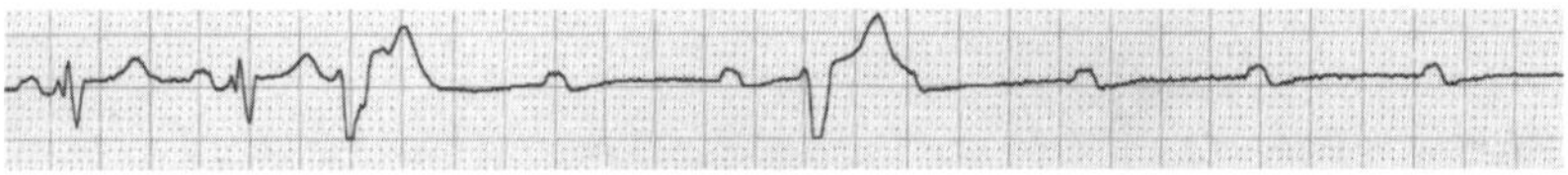

この心電図所見を最もよく説明するのはどれか？
A. 頻拍依存性 3 相房室ブロック
B. 心拍休止依存性 4 相房室ブロック
C. 迷走神経性房室ブロック
D. 不顕性伝導

13. 68 歳の女性が定期診察で来院した。背部の関節炎以外に主訴はない。患者は活動的でヨガ教室に週 3 回参加している。患者の内服薬は，甲状腺機能低下症に対しレボサイロキシンと，高血圧に対しヒドロクロロサイアザイドである。身体診察で脈拍 46/分。さらなる問診で，患者はヨガ教室中に動悸があったという。24 時間心電図モニタを施行したところ，心拍数が 39〜82 bpm で平均 45 bpm，たまたま心拍休止（ポーズ）が最大 2.9 秒あった。患者の検査データでは甲状腺刺激ホルモン値は正常であった。

この患者に対し，最良の対処方法はどれか？
A. ペースメーカ植込み
B. 運動負荷試験
C. 電気生理検査
D. 再確認（評価）と経過観察

14. 50 歳の男性が，足関節のけがで入院した。患者の睡眠中に，心拍数 30 bpm の洞徐脈，非持続性心室頻拍，非持続性心房頻拍の発作が記録された。患者になんら不整脈の自覚はない。最も推奨されるのはどれか？

A. メトプロロールの処方

B. ワルファリンの開始

C. 恒久性ペースメーカの植込み

D. 睡眠検査の指示

15. ヒトの洞房結節細胞で，ペースメーカ電流 I_f はつぎのどれで生成されるか？

A. L 型カルシウムチャネル

B. ナトリウムチャネル HCN5A

C. T 型カルシウムチャネル

D. 過分極活性化環状ヌクレオチド依存性チャネル（HCN4）

4.1　洞房結節[1]

- 洞房結節細胞の活動電位の立ちあがり速度は 4～9 V/秒である。最大拡張期電位は −40～−70 mV である。活動電位振幅は 70～80 mV である。活動電位持続時間は 100～120 ミリ秒である。
- I_f 電流は −50～−60 mV より陰性で活性化される。これは内向き電流で，ナトリウムイオンとカリウムイオンにより運ばれる（I_K の減衰）。
- I_f 電流は星芒状細胞（spider cell）に認められる。これは安全担保の電流である。
- I_{CaL} は活動電位の立ちあがりに関与している。これは拡張期脱分極の後半 3 分の 1 で活性化される。I_{CaL} の遮断で自動脱分極が停止する。
- I_{CaT} は洞房結節細胞に存在し，I_{CaL} より陰性の閾値で I_{CaL} より不活性化速度が速い。
- I_{Na} は洞房結節の活動電位に関与しておらず，ペースメーカ細胞のより陽性の最大拡張期電位では，この電流は不活性化されている。しかしアセチルコリン（ACh）のような過分極させる薬剤の存在下では，立ちあがり速度の増加に関与している可能性がある。
- I_{Nab} は背景内向き電流で，ナトリウムとカリウムに選択的である。I_f 電流のように自動脱分極に関与している。
- I_K もペースメーカ細胞に存在しており，この不活性化速度により活動電位持続時間が影響される。この電流を遮断すると，ペースメーカ細胞の自動能の消失が起こることがある。
- $I_{K,\,ACh}$ はペースメーカ細胞に存在している。これは強力な外向き電流で，細胞膜の過分極に関与している。
- I_{to} と I_{K1} はペースメーカ細胞には存在しない。ペースメーカ細胞に I_{K1} が存在しないことが，拡張期脱分極に関与している。
- ナトリウム–カリウムポンプ電流（$I_{Na/K}$）により，拡張期脱分極中に十分な外向き電流が生じる。これはウアバインで遮断できる。
- ナトリウム–カルシウム交換（体）電流（$I_{Na/Ca}$）は，拡張期脱分極に関与しており，拡張期脱分極の後半 3 分の 1 で内向き電流を増加させている。この電流が消失すると，自動能が停止する。
- アドレナリン刺激は I_{CaL} と I_f を増加させる。
- コリン作動性刺激は，活性化電位をより陰性に変位させることにより，I_{CaL} と I_f を減少させる。
- I_{CaL} の遮断により，ペースメーカ細胞の伝播速度が緩徐になるが，心房では緩徐にならない。
- コリン作動性刺激は $I_{K,\,ACh}$ を活性化し，外向き電流を生じて洞房細胞を過分極させる。この外向き電流により洞停止となることがあり，正常の電流レベルで細胞が興奮不可能になる。
- アドレナリン作動活性とコリン作動活性は，それぞれ β_1 受容体と M_1 受容体により調節されている。β_1 受容体が活性化されると，cAMP 濃度が上昇する。
- 洞房結節には多数の β_1 受容体があり，変時作用の役割を果たしている。
- 心房内圧上昇は機械的（伸展）感受性イオンチャネルを刺激して心拍数を増加させる。この現象を **Bainbridge 効果**と呼ぶ。
- 洞房結節は加齢でリモデリングし，徐脈と心房細動のリスクが増加する。この背景にある基質には，洞房結節におけるL型カルシウムチャネル密度の低下と，Cav1.2蛋白の減少があると考えられる。

洞頻脈と洞房リエントリー性頻拍

- 洞結節は分界溝の心外膜溝に位置しており，その興奮は分界稜に沿って広がる。洞結節動脈は結節の中心を走行する。
- 心拍数増加時には興奮生成部位は上方へ移動し，心拍数減少時には下方へ移動する。
- 洞ペースメーカ細胞の静止膜電位は－55 mVである。
- 副交感神経刺激は洞調律レートを減少させ，交感神経刺激はこれを増加させる。
- 洞頻脈の一般的な原因として発熱，貧血，低血圧，甲状腺機能亢進症や，アトロピン，カテコラミン，カフェイン，ニコチン，アミノフィリン，アンフェタミンなどの薬剤がある。
- 高い安静時心拍数（＞100 bpm）は低い安静時心拍数（≦60 bpm）に比較して，心臓死亡率のリスクが高くなる。
- この死亡率の増加は，中程度に重篤な左室機能不全に由来するリスクに匹敵する。
- 安静時心拍数の増加は，高血圧や糖尿病や心筋梗塞の既往と同等の死亡適中率がある。
- *CASQ2* 変異は洞徐脈の原因である。

不適切洞頻脈[2]

- 同定できる原因がなく洞頻脈が持続するものを不適切洞頻脈（IST）と呼ぶ。可能性がある機序としては以下のものがある。
  1. 自律神経機能障害により，交感神経緊張が亢進したり副交感神経緊張が低下する。
  2. 洞結節の異常自動能。
  3. 洞結節近接部位内から生じる心房頻拍。
  4. βアドレナリン受容体に対する血液中免疫グロブリンG（IgG）自己抗体の増加は，cAMP産生の持続的増加をもたらすことがある。
  5. 抗β受容体自己抗体の頻脈作用は，プロプラノロールで阻害される。
- 予期せぬ突然発症は，心房頻拍の存在が考えられる。
- 不適切洞頻脈の診断的特徴としては以下のものがある。
  - 安静時心拍が100 bpm以上である。
  - P波の形態は，洞性P波に類似している。
  - 生理的原因がなんら存在せずに頻拍が持続する。
- 症状として動悸，前失神状態，運動不耐性がある。
- これは一般的に女性にみられる。僧帽弁逸脱症とは関連がない。
- 診断的評価法としては，心電図，24時間Holter心電図，負荷試験，プロプラノロール0.2 mg/kgとアトロピン0.4 mg/kgを静脈内投与して，自律神経遮断下に内因性（固有）心拍数を評価する方法がある。
- 固有心拍数＝118.1－(0.57×年齢)。
- 心房頻拍または洞結節リエントリー性頻拍を除外するために，電気生理検査が有用なことがある。

- リエントリー性頻拍は期外刺激で誘発される。
- 右心房頻拍はほとんどが分界稜から発生する。アドレナリン刺激により心房頻拍レートは増加するが，発生起源は移動しない。発症は突然であることが多い。
- 不適切洞頻脈ではアドレナリン刺激により心拍数と発生起源が漸次に変化する。

不適切洞頻脈の治療[2〜4]

- HCN4 遮断薬であるイバブラジンは，洞房結節のペースメーカ電流（I_f）を特異的に阻害し，心拍数を低下させる。投与量は 5〜10 mg/日である。
- 他の治療選択肢には，β 遮断薬やカルシウムチャネル遮断薬がある。
- アミオダロン，プロパフェノン，フレカイニドは洞結節の自動能を低下させ，重症例で有用なことがある。
- 不適切洞頻脈の高周波アブレーション成功，つまり洞結節の修飾による治療は依然として困難である。短期成功率は良好（76〜100％）だが，長期成績は不良である。
- 洞結節アブレーションの治療達成目標点はいまだ不明である。イソプロテレノール（通常 1〜2 μg/分）静脈投与下または非投与下で，アブレーション手技の終了時点に心拍数が 80〜90 bpm 以下になれば，妥当な終点と考えられる。
- 明らかに心拍数が減少したにもかかわらず心臓や心臓以外の症状のほとんどが持続するため，洞頻脈と動悸症状は自律神経調節障害の二次的徴候である可能性がある。
- 分界稜の位置を同定するための三次元マッピング法または心腔内超音波検査は，アブレーションの成績を向上させる。
- 洞房結節の外科的または高周波アブレーション，および恒久性ペースメーカ植込みを考慮することもできる。心拍数が減少しても，疲労感やペーシング調律の自覚や他の症状が持続することがある。
- 横隔膜麻痺を避けるため，高周波通電前に分界稜に沿ってアブレーションカテーテルで高出力ペーシングを試みるべきである。
- 不適切洞頻脈の臨床的特徴は，起立性頻拍症候群（POTS）と重複する部分が多い。
- 不適切洞頻脈の患者を治療管理するためには，神経科医や心血管リハビリテーション医や精神科医による包括的アプローチが必要になる[4]。

洞結節機能不全[1]

- 洞不全症候群（SSS）とは，洞停止，洞房ブロック，洞徐脈，交互に起きる発作性頻拍性心房不整脈と徐脈（頻脈徐脈症候群）を含む心臓不整脈のことをいう。
- 洞房結節が心拍生成できない場合には，別の下位部位が引き継いでペースメーカを支配するようになる。
- 洞房結節細胞における拡張期自動脱分極の機序は，過分極活性化ペースメーカ電流（I_f）によるとされている。
- 筋小胞体からの Ca^{2+} 放出が脱分極に寄与している。

洞結節機能不全の原因

- 内因性（原発性）洞結節機能不全（SND）は，ペースメーカ細胞の線維化や加齢による喪失が原因であると考えられる。
- 外因性（続発性）洞結節機能不全の原因を，BOX 4.1 にまとめる。

BOX 4.1　洞結節機能不全の外的要因

甲状腺機能低下症
洞房結節や心房の虚血
心房の手術後
内服薬　抗不整脈薬：I 群薬，アミオダロン
　β 遮断薬
　カルシウムチャネル遮断薬
　H_2 受容体遮断薬：ラニチジン，シメチジン
　向精神薬：リチウム，三環系抗うつ薬，フェノチアジン
神経疾患　筋強直性ジストロフィ，Emery-Dreifuss 症候群，結節性硬化症
浸潤性疾患　アミロイドーシス，ヘモクロマトーシス，全身性エリテマトーデス，サルコイドーシス，リンパ腫
心筋炎
家族性
頸動脈洞過敏症
迷走神経緊張亢進
黄疸
低体温
頭蓋内圧亢進

病態生理

- 洞結節の位置は右房の上方前外側部で，上大静脈接合部近傍で分界稜の上端にある。
- 洞房結節の細胞は拡張期自動脱分極を示し，その活動電位はカルシウムチャネル依存性である。0 相は緩徐な立ちあがり速度を示す。
- 洞房結節細胞にはコネキシン 43（CX43）ギャップ結合がない。
- 興奮は分界稜に沿って発生する。交感神経刺激時には興奮生成起源がより上方に移動し，迷走神経刺激時にはより下方に移動する。
- 主要（一次）ペースメーカ領域は結節の中心部に位置している。交感神経と副交感神経がそこを神経支配している。
- ペースメーカ細胞の活動電位の特徴は，4 相脱分極，比較的浅い最大拡張期電位，緩徐な立ちあがり速度である。
- 4 相脱分極は，4 つの異なるイオン電流の結果として生じる。
  1. I_K 遅延整流電流の減衰。
  2. I_f 内向き電流の増加。
  3. I_{Ca} 内向きカルシウム電流。
  4. I_b 背景電流。
- 交感神経刺激により I_f と I_{Ca} が増加し，4 相脱分極が促進させる。
- 副交感神経刺激により，4 相脱分極が減少する。
- 陰性変時作用を生じる薬剤は，洞結節機能不全を悪化させる。
- 副交感神経伝達物質に対する感受性は，加齢とともに亢進する。
- 心房筋活動電位持続時間の延長は徐脈を起こすことがあり，これは QT 延長症候群における徐脈の機序と考えられる。
- 徐脈に関連した不応期の不均一性は，頻脈性不整脈の原因になることがある。

臨床的徴候

- 加齢に伴い洞房結節細胞数が減少するため，洞房結節の固有心拍数が減少する。
- 心房期外収縮後の洞房結節からの進出ブロックまたは頻脈の停止により，長い心拍休止（ポーズ）が生じることがある。そのため失神や前失神状態が起きることがある。徐脈は疲労感や呼吸困難の原因になる。
- 心房静止は血栓塞栓症を合併しやすい。
- 洞結節機能不全の症状として，徐脈や洞停止などの興奮生成異常，進出ブロックなどの興奮伝導異常，変時性応答不全などの生理的反応の消失が発生する。
- 洞結節機能不全には洞結節の器質的疾患による内因性のもの，または外因的影響によるものがある（BOX 4.1）。
- 洞結節機能不全により徐脈，洞房進出ブロック，洞停止，変時性応答不全，心房細動，心房不整脈が一般に出現する。
- 洞結節機能不全は間歇的に出現することがある。
- 洞徐脈を生じる外的要因として，頸動脈洞症候群，血管迷走神経性失神，迷走神経緊張亢進がある。
- 徐脈により疲労性または呼吸困難をきたすことがある。心房細動が原因で動悸または塞栓症が生じることがある。
- 頸動脈洞圧迫またはチルト試験により，異常が明らかになることがある。
- 頸動脈洞過敏症，胸鎖乳突除神経症候群，神経心原性失神は洞結節機能不全と合併することがある。

洞結節機能不全の心電図の特徴

- 薬剤が存在しない状態で，持続的な洞徐脈を認めることが多い。
- 3 秒以上の洞性心拍休止（洞ポーズ）が起こることがある（**図 4.1**）。心拍休止時間は基本心拍数の倍数ではない。心拍休止後に心拍数が増加することがある（進出ブロックではみられない）。
- 非伝導性心房期外収縮が洞性心拍休止に類似することがある。

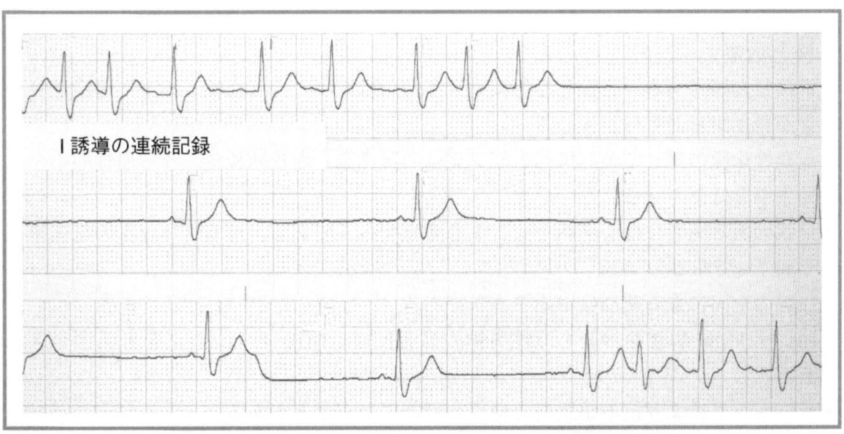

図 4.1　速い発作性心房細動後の洞停止（ポーズ）の後に，著明な洞徐脈が続く。典型的な「徐脈頻脈」症候群。

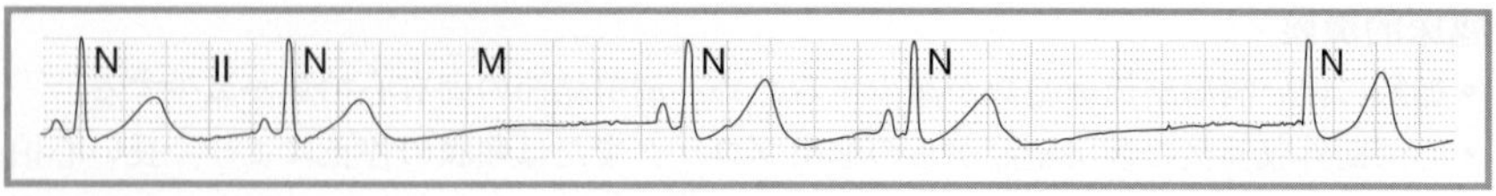

図 4.2　洞房進出ブロック。

- 洞房進出ブロックがよく出現する。I 型の洞房進出ブロックでは，心拍休止に先行する PP 間隔が漸減的に短縮する。心拍休止間隔は，先行する洞周期長 2 つの和よりも短い。
- II 型の洞房ブロックでは，心拍休止間隔は洞周期長の複数倍に等しい（**図 4.2**）。
- 洞結節機能不全では従属的（下位）ペースメーカの抑制が同時に合併していることがある。

診断

- 運動負荷試験で変時性応答不全が明らかになることがある。
- アデノシンを単回（ボーラス）静注して，洞調律周期長が 2 標準偏差以上延びる場合には洞結節機能不全が疑われる。
- 洞結節回復時間（SNRT）は，最終ペーシング刺激の興奮から最初の洞結節興奮までの時間である。もしこれが 1,400 ミリ秒をこえた場合には異常と考える。
- 補正洞結節回復時間（CSNRT）は，洞結節回復時間から基本洞調律周期長を引いて求める。補正洞結節回復時間が 530 ミリ秒以上の場合は異常と判断する。
- 補正洞結節回復時間を 2 で割ると，洞房伝導時間（SACT）が算出できる。洞房伝導時間の正常範囲は 70～120 ミリ秒である。
- アトロピンは迷走神経緊張を低下させ，洞結節への逆行性伝導を促進させることにより，洞結節回復時間を悪化（延長）させることがある。
- 自律神経遮断後に固有心拍数が少ない場合は，洞結節機能不全が示唆される。
- 完全に自律神経遮断した場合の固有心拍数は，118.1－(0.57×年齢）で求められる。
- 電気生理検査での補正洞結節回復時間が正常でも，洞結節機能不全の可能性は除外できない。

予後と治療

- 予後は良好である。しかし心房細動存在時の脳卒中，うっ血性心不全，房室ブロックが発生すると転帰が変わる。
- 症候性徐脈に対しての心房ペーシングは心房細動，血栓塞栓症，うっ血性心不全の発生率を低下させる。
- 症状のある患者には心房ペーシングを考慮すべきである。房室ブロックの発生率は年間 1%である。
- 徐脈の原因になる薬剤は中止すべきである。
- His-Purkinje 病変や神経心原性失神の患者には，DDD ペーシングを考慮すべきである。
- ペーシングにより抗不整脈薬の使用が可能になることがある。
- 心房粗動・細動が存在する場合には，抗凝固療法を考慮すべきである。
- 徐脈による軽い症状がある患者には，抗コリン作動薬か交感神経作動薬かメチルキサンチンを使うことができる。
- 責任薬剤の中止，甲状腺機能低下症の治療，迷走神経遮断薬またはテオフィリンの使用は短期間なら有効なことがある。
- VVI ペースメーカ植込みは，心拍休止による失神はあるが房室結節伝導は正常の患者に対する治療選択である。

4.2　房室結節の解剖と電気生理[5, 6]

- 房室結節の位置は Todaro 索と冠静脈洞入口部と三尖弁の中隔尖を境界とする Koch の三角の中にある。
- 心房から房室結節へは，前方入力と後方入力がある。
- 房室結節には桿状型細胞と卵円型細胞の，2 種類の細胞がある。
- 自動能は I_f 電流に関係しており，I_f 電流は卵円型細胞にとりわけ多い。
- I_{Na} と I_{to} は桿状型細胞に存在している。
- 房室結節伝導遅延は，房室結節が心房から受ける興奮の早期性と逆相関している。
- S1-S2 時間（間隔）が短いほど S2-H2 時間が長くなる現象は，結節細胞の興奮性が緩徐に回復するためである。
- 房室結節の緩徐（遅）伝導路（後方入力）の位置は，冠静脈洞入口部と三尖弁中隔尖間の後下方にある。
- 速伝導路の位置は心房中隔の前上方にある。速伝導路が房室結節を通過する距離は遅伝導路より短いが，有効不応期は遅伝導路より長い。
- 刺激入力の間隔をわずかに変えただけで AH 時間が突然変化するのは，伝導が前方（速）伝導路から後方（遅）伝導路に移行したためであると考えられる。
- 房室結節リエントリー性頻拍の消失に成功した後に，非連続性伝導が依然として存在することがある。
- 心房細動において遅伝導路を除去しても，興奮が別の経路を経由して房室結節に到達する限り心拍数は変わらない。
- Koch の三角部に閾値下の刺激を与えると，節後神経よりアセチルコリンが放出されるため結節細胞の過分極が生じ，房室結節伝導が緩徐になる。
- 房室結節の機能は，以下のようにまとめることができる。
  1. 心房収縮と心室収縮が，適切な遅延を伴い同期する。
  2. 頻脈性心房不整脈の場合に，心室を過剰レートから保護する。
  3. 洞結節機能不全の場合に，補充（バックアップ）用のペースメーカとして。
- 心房から心室への伝導またはその逆伝導は，いくつかの心房結節連結を介して起きる。
- 速伝導路の位置は Koch 三角の外部で Todaro 索の上方にあり，移行細胞により房室結節に連結しているが，移行細胞は房室結節コンパクトノードの遠位にある共通房室束に入り込んでいる。
- 遅伝導路の位置は Koch 三角の内部で，三尖弁輪と冠静脈洞入口部の間にあり，房室結節の右後方伸展部を介してコンパクトノードに連結している。
- 三尖弁輪と冠静脈洞入口部の間を通らずに，房室結節の左後方伸展部を介してコンパクトノードに連結している遅伝導路がさらに存在する証拠がある。
- 心房細動の場合に，すべての心房結節入力をアブレーションして完全房室ブロックを作製できるが，房室接合部調律は依然として出現している。

- I_f 電流を遮断すると房室結節領域のペースメーカの自発レートが緩徐になる。この作用は洞房結節のペースメーカの自発レートが緩徐になる程度より 3 倍大きい。
- HCN4 は I_f の主要なアイソフォームである。下位右房，三尖弁と僧帽弁，左心耳，左房壁の領域には自動能特性があり，I_f の発現に関連していると考えられる。

左脚ブロック

- 正常の心室興奮は Purkinje 線維を介して急速に進行するため，両心室が同期して興奮する。
- 左脚ブロック（LBBB）では右心室の興奮が左心室の興奮より先行する。左心室の興奮は右から左への緩徐な経中隔興奮，または緩徐な左脚枝伝導を介して進行する。
- 心室内伝導遅延が異常な左心室の興奮に加わるため，心室間および心室内の同期不全が生じ，心機能障害の原因となる。
- 心筋梗塞がある患者に対して，左脚ブロックは悪影響を及ぼす。その理由はつぎのようなものである。
  1. 左脚ブロック存在下での心筋梗塞の診断は困難なことがあり，診断の遅れと適切な治療の遅れや不足に繋がる可能性がある。
  2. 心筋梗塞と左脚ブロックが合併すると，院内死亡率が高い傾向がある。
  3. 新規左脚ブロックが存在すると，心室同期不全によると考えられる心不全を合併する。
  4. 左脚ブロックは非致死性心筋梗塞の予測因子である。

右脚ブロック

間歇性右脚ブロックの機序

第 1 度右脚ブロックと第 2 度右脚ブロック

- 古典的な第 1 度と第 2 度房室ブロックに類似し，第 1 度右脚伝導遅延（ブロックでなく）を基盤にして，洞調律時に「完全」すなわち 1：1 右脚ブロック（RBBB）の心電図パターンがみられることがある。
- これは右脚に順行性に反復して（ブロックせずに）遅延伝導するために出現する。洞調律時に伝導遅延があると，左脚を介してのみ完全に心室興奮できる。しかし右脚に遅延伝導（第 1 度ブロック）と不応性があると，右脚系の脱分極が経中隔的に逆行性に進入できなくなる。
- 第 1 度房室「ブロック」で心房レートが増加すると，第 2 度房室ブロックが誘発されることがあるように，レートが増加すると同様な機序により，第 1 度右脚ブロックから第 2 度 2：1 右脚ブロックに移行することがある（2：1 右脚ブロック，3 相ブロック）。2：1 右脚ブロック時には，興奮が右脚で 1 拍ごと交互に（遅延ではなく）ブロックされる。右脚でのブロックにより不応期が回復する時間が十分にでき，つぎの興奮は右脚を介し正常に伝導できる（**図 4.3**）。

連鎖（リンキング）

- 機能的な順行性脚ブロックが永続する機序を説明する場合に，特に連鎖という語を用いる。すなわち，反対側の脚から興奮伝播が反復して経中隔的に逆行性に潜伏侵

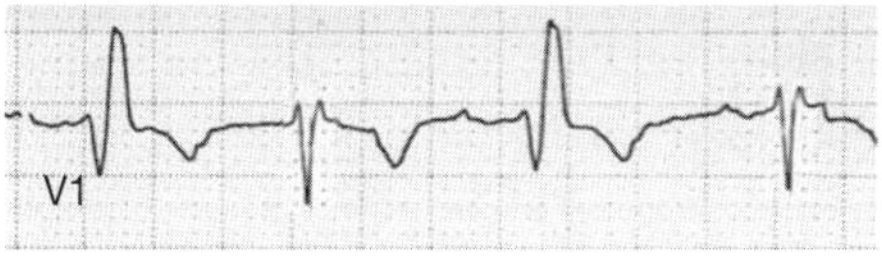

図 4.3　右脚の 2：1 ブロック。

入することをいう。

- 正方向性の房室リエントリー（回帰）性頻拍や房室結節リエントリー性頻拍において，機能的 1：1 脚ブロック時に（持続性または少なくとも数心拍連続する）連鎖が起きることが知られている。

電気的交互脈または変行伝導

- 1 拍ごとの（交代性周期長にもとづき）心拍関連性変行伝導が，間歇性脚ブロックとして出現することがある。

徐脈依存性脚ブロック

- 徐脈依存性 4 相ブロックは，交互脈の脚ブロックの原因と考えられる。

交代性脚ブロック

- 正常 QRS で介入されず緩徐な心拍数で起きる交代性脚ブロックは病的であり，ペースメーカが必要であるが，単発の正常 QRS で中断し速い心拍数で起きる交代性脚ブロックは，まれではなく生理的である。

HCN4 チャネル病と洞徐脈[3]

- 過分極活性化ヌクレオチド依存性チャネル HCN4 は，洞房結節細胞の拡張期脱分極に重要な役割を果たしている。変異 HCN4 チャネルは，遺伝性洞徐脈に関係することがわかっている。
- この変異は重要な部位（洞結節）にあるにもかかわらず，予後は良好で長期追跡中にペースメーカ植込みの必要性がない。
- *RyR2* の欠損は，広範な臨床発現型（例えば，洞房結節と房室結節の機能不全，心房細動，心房静止，拡張型心筋症）になる。
- 洞房結節の活動電位を決定している主要電流である L 型カルシウム電流の密度は，加齢とともに減少する。
- 魚に含まれる ω−3 多価不飽和脂肪酸は，安静時心拍数を低下させる。
- イバブラジンのような HCN 遮断薬は，他の心血管系副作用がなく，心拍数を減少させることができる。

潜伏伝導（不顕性伝導）

- 先行する電気興奮の不完全な伝導に反応して，後続する興奮が予期せぬ反応を示す特徴がある。この診断は推理的な分析で行い，伝導ブロックのような他の伝導異常を除外診断して行われる（**図 4.4**）。

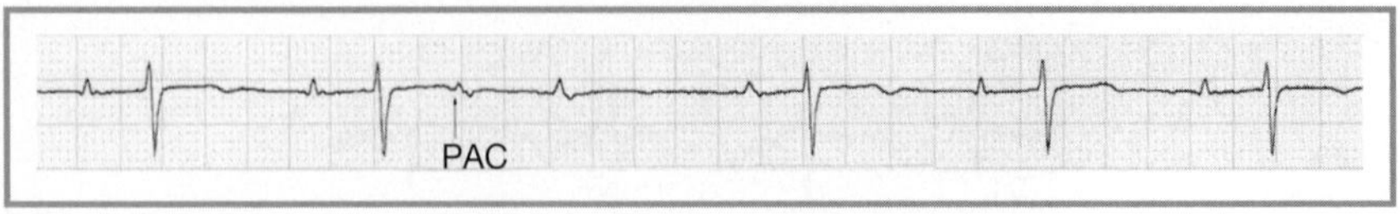

図 4.4　潜伏伝導を生じ，洞収縮をブロックする心房期外収縮（PAC）。

- 同一記録の他の部位で，不顕性興奮が間欠的に出現することがある。
- 心電図は心筋の伝導特性と電気生理学的特性を反映している。
- 特殊伝導系組織を通過する興奮伝導は，体表面心電図には記録されないが，推測することは可能である。
- 一般的に潜伏性は，房室結節レベルまたは脚枝レベルで認められる。

進出ブロック

- 進出ブロックは一般に洞房結節や接合部や心室のペースメーカでみられる。
- I 型周期または II 型周期の反復パターンや群発収縮は，進出ブロックを示唆している。
- I 型の進出ブロックは，P 波または R 波が偶発的に記録されず，PP 間隔または RR 間隔の漸減的短縮を伴って出現する。発生する心拍休止（ポーズ）は 2 つの基本周期長の和よりも短く，Wenckebach 周期がこの典型例である。
- 非定型的な Wenckebach 遅延は，洞不整脈に類似している。
- II 型の進出ブロックでは，心拍休止が基本周期長の複数倍になる特徴がある。
- 副収縮で興奮が表に現れないのは，進出ブロックまたは生理的不応性によるためと考えられる。
- 頻拍で 2 つの異なる周期長が認められ，短い周期長が基本周期長より長く，長い周期長が基本周期長の 2 倍未満で，短い周期長と長い周期長の和が基本周期長の 3 倍に等しい場合には，3：2 の I 型進出ブロックが存在する。

房室ブロックと房室解離[7]

- 徐脈性不整脈は心臓突然死の患者のうち 20％までに関与している。
- これは補充調律を伴わない房室ブロックから生じる心静止によるもの，または再分極異常がある状態でみられるトルサード・ド・ポアント（TdP）によるものと考えられる。
- 房室解離は房室ブロックまたは生理的不応性によるもので，そのため心房興奮が心室に伝導しない。
- 房室ブロックは生理的不応性のない状態で，心房興奮が心室に伝導しないために起こる。これは一般に正常伝導路の途絶によるもの，または病的不応性によるものである。
- 房室ブロックの発生部位は，房室結節レベル（His 束より上），His 束内部，His 束より遠位部（His 束より下）のいずれかである。
- 予後は房室ブロックの発生部位で決まる。His 束より遠位部でのブロックは，予後不良を意味する。

PR 間隔の延長（第 1 度房室ブロック）

- PR 間隔（時間）が 200 ミリ秒以上の場合に生じる。
- これは心房，房室結節，His-Purkinje 系のいずれかの伝導遅延を示す。
- すべての P 波は心室へ伝導し PR 間隔は延長しているが，一定の PR 間隔で伝導する。PR 間隔が変動する原因を，**BOX 4.2** に列挙する。
- QRS 幅が正常の場合には，伝導遅延は常に房室結節内である。この場合 90％は AH 間隔の延長を示す。
- QRS 幅が延長している場合には，伝導遅延が起きるのは房室結節内（60％），または His-Purkinje 系内である。
- 非常に長い PR 間隔は，房室結節での伝導遅延で起きやすい。
- PR 間隔延長がある患者の予後は良好なため，治療の適応はない。
- PR 間隔延長と二束ブロックがある患者では，完全心ブロックに進行する頻度は低く，無症状であれば患者が全身麻酔を必要とするときですら，ペーシングは考慮しなくてもよい。
- HV 間隔が 100 ミリ秒をこえる場合には，予防的ペーシングを考慮する。
- PR 間隔の延長は心房細動リスクの増加とペースメーカ植込みに関連している。

第 2 度房室ブロック[7,8]

第 2 度房室ブロックには 2 つの型がある。

- I 型房室ブロック[11]（Mobitz I または Wenckebach）には，以下に示す特徴がある（**図 4.5**）。
  1. PR 間隔が漸増的に延長し，その延長度は段々短くなる。
  2. RR 間隔は漸減的に短縮する。
  3. 心拍休止がブロックされた P 波を包含する。心拍休止時間は 2 つの PP 間隔の和より短い。
- 典型的な I 型房室ブロックは 50％の症例にみられ，残りは非典型的で，PR 間隔と

> **BOX 4.2　PR 間隔が変化する原因**
>
> 1. 遅伝導路を介した間歇的伝導
> 2. 副伝導路を介した間歇的伝導
> 3. I 型（Wenckebach）房室ブロック
> 4. 期外収縮が房室接合部へ潜伏伝導する
> 5. 間歇的接合部調律と房室解離
> 6. アドレナリン作動性の緊張亢進，または迷走神経の緊張亢進
> 7. 動的房室遅延を伴うペーシング調律

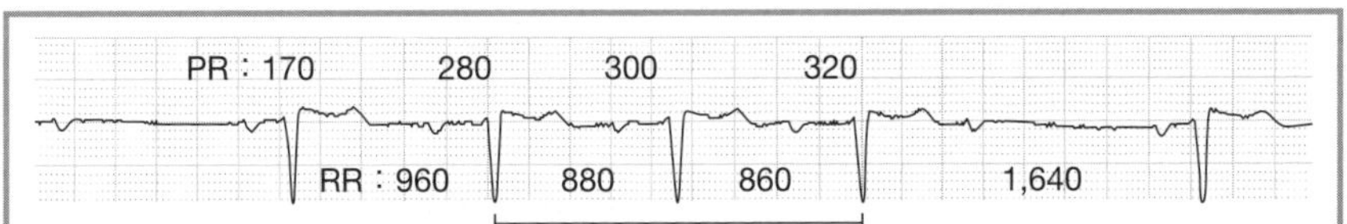

図 4.5　I 型房室ブロック（時間間隔はミリ秒）。

RR 間隔の連続性が異なる特徴がある。例えば，周期が終わる PR 間隔と RR 間隔が最も長く，PR 間隔が一定または短縮する。

- 長い Wenckebach 周期は非典型的になりやすい。
- 非典型的な順序で PR 間隔と RR 間隔が延長する機序が，不顕性伝導であることがある。
- 無症状で基礎心疾患のない I 型房室ブロックの予後はきわめて良好で，治療を必要としない。
- 正常 QRS 波の I 型房室ブロックは房室結節内である可能性が高いが，QRS 幅の延長時には，ブロックが房室結節，His 束，His 束以下のいずれかであると考えられる。
- I 型房室ブロックによる徐脈で失神，前失神状態，うっ血性心不全の増悪，狭心症がある症候性患者では，ペーシングを必要とすることがある。
- 3 連続ブロックした P 波がある患者では，房室結節内の 2 段階ブロックの可能性がある。すなわち，近位部で 2：1 ブロックし，遠位部で Wenckebach 伝導する。この 2 段階ブロックのパターンは，2 連続ブロックした P 波の原因となりうる。
- また 2 段階房室ブロックは，交代性 Wenckebach（aW）周期としても知られている。心房頻拍で 1 拍ごとに完全にブロックされる。伝導した興奮は房室 Wenckebach 伝導を行い，興奮が心室に伝導しなくなるまで漸増的に PR 間隔が延長し RR 間隔が短縮する。したがって，第一段階で 2：1 房室ブロックが生じ，別の（第二）段階で 5：2 房室 Wenckebach が生じる。
- II 型房室ブロックには，以下に示す特徴がある。
  1. 一定の PP 間隔と RR 間隔。
  2. ブロックした P 波の前の PR 間隔は一定。
  3. P 波を包含する心拍休止時間は，先行する PP 間隔の 2 倍に等しい（**図 4.6**）。
- 脚ブロックを合併することが多い。
- ブロックの部位は一定で，His 束内または His 束下である（**図 4.7**）。
- 幅狭い QRS 波の第 2 度房室ブロックは，PR 間隔の延長がごくわずかの I 型房室ブ

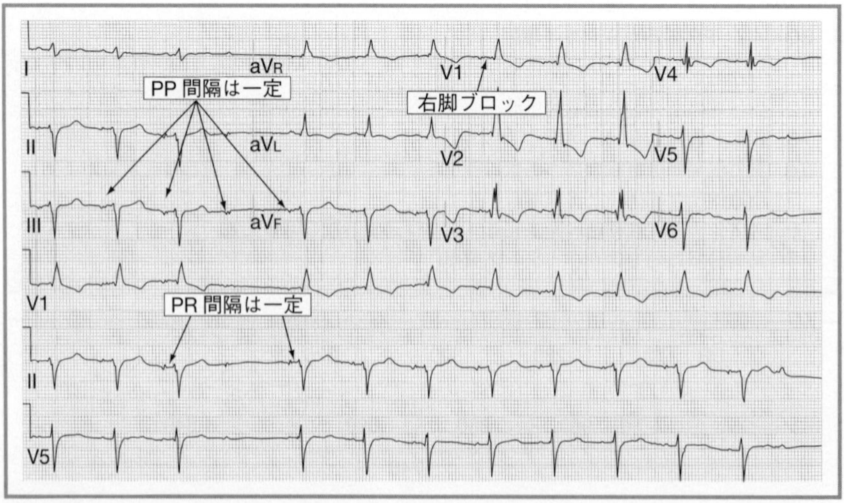

図 4.6 II 型房室ブロック。

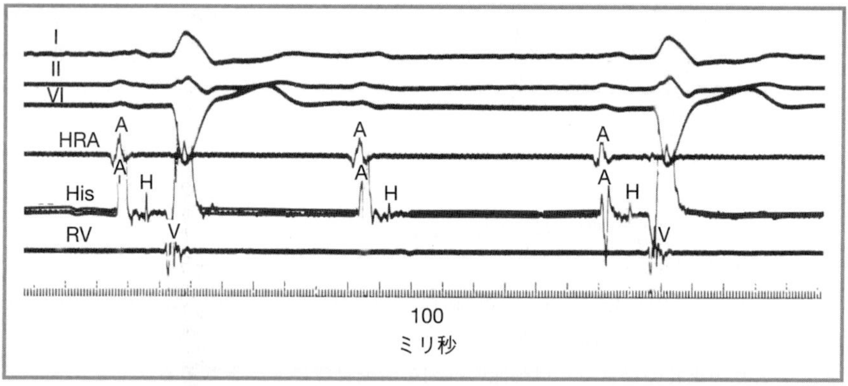

図 4.7　His 束下 II 型房室ブロック。

ロックである可能性が高いが，II 型ブロックと間違われることがある。

- 非常に長い PR 間隔と幅狭い QRS 波の 2:1 房室ブロックは，房室結節内でのブロックを示唆する。
- RP 間隔が変動するにもかかわらず，捕捉している QRS 波すべての PR 間隔が一定の場合には，II 型房室ブロックが考えられる。一方，PR 間隔が RP 間隔とは逆に変動する場合には，I 型房室ブロックである可能性が高い。
- 機能的 His 束下ブロックの発生は，ブロックに先行し長・短の HH 周期長が存在していることがある。高頻度心房刺激をしても，このタイプのブロックは再現されない。機能的 His 束下房室ブロックには，ペーシングの適応はない。
- II 型房室ブロックは，しばしば完全房室ブロックに進展することがあり，無症候性の患者にもペーシングが必要である。
- 交代性脚ブロックを伴う II 型房室ブロックには，恒久性ペースメーカが必要と考えられる。
- 2：1 房室ブロックでは，ブロック部位を体表面心電図で確実に決定することはできない。しかし伝導した P 波の PR 間隔と QRS 幅から，ブロック部位に関する手掛かりが得られる。
  1. PR 間隔＞300 ミリ秒なら房室結節内のブロックが考えられ，PR 間隔＜160 ミリ秒なら His-Purkinje 系または His 束内のブロックが考えられる。
  2. QRS 波形が正常の場合には，ブロック部位が房室結節または His 束内にあると考えられる。
- 第 2 度 His 束内ブロックの定義は，His 束の近位部と遠位部間での間歇的伝導である。
- His 束内のブロック部位を疑うべきときは，幅狭い QRS 波がみられる場合，イソプロテレノールまたはアトロピンでブロックが改善しない場合，頸動脈洞マッサージで伝導が逆説的に改善する場合である。
- 伝導しない His 束期外収縮により生じる，偽性房室ブロックを示唆する珍しい心電図所見はつぎのとおりである。
  1. 説明できない PR 延長が突然出現する。
  2. 同一患者に I 型ブロックと II 型ブロックの両方が出現する。
  3. 正常な QRS 波幅の患者に II 型ブロックが発生する。

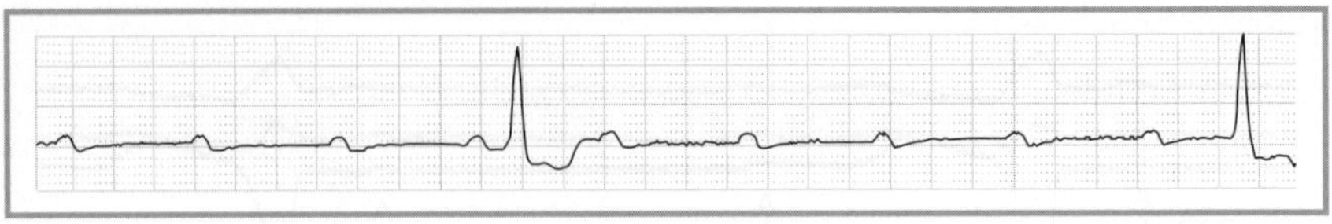

図 4.8　完全房室ブロック。

4. ブロックした心房期外収縮がみられる。
5. 心房融合収縮。

- His 束期外収縮の存在は，His 束が病的なことを反映しており，この状況での予後は His 束下ブロックと同等である。
- 房室伝導が正常の場合は，自動能の抑制を治療目標にすべきである。

完全房室ブロック[9〜11]

- 完全房室ブロックが存在するのは以下の場合である。
  1. 後天性心ブロック。
  2. 先天性心ブロック。
  3. 迷走神経調節性房室ブロック。
  4. 発作性房室ブロック。
- 完全房室ブロックはブロックの部位にしたがって分類できる。
  1. 房室結節ブロック。
  2. 結節下ブロック。
- すべての P 波が心室に伝導しない特徴がある。
- 幅狭い QRS 波で 40〜60 bpm の補充収縮は接合部からの可能性があり，補充収縮が心室から発生する場合は，幅広い QRS 波で 20〜40 bpm である（**図 4.8**）。
- 薬剤誘発性房室ブロックは，原因薬剤を中止した後でも持続することがある[5]。
- その他の房室ブロックの原因を**表 4.1** に示す。

先天性房室ブロック

Kearns-Sayre 症候群

- これはまれなミトコンドリア細胞障害である。
- その表現型には以下のものがある。
  1. 進行性外眼筋麻痺。
  2. 非典型的網膜色素変性。
  3. 完全心ブロック。
  4. 感覚神経性聾唖。
  5. 知的機能障害。
  6. 低身長。
  7. 内分泌異常と腎臓異常。
- これは骨格筋のミトコンドリア DNA 欠損を伴う，ミトコンドリア障害である。
- 心臓の組織病理検査では，脚枝と洞房結節と房室結節に脂肪浸潤および線維化が認められる。
- 心臓病変には，完全心ブロックに至る束枝ブロックと第 1 度房室ブロックのよう

表 4.1　完全房室ブロックの原因

冠動脈疾患	心筋梗塞，虚血
先天性	弾性線維性，血管転位症，中隔欠損症，母親の膠原病[6]，*KCNQ1* 変異，Kearns-Sayre 症候群
結合組織疾患[6]	強直性脊椎炎，Reiter 病，多発軟骨炎，強皮症，関節リウマチ
変性疾患	Lenegre 病，Lev 病，伝導系の硬化症
薬剤[5]	β 遮断薬，カルシウムチャネル遮断薬，キニジン，プロカインアミド，アミオダロン
感染症	リウマチ熱，心筋炎，Lyme 病，Chagas 病，ジフテリア
浸潤性疾患	アミロイドーシス，サルコイドーシス，腫瘍，Hodgkin 病，骨髄腫，糖原病性心筋症，*PRKAG2* 変異により生じる遺伝子疾患
代謝性	低酸素症，電解質異常
神経疾患	Becker 型筋ジストロフィ，筋強直性ジストロフィ
外傷性	外科的損傷，心臓震盪，アルコールまたは外科的中隔アブレーション

な伝導障害が併発する。
- 他臓器系併発病変の徴候が出現した後，病気の後期に伝導障害が現れる。
- 伝導障害は 10〜20 歳代までに，束枝ブロックから完全房室ブロックに進行する。
- *KCNQ1* 変異による QT 時間延長と TdP が発生することがある。
- 出現する臨床症状には，完全心ブロックまたは TdP による失神と突然死がある。

糖原病性心筋症
- 糖原病性心筋症は，*PRKAG2* 遺伝子変異が原因の遺伝子異常である。
- この患者には，房室結合と早期興奮が認められる。
- 死亡原因は，心室細動を引き起こす心拍数が速い心房細動である。
- *PRKAG2* 変異がある患者では，若年時（20〜30 歳）に心拍数が速い心房細動により死亡するリスクが高く，それ以降は完全房室ブロックにより死亡するリスクが高いことが知られている。
- 糖原病性心筋症の臨床像には，左室肥大，洞徐脈，房室伝導障害，頻脈性心房不整脈がある。

遺伝子変異による房室ブロック
- ヒト *KCNQ1* 変異の野生型は，房室ブロックの表現型を示すことがある。
- *KCNQ1* 変異のある心房細動患者では，徐脈つまり緩徐な心室応答を示す。
- 先天性房室ブロックに対し，ペースメーカが推奨されるのはつぎの場合である。
  1. 患者が症候性。
  2. 幅広い QRS 波。
  3. 心拍数が 50 bpm 未満。
  4. ブロック部位が His 束より下。

発作性房室ブロック[12, 13]

- 発作性房室ブロック（PAVB）の定義は，心房興奮の心室への伝導ブロックが突然予期せずに反復し，かつ十分な補充調律の出現が遅延するものをいう（図 4.9）。
- これは失神の重要な原因である。
- 明らかに正常な 1：1 房室伝導から，完全心ブロックへ突然変化する。
- 安静時の心電図では，心疾患や伝導異常が明らかでない。
- 正常細胞の特徴は静止膜電位がより陰性で，活動電位振幅が大きく，速い脱分極性ナトリウム電流である。
- 不応性はナトリウム電流の正常な電位–時間経過に依存し，通常再分極の終了は興奮性が完全に回復したことを表している。
- 3 相における脱分極は伝導ブロックを生じる。これが 3 相房室ブロックの機序であり，正確には電位依存性ブロックといわれる（図 4.10）。
- 内向き脱分極電流（I_{Na}，I_{Ca}）と，外向き再分極カリウム電流（I_{K1}，I_{Kr}，I_{Ks}）との均衡により，興奮性の回復が決まる。
- 病的細胞では陰性の静止膜電位が浅く，活動電位振幅が小さく持続時間が短く，ナトリウム電流を介して流れる脱分極電流が緩徐で動態が抑制されている。
- これらの細胞では，ナトリウム電流が小さい傾向にあるため，拡張早期の再分極電流が優勢になる。
- これらの外向き電流は脱分極に対抗するため，興奮性の回復が再分極の終了をこえて延長する。

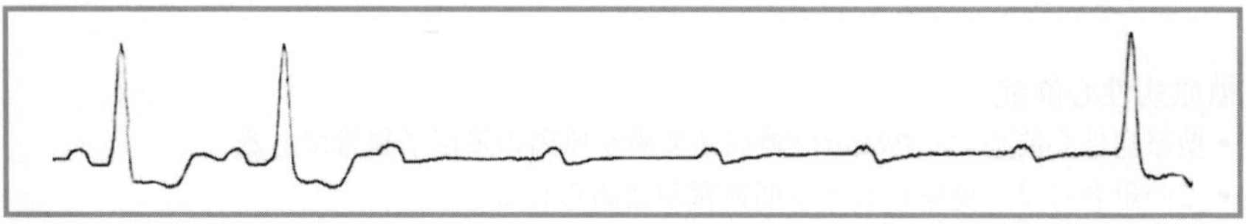

図 4.9　発作性房室ブロック。

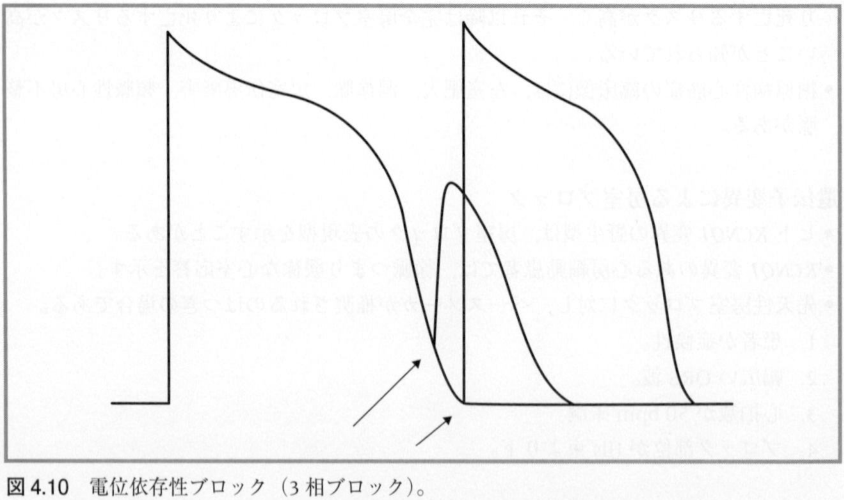

図 4.10　電位依存性ブロック（3 相ブロック）。

- これを「再分極後不応性」といい，正常細胞とは対照的に，期外刺激が拡張後期に来てはじめて活動電位が伝搬するようになることを意味している。
- 脱分極した活動電位には緩徐な伝導特性があり，伝導ブロックを起こしやすい。
- 静止膜電位がさらに脱分極すると，ナトリウム電流は活性化できない。しかしカルシウムチャネルを介した緩徐な脱分極電流が，強い刺激で誘発できる。
- この活動電位のことを「緩徐応答（反応）」といい，これも緩徐伝導特性と再分極後不応性の特徴がある。

発作性房室ブロックの分類[13]

1. 頻脈依存性発作性房室ブロック。
2. 心拍休止依存性または徐脈依存性発作性房室ブロック（4 相ブロックともいう）。

頻脈依存性発作性房室ブロック

- これは Mobitz II 型ブロックを伴って発生する。
- 機序には以下のものがある。
  1. 房室接合部への非伝導性 P 波の不顕性伝導。
  2. 房室接合部下部の減速（徐拍化）依存性脱分極。
- 発作性ブロック後に，正常な房室伝導が再開する理由には以下のものがある。
  1. Wedensky 促進で，これは適切なタイミングの逆行性興奮が，閾値下の順行性興奮を伝導させることである。
  2. 不応期からのピーリング（離脱）（刺激頻度の増加により不応期が短縮する）。
- 房室伝導への心房入力レートの増加に伴い，頻脈依存性発作性房室ブロックが発生する。心房レートの増加は，自発的に漸増的または突然に起こるか，または薬物に反応して起こる。
- 冠血流の変化，自律神経緊張の変化，循環カテコラミンの変化により，二次的に房室伝導系に変化が起きる。
- 頻脈依存性発作性房室ブロックは His-Purkinje 系への不顕性伝導の結果である。
- 病的 His-Purkinje 系への心拍依存性不顕性伝導は，反復性伝導ブロックの原因である。

心拍休止依存性発作性房室ブロック

- 病的な伝導系では，突然の心拍休止依存性 4 相房室ブロックが発生する。
- 背景に遠位伝導系障害の所見が存在することが多く，右脚ブロックが最も一般的な所見である。
- 心拍休止（ポーズ）を引き起こす，ブロックまたは伝導した心房期外収縮または心室期外収縮により生じる。
- His 束より下で発生する。
- 潜伏性 His 期外収縮は，房室ブロックに類似している。
- 心房レートが遅いとき房室ブロックが発生することがあるが，これは 4 相ブロックによるものと考えられ，徐脈依存性ブロックともいわれる。
- 活動電位 4 相においてナトリウムチャネルが不活性化されている時期に，上室興奮または心室興奮が病的 His-Purkinje 系に到達したときに，4 相徐脈依存性ブロッ

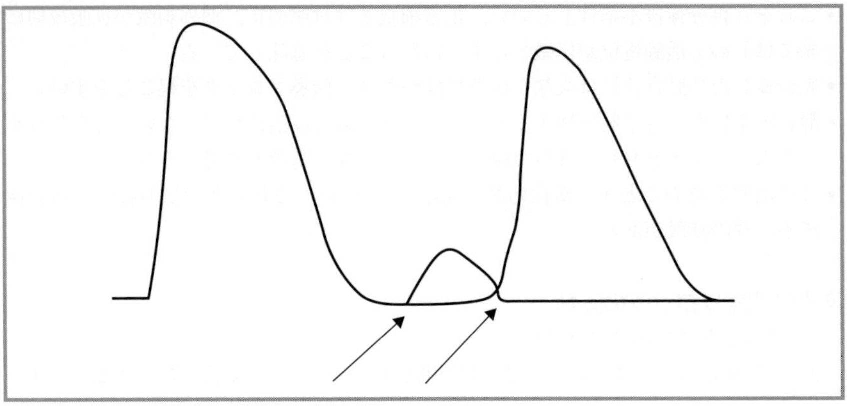

図 4.11　再分極後不応性と 4 相ブロック。

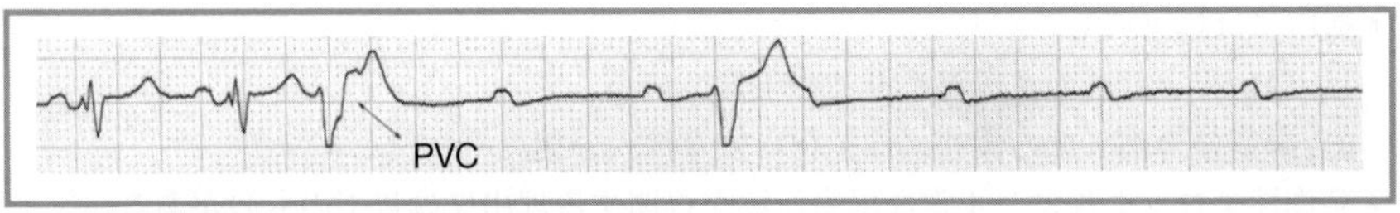

図 4.12　心拍休止依存性発作性房室ブロック。PVC：心室期外収縮

クまたは変行伝導が発生する。

- その結果として，後続する興奮はもはや病的組織を脱分極できず，心静止が生じる（図 4.11）。
- 4 相ブロックは通常，His-Purkinje 系で発生する。したがって，可能性のあるブロック部位は結節下である。心房レートが速くなると，正常の房室伝導が再開する。
- 4 相または徐脈依存性発作性房室ブロックは，通常は洞レートが臨界まで緩徐になると誘発されるが，心房起源，接合部起源，心室起源いずれの期外収縮の後でも発生しうる。期外収縮後の心拍休止中は，4 相ブロックのために期外収縮後の興奮は伝導できない（図 4.12）。
- 4 相ブロックは，遠位伝導系の傷害を伴っている。

  可能性が考えられる機序には以下のものがある。

  1. 延長した回復で誘発される低分極。
  2. 拡張期自動脱分極。
  3. 閾値電位の変位と，4 相脱分極を伴わずに膜応答性が低下（過分極）。
- 4 相過分極により膜電位が閾値電位から離れる。そのため伝導が障害されブロックが起きる。
- 伝導障害領域より近位の伝導線維において，緩徐拡張期脱分極を伴い進出ブロックが生じるために，徐脈依存性脚ブロックが発生すると考えられる。
- 発作性房室ブロックは His-Purkinje 系の障害であり，HH 間隔が臨界的変化した後に，His 束または脚枝において局所的 4 相ブロックが生じるためである。
- 長い心拍休止（拡張期が延長）中に，病的 His-Purkinje 系線維が自動脱分極し（陰性の膜電位が浅くなる），ナトリウムチャネル不活性化のため後続の興奮に対する反応性が低下する。
- 体表面心電図では，HH 間隔の延長は PP 間隔の延長として現れることがあるが，発作性房室ブロック前の PP 間隔延長は必須ではなく，観察されないこともある。
- 自発的洞興奮レートの緩徐化（PP 間隔延長）および心房，心室，His 束の期外収縮を伴った期外収縮後心拍休止のために，HH 間隔の延長が生じる。

迷走神経性房室ブロックと発作性房室ブロックの相違[13]

- 迷走神経性房室ブロックに対し予防的ペースメーカ植込みは有益でないため，良性のことが多い迷走神経性房室ブロックの可逆的な原因を探し，発作性房室ブロックと鑑別することが重要である（**表 4.2**）。
- 発作性房室ブロックを示唆する臨床的特徴としては以下のものがある。
  1. 心拍休止を引き起こす心房，His 束，心室の期外収縮により，発作性房室ブロックが開始することが多い。
  2. 頻脈は房室伝導を抑制することにより，発作性房室ブロックを引き起こすことがある。
  3. 心室静止中にブロックには影響せずに，洞結節興奮の促進（PP 間隔の短縮）がみられる。
  4. 房室ブロック開始前の心拍数低下や，房室ブロックのみが突然発生することはない。
  5. 逆行性伝導が維持されたままの一方向性順行性伝導ブロックは結節下ブロックでみられるが，房室結節ブロックではみられない。この機序のため，発作性房室ブロックは心室期外収縮によりリセットされ，1：1 房室伝導が再開する。
- 副交感神経性すなわち迷走神経性房室ブロックを示唆する特徴には以下のものがある（**図 4.13**）。
  1. 洞結節興奮レート低下（PP 間隔延長）と房室伝導遅延（PR 間隔延長）が徐々に起き，その後に洞停止（完全洞房ブロック）または完全房室ブロックがときどき起こる。迷走神経緊張が亢進すると，突然ブロックが生じることもある。

表 4.2　迷走神経性房室ブロックと発作性房室ブロックの比較

	迷走神経性 AVB	発作性 AVB
ブロックレベル	房室結節	結節下
APB，VPB，HES で開始	なし	あり
開始前の頻脈	なし	みられる可能性あり
伝導の再開	洞結節興奮促進（PP 短縮）または迷走神経入力の消退	適切な時期の補充収縮または期外収縮（洞性，異所性 APB，VPB，HES）
PP 延長	存在する	起こることあり
PR 延長	存在する	存在しない
頸動脈洞マッサージ	ブロック前に PR 延長	先行 PR の変化なしに PP 延長

APB：心房期外収縮，AVB：房室ブロック，HES：His 期外収縮，VPB：心室期外収縮

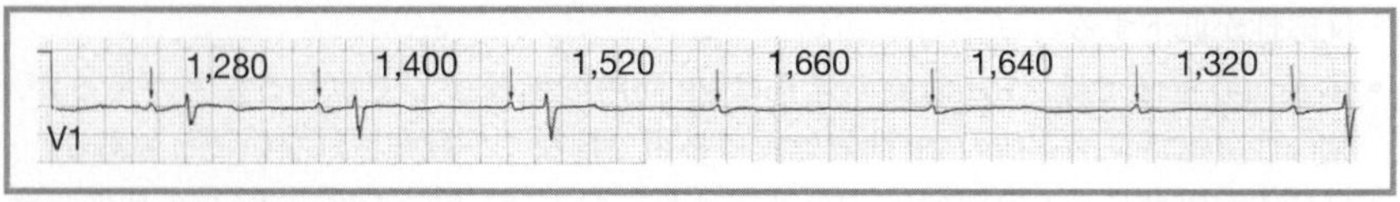

図 4.13　迷走神経性房室ブロック。

2. 洞結節興奮が促進（PP 間隔短縮）されると，房室伝導が再開する。
3. 房室ブロック開始前に，有意に PR 間隔が延長または Wenckebach がみられる。
4. 心室静止中に，PP 間隔が延長する。
5. 房室伝導再開時に，PR 間隔が有意に延長する。
6. 病歴は迷走神経緊張亢進（排尿中，静脈切開術中など）を強く示唆する。
7. 心室期外収縮または His 束期外収縮により His 束は逆行性興奮せず，リセットして房室ブロックが消失する。

- アジマリンまたはプロカインアミド誘発性の結節下ブロックまたは HV 間隔延長は，His 束下房室ブロックの診断に用いられてきた。
- アジマリンまたはプロカインアミドに対する反応が陽性の場合は，結節下伝導障害が示唆されるが，後天性房室ブロックの他型よりも発作性 4 相房室ブロックが発生するリスクがある患者を同定するには特異的でない。
- 電気生理検査室で臨界的タイミングの心房期外収縮や心室期外刺激，または高頻度心室ペーシングを用いれば，発作性房室ブロックは再現される。
- HV 間隔が正常でも，発作性房室ブロックが発生するリスクを除外できない。
- 発作性房室ブロックは予想できない補充機序を伴う His-Purkinje 系疾患のマーカーであり，恒久性ペースメーカ植込みが推奨される。

急性心筋梗塞患者にみられる房室ブロック[7, 8]

- 下壁心筋梗塞に一般的にみられる。
- これはおそらく急性下壁心筋梗塞後の早期に伴う迷走神経緊張亢進よるものと考えられる。PR 延長，I 型房室ブロック，高度房室ブロックとして出現する。
- これはアトロピンに反応する。
- 急性心筋梗塞後に遅れて出現する房室ブロックは，房室結節の虚血による二次的なもので，房室結節領域におけるアデノシン濃度上昇の結果起こる。この作用はテオフィリンで遮断できる。
- 下壁心筋梗塞と前壁心筋梗塞における房室ブロックの特徴は異なっており，**表 4.3** に示す。
- Cardiac Arrhythmias and Risk Stratification After Acute Myocardial Infarction（CARISMA）試験では，急性心筋梗塞後左室駆出率≦ 40％の患者中 10％に高度房室ブロックがみられた。これは心臓死が非常に高いリスクと関連していた[12]。

房室解離

- 房室解離中は，心房活動と心室活動は独立している。
- 房室解離の機序には，生理的なものと病態的なものがある。

1. 干渉を伴う生理的不応性。（興奮が周期長の不応期以外の時期に発生した場合

表 4.3　急性心筋梗塞時にみられる房室ブロックの特徴

	下壁心筋梗塞	前壁心筋梗塞
特徴	I 型房室ブロックが先行する	II 型房室ブロックが先行する
発症	第 2〜3 病日に発生	第 1 病週に発生
持続期間	3〜14 日間継続	永続的
部位	結節	結節下
病理	房室結節の虚血	伝導組織の壊死
QRS 幅	狭い	広い，脚ブロック
治療	一時的ペーシング	恒久性ペーシング
死亡率	10〜20%	60〜80%

には，その興奮は伝導することがある)。

- 主要（一次）ペースメーカ（洞結節）のレートが従属的（接合部）ペースメーカのレートより少ないために，生理的不応性により伝導しない興奮ができる。
- 従属的ペースメーカの不適切な促進。促進接合部調律または心室頻拍。
- 主要ペースメーカが加速される場合（洞頻脈や心房頻拍）は，生理的不応性と生理的房室伝導遅延による。

2. 洞結節興奮が病的に伝導しない場合には，完全房室ブロックのように P 波が QRS 波より数が多くなる。(興奮が周期長の不応期以外の時期に発生しても，その興奮は伝導しない)。

【参考文献】

1. James TN. Structure and function of the sinus node, AV node and His bundle of the human heart: part I-structure. *Prog. Cardiovasc. Dis.* 2002; 45(3): 235-267.
2. Shen WK. How to manage patients with inappropriate sinus tachycardia. *Heart Rhythm.* 2005; 2(9): 1015-1019
3. Thollon C, Bedut S, Villeneuve N, et al. Use-dependent inhibition of hHCN4 by ivabradine and relationship with reduction in pacemaker activity. *Br. J. Pharmacol.* 2007; 150(1): 37-46.
4. Shen W-K. Modification and ablation for inappropriate sinus tachycardia: current status. *Card. Electrophysiol. Rev.* 2002; 6(4): 349-355.
5. Rosenblueth A. Mechanism of the Wenckebach-Luciani cycles. *Am. J. Physiol.* 1958; 194(3): 491-494.
6. Bakker ML, Moorman AFM, Christoffels VM. The atrioventricular node: origin, development, and genetic program. *Trends Cardiovasc. Med.* 2010; 20(5): 164-171.
7. Abidov A, Kaluski E, Hod H, et al. Influence of conduction disturbance on clinical outcome in patients with acute myocardial infarction receiving thrombolysis (results from the ARGAMI-2 study). *Am. J. Cardiol.* 2004; 93(1): 76-80.
8. Brady WJ Jr, Harrigan RA. Diagnosis and management of bradycardia and atrioventricular block associated with acute coronary ischemia. *Emerg. Med. Clin. North Am.* 2001; 19(2): 371-384, xi-xii.
9. Hucker WJ, Nikolski VP, Efimov IR. Autonomic control and innervation of the atrioventricular junctional pacemaker. *Heart Rhythm.* 2007; 4(10): 1326-1335.
10. Zeltser D, Justo D, Halkin A, et al. Drug-induced atrioventricular block: prognosis after

discontinuation of the culprit drug. *J. Am. Coll. Cardiol.* 2004; 44(1): 105-108.

11. Qu Y, Xiao GQ, Chen L, Boutjdir M. Autoantibodies from mothers of children with congenital heart block downregulate cardiac L-type Ca channels. *J. Mol. Cell. Cardiol.* 2001; 33(6): 1153-1163.
12. Silvetti MS, Grutter G, Di Ciommo V, Drago F. Paroxysmal atrioventricular block in young patients. *Pediatr. Cardiol.* 2004; 25(5): 506-512.
13. El-Sherif N, Jalife J. Paroxysmal atrioventricular block: are phase 3 and phase 4 block mechanisms or misnomers? *Heart Rhythm.* 2009; 6(10): 1514-1521.

◉ 自己評価問題の解答 ◉

1. 正解は D
I_{to} と I_{K1} はペースメーカ細胞には存在しない。
2. 正解は B
I 型洞房進出ブロックでは，心拍休止（ポーズ）前の PP 間隔が漸減性に短縮し，ポーズは先行する洞周期長の 2 倍未満になる。
3. 正解は C
II 型第 2 度房室ブロックでは，捕捉する QRS 波に対する PR 間隔は一定である。
4. 正解は D
発作性房室ブロックは His-Purkinje 系の異常で，補充調律の予測が難しいため恒久性ペースメーカ植込みの適応である。
5. 正解は A
急性前壁心筋梗塞に伴う右脚ブロック兼左脚前枝ブロックおよび間欠性完全房室ブロックは，房室結節以下（下位伝導路）の器質的障害が原因で死亡率も高く，恒久性ペースメーカ植込みの適応である。
6. 正解は D
筋ジストロフィの患者では，刺激伝導系の変性により完全房室ブロックの原因になる。
7. 正解は C
頻脈徐脈症候群の患者でポーズによる失神発作がみられ，VVI ペースメーカが治療選択になる。
8. 正解は A
ポーズは先行する洞周期長の 2 倍未満であるため，I 型洞房進出ブロックが考えられる。
9. 正解は C
I_f を流す HCN4 チャネルの阻害薬（イバブラジン）は，血圧，心筋収縮能に影響することなく心拍数を減少させる。
10. 正解は D
不適切洞頻脈では他に明らかな頻脈の原因を伴わずに洞頻脈が持続する病態で，β 受容体に対する血中 IgG 自己抗体が増加している。
11. 正解は A
2：1 房室ブロックの場合に，PR 間隔＞300 ミリ秒なら房室結節内でのブロックを考え，PR 間隔＜160 ミリ秒なら His 束または His-Purkinje 系でのブロックを考える。
12. 正解は B
心拍休止依存性の発作性 4 相房室ブロックは遠位伝導路障害で起きることが多く，ポーズを生じる非伝導性または潜伏性心房期外収縮か心室期外収縮により発生し，心房レートが遅いときに起きやすく徐脈依存性 4 相ブロックとも呼ばれる。
13. 正解は D
血行動態的に安定し無症状の洞徐脈と 3 秒未満の洞ポーズがみられる患者であり，経過観察と再評価を行う。

14. 正解はD
不整脈の自覚症状がない洞徐脈および非持続性心室頻拍と非持続性心房頻拍の病歴がある患者で，基礎疾患に睡眠時無呼吸症候群がないかを精査する。

15. 正解はD
過分極活性化環状ヌクレオチド依存性チャネル（HCN4）電流（I_f）は，洞房結節の自動能生成に関与している。

第5章
上室頻拍

◉ 自己評価問題 ◉

5.1 心房粗動

1. 54 歳の男性。主訴は進行性に憎悪する呼吸困難。心電図を以下に示す。血清カリウム値は 3.2 mEq/L。心筋血流試験は正常。心臓超音波検査では，両心房拡大，左室拡大とびまん性壁運動低下，左室駆出率 26％。8 カ月前の定期外来検査の記録では，血圧 120/70 mmHg で心拍数 70 bpm。6 カ月前にドラッグストアで測定した血圧は 110/70 mmHg で心拍数 150 bpm。患者は無症状であった。

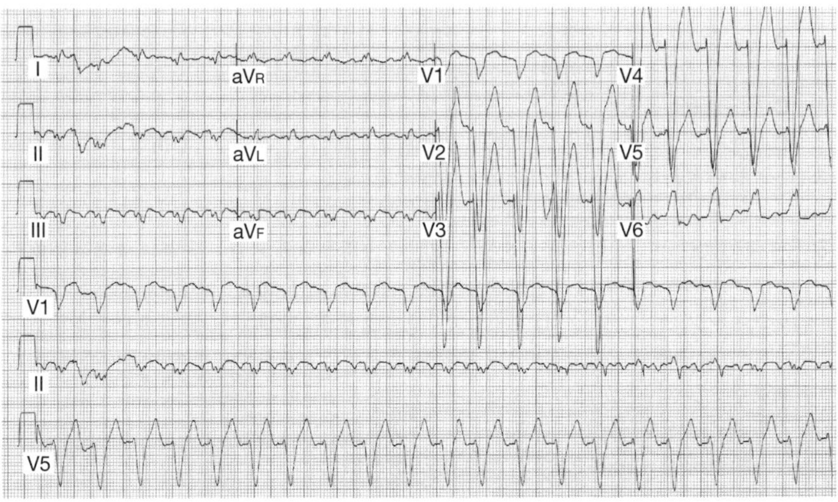

推奨されるのはどれか？

A. リドカイン静注
B. 両室除細動器植込み
C. 高周波アブレーション
D. カルシウムチャネル遮断薬

2. 36 歳のセールスマンに心房粗動がみつかった。身体診察と心臓超音波検査は正常であった。血清カリウム値は 3.9 mEq/L。

翌日，患者は薬理学的除細動のため病院外来を受診した。イブチリド 1 mg 静注で 10 分以内に洞調律に回復した。2 時間後患者は仕事に戻ったが，会議中に失神発作を起こした。心電図は洞調律で血圧は正常であった。

この患者の失神の原因で，最も考えられるのはどれか？

A. 速い心室応答を伴う心房粗動の再発
B. 神経心原性失神
C. 多形性心室頻拍
D. 左房血栓による脳塞栓

3. 45 歳の男性。持続性心房粗動があり，高周波アブレーション治療を受けている。2 回目のエネルギー通電時に粗動は停止した。この治療手技の到達点として，適切と考えられるのはどれか？

A. 心房粗動が停止する
B. 峡部での二方向性ブロックを証明する
C. 粗動が誘発されるか，高頻度心房ペーシングを試みる
D. 追加高周波傷害を冠静脈洞入口部に与える

4. 発作性心房細動がある 77 歳の女性。心臓超音波検査と心筋血流検査は正常であった。患者はプロパフェノン 150 mg 1 日 3 回で治療された。5 週間後，動悸を主訴にクリニックに来院した。心電図では持続性心房粗動であった。

推奨されるのはどれか？

A. プロパフェノンを継続し，心房粗動に対するアブレーションを考慮する
B. プロパフェノンの中止
C. 心房細動に対するアブレーションを考慮する
D. カルシウムチャネル遮断薬や β 遮断薬を用いて，レート（心拍数）コントロールを考える

5. 75 歳の女性が，左膝の痛みを伴う腫脹を主訴に入院した。患者には慢性閉塞性肺疾患がある。患者はうっ血性心不全（左室駆出率 30%）の治療を受けている。ジゴキシンを 0.125 mg/日内服している。2 年前に他院で心臓カテーテル検査を施行し，冠動脈は正常で全般的左室機能不全が認められた。そのときの心電図は，洞調律で伝導障害が認められた。

患者は動悸を自覚している。

検査所見：血液尿素窒素	43 mg/dL
血清クレアチニン	3.0 mg/dL
血清ナトリウム	133 mEq/L
血清カリウム	4.3 mEq/L
血清マグネシウム	2.0 mEq/L

心電図検査を施行した。

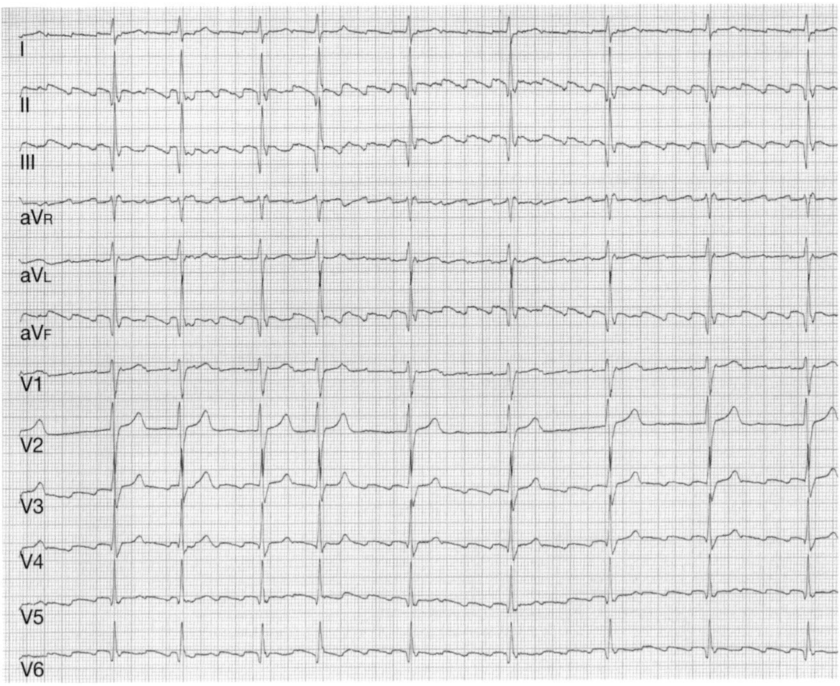

最も適切なのはどれか？

A. ソタロール 120 mg 経口投与，1 日 2 回を開始
B. フレカイニド 100 mg 経口投与，1 日 2 回を開始
C. 高周波アブレーションを考慮
D. ジゴキシンの用量を 1 日 0.25 mg 経口投与に増量

6. 75 歳の男性が，待機的胆嚢摘出術の術前検査で心電図異常（以下に示す）があるため紹介されてきた。冠動脈疾患や末梢血管疾患の既往はない。患者は最近運動耐容能が低下したといっている。6 カ月前に施行した心電図と心臓超音波検査は正常であった。

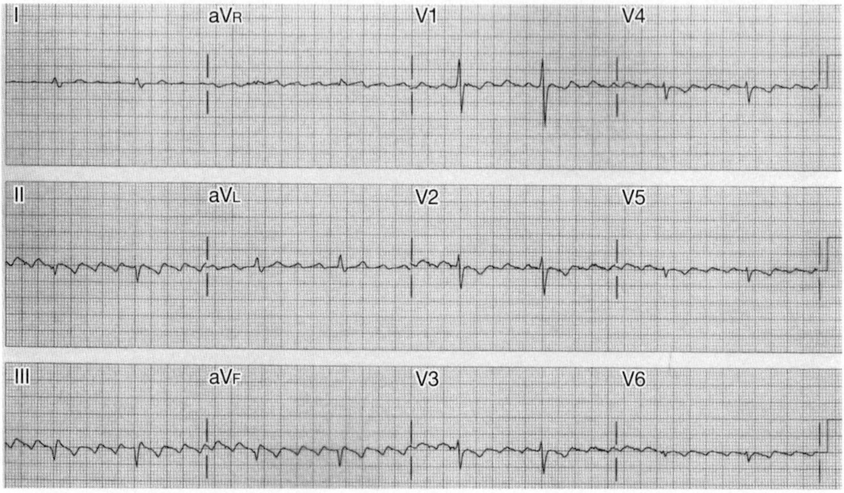

推奨されるのはどれか？

A. イブチリドを用いて薬理学的除細動
B. アスピリンを 2 週間投与した後に，待機的直流カルディオバージョン
C. ワルファリンを 3 週間投与した後に，待機的直流カルディオバージョン
D. 経食道心臓超音波検査後に，待機的直流カルディオバージョンとアスピリン
E. 高周波カテーテルアブレーション

7. 60 歳の男性が, 動悸と眩暈を主訴に入院した。患者は 2 年前に同様な発作があった。冠動脈疾患や高血圧の既往はない。心電図で心房粗動が認められた。

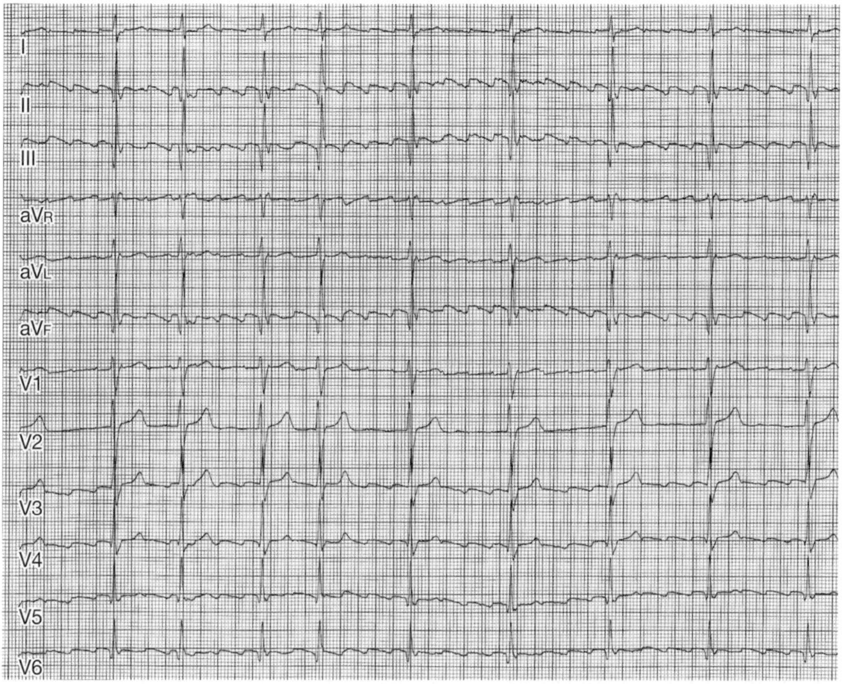

フレカイニドを 3 回内服した翌日に, 患者は速い心拍数になった。心電図を記録した。

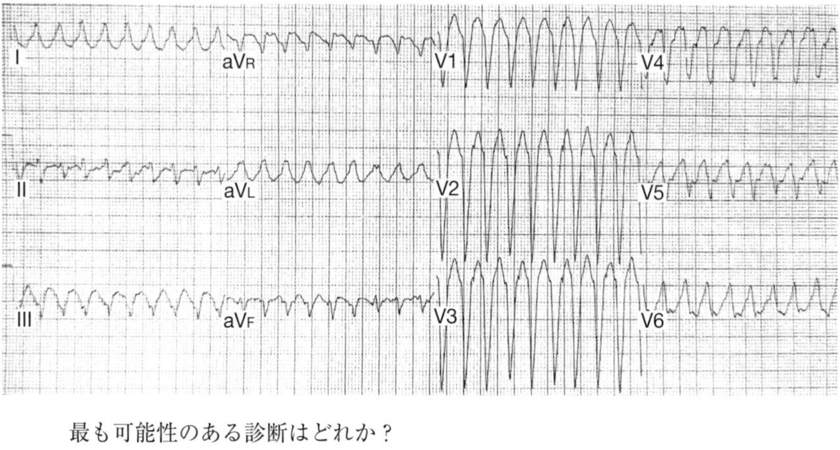

最も可能性のある診断はどれか？

A. 逆方向性リエントリー（回帰）性頻拍
B. 心室頻拍
C. 1：1 伝導の心房粗動
D. バイスタンダー束枝心室結合を用いた房室結節リエントリー性頻拍（AVNRT）

5.2 心房頻拍

1. 患者は 56 歳の看護師で，再発性の頻拍発作がある。心電図を示す。

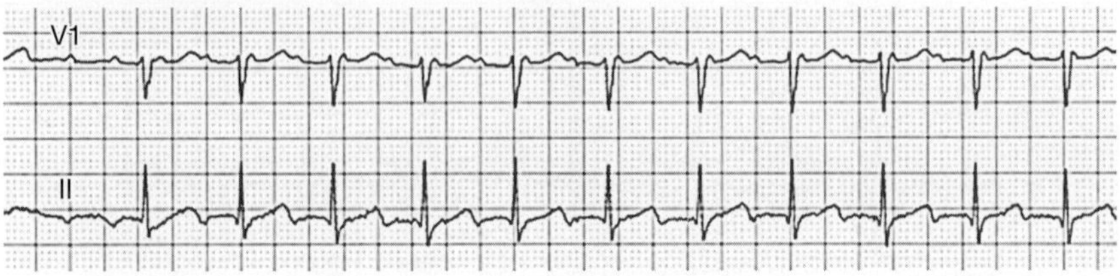

最も考えられる診断はどれか？

A. 洞頻脈
B. 心房頻拍
C. 房室リエントリー（回帰）性頻拍（AVRT）
D. 非典型的 AVNRT

2. この頻脈を根治する可能性が高いアブレーション部位はどれか？

A. 副伝導路
B. 房室結節の遅伝導路
C. 心房頻拍の起源（フォーカス）
D. 房室接合部

3. 25 歳の男性が，持続性の頻脈を主訴に照会されてきた。電気生理検査中に以下に示す記録が得られた。

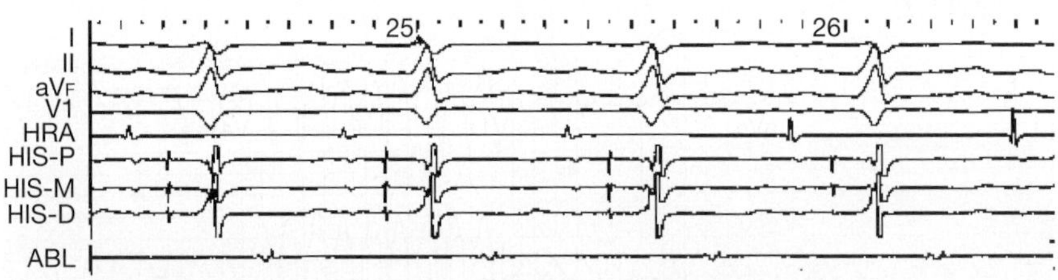

アブレーションカテーテルの位置は，分界稜の中間領域にある。
最も考えられる診断はどれか？

A. 心房頻拍
B. 逆行性伝導路として遅伝導路を介した，非典型的 AVRT
C. 非典型的（速–遅型）AVNRT
D. 洞結節リエントリー性頻拍

5.3　心房細動

1. 僧帽弁疾患がある 35 歳の女性が，2〜4 時間持続し自然に停止する心房細動発作を数回繰り返すために来院した。これはつぎのどれに分類されるか？
   A. 持続性心房細動
   B. 慢性心房細動
   C. 発作性心房細動
   D. 孤立性心房細動

2. 心房細動の最も一般的な症状はどれか？
   A. 一過性脳虚血発作/脳卒中
   B. 疲労倦怠
   C. 失神
   D. 胸痛

3. 心房細動患者で血栓塞栓合併症の危険因子でなく，そのためワルファリンによる抗凝固療法の適応とならないのはどれか？
   A. 患者の年齢が 57 歳
   B. 高血圧
   C. 左心不全
   D. 糖尿病

4. 48 時間以上心房細動が続く 48 歳の患者が来院した。経食道心臓超音波検査で心腔内血栓を認めなかった。カルディオバージョン成功後に推奨するのはどれか？
   A. ワルファリンを開始し，無期限に継続する
   B. アスピリンを開始する
   C. ワルファリンを開始し，3 週間継続する
   D. 抗凝固療法も抗血小板療法も必要ない

5. 60 歳の心房細動患者に対し，カルディオバージョンを実施したが成功しなかった。患者の駆出率は 25%である。イブチリドの前処置（静注）によるカルディオバージョンを再度行うべきか？
   A. はい
   B. いいえ

6. 50 歳の女性が発作性心房細動で来院した。最近患者は慢性活動性肝炎と肝機能障害の診断を受けた。洞調律維持のためには，どの薬剤が安全に処方できるか？
   A. ソタロール
   B. メキシレチン
   C. アミオダロン
   D. プロカインアミド

7. 76 歳の女性。3 年間続く持続性心房細動がある。患者には高血圧と気管支喘息

もある。現在の内服薬は，ワルファリン，ジゴキシン 0.25 mg を 1 日 1 回，アテノロール 25 mg を 1 日 2 回，ジルチアゼム 30 mg を 8 時間ごと，吸入気管支拡張薬である。24 時間 Holter 心電図検査では，平均心室応答は 130 bpm でときどき 150 bpm になる。心臓超音波検査では左房径 6 cm，左室拡張がある。推定左室駆出率は 35%である。

最善の治療計画はどれか？

A. アテノロールの用量を増やす
B. ジルチアゼムの用量を増やす
C. アミオダロンを開始し，4 週後に待機的カルディオバージョンを考慮する
D. 房室接合部の高周波アブレーションと心室ペースメーカの植込みを行う

8. 58 歳の女性。長年の高血圧があり，発作性心房細動の発作を 1 カ月に約 1 回起こすという。糖尿病，うっ血性心不全，脳卒中の既往はない。心房細動発作は 12 時間も続き，動悸，眩暈，倦怠感を伴う。3 回発作があったため入院した。しかし記録による心拍数は 86〜90 bpm であった。アミオダロンを試したが，肝機能変化（障害）のため中断した。現在の内服薬は，徐放型メトプロロール 100 mg/日とアスピリン 81 mg/日である。

血清甲状腺刺激ホルモン値は正常である。心電図は洞調律で正常間隔，左房異常，左室肥大を示す。

安静時心臓超音波検査での左室駆出率は 65%である。左房径は 4.2 cm である。心室中隔と後壁の壁厚は 1.4 cm である。運動負荷心臓超音波検査で虚血はみられなかった。

推奨されるのはどれか？

A. ジルチアゼムの追加
B. フレカイニドの追加
C. ジソピラミドの追加
D. カテーテルによる肺静脈隔離
E. 房室接合部の高周波カテーテルアブレーションとペースメーカ植込み

5.4 自動能性接合部頻拍

1. 自動能性接合部頻拍を AVNRT から鑑別するためにはどの手段が有用か？

A. 中隔 A が出現したときに遅伝導路付近で心房期外収縮を与える
B. アデノシン静注
C. 傍 His 束ペーシング
D. 期外指標の評価

2. つぎの治療選択のうち，自動能性接合部頻拍の治療に最も有用でないのはどれか？

A. 房室結節アブレーションと恒久性ペースメーカ植込み
B. アミオダロン
C. ジゴキシン
D. プロパフェノン

5.5　房室結節リエントリー性頻拍（AVNRT）

1. 二重房室結節生理特性の定義として正しいのはどれか？
   - A. A1A2 時間の 10 ミリ秒減少に対して，H1H2 時間が 50 ミリ秒増加する
   - B. A1A2 時間の 10 ミリ秒減少に対して，A2H2 時間が 50 ミリ秒増加する
   - C. A1A2 時間の 10 ミリ秒減少に対して，H2V2 時間が 50 ミリ秒増加する
   - D. どの A1A2 にも反応して，心房反響興奮（エコービート）が起きる

2. 房室接合部の遠位端へ速伝導路が進入する結果としてみられる特性はどれか？
   - A. 減衰伝導が増加する
   - B. 房室結節遮断薬への反応性が増加する
   - C. ナトリウムチャネル遮断薬への反応性が高くなる
   - D. 体表面心電図で早期興奮がみられる

3. 遅（緩徐）伝導路のアブレーション後，頻拍の誘発がみられずに A2H2 ジャンプが存在する場合には，アブレーションの不成功が示唆される。
   - A. 正しい
   - B. 誤り

4. 頻拍中の HA 時間が右室ペーシング中の HA 時間より短い可能性があるのはどれか？
   - A. AVNRT
   - B. AVRT
   - C. 脚枝間リエントリー性心室頻拍
   - D. 心房頻拍

5. HA 時間の変動がみられやすい状態はどれか？
   - A. AVNRT
   - B. AVRT
   - C. 心房頻拍
   - D. 心房束枝頻拍

6. 25 歳の女性が，動悸発作を繰り返した。電気生理検査では幅広い QRS 波の頻拍が誘発された。頻拍は右房ペーシングでエントレインできたが，心房ペーシングを中止すると以下に示すように VA 時間は変化せずに頻拍はたびたび継続した。

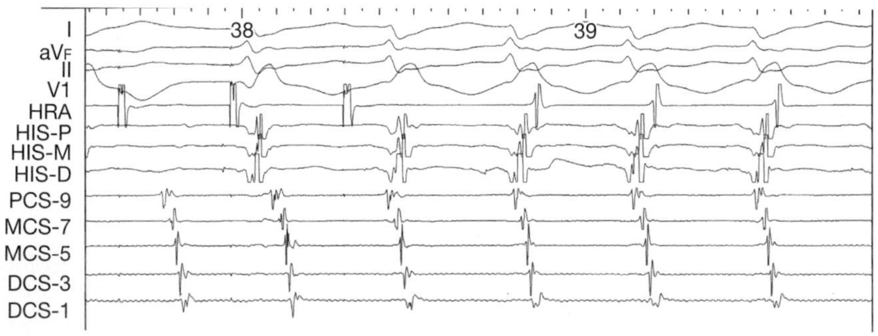

この頻拍の機序で最も考えられるのはどれか？

A. AVNRT

B. AVRT

C. 心房頻拍

D. 左心室頻拍（束枝頻拍）

7. 50歳の女性が，動悸発作を繰り返した。電気生理検査では下図に示す所見が得られた。

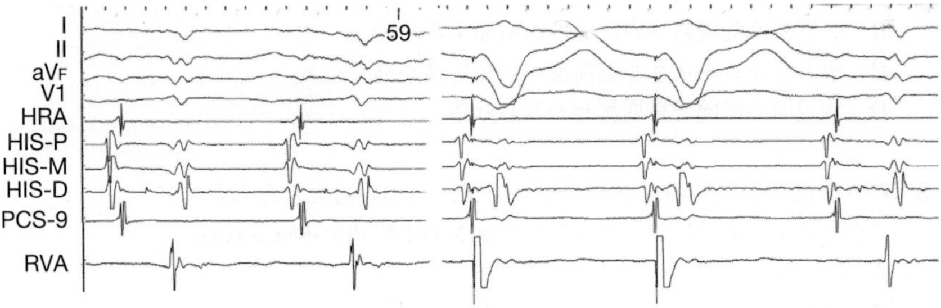

つぎのどの部位をアブレーションすれば，この頻拍を治療することができるか？

A. Eustachian 下の峡部

B. 副伝導路

C. 房室結節の遅伝導路

D. 心房頻拍の起源

8. 妊娠後期の 26 歳の女性が動悸を訴えている。4 カ月前に起きた初回の動悸発作は，数分間持続して自然停止した。動悸発作に眩暈，胸痛，失神は伴わなかった。プライマリケア医の診療中に 2 度目の動悸発作の心電図が記録された。

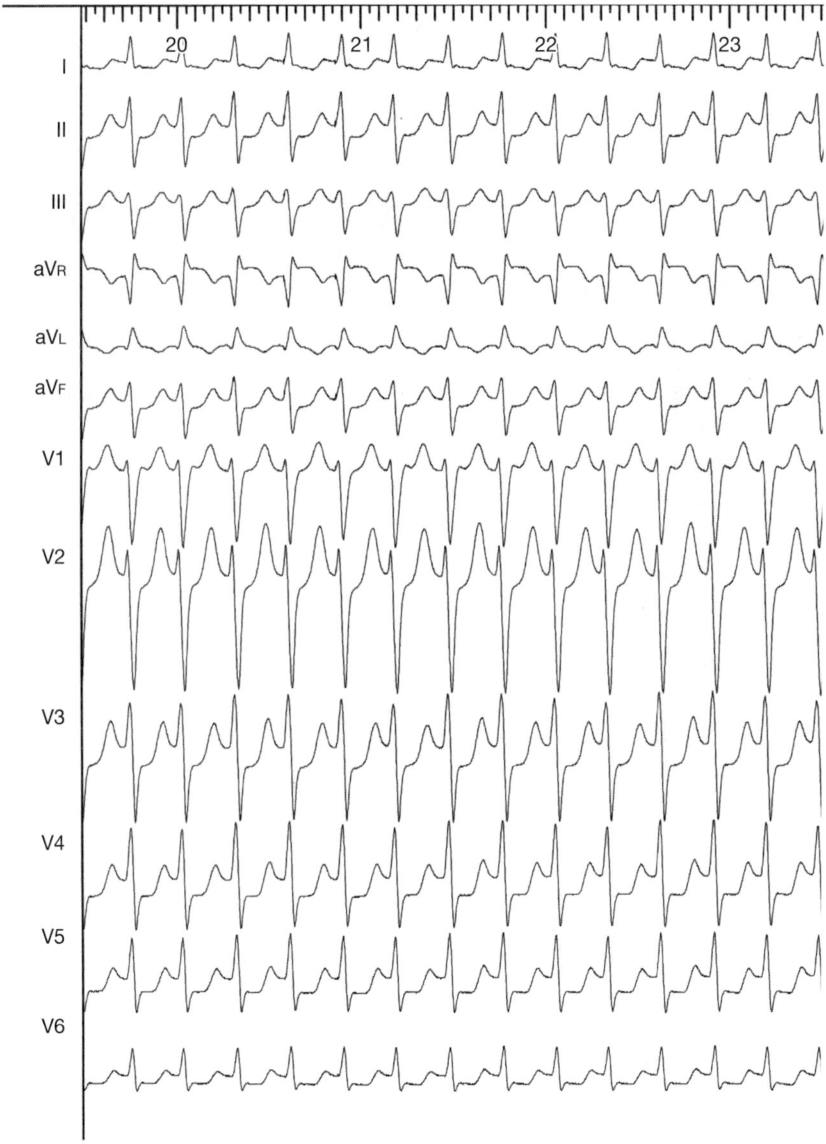

頻拍は自然停止した。基本(非発作時)心電図と心臓超音波検査は正常であった。この時点で最も適切な処置はどれか？

A. 速やかに堕胎する

B. フレカイニドを開始する

C. メトプロロールを開始する

D. 患者を再評価する

9. 67 歳の男性。10 年間にわたり動悸発作がある。最近では動悸発作は段々頻回になり，ひどくなってきた。既往歴には高血圧，糖尿病，高コレステロール血症がある。外来で記録した心電図は正常であった。

患者は 2 日前，呼吸苦，胸部圧迫感，動悸を主訴に病院に来院した。患者には冷汗があり，心拍数は 140 bpm，血圧は 100/60 mmHg。心電図を示す。

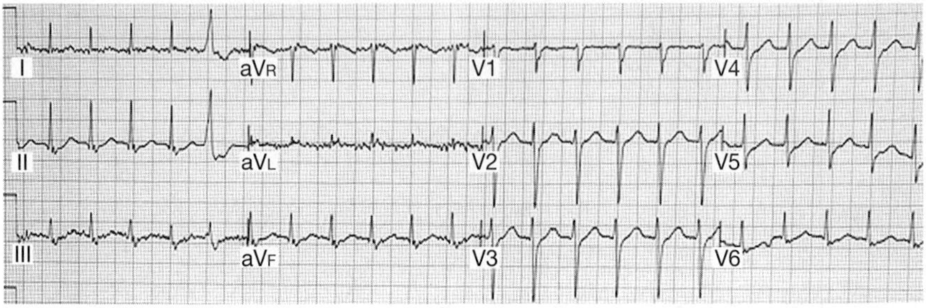

本日，電気生理検査で順行性房室結節二重伝導路が示されたが，持続性上室頻拍は誘発されなかった。

つぎに行うべきはどれか？

A. 4 週間後に電気生理検査の再検
B. メトプロロールの処方
C. 房室結節の遅伝導路をアブレーション
D. アミオダロンの処方

10. 32 歳の女性。動悸を繰り返すために電気生理検査を受け，以下の記録が得られた。

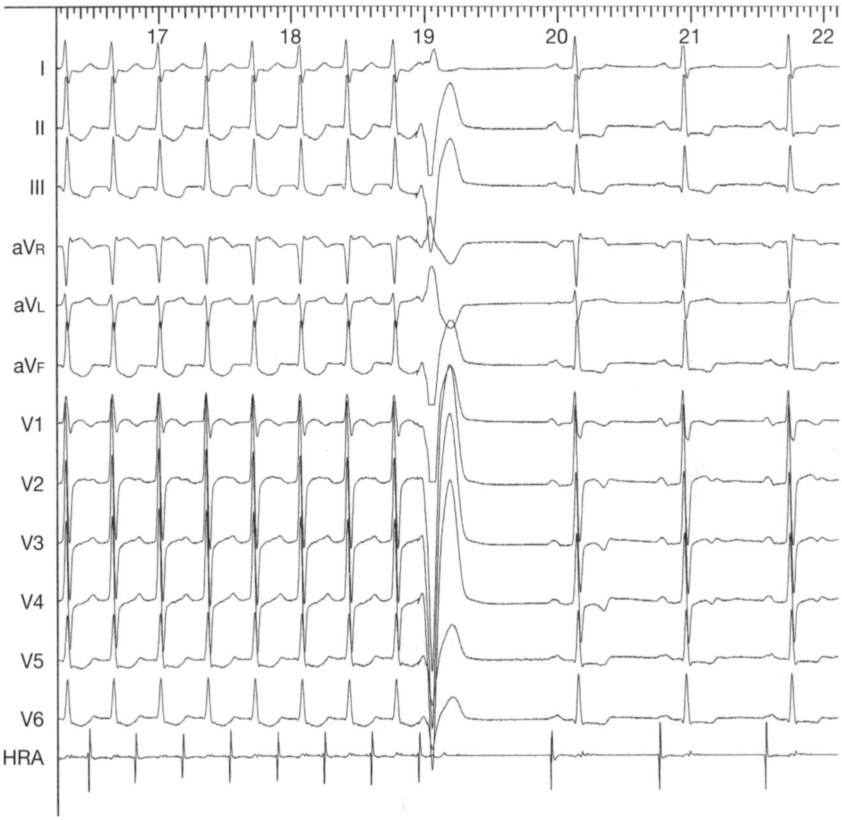

最も考えられる診断はどれか？

A. AVRT

B. 非典型的（速–遅型）AVNRT

C. 心房内リエントリー性頻拍

D. 典型的（遅–速型）AVNRT

5.6　房室リエントリー（回帰）性頻拍（AVRT）

1. 左側壁副伝導路を介した AVRT の 27 歳の女性患者が来院した。基本周期に変化があるが，VA 時間には変化がみられない。この現象に関して最も妥当な説明はどれか？

   A. 副伝導路の伝導遅延化

   B. 二重房室結節生理特性による房室結節を介した伝導の変化

   C. 複数の副伝導路

   D. His-Purkinje 系を介した促進伝導

2. 短い RP の頻拍を示す可能性が低いのはどれか？

   A. AVNRT

B. 心室頻拍
C. AVRT
D. 洞房リエントリー性頻拍

3. 上室頻拍の停止時に，最後の波形はQRSが記録された。最も考えられる機序はどれか？
A. AVNRT
B. AVRT
C. 心房頻拍
D. 上記のいずれでもない

4. His束電位に同期した心室期外収縮で，心房が興奮せずに上室頻拍が停止した。この現象が認められるのはどれか？
A. 心房頻拍
B. AVNRT
C. 自動能性接合部頻拍
D. AVRT

5. 右室心尖部ペーシング中のVA時間が，右室心基部ペーシング中のVA時間より短い可能性があるのはつぎのどの状態か？
A. 房室結節伝導
B. 中隔副伝導路
C. 左室後壁副伝導路
D. 房室結合

6. 傍His束ペーシング中にHis束の捕捉の有無にかかわらず，VA時間が一定である可能性があるのはどれか？
A. 二重房室結節伝導生理特性
B. 中隔副伝導路
C. 結節束枝副伝導路
D. 心房束枝副伝導路

7. AVRT中にVA時間に変化が起きる原因になりにくいのはどれか？
A. 間歇性脚ブロック
B. 逆行性伝導する複数の副伝導路
C. 副伝導路を介した減衰性逆行性伝導
D. 二重房室結節伝導生理特性

8. 上室頻拍が右室ペーシングによりエントレインメントされた。Vペーシング中止時に，反応はVAAVであった。この現象から考えられる診断はどれか？
A. 心房頻拍
B. AVNRT

C. AVRT
D. 心房束枝頻拍

9. 上室頻拍が右室ペーシングによりエントレインメントされた。Vペーシング中止時に，SA時間とVA時間の差は＞85ミリ秒で，PPI時間とTCL時間の差は＞115ミリ秒であった。これらの現象から考えられる診断はどれか？
A. 心房頻拍
B. 非典型的AVNRT
C. 心房束枝副伝導路
D. AVRT

10. 心房頻拍時に副伝導路を介した順行性バイスタンダーの存在を示唆しやすい所見はどれか？
A. 逆行性心房最早期興奮が房室接合部を介している
B. 遅い心房期外収縮の興奮が頻拍の全回路に進行する（Vとそれに続くA）
C. 副伝導路の心室進入部位に与えた心室期外収縮で，早期興奮は消失するが頻拍は持続する
D. 心室が頻拍回路に不可欠である

11. 幅広いQRS波の頻拍時に，心房と心室が回路に必須な部位であり，逆行性心房興奮が求心性であることがわかった。この所見から存在が考えられるのはどれか？
A. バイスタンダー副伝導路を用いた心房頻拍
B. バイスタンダー副伝導路を用いた心室頻拍
C. 逆方向性頻拍
D. 接合部頻拍

12. 幅広いQRS波の頻拍中に与えた心房期外収縮の興奮が心室電位図とつぎの心房電位図に進行し，心房の興奮順序に変化が認められなかった。この所見から考えられるのはどれか？
A. バイスタンダー副伝導路を用いたAVNRT
B. バイスタンダー副伝導路を用いた心房頻拍
C. 逆方向性頻拍
D. 心室頻拍

13. 幅広いQRS波の頻拍中に，短いHV時間が記録された。この所見から存在が考えられるのはどれか？
A. バイスタンダー副伝導路による心室早期興奮
B. 逆方向性頻拍
C. 心房束枝副伝導路を介した頻拍
D. 脚枝間リエントリー性心室頻拍

14. 早期興奮が判明している30歳の男性が，1時間続く心房細動のため救急外来を受診した。心室応答数（レート）は130〜170 bpmである。患者は血行動態的に安定している。心房細動の治療を安全にできるのはどれか？

A. ジゴキシン静注
B. ベラパミル静注
C. イブチリド静注
D. メトプロロール静注

15. 発作性上室頻拍がある19歳の男性が，検査と治療のため照会されてきた。患者は10歳時より頻拍がある。洞調律時の心電図を下に示す。心臓超音波検査は正常であった。

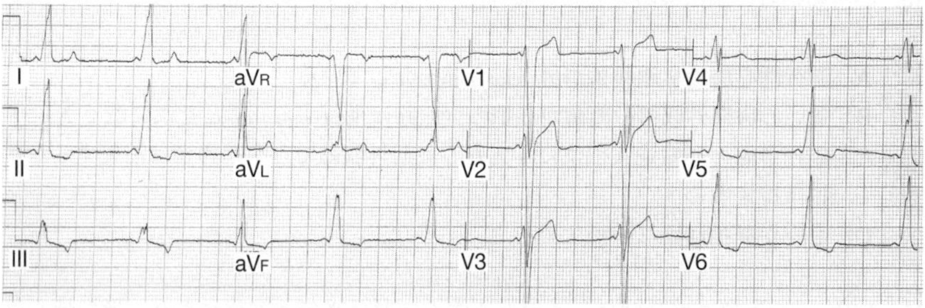

どの部位に高周波通電すると問題が解決するか？

A. 右前三尖弁輪
B. 後中隔三尖弁輪
C. 左外側僧帽弁輪
D. 前中隔領域

16. 頻拍時に記録された体表面心電図と心内心電図を以下の記録に示す。

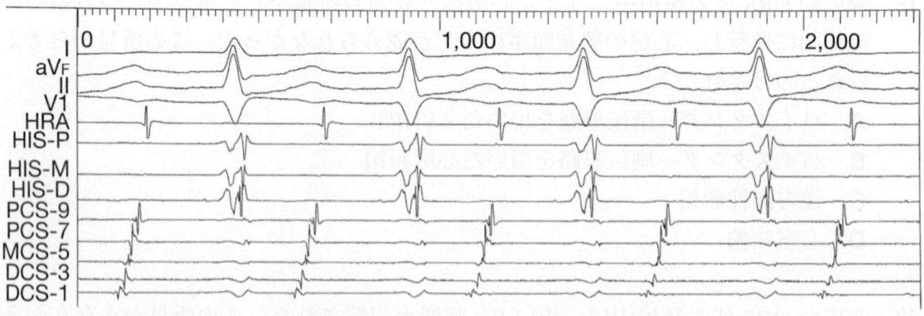

この頻拍の正確な機序を特定するために有用な手段はどれか？

A. 心房ペーシング
B. 心室ペーシング
C. イソプロテレノール点滴静注
D. 左上肺静脈でのマッピング

17. 20 歳の男性が，繰り返す動悸発作で受診した。電気生理検査時に以下の不整脈が誘発された。つぎのどの部位のアブレーションが，この頻拍を停止させる可能性が高いか？

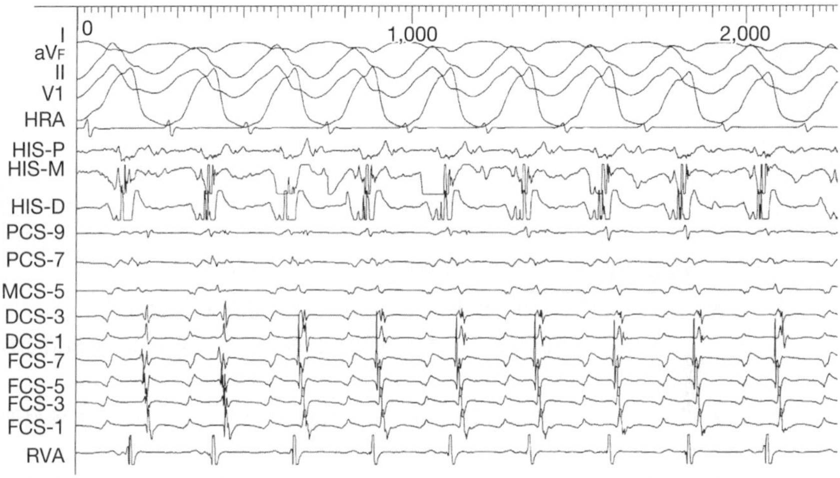

経鼠経アプローチを用いて，冠静脈洞（CS）から隣接間隔（2 mm）で記録した電位図（FCS）。冠静脈洞遠位部（DCS），冠静脈洞中位部（MCS），冠静脈洞近位部（PCS）は経鎖骨下アプローチからの記録（電極間隔 10～2 mm）。

A. 左外側僧帽弁輪
B. 左室流出路
C. 右外側三尖弁輪
D. 右脚

18. 50 歳の女性。発作性頻拍の長い病歴があり，ジゴキシン，アテノロール，フレカイニドの治療も功を奏さなかった。患者は電気生理検査と高周波アブレーションを受けた（記録 A）。2 カ月後患者は頻拍の再発を起こした。電気生理検査を再施行した（記録 B）。

記録 A

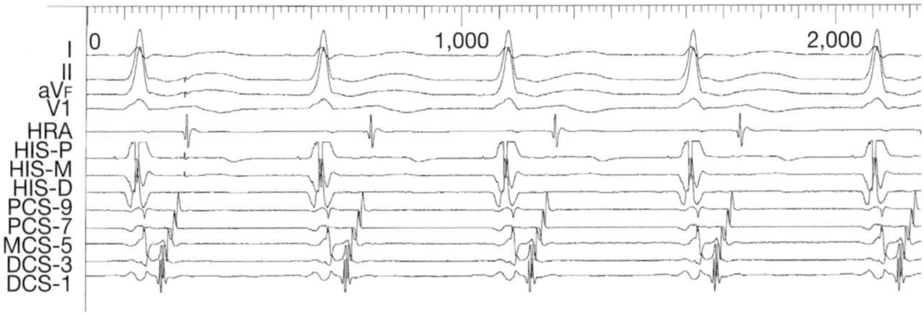

記録 B

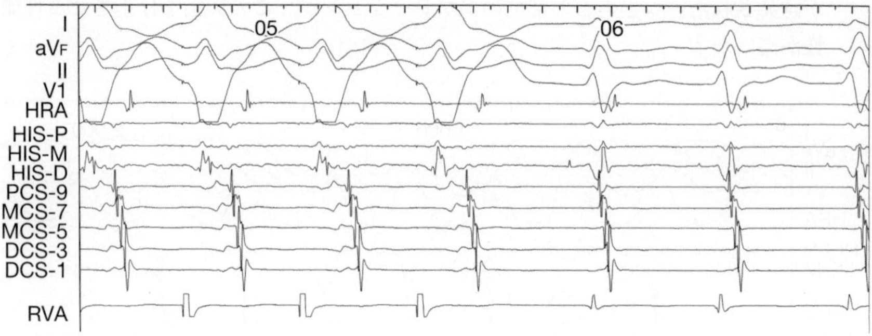

これらの頻拍の機序を最もよく説明しているのはどれか？

A. 患者には非典型的 AVNRT があったが，現在は典型的 AVNRT である

B. 患者には前中隔の副伝導路を介する AVRT があったが，現在は心房頻拍である

C. 患者には左側壁の副伝導路を介する AVRT があったが，現在は典型的 AVNRT である

D. 患者には永続性接合部回帰性頻拍（PJRT）があったが，現在は非典型的 AVNRT である

19. 15 歳の女性が，診察室で採血中に気を失った。今までにはっきりした失神，胸痛，動悸の既往はない。診察室での心電図の調律記録を以下に示す。

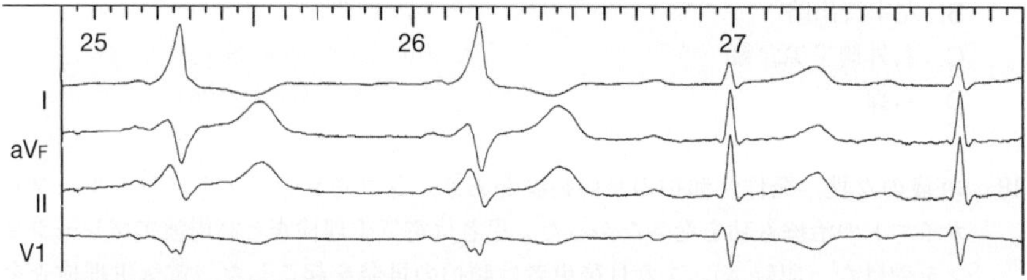

推奨されるのはどれか？

A. 電気生理検査と高周波アブレーションを考慮

B. プロカインアミドを投与開始

C. メトプロロールを投与開始

D. 患者を安心させる

20. 44 歳の男性。昨年 3 回の動悸発作があったために照会されて来た。発作は突然始まり 30 分続くことはないが，強い立ち眩みがあった。患者には今まで失神，呼吸困難，胸痛はなく，心疾患の家族歴もない。身体診察所見は正常であった。数分間隔てて記録された心電図を，記録 A と記録 B に示す。

記録 A

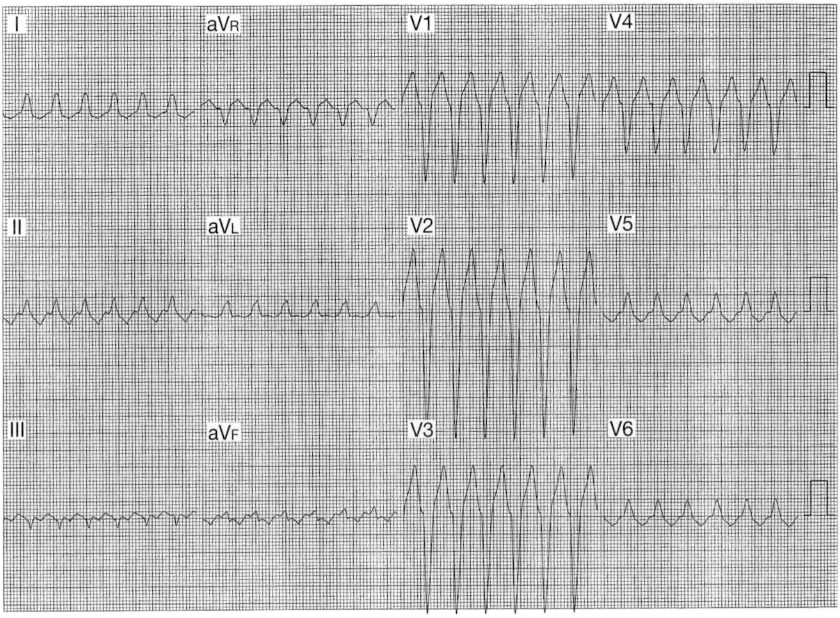

記録 B

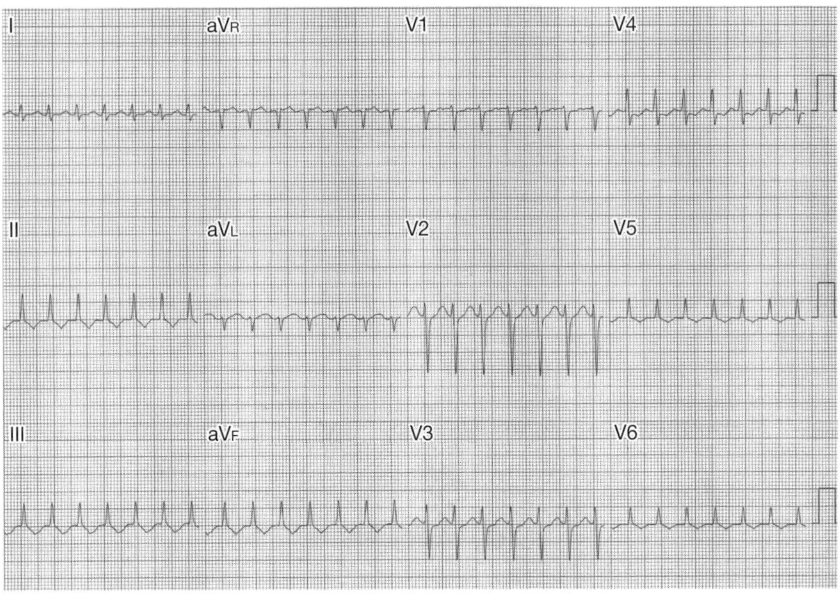

最も考えられる診断はどれか？

A. AVNRT
B. 心房頻拍
C. AVRT
D. RVOT VT と心房頻拍

5.1　心房粗動[1~5]

- 心房粗動はリエントリー（再入，旋回）による（BOX 5.1）。
- 典型的心房粗動は，三尖弁輪周囲のマクロリエントリー性頻拍である。
- 古典的心房粗動は右心房に限定され，興奮は心房中隔を上行して右心房自由壁を下降し，峡部（isthmus）を通過して心房中隔に再入する（**図 5.1**）。
- この機序で形成される心房粗動は，**典型的心房粗動**と呼ばれる。これは通常型心房粗動，または反時計回り心房粗動とも呼ばれてきた。典型的心房細動では 12 誘導心電図の II，III，aVF 誘導において，陰性「鋸歯状」粗動波[1]を形成する（**図 5.2**）。
- 興奮伝搬が逆方向で心房中隔を下降し，峡部を通過して右心房自由壁を上行する場合は，**非典型的心房粗動**または時計回り心房粗動と呼ばれる。非典型的心房粗動では，12 誘導心電図の II，III，aVF 誘導で陽性粗動波を形成する。

> BOX 5.1　心房粗動の分類
>
> 1. 典型的心房粗動
> 2. 非典型的心房粗動
> 3. 切開線瘢痕関連心房粗動
> 4. 左心房粗動

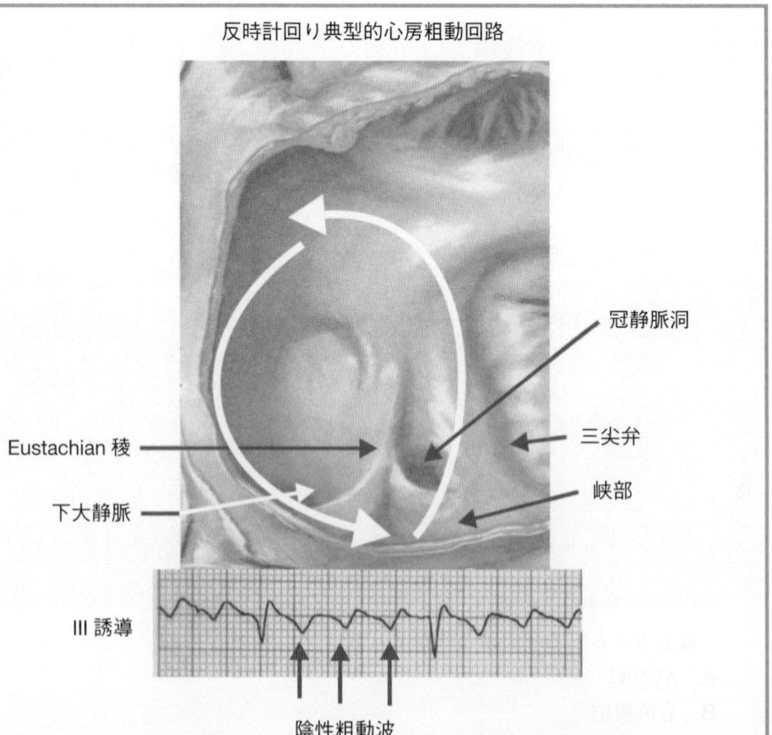

図 5.1　古典的心房粗動の回路では，II，III，aVF 誘導で陰性の粗動波となる。

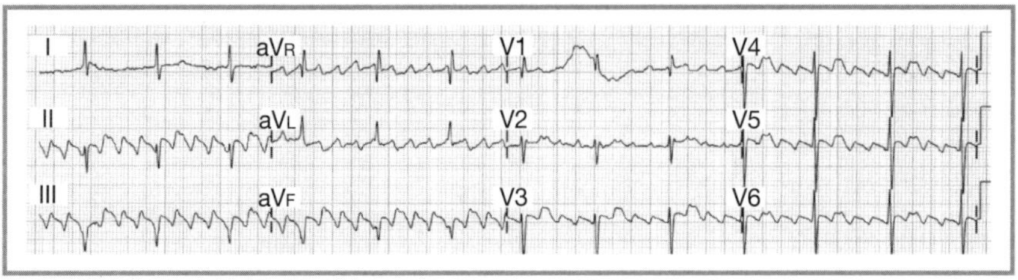

図 5.2　典型的心房粗動。

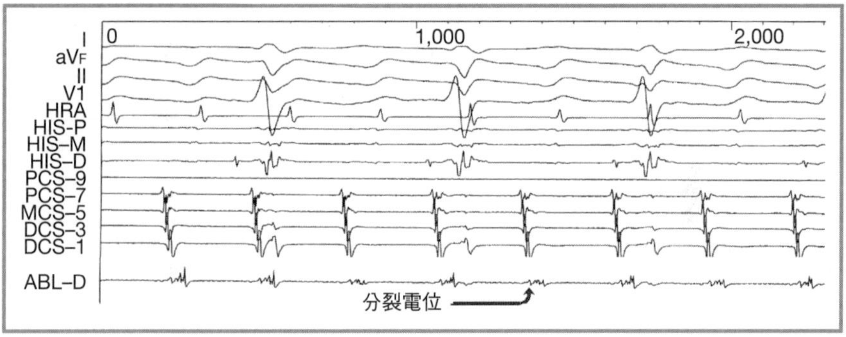

図 5.3　三尖弁輪と冠静脈洞の前壁の間におかれたアブレーションカテーテルの遠位電極から記録された分裂電位。

- 峡部は緩徐伝導領域で三尖弁輪と下大静脈との間にある。Eustachian 稜は冠静脈洞入口部の後壁にのびており，この峡部内の不可欠な部位で，緩徐伝導に関与している。峡部は典型的心房粗動の回路の中で不可欠な部位である。分裂電位が緩徐伝導領域で記録できる（**図 5.3**）。
- 短い基本周期（周期長）でのペーシングで粗動が加速する場合に，エントレインメント（乗りこみ現象）が発生する。ペーシングを中止すると，粗動は基本周期が変化することなく再開する。
- エントレインメントは融合が起きると明白となる。またペーシングによる波形が自然発生の粗動波形と同一の場合には，エントレインメントが潜伏している可能性がある（**図 5.4**）。
- 典型的心房粗動の潜伏性エントレインメントは，峡部からペーシングしたときに発生する。もしペーシング後休止間隔（時間）が粗動の基本周期と同一なら，粗動は峡部依存性であることが確認できる。
- 切開線心房リエントリーは，心臓手術後で右心房自由壁切開線がある患者にみられる。リエントリー回路は切開線に起因するブロックラインの周囲をまわる。
- 左心房粗動における緩徐伝導領域は，1つまたは2つ以上の肺静脈間または僧帽弁輪である。自然発症または心房細動アブレーション後の発症があり，後者では肺静脈隔離を施行したことにより，僧帽弁輪と肺静脈間に緩徐伝導組織の回路が生じる。
- 左心房粗動は，左心房のアブレーションラインの間隙から生じることもある。
- 心房粗動では心房細動と同じ症状が出現することが多い。心房レートは典型的には

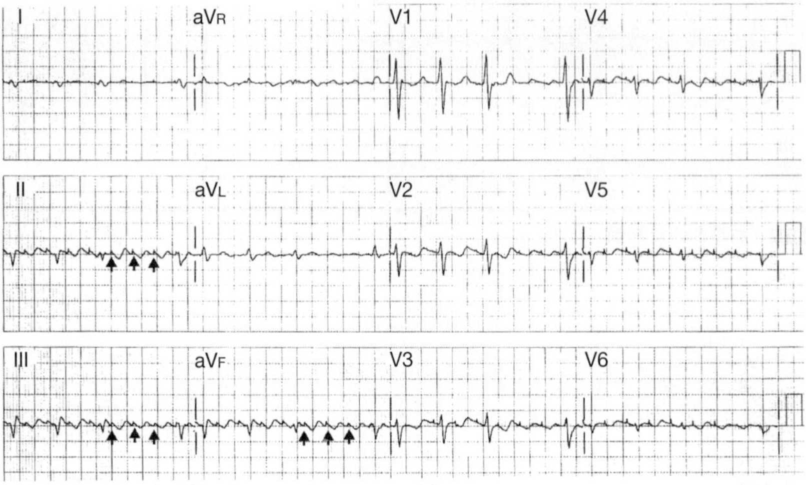

図 5.4　粗動峡部の中間部位からのペーシングにて，潜伏性エントレインメントが生じている。ペーシングでの心房波は自然発生時の典型的な反時計回りの粗動波に一致している。刺激から粗動波までの時間が短いため，捕捉部位は粗動峡部の出口部位にあることが示唆される。

250〜350 bpm で，結果として 2：1 または 4：1 房室伝導ブロックとなる。診断は 12 誘導心電図で行う。ブロックされた粗動波は 12 誘導心電図で QRS 波に隠れるため，容易に見分けられないことがある。心拍数 150 bpm の規則的な幅狭い QRS 波の頻脈をみた場合には，心房粗動を疑うべきである。
- 速い心室応答の持続性心房粗動では，頻拍誘発性心筋症を生じることがある。
- 心房粗動では，房室結節伝導は 2：1 であることが多い。
- 粗動波がはっきりみえない場合には，迷走神経刺激法またはアデノシンなどの薬物で房室ブロックを増強させれば，診断が明確になることがある。
- IC 群薬を用いると心房レートが緩徐になり，その分ほとんどの心房興奮が房室結節を通過しやすくなるために，心室レートが増加することがある。

治療[2, 3]

- 心房粗動による血栓塞栓症イベントのリスクは心房細動と同等である。したがって心房粗動への抗凝固療法の推奨度は，心房細動と同じである[4]。
- 持続時間が短い新規発症の心房粗動は，以下のように治療する。
  1. 血清カリウム値＞4.0 mEq/L，補正 QT 時間（QTc）が 440 ミリ秒未満，左室機能が正常の場合には，イブチリドの静注。
  2. フレカイニド（300 mg）またはプロパフェノン（600 mg）の単回経口投与。
  3. 25〜50 J のカルディオバージョンで，洞調律への復帰が可能である。
  4. 高出力での高頻度過駆動（オーバードライブ）心房ペーシング。
- イブチリド静注は QT 間隔（時間）を延長させ，トルサード・ド・ポアント（TdP）

を誘発させることがある。薬剤投与後はこの薬剤の半減期（4 時間）の間は，患者をモニタすべきである[5]。

- 患者が血行動態的に不安定なときには，カルディオバージョンを考慮すべきである[6]。
- β 遮断薬またはカルシウムチャネル遮断薬で，レート（心拍数）コントロールが可能である[7,8]。
- 発作性または慢性心房粗動に対し，峡部の高周波（ラジオ波）アブレーションが治療選択である。カルディオバージョンまたはアブレーション実施前 4 週間は，患者に対し抗凝固療法を実施すべきである。もしくは，経食道超音波検査で心腔内凝血が認められない場合には，抗凝固療法を開始後に緊急カルディオバージョンを実施してもよい。
- 洞調律維持目的の経口抗不整脈薬治療は，それほど有効ではない。

心房粗動のアブレーション

- 典型的心房粗動では，右心房の興奮は反時計方向回転に起きる。このため II，III，aV_F 誘導で陰性の鋸歯状波が生じる。V1 誘導では陽性の粗動波が，V6 誘導では陰性の粗動波が生じる（図 5.1，5.2）。
- 時計回り心房粗動では，鋸歯状波形のパターンが逆になる。
- 粗動波は右心房前側壁の広い領域に沿って伝播する。それから狭くて伝導が遅い峡部領域に入る。峡部の前方境界は三尖弁輪で，後方境界は下大静脈，Eustachian 稜，冠静脈洞入口部である。患者の中には，峡部より現れた興奮波前面が 2 つの出口に分かれて，冠静脈洞入口部の前方と後方を伝播するものもいる。また，Eustachian 稜が冠静脈洞入口部の後唇と連続していて，後方の出口を塞いでいる患者もいる。この場合には興奮波前面は三尖弁輪と Eustachian 稜の間しか伝播しない。
- その後興奮波前面は右心房下部から現れ，心房中隔に沿って上行する。分界稜に沿ってブロックされるために，興奮は心房の前方肉柱分節に侵入できない。このためリエントリー波の衝突が避けられる。
- 2 つの解剖学的障害で境界された緩徐伝導領域を有するリエントリー性不整脈をアブレーションする原則は，一方の固定した障害から他方の障害に向かってアブレーションを加えて，回路を傷害することである。
- 典型的心房粗動では，その部位は三尖弁輪と下大静脈の間や，Eustachian 稜と冠静脈洞入口部の間にある狭い峡部である。
- 峡部が粗動回路に不可欠な部位であることを確認するためには，エントレインメントマッピングを用いるべきである。峡部非依存性の心房リエントリー性頻拍でも，典型的な心電図パターンがみられるときがある。
- 峡部（左前斜位で三尖弁輪の 6 時ないし 7 時の時計方向）を粗動基本周期より 20 ミリ秒短い周期長でペーシングすると，粗動はエントレインメントされる。
- 以下に示す特徴は，潜伏性融合を伴うエントレインメントを示唆し，心房粗動が峡部依存性であると考えられる。
  1. ペーシング刺激から粗動波開始までの時間が長い。
  2. 体表面心電図で粗動波の波形に変化がない。

3. 三尖弁輪に沿った心内膜興奮様式に変化がない。
4. ペーシング後間隔が頻拍の基本周期に等しい。

- 峡部の幅は 2～4 cm の範囲で異なる。峡部には線維性の Thebesian 弁と櫛状筋がある。峡部の最狭部位が冠静脈洞入口部の前唇と三尖弁輪間の中隔側に及んでいる患者もいる。
- 粗動回路の電気解剖学的特性を同定するのに，三次元マッピングが役に立つ。
- アブレーション中は適切な位置決めと組織への接触を維持するために，特殊なシースが必要である。
- 三尖弁輪から下大静脈までの間にアブレーションライン（焼灼線）の作成を目標とすべきである。
- 太い先端または先端灌流式アブレーションカテーテルを用いると，大きな傷害をつくることができる[9]。
- 高周波通電中みられる一過性の峡部ブロックで心房粗動が停止することがあるが，治癒には峡部を横断する完全かつ永続性ブロックが不可欠である。
- アブレーション中の心房粗動停止とその後に誘発されないことだけでは，アブレーション成功の指標として信頼性がない。
- 低位右房外側部からと冠静脈洞からのペーシングにより，峡部での二方向性ブロックを証明する必要がある。
- 心房粗動中または冠静脈洞からのペーシング中に，高周波エネルギーを与えるとよい。峡部でブロックが生じると，冠静脈洞からペーシングした場合に右心房外側面に沿った興奮順序が変化する。
- 峡部でブロックされるまでは興奮が峡部を通り，冠静脈洞入口部と心房中隔へと進行するため，峡部の外側面からペーシングすると，下壁誘導で陰性 P 波が生じる。アブレーションに成功すると中隔に沿った興奮はもはや不可能なため，下壁誘導での P 波形態は陽性で二峰性になる。
- また，冠静脈洞ペーシング中に 2 つの電位間隔が 100 ミリ秒以上離れた分裂電位がアブレーションライン上で認められれば，峡部でブロックが生じたと考えられる。
- 峡部でのブロックを評価するときには，長いペーシング周期長を用いるべきである。短い周期長では伝導遅延が生じ，外見的にブロック様（偽性ブロック）にみえることがある。
- 峡部でのブロックが不完全であると，外側面または内側面からのペーシングで，峡部からの「漏洩」が生じる。このような漏洩部位は一般に三尖弁輪近接部，Eustachian 稜の唇部，深い Eustachian 下洞の前壁または基部，峡部内にある大きな櫛状筋である。
- 冠静脈洞ペーシングまたは心房粗動中に，アブレーションライン沿いに広く分裂した二重電位ではさまれた狭い分裂電位または単一電位が同定されれば，その漏洩間隙を同定することができる。
- 電気解剖学的三次元マッピング法は，峡部を通る「漏洩」伝導を同定するのに役立つ。
- 心腔内心臓超音波検査は，分界稜や冠静脈洞入口部のような右心房の指標を同定するのに役立つ。
- 心房粗動アブレーションの急性期成功率は 90％で，再発率は 5～10％である。

- 発作性心房粗動・心房細動がある患者では，心房粗動のアブレーションをすると心房細動の治療がしやすくなる。
- 抗不整脈薬治療により心房細動が心房粗動に移行する場合は，心房粗動アブレーションと抗不整脈薬治療の継続によるハイブリッド治療法が，洞調律維持に有効なことがある。
- 症候性心房粗動に対する治療の第一選択として，高周波アブレーションを考慮すべきである。
- 下大静脈三尖弁輪間峡部（CTI）における二方向性伝導ブロックを証明する必要がある。
- 心房粗動の治療に関して，凍結アブレーションは通常型心房粗動の再発率が高いことが示されているため，高周波アブレーションより劣る。

5.2　心房頻拍[4,9]

- 成人におけるすべての上室頻拍（SVT）のうち，5％が心房頻拍によるものである（**図 5.5**）。心電図の特徴は，心房レートが 240 bpm 未満で，P 波間に等電位間隔が存在することである。

巣状（局所的）心房頻拍

- 心房頻拍は以下にあげるいずれかの部位から発生する。
  1. 分界稜沿い。
  2. 肺静脈（上肺静脈のほうが下肺静脈より多い）。
  3. 冠静脈洞入口部。
  4. 僧帽弁輪と三尖弁輪。
  5. 房室結節の速伝導路領域。
  6. 上大静脈。
  7. 左心耳。
- 心房頻拍の電気生理学的機序はリエントリー，異常自動能，撃発活動（トリガードアクティビティ）のいずれかである（**表 5.1**）。
- 巣状（局所的）頻拍の特徴は，単一起源から電気的興奮が同心円状に広がることで

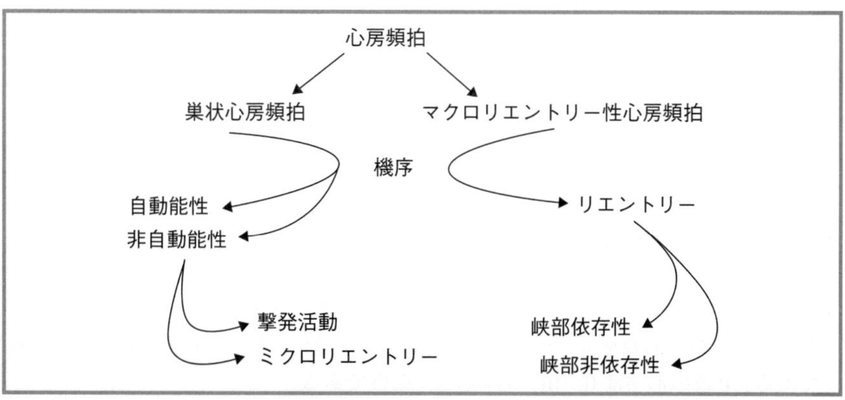

図 5.5　心房頻拍の分類。

表 5.1　巣状（局所的）心房頻拍の異なる機序からみた特徴

	自動能性心房頻拍	撃発活動	ミクロリエントリー性心房頻拍
プログラム電気刺激	反応なし	基本周期依存的	心房頻拍の発生と停止に再現性がある
イソプロテレノールの誘発性	あり	なし	なし
エントレインメント	なし	なし	あり
漸増・漸減	あり	なし	なし
アデノシンへの反応	なし*	あり	あり
プロプラノロールまたはベラパミルへの反応	プロプラノロールに反応	プロプラノロールに反応 ベラパミルに反応	ベラパミルに反応
迷走神経刺激法	反応なし	心房頻拍停止	反応なし

*イソプロテレノールで誘発された場合には反応がある。

ある。
- 興奮が頻拍基本周期の 20%未満を占める。
- 三次元電気解剖学的マッピング（分布図作製）を用いると，巣状心房頻拍の部位が同定できる。
- 巣状心房頻拍の興奮発生起源のうち，誤って判断されるものがある。以下にその部位を示す。
  1. 右上肺静脈起源を，上位右房と間違えることがある。
  2. 上大静脈起源を，右心房頻拍と間違えることがある。
  3. 心房中隔の左側起源の巣状心房頻拍。
  4. 心房外膜側起源と Marshall 索起源。これらの部位からの頻拍は，心外膜側起源のためアブレーションが困難なことが多く，左肺静脈または心耳起源の頻拍と間違えることがある。

反応に重複がみられることが，上記所見の大きな欠点である。

臨床症状
- 患者は動悸，息切れ，眩暈，胸痛を症状とする。
- 速い興奮頻度の巣状心房頻拍は，心房細動を誘発することがあるため，心房細動を症状とする患者もいる。

巣状心房頻拍の心電図の特徴[8, 10]
- 巣状心房頻拍では P 波の間に等電位線が存在する。
- 心房頻拍の大まかな発生起源を同定するのに，P 波の形態が役立つ（**図 5.6**）。
- 器質的に正常な心臓をもつ患者において，右心房頻拍の最も一般的な部位は分界稜である。P 波の形態は II，III，aVF 誘導で陽性である。
- 分界稜の細胞には異方向性と自動能が存在するため，この部位で頻拍の発生が促進

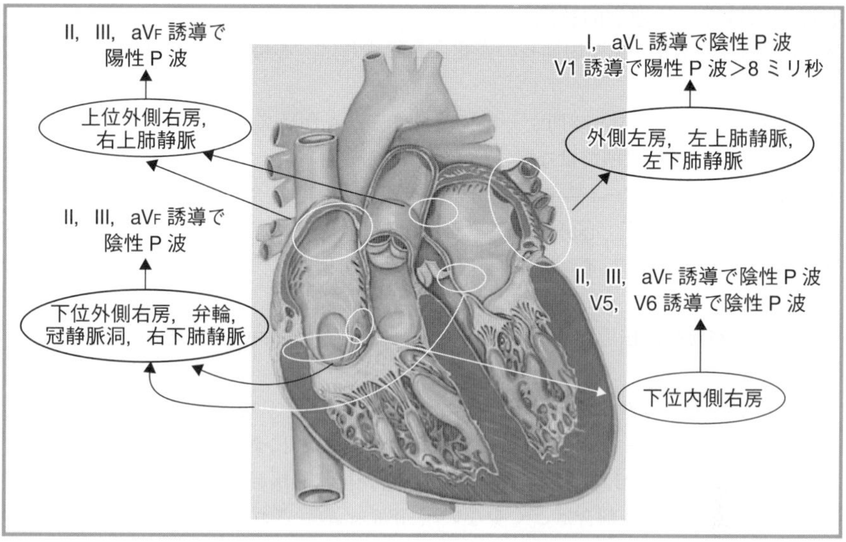

図 5.6　巣状心房頻拍の発生起源と，それに相当する P 波の形態。

されると考えられる。

- 房室輪起源または冠静脈洞入口部起源の頻拍は，心房頻拍全体のうち約 20%を占める。
- I 誘導と aVL 誘導で陰性 P 波なら，左心耳（LAA）が心房頻拍の起源であるという基準は，感度 92.3%，特異度 97.3%，陽性適中率 92.3%，陰性適中率 97.3%である。
- 房室ブロックを伴う心房頻拍は，血清中ジゴキシン濃度にかかわらずジゴキシン中毒の徴候である。
- 自動能性巣状心房頻拍では，最初の P 波は頻拍中の後続する P 波に一致し，一般に心拍数が最初の数秒間で徐々に増加する（ウォームアップ）。一方，心房内リエントリー性または撃発活動による心房頻拍では，通常頻拍中の P 波と形態が異なる心房期外収縮由来の P 波から開始する。
- 心房頻拍中は通常 1：1 の房室関係であるが，房室結節疾患がある場合または房室結節伝導を緩徐にする薬剤の存在下では，速い心拍数の場合に Wenckebach または 2：1 房室ブロックが生じることがある。
- 上室頻拍中に房室ブロックが存在すると，心房頻拍が強く疑われ，AVRT は除外され，房室結節リエントリー性頻拍（AVNRT）は可能性が低い。
- 心房頻拍は通常は長い RP 間隔であるが，頻拍中の房室伝導遅延（すなわち，PR 時間延長）の程度に依存して，RP 間隔が短いこともありうる。
- 稜性心房頻拍（分界稜起源の心房頻拍）の特徴は，右から左への興奮順序であり，そのため P 波は I，II 誘導では陽性で広く，aVL 誘導では陽性で，V1 誘導では二相性になる。
- aVR 誘導で陰性 P 波なら，感度 100%と特異度 93%で稜性心房頻拍と同定できる。
- 高位，中位，低位分界稜の部位は，下壁誘導での P 波の極性により同定できる。

心房頻拍の電気生理学的特徴

- AA 周期長の変化が HH 周期長の変化に先行すれば，心房頻拍の可能性が非常に高い。
- HH 間隔の変化が，VA 時間が一定で後続する AA 間隔に先行し，これが予測できれば，心房頻拍の機序ではないといえる。
- 心房頻拍中の心室ペーシングで心房の捕捉ができ，心室ペーシング終了時に VAAV の反応が示されれば，心房頻拍が考えられる。
- 頻拍が実際にエントレインメントされるか否かに関して，まず注意を向けなくてはならない。
- 室房伝導が緩徐副伝導路を介している場合には，偽性 VAAV 反応がみられることがある。
- 偽性 VAAV 反応が生じる理由は，心房が捕捉できずに，変動する頻拍周期長が連続刺激の最後のペーシング周期長に偶然一致することによる。
- 頻拍周期長の大部分に興奮活動が記録されない巣状心房頻拍中には，心内膜興奮が頻拍周期長に占める割合はごく少ない（50%未満）。これに対して，マクロリエントリー性心房頻拍中では，頻拍周期長の大部分（約 90%）を心房興奮が占める。
- ミクロリエントリー性心房頻拍は，心房期外刺激の広範囲な連結期（A1-A2 間隔）で誘発されやすい。
- 誘発開始心房期外刺激の連結期と，開始心房期外刺激と心房頻拍第 1 拍目との間隔には逆相関がある。頻拍の最初の P 波は後続の P 波とは異なる。つまり，最初の P 波は通常，心房頻拍を開始させるのに必要な心房期外収縮または心房期外刺激である。心房頻拍の開始には AH 間隔または PR 間隔が延長する必要はないが，延長が生じることがある。心房頻拍開始時に房室ブロックが生じることもある。
- 撃発性（トリガー）心房頻拍は，心房期外刺激または（より一般的に）心房ペーシングで誘発できる。心房頻拍の開始にカテコラミン（イソプロテレノール）が必要なときが頻繁にある。心房頻拍が開始する連結期またはペーシング周期長と，心房頻拍開始までの間隔および心房頻拍の初期周期長との間には，通常は正の相関がある。
- 自動能性心房頻拍は，心房期外刺激または心房ペーシングにより誘発を再現できない。頻拍の最初の P 波は心周期に遅れて出現し，したがって心房伝導または房室結節伝導の遅延を伴わない。頻拍の最初の P 波と後続の P 波は同一であり，心房頻拍の開始に必ずしも心房期外収縮は必要ない。
- 頻拍周期長は数心拍かけて進行性に短縮（ウォームアップ）し，最終的レートに達する傾向がある。頻拍開始に AH 間隔の遅延は必要ないが，生じることもある。

心房頻拍のアブレーション[4]

- 心房中隔（右側または左側）起源の心房頻拍または Koch 三角起源の心房頻拍は，アブレーションに先立ち電気生理検査，および多電極マッピング法または三次元（3D）マッピング法を用いて，正確な局在を調べる必要がある。
- 3D シーケンス（興奮順序）マッピングシステムを用いて関心領域を詳細にマッピングすることが，巣状心房頻拍の正確な局在診断に役立つ。不完全なマッピングは誤った結果を生じ，アブレーションに失敗することがある[4]。

- 最早期興奮部位が一見心房中隔の右側のようにみえても，P 波開始からの興奮到達時間が 15 ミリ秒未満の場合には，最早期部位が Bachmann 束近傍と考える。もしくは，幅狭い単相性 P 波が V1 で認められる場合には，心房中隔の左側をさらにマッピングすることを考慮すべきである。
- 右上肺静脈起源の頻拍は，右心房頻拍と間違えることがある。右房後上壁にある複数の部位から同一の興奮到達時間が記録される場合には，頻拍は右上肺静脈起源である可能性が高い。
- 左上肺静脈，左下肺静脈，僧帽弁輪後外側の近傍に，びまん性の興奮領域が存在する場合には，心外膜起源が示唆される。
- 局所アブレーション部位をさらに確定する方法として，分裂電位または陰性の単極性心房電位が存在すること，アブレーションカテーテルによる機械的圧迫時に頻拍が一時的に停止することでわかる。
- 心房頻拍は AVRT や非典型的 AVNRT と鑑別すべきである（**表 5.2**）。
- アブレーションの標的は，P 波に 30 ミリ秒以上先行する最早期興奮部位である。30〜50 W のエネルギーで，30〜60 秒間通電する。
- 高周波通電後に頻拍が加速し 10 秒以内に停止することが，治療成績成功の徴候である。
- 右房の外側壁にある分界稜のアブレーションは，横隔神経障害をきたすことがある。
- 心房中隔や Koch 三角でのアブレーションは，房室ブロックを起こすリスクがある。通電エネルギーを 5 W から 40 W へと漸増して，房室伝導を詳細に監視することにより，房室ブロックの発生を避けることができる。
- 弁輪起源の心房頻拍のアブレーションでは，アブレーション部位において小さい A 電位とそれより大きい V 電位を記録する必要がある。
- 静脈構造（冠静脈洞静脈や上大静脈）のアブレーションには，より低エネルギーが必要となる。
- 巣状心房頻拍の高周波アブレーションの成功率は 90％で，再発率は 10％である。
- 低い成功率や再発の予測因子として以下のものがある。
  1. 左心房中隔頻拍。
  2. 多巣性の起源。
  3. 高齢者。

大動脈弁 Valsalva 洞起源の心房頻拍

- 無冠尖 Valsalva 洞は右房と左房に接しており，右冠尖と左冠尖の Valsalva 洞は心室中隔と大動脈流出路に隣接している。

左心房頻拍の診断に関する電気生理学的基準

- P 波形態は洞調律時の P 波と異なり，洞結節以外の起源を支持する心房興奮順序がみられる。
- 頻拍の誘発と維持は，房室結節伝導と無関係である。
- 不整脈の機序として，副伝導路，房室結節リエントリー，洞房リエントリー性頻拍，心房粗動（周期長＜280 ミリ秒）を除外すること。
- 左心耳心房頻拍では，II，III，aVF，V1 誘導にて陽性 P 波，I，aVL 誘導にて陰性 P

表 5.2　上室頻拍（SVT）の鑑別診断

AVRT	AVNRT	心房頻拍	非典型的 AVNRT
支持する特徴			
基本（普段の）心電図での早期興奮	臨界の AH 時間に依存し誘発される	上室頻拍中に房室ブロック	頻拍中に房室ブロック
脚ブロックを伴い VA>20 ミリ秒の延長	二重房室結節の生理特性	房室溝から離れた最早期心房興奮部位	HA（V ペースシング時）−HA（上室頻拍時）>−10 ミリ秒
上室頻拍時に偏心性 A 興奮	中隔 VA<70 ミリ秒	速い V ペーシングで室房解離	速い V ペーシングで上室頻拍中に室房解離
His 束ペーシングに対し結節外で反応	上室頻拍時に求心性 A 興奮	V ペーシング時 A 興奮が異なれば上室頻拍	最早期逆行性 A 興奮部位は心房中隔
A ペーシング中止時に最初の VA はつぎの VA と同じ	A ペーシング中止時に最初の VA はつぎの VA と同じ	A ペーシング中止時に最初の VA は変動	A ペーシング中止時に最初の VA はつぎの VA と同じ
V ペーシング時の偏心性 A 興奮は上室頻拍時と同じ	V ペーシング時の求心性 A 興奮は上室頻拍時と同じ	室房ブロックが生じる V ペーシングの周期長は上室頻拍の周期長より長い	SA−VA>85 ミリ秒 PPI−TCL>115 ミリ秒*
V ペーシング中止時に AV の反応	V ペーシング中止時に AV の反応	V ペーシング中止時に AAV の反応**	V ペーシング中止時に AV の反応
His 不応期時の心室期外収縮で心房早期興奮	His 不応期時の心室期外収縮で心房早期興奮なし	His 不応期時の心室期外収縮で心房早期興奮なし	His 不応期時の心室期外収縮で心房早期興奮なし
上室頻拍は A を伴い停止	上室頻拍は A を伴い停止	頻拍は A でなく V で停止	上室頻拍は A を伴い停止
頻拍中 HA は一定	頻拍中 HA は一定	頻拍中 HA は変動	頻拍中 HA は変動
His 不応期時の心室期外収縮で逆行性 A を伴わずに停止	HV が延長すれば脚ブロックを伴い VA が短縮	HV が延長すれば脚ブロックを伴い VA が短縮	AH（A ペースシング時）は AH（上室頻拍時）より>40 ミリ秒長い
除外する特徴			
中隔 VA<70 ミリ秒	脚ブロックを伴うと VA 延長	房室ブロックで停止	脚ブロックを伴うと VA 延長
上室頻拍中に房室ブロック	His 不応期時の心室期外収縮で停止	臨界の AH 時間に依存し誘発される	His 不応期時の心室期外収縮で停止
基本時（普段）室房伝導がない	房室溝より離れた最早期心房興奮部位	His 不応期時の心室期外収縮で心房早期興奮	房室溝より離れた最早期心房興奮部位
室房ブロックが生じる V ペーシングの周期長は上室頻拍の周期長より長い	His 不応期時の心室期外収縮で心房早期興奮	A ペーシング中止時に最初の VA はつぎの VA と同じ	His 不応期時の心室期外収縮で心房早期興奮

V ペーシング時 A 興奮が異なれば上室頻拍	V ペーシング時の偏心性 A 興奮は上室頻拍時と同じ	His 不応期時の心室期外収縮で心房興奮を伴わずに停止	V ペーシング時の偏心性 A 興奮は上室頻拍時と同じ
V ペーシング中止時に VAAV の反応	V ペーシング中止時に VAAV の反応	V ペーシング時の偏心性 A 興奮は上室頻拍時と同じ	V ペーシング中止時に VAAV の反応

AVNRT：房室結節リエントリー性頻拍，AVRT：房室リエントリー（回帰）性頻拍
*右室ペーシング時 AVNRT のエントレインメントでは，SA は最後のペーシング刺激電位から最後の逆行性エントレインメント高位右房電位までの時間で測定する。PPI（ペーシング後間隔）は，最後のペーシング刺激から右室電位での最初の回復周期までの時間を測定する。
**2 つの心房複合波の 1 番目は V ペーシング周期長まで促進される。偽性 VAAV 反応は，中隔副伝導路の緩徐伝導または遅–遅型 AVNRT でみられることがある。

波がみられる。

多源性の巣状心房頻拍

- 2 つ以上の起源をもつ巣状心房頻拍の患者に合併する不整脈には心房粗動や心房細動があり，さらに AVNRT と AVRT がある。
- ある 1 回の心房頻拍発作は，単一の P 波形態である。別の発作時には異なる P 波形態を示す。この点で，1 回の発作中に異なる 3 つ以上の肺静脈由来の P 波形態を現す多源性心房頻拍とは異なる。
- 2 つ以上の起源をもつ巣状心房頻拍がある患者では，単一起源の患者に比べ重大な心血管系合併症がある。
- 高血圧や虚血性心疾患や拡張型心筋症が，2 つ以上の起源をもつ巣状心房頻拍がある患者に一般的にみられる合併症である。
- 左房起源，心血管系合併症，非常に短い頻拍周期長は，2 つ以上の起源をもつ巣状心房頻拍の独立した予測因子である。
- 2 つ以上の起源をもつ巣状心房頻拍は，一般に左房起源を伴っている。

反復性自動能性心房頻拍と反復性巣状心房頻拍

- これはおそらく自動能亢進の現れである。
- 器質的心疾患があり心筋梗塞，非代償性呼吸不全，敗血症，アルコール中毒，低カリウム血症，低マグネシウム血症，低酸素症，刺激薬，コカイン，テオフィリンのような急性イベントを起こす患者で発生する。

多源性心房頻拍

- 多源性心房頻拍（MAT）の特徴は，複数の P 波形態（3 つ以上の異なる P 波形態）があり，PR 間隔が持続的に変動して調律が著明に不規則になる。
- この原因は，ペースメーカが心房の異なる部位から発生することによる。しかし，単一の起源でも異なる進出経路または心房内伝導異常があると，同様な心電図所見が現れることがある。
- 多源性心房頻拍は通常は自動能の亢進が原因である。
- 多源性心房頻拍は重篤な呼吸器疾患や小児の患者で発生する。

- 同義語として，無秩序性心房頻拍，多源性心房調律，移動性心房ペースメーカがある。

マクロリエントリー性心房頻拍

- マクロリエントリー性頻拍は，峡部依存性心房頻拍と峡部非依存性心房頻拍のタイプに分類できる（図 5.7）。
- 分裂電位の興奮を記録することにより，緩徐伝導部位を同定する（5.1 項を参照）。
- 潜伏性エントレインメントのために，心房頻拍の基本周期より 30 ミリ秒短い周期長で峡部からペーシングすると，頻拍はペーシング周期長まで加速するが，体表面心電図記録での P 波形態には変化がない。ペーシング終了時には，ペーシング後間隔は頻拍の基本周期と同一になる。リエントリー性峡部依存性頻拍の診断に対するこの方法の感度と特異度は，ともにほぼ 90％である[5, 11]。
- 典型的粗動は心房のマクロリエントリー性不整脈で，三尖弁輪周囲を時計回りまたは反時計回りに旋回する。
- 他の心房リエントリー性不整脈は，心房周期長によらず非典型的心房粗動として分類される。
- 巣状（局所的）頻脈性心房不整脈は，心房レートによらず心房頻拍とみなされる。
- マクロリエントリー回路は安定した周期長をもつ傾向があり，1 拍ごとの変動がほとんどみられない。
- 心腔内電位のタイミングから全周期長が説明できる関心心腔をマッピングすることにより，マクロリエントリー回路を評価する。
- マクロリエントリー性不整脈が一時的にエントレインメントされると，広く離れた領域でペーシング後間隔が頻拍周期長に近いことが示され，リエントリー回路の一部である心臓組織の部位を決定するのに役立つ。

ミクロリエントリー性心房頻拍

- ミクロリエントリー性および巣状（局所的）機序（撃発活動または異常自動能）では求心性興奮様式を示し，頻拍を一時的にエントレインメントすると，典型的には小領域でのみペーシング後間隔が頻拍周期長に近くなる。
- ミクロリエントリー性および巣状機序では，頻拍周期長の変動をかなり認めることが多い。
- 小さいリエントリー性回路では，低振幅の分裂電位を伴う。小さいリエントリー性回路を真の巣状機序と鑑別するには，この所見が最も有用である。

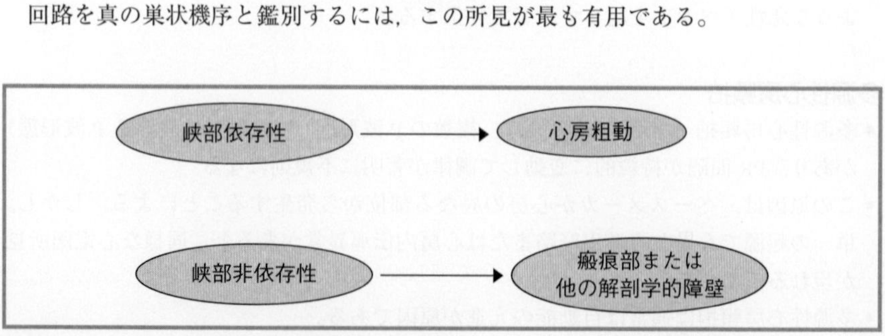

図 5.7　マクロリエントリー性心房頻拍の分類。

- 4極カテーテルを用いると，近位電極対と遠位電極対の間の興奮時間が，ミクロリエントリー性不整脈の頻拍周期長の少なくとも50%に及ぶことが多い。
- 一方，巣状機序の特徴は，記録電位が比較的同様な興奮時間となる。記録電位は高振幅で，分裂がほとんどみられないことが多い。
- 顕著な瘢痕が存在する場合には，小さいリエントリー回路に不可欠な要素でなく「無関係なバイスタンダー」である分裂電位が生成される巣状起源から遅延伝導が生じるために，ミクロリエントリー性心房頻拍と巣状心房頻拍との鑑別が困難になる。

心臓治療の既往がない非典型的心房粗動

- 心臓手術またはカテーテルアブレーション治療を以前に受けたことがない患者では，非典型的心房粗動はまれである。
- 左心房粗動は非典型的とみなすべきである。
- 非典型的右心房粗動の発生率は5%である。
- 下大静脈三尖弁輪間狭部（CTI）を含む下部ループリエントリーと反時計回り心房粗動が，最も一般的なパターンである。
- CTIにおける二方向性伝導を遮断すれば，すべての下部ループリエントリー粗動をなくすことができる。
- 上部ループリエントリーでCTI非依存性の心房粗動はまれである。この機序の特徴は，時計回りの粗動ループで，弁輪外側を早期に突破しCTI上で興奮波前面が衝突する。
- 心房細動の治療にアミオダロンのような抗不整脈薬を内服した患者に，左中隔心房粗動が報告されている。その原因は電気伝導が緩徐になるため，安定化した粗動回路が持続できるようになるためと考えられる。
- 心房中隔左側部位から心房粗動回路はエントレインメント可能で，ペーシング後間隔は心房粗動周期長に一致し，反時計回りループのみならず時計回りループも出現する。
- 体表面心電図では，反時計回りと時計回り中隔心房粗動はV1誘導でおのおの明らかに陽性または陰性の心房粗動波を現すが，肢誘導では平坦なP波形態を示す。

左心房粗動[12, 13]

- この患者における興奮順序マッピングでは，通常1人の患者につき2つ以上の異なる部位に既存のブロック領域が認められるのみならず，前後の左房自由壁にも広い電気的無興奮領域が認められる。
- このマクロリエントリー回路には僧帽弁周囲のものがあり，また電気的無興奮領域周囲と伝導ブロック領域周囲を一周する経路をもつさまざまな異なる機序を示すものもある。
- 小領域でのリエントリーと複数のループ回路は一般的でない。
- 左心房粗動を有効に治療するには，3分の1の患者で2回以上のカテーテルアブレーションの機会（セッション）が必要である。

心房粗動時の体表面心電図

- 下部ループリエントリーの体表面心電図は，心房周期長が短縮し下壁肢誘導での終末電位の振幅が低下する以外は，反時計回り心房粗動で観察されるパターンと同様の傾向がある。
- 上部ループリエントリーでは，体表面心電図パターンは時計回りの CTI 依存性心房粗動時にみられるものと類似している。上部ループリエントリーの 2 つの興奮波前面が CTI で衝突し，左房と中隔と右房側面の尾頭方向興奮の興奮順序が変化しないため，この所見は予想されるものである。
- 中隔のマクロリエントリーループに依存した心房粗動では，V1 誘導で電位が顕著で肢誘導では電位が低い。
- 左心房粗動時にみられる心電図パターンにはかなりの相違があり，左巣状心房頻拍とは異なり，肢誘導 I と aV_L での陰性 P 波はマクロリエントリー性心房粗動のごく少数にのみ存在する。
- 心房不整脈の治療または先天性心疾患の修復のため，外科手術または経カテーテル的手技の後に心房粗動が発症した患者では，体表面心電図パターンは典型的反時計回りまたは時計回りの CTI 依存性心房粗動に伴う通常のパターンと異なるが，それでも CTI 依存性の機序を伴っている。
- CTI に既存の伝導ブロックラインが存在する場合は，左房または中隔の粗動ループの中には，典型的反時計回りまたは時計回りの CTI 依存性心房粗動の体表面心電図パターンに類似するものがある。

メイズ手術後の非典型的心房粗動

- 巣状心房頻拍はまれである。
- 心房粗動は CTI 依存性右心房粗動であるが，体表面心電図パターンはこの機序を示唆していないことがある。
- 外科的メイズ手術後では，左房マクロリエントリーが共通の背景となる機序である。
- 二重ループリエントリーを伴い出現することがある。
- これらの心房粗動は高周波アブレーションにより治療できる。
- 心外膜アプローチにより一次的に抗不整脈メイズ手術を施行した患者と，僧帽弁置換術時に付随治療としてメイズ手術を施行した患者では，メイズ後心房粗動の特徴が異なる。
- 異なる損傷セットを採用してメイズ手術を施行した別施設では，メイズ後の非典型的心房粗動の背景となる機序に相違が認められる。
- メイズ手術後の頻脈性心房不整脈の発生率は約 10%である。

カテーテルアブレーション後の非典型的心房粗動

- カテーテルアブレーション後に生じる医原性の頻脈性心房不整脈の発生率は，心房細動の治療目的の左房カテーテルアブレーションと，肺静脈隔離術の採用の増加に伴って増えてきている。
- この頻脈性不整脈の機序は，左房のマクロリエントリー回路であると考えられる。
- アブレーション後心房粗動の患者は，心房粗動時の心拍数コントロールが不良なため，心房細動時の症状に比較して症状が強い傾向がある。
- カテーテルアブレーション手技直後の左心房粗動は，自然にまたは抗不整脈薬使用により経時的におさまる。

- 抗不整脈薬が無効な場合には，再度アブレーション手技が必要になる。
- アブレーション後の非典型的心房粗動の発生率は，発作性心房細動患者に比べ慢性心房細動患者のほうが高い。慢性心房細動患者のほうが，左房径が大きい傾向がある。
- 左房の天蓋部，左下肺静脈と僧帽弁輪間（CTI と異なり，普遍的に認められる僧帽弁峡部はない），左房の他部位に対して，線状高周波アブレーションが頻回に施行される。
- 適切なペーシング手技により，二方向性伝導ブロックの存在を確認すべきである。完全に伝導ブロックしない緩徐伝導領域があると，心房粗動が起きやすくする。
- アブレーション後の非典型的心房粗動をカテーテルマッピングするときは両心房をマッピングすべきであり，興奮順序マッピングとエントレインメントマッピングの両方を実施すべきである。
- 低電位で複雑な分裂電位に正確な局所興奮時間を指定することは困難なため，心房粗動中に実際の興奮順序を作製し解釈するには限界がある。
- リエントリーが左房の小領域に限られる場合は，興奮順序マッピングが誤って巣状機序を示すことがある。
- 以前に高周波エネルギーの影響を受けた広範な領域で捕捉閾値が高いため，エントレインメントマッピングには限界がある。
- マクロリエントリーには僧帽弁周囲回路，中隔回路，その他以前試みた伝導ブロックラインの破綻を伴う回路がある。
- 同一患者で同時に複数の回路があり，異なる回路間で機序が切り替わるため，興奮マッピングやエントレインメントマッピングの解釈が複雑になる。
- 外見上異なった機序が，共通の伝導路を共有することがある。
- 背景となる機序が複雑で技術的に困難であるにもかかわらず，カテーテルマッピングとアブレーションは依然として有効で，カテーテルアブレーション後の非典型的心房粗動の完治治療法となることが多い。

先天性心疾患の修復術後の非典型的心房粗動

- 先天性心疾患の外科的修復術後は，例えば Mustard 手術または Fontan 手術の後は，心房が瘢痕化し拡張する。
- 肺動脈狭窄症と Fallot 四徴症の外科的修復術後は，CTI 依存性心房粗動が今なお一般的にみられる不整脈であるが，体表面心電図パターンは典型的でないことがある。
- 通常は複数の回路と複数の機序がある。
- 興奮マッピングやエントレインメントマッピングでは，異なる心房粗動回路が停滞している広い低電位領域の存在が認められる。
- 1 つの機序を有効に除去しても，別の機序の非典型的心房粗動が再発するのが一般的である。

エントレインメントマッピング[13]

- エントレインメントマッピングは，頻拍が右房起源か左房起源かを決定するために用いることができる。
- エントレインメント時のペーシング後間隔（PPI）と頻拍周期長（TCL）の差は，ペーシング部位とリエントリー回路間の伝導時間の指標である。

- ペーシング部位がリエントリー回路の内部にあるか否かを決定する基準には，PPIとTCLの差がある。この差が＜20〜30ミリ秒の場合には，ペーシング部位はリエントリー回路内にある可能性が高い。
- ペーシング部位からリエントリー回路までの距離が遠いほど，PPI−TCLの差が大きくなる。
  - 高位右房（HRA）と冠静脈洞近位部（PCS）において，PPI−TCL≦50ミリ秒の場合には，右心房粗動が示唆される。
  - HRAにおいてPPI−TCL≦50ミリ秒だが，PCSでは＞50ミリ秒の場合には，右房側壁頻拍が示唆される。
  - HRAとPCSにおいてPPI−TCL≧50ミリ秒の場合には，左肺静脈頻拍が示唆される。
  - HRAではPPI−TCL≧50ミリ秒だが，PCSと冠静脈洞遠位部（DCS）では＜50ミリ秒の場合には，僧帽弁輪峡部を回路に含む左心房粗動を考慮する。
  - HRAではPPI−TCL≧50ミリ秒だが，PCSでは＜50ミリ秒で，DCSでは＞50ミリ秒の場合には，右肺静脈頻拍または中隔頻拍を考慮する。
- コンピュータ三次元マッピングにより，頻拍回路の等電位分布図（マップ）を記録することができる[13]。
- 瘢痕関連性マクロリエントリー性右心房頻拍には，非典型的心房粗動としての特徴がある[12, 13]。
- 瘢痕関連性心房頻拍は，アブレーションを成功させるのにより高エネルギーと高温度を必要とすることがある。それには大きい先端灌流型カテーテルがあれば達成可能となる[17]。
- 電気解剖学的マッピングと電気生理学的マッピングを組み合わせることで，アブレーションの成績が向上する[4]。
- 巣状心房頻拍とは対照的に，マクロリエントリー性頻拍中の心房興奮は，頻拍周期長の90%以上を占める。最早期興奮と最終期興奮は隣接しやすい。
- 左心房マクロリエントリー性頻拍には，以下の特徴がある[12, 13]。
  1. I誘導とaV_L誘導で，陰性P波。
  2. 肺静脈，瘢痕，左心耳が解剖学的障壁となり，これらと僧帽弁輪との間が緩徐伝導領域である。
  3. CTIを含む3個所以上で記録した頻拍周期長に比較して右房のペーシング後間隔（PPI）が＞40ミリ秒長ければ，右心房粗動または右心房マクロリエントリー性頻拍は除外できる。
  4. 左房における周期長の変動が，右房に先行して起きる。
  5. 興奮順序カテーテルマッピング中，右房の興奮時間の占める割合は，頻拍周期長の50%未満である。
- マクロリエントリー性頻拍は一般的に，Mustard手術やSenning手術（心房内血流転換術），Fontan手術（心房肺動脈吻合術），Follot四徴症修復術のような外科的修復術後によくみられる。
- 瘢痕間や瘢痕と解剖学的障壁間にみられる緩徐伝導領域を同定し，それを除去することが，高周波アブレーション中のおもな手法である。

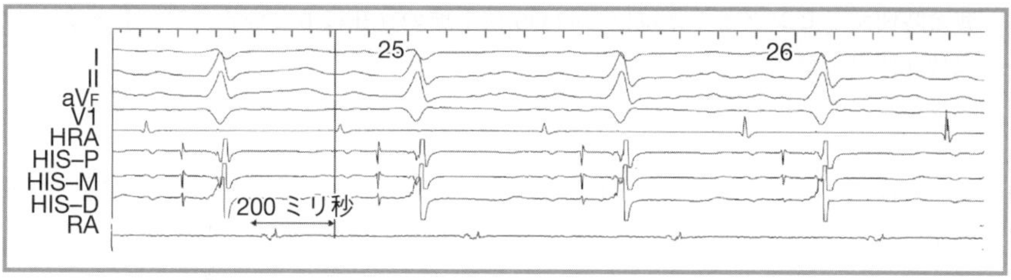

図 5.8　P 波開始まで 200 ミリ秒の電位図。

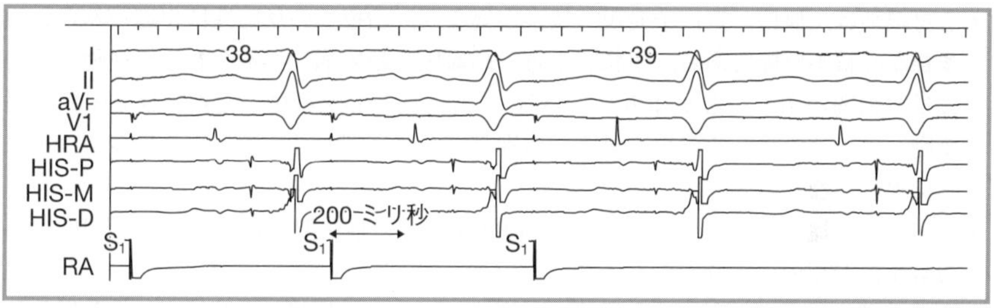

図 5.9　刺激から P 波開始まで 200 ミリ秒。頻拍の興奮や P 波の形態は変化せずに，頻拍がエントレインメントされている。

- 切開線（瘢痕関連性）リエントリーは，以下にあげた場合の後に起きる。
  1. 先天的心疾患の外科手術。
  2. メイズ手術の部分的成功後。
  3. 心房細動に対してカテーテルによるアブレーション後。
- 心房中隔欠損のパッチ修復術後では，リエントリー性頻拍の峡部はパッチと冠静脈洞の間であると考えられる。
- 心房切開による瘢痕関連性マクロリエントリー性頻拍は，心耳から右房下後自由壁にのびる瘢痕から発生すると考えられる。典型的には切開線は狭い峡部を形成する下大静脈または三尖弁輪にはのびていない。
- この峡部の入口部，中間部分，出口部で，潜伏融合を伴うエントレインメントが証明できる。
- アブレーションを成功させるための最適部位を同定するには，以下にあげる観察結果が役立つ（**図 5.8**，**5.9**）。
  1. PPI が TCL と一致する。
  2. 最早期電位が体表面 P 波の開始より，50 ミリ秒以上先行する。
  3. 最早期電位部位での 20〜30 ミリ秒短い周期長のペーシングにより，潜伏性エントレインメントが起きる。
  4. 最早期電位から P 波開始までの間隔が，刺激から P 波開始までの間隔と同一になる。
- 電気解剖学的マッピング法により，興奮様式，電位マップによる瘢痕，アブレーション部位を同定することができる。
- 高周波カテーテルアブレーションを誘導する目的で用いる従来の方法は，双極局所興奮時間マッピングと単極電位での QS 波形態の存在にもとづき，アブレーション成功部位を予測する。
- 隣接する双極電位の極性が逆転する点を，アブレーションの誘導に用いることができる。
- 興奮波前面は突破口部位から迅速に伝搬し，波面が反対方向に伝搬すると電位の逆転が生じるという仮説で，これは副伝導路や巣状心房頻拍が存在する場合に認められる。

5.3　心房細動[15]

- 心房細動は，原因，遺伝子発現，機序が異なり，治療への反応性に相違がみられる多様な心臓不整脈である。甲状腺中毒，高血圧，糖尿病，心不全と心房細動との間には，相関があることが知られている。「孤立性」心房細動，迷走神経緊張性心房細動，アドレナリン作動性心房細動は別型であり，器質的心疾患や合併症とはなんら関連性がない。
- 心房細動の機序としては，ほとんど肺静脈が起源の巣状型，マクロリエントリー型，複数小波形型のいずれかである。
- 心房細動の誘発（引き金）と維持を調節している自律神経による機序は，器質的に正常な心房とリモデリングした心房とでは異なる。
- 心房細動は内向き整流電流 I_{K1} の増加を伴っている。マイクロ RNA-1（miR-1）は内向き整流カリウムチャネル（Kir2.1）の発現を相反的に調節している。ヒトの心房細動では miR-1 レベルが低下しており，Kir2.1 サブユニットの上方制御に関与し，内向き整流電流 I_{K1} の上方制御を増加させている可能性がある。
- 米国人の 1%つまり 200 万人以上が，心房細動に苦しんでいる。
- 心房細動患者の約 30%に心房細動の既往をもつ親がいることから，遺伝的疾病素因が示唆される。
- 80 歳以上の 7%に心房細動がみられる。
- 全人口の 2%が心不全を患っている。
- 2 つの病態（心房細動と心不全）が同一患者に発生することがあり，共通の危険因子による結果と考えられる。
- いずれかの段階（ステージ）の心不全患者の 41%に心房細動があり，心房細動患者の 42%に心不全がある。
- 脈圧＞61 mmHg では，累積 20 年の心房細動の発生率が高くなる。
- 心房細動の発生率は年間 1%である。
- 急性心筋梗塞後の患者では，6%が心房細動を起こす。

心房細動の危険因子に含まれるもの

- 心筋梗塞または心不全のような他の心血管疾患。
- 加齢。
- 疾患や傷害への炎症反応。
- 遺伝子異常。
- 肥満。
- 睡眠時無呼吸。

- 甲状腺機能亢進症。
- アルコール消費量。
- 高血圧。

心房細動に伴う有病率

- 心房細動がある患者では，死亡リスクが2倍に増加する。
- 症候性心房細動に伴うQOLは，心房細動がない患者に比べ低い傾向がある。脳卒中のリスクが5倍増加する。
- 持続的に速い心室応答の心房細動では，頻脈誘発性左心機能不全を生じることがある。
- 心室に以前の瘢痕や左室機能障害が存在する場合は，特に心室不整脈のリスクが増加する。
- 未治療の心房細動は，認知機能障害を伴うことがある。

心房細動による心房の構造的リモデリングの機序

- 持続性心房細動では間質の線維化による，心房の構造的リモデリングを伴う。
- ペルオキシゾーム増殖活性化受容体（PPAR）は，褐色脂肪分化の制御のような細胞代謝脂質輸送における重要なリガンド依存性転写因子である。
- PPAR-γ 活性化は炎症反応を抑えることが示されている。
- ピオグリタゾン薬剤でPPAR-γ を活性化すると，それに伴い心房線維化と心房細動の発症が減少する。
- 心不全と心筋梗塞は炎症反応を伴い，単球とマクロファージのような免疫細胞が，心内膜表面から心房組織の心内膜下領域へ浸潤して，炎症性サイトカインを産生し分泌する。
- サイトカインは基質メタロプロテイナーゼ（MMP）と，その内因性抑制因子であるMMPの組織阻害因子のバランスを変化させる。このバランス不全により，細胞外基質を伸展させる。
- サイトカインは内在性線維芽細胞が反応性筋線維芽細胞へ形質転換するのを誘導し維持して，全身性炎症反応を引き起こす。
- 心筋細胞はサイトカインに反応して肥大シグナル過程を活性化し，インテグリンを介して内–外シグナル伝達を開始して，コラーゲン産生と沈着を刺激する。
- 腫瘍壊死因子（TNF）-α，インターロイキン（IL）-1β，IL-6，形質転換成長因子（TGF）-α の受容体が活性化され，筋線維芽細胞を介したコラーゲン産生と沈着を上方制御する遺伝子プログラムを活性化させる。
- ピオグリタゾンはインスリンエンハンサーといわれる薬物群のチアゾリジン誘導体に属している。
- インスリン抵抗性の患者ではPPAR-γ を活性化して，これらの薬剤はインスリンへの反応性を亢進させる。
- PPAR-γ の活性化は単球による炎症性サイトカインの産生を阻害する。ピオグリタゾンは動脈硬化を減少させ，Parkinson病や炎症が基盤となる他の多くの疾患を減少させる。
- ピオグリタゾンはインスリン感受性を亢進させる役割以外に，全般的免疫抑制を引き起こす。

心房の電気的リモデリング

- 電気的リモデリングの特徴は，心房不応期の短縮である。
- 迷走神経刺激は心房活動電位持続時間と有効不応期を短縮させ，心房再分極の不均一性を増加させ，そのため心房細動に対し不整脈原性基質が形成される。この作用は心房に選択的な $I_{K, ACh}$ チャネルの活性化を介して調節されている。
- $I_{K, ACh}$ が抑制されると房室伝導への交感神経調節の対抗がなくなり，心室への興奮伝導が亢進するようになる。
- 心房細動では I_{CaL} が減少している。そのため活動電位持続時間と不応期の短縮が生じる。
- 心房細動から回復した後も不応期の短縮は持続し，再発が起こりやすい。
- 心房が拡大し伸展すると，不応期の短縮が生じる。
- 有効不応期と活動電位持続時間が短縮し，不応期の不均一性が増加し，伝導速度が変化すると，心房細動が永続しやすくなる。
- ヒト心房の再分極には I_{Kur} が必要である。心房細動では I_{to} と I_{Kur} が減少しており，不応期の短縮が生じる。

心房の解剖

- 心房中隔は，卵円孔の床に相当し大半を占める一次中隔と，心房壁の上方で陥入している二次中隔で形成されている。
- 右心耳は心房壁の前方を形成している。
- この右心耳部は壁が櫛状構造をなし，残りの心房部分から区別され，終末稜すなわち分界稜があり，平滑な壁をなす全身静脈成分と境界を形成している。
- この静脈構成部分の心筋は，上大静脈と下大静脈と冠状静脈洞の開口部を包囲し，心房との接合部では，心筋のそで（スリーブ）が静脈内腔にまでのびている。
- 洞結節の部位は上大静脈と右房の接合部にある。
- 右房の前庭も平滑な壁をなし，房室接合部で三尖弁の弁尖に入り込んでいる。
- 対照的に，左房はかなり大きい。左心耳は比較的小さく，櫛状筋はその内部領域に限局している。
- 左房腔の大部分は平滑な壁である。
- 肺静脈成分が心房の天蓋を形成し，典型的には 1 つの静脈がおのおの 4 つの隅角に入り込み，静脈開口部の位置には差違がある。心筋のそでが心房天蓋から肺静脈に沿って短距離のびており，上肺静脈のほうが下肺静脈より長くのびている。
- これらのそでは作業心房筋から構成されているが，混合した心筋が全周性と縦方向の様式に配列している。
- 左房に比較し右房の作業心房筋に形態的独自性があるのは，遺伝子発現が左右非対称性に関与しているためである。
- Pitx2c はこの遺伝子の 1 つである。
- 胎児期には，ペースメーカ活性と Hcn4 発現が発生段階の洞結節に限局し，洞結節に T-box 転写因子 Tbx3 が発現することでわかる。
- 心房細動には，局所刺激（ドライバー）と呼ばれる単一起源からの持続的高頻度興奮により生じる場合と，局所引き金（トリガー）と呼ばれる心房期外収縮で誘発された後に複数の小波（ウェーブレット）により維持される場合とがある。

心膜

- ヒト心臓には 2 層の心膜があり，臓側心膜（心臓の心外膜面に密着している）と壁側心膜がある。
- 心臓上の心膜反転は 2 つの異なる洞を形成し，心臓の心外膜面からのマッピングが可能となる。
- 横洞があるため，心臓の心外膜面で大血管（大動脈と肺動脈）の間を左側から右側へカテーテルの通過が可能となる。
- 斜洞があるため，左室後下壁と左房後壁（Marshall 靭帯を含む）のマッピングが可能となる。

心房細動の分類

心房細動は，以下のように分類することができる。

1. 発作性心房細動：自然に発症して，自然に停止する。
2. 持続性心房細動：発作を停止させるために，電気的または薬理学的除細動を必要とする。
3. 永続性慢性心房細動：治療介入にもかかわらず持続するもの，または洞調律に戻さない決定にもとづくもの。

- 孤立性心房細動は発作性，持続性，永続性のいずれもありうる。60 歳未満で心血管疾患が合併していない患者に起こる心房細動と定義されている。
- 発作性心房細動は慢性心房細動に進行することが多い。慢性心房細動では洞調律への復帰と維持はますます困難になる。
- 持続時間が短い心房細動ほど，洞調律維持のための薬理学的または電気的除細動が容易である。

心房細動時の神経体液性変化

- 心房性ナトリウム利尿因子（ANF）は，心房の伸展と拡張により増加する。
- 増加した心房性ナトリウム利尿因子は除細動後に減少する。
- 心房性ナトリウム利尿因子は心房不応期を短縮する。
- アセチルコリン感受性心房細動は，イソプロテレノールにより起きやすくなり，イソプロテレノールは心房細動誘発に対するアセチルコリン濃度の閾値を低下させ，心房細動持続時間を延長させる。
- アセチルコリンによる活動電位持続時間の短縮で，速いレートの興奮が可能になり，これにより細胞内カルシウムの蓄積が生じる。もしこれが心房細動停止後に生じるような長い心拍休止（ポーズ）と連結する場合には，筋小胞体から大量のカルシウムが放出され，3 相後期に早期後脱分極が誘発されることがある。
- 細胞内カルシウムの増加によりナトリウム–カルシウム交換体の順方向モードが活性化され，早期後脱分極と撃発活動が発生する。
- 心房の線維化や炎症や酸化ストレスの生成に関与すると考えられる因子には，アンギオテンシン II，TGF-β_1，分裂促進因子活性化プロテインキナーゼ（MAPK），血小板由来増殖因子（PDGF），PPAR-γ，ヤーヌスキナーゼ（JAK），Rac1，ニコチンアミドアデニンジヌクレオチドリン酸（NADPH）酸化酵素，シグナル伝達兼転写活性化因子（STAT），カルシニューリンがあげられる。

心房細動の遺伝学

- 家族性心房細動の場合には，複数の家族メンバーが発症する。
- 片方のみの親または一親等の親族に，心房細動がみられることはまれではない（Framingham 心臓研究では心房細動患者群の 30％において，少なくとも片方の親に心房細動がみられた）。
- 大部分の心房細動は「非遺伝性」孤立性心房細動と，合併症を伴う心房細動である。
- KCNQ1 は I_{Ks} カリウムチャネルの通過穴形成 α サブユニットで，細胞膜脱分極に反応して緩徐に開口し，心筋活動電位の再分極に重要である。
- *KCNQ1* の S140G 変異は，心房細動に関連している。
- この変異により I_{Ks} チャネルの機能獲得が生じ，チャネルは電位依存性を失い，生理的膜電位全体で開口を続ける。
- 変異チャネルを介して流れるカリウム電流は，電位変化に反応し迅速に変化し，背景 KCNQ1-KCNE2 カリウム電流と同様に作用する。
- したがって S140G 変異では，心房筋の活動電位持続時間が短縮し有効不応期が短縮するために，心房細動の開始と維持が起こりやすくなる。
- 家族性心房細動は機能獲得を生じる変異（遺伝子 *KCNQ1*，*KCNE2*，*KCNJ2*，*KCNH2*，*KCNA5*，Kv1.5），もしくはナトリウムチャネルの機能欠損を生じる変異（遺伝子 *SCN5A*）のいずれかに関連している。
- カリウムチャネルの機能獲得型変異では，QT 短縮症候群も生じる。
- Brugada 症候群や進行性心臓伝導障害にみられるナトリウムチャネルの *SCN5A* 変異では，心房不整脈の有病率が高い。
- LQT3 は心房細動を伴うことがある。心筋ナトリウムチャネルをコードしている *SCN5A* 遺伝子に同定された Y1795C 変異が原因である。
- ナトリウムチャネル遮断薬であるフレカイニドは，心房細動の急性治療に有用である。
- 心房性ナトリウム利尿ペプチド（ANP）をコードしているナトリウム利尿ペプチド前駆物質 A 遺伝子 *NPPA* の変異は，心房細動と関連があると考えられ，循環血液中のホルモン（ANP）欠損と心房細動の罹患性との間に関連性がある。
- *SCN5A* の機能欠損型変異により生じる Brugada 症候群では，心房細動の発生率が増加し 20～39％に及ぶことも示されている。
- ナトリウムチャネルの機能欠損に矛盾せず，この患者では正常対照群に比較し房室伝導が緩徐で（心房−His 時間と His−心室時間が長い），房室結節の不応期が長い。
- したがって特定の *SCN5A* 変異があると，心房では心房細動が心室では心筋症の表現型が生じる可能性があり，*SCN5A* 変異に関連した心室および心房の頻脈性不整脈は，対立遺伝子障害であるという考え方を支持している。
- *SCN5A* の機能獲得型変異により，QT 延長症候群と家族性孤立性心房細動の混合発現型が生じることがある。
- 心房不応期が短縮すると，心房細動を含む心房不整脈が起きやすくなる。

- 心筋カリウムチャネルのサブユニットをコードし，I_K（KCNQ1/KCNE2）と I_{K1}（KCNJ2）の生成に関与している遺伝子の機能獲得型変異により，活動電位持続時間が短縮する。
- 心房不応期を延長させることが，理にかなった治療標的となる。
- 心房細動遺伝子座をマッピングすると染色体 1p36-p35 上にあり，ANP をコードする遺伝子における，ヘテロ接合体フレームシフト変異と同定された。
- この変異がある患者では，循環中のキメラ ANP が高い濃度で検出される。心房活動電位が短縮するのは ANP によるためで，心房細動の基質を生成している可能性がある。
- I_{Kur} の減少を生じる *KCN5A* の機能欠損型変異は，家族性心房細動の原因として同定されている。I_{Kur} が減少すると，リモデリングを生じていない（健常の）心房細胞における活動電位持続時間（APD_{90}）が短縮する。

ラミン病（ラミノパチー）

- ラミン A と C をコードしている *LMNA* 遺伝子の変異はまれな遺伝子的原因であり，典型的には心房細動が心筋症と骨格筋ミオパチーの両方を合併している。
- *LMNA* 遺伝子は染色体 1q21 上に存在し，2 つのアイソフォームのラミン A と C をコードしており，交互接合により生成される。
- ラミン A と C は中間フィラメント蛋白質で核薄膜を形成し，核骨格として核の構造とサイズを維持する機能があり，また転写制御や核孔配置や異質染色質構成にも深く関与している。
- 核ラミンやラミン関連蛋白質の突然変異は，ラミン病と呼ばれる 16 以上の異なるヒトの疾患の原因となる。
- ラミン A と C は複数の細胞型に発現し，*LMNA* の変異により早老症候群，数種の筋ジストロフィ，脂肪異栄養症の一部，骨異形成症，心血管疾患を含む一連の表現型を生じる。
- ラミン病の心臓への影響としては進行性房室ブロック，拡張型心筋症，心臓突然死，まれに心房不整脈を併発する。
- 浸透性に相違があり不均一な表現型になる原因は，いまだ不明である。
- 心筋ギャップ結合チャネルは，心筋細胞から隣接心筋細胞への低抵抗性電流通過経路を生成することによる，迅速な電気的連絡と調和した興奮伝搬に関与しており，効果的に同期して心筋が収縮できるようになる。
- このチャネルは隣接細胞の細胞質区画に直接結合している。
- ギャップ結合の構成区画は，コネキシン（Cx）蛋白である。
- ヒト成人の心臓には，5 つの Cx 蛋白が同定されている。
- Cx31.9 は房室結節組織に優位に発現している。
- Cx43 は心房と心室の両方に発現している。
- Cx45 の発現は量が少ない。
- Cx37 は血管内皮細胞に発現している。
- Cx40 は心房と特殊伝導組織に優位に発現している。これは心室筋細胞には存在していない。Cx40 ギャップ結合チャネルのコンダクタンスは非常に高い。Cx40 はチャネルコンダクタンスが高く心房組織に限局しているため，心房組織の伝導速度を調節するのに関与している。

- ヒトのコネキシン遺伝子には 21 個が知られており，そのうち 8 個が変異によるヒトの疾患の原因として特定されている。
- 組織特異的な遺伝子欠損現象は，身体の突然変異に関連する。身体の突然変異はほとんどの癌種の原因であるが，悪性腫瘍に関係ない孤発性疾患にも関与している。
- Cx40 変異のある患者では，心房組織で遺伝子欠損が同定されているが，この患者のリンパ球 DNA の遺伝子配列は正常である。

心房発生の特徴

- Nkx2〜5 により心房作業筋と洞結節間の境界線ができる。
- Hcn4 と Tbx3 の発現細胞が，洞結節から心房へのびている。
- 心房の Tbx3 発現により，心房筋において Hnc4 を含むペースメーカ遺伝子の発現が生じる。
- Hcn4 は「奇異」電流 I_f に関与しており，I_f は心臓ペースメーカ細胞における自動能にとって重要である。
- 心房細胞の奇異電流は，洞結節の主要ペースメーカ電流とともに，内向き整流カリウム電流 I_{K1} により抑制されている。
- 洞結節機能不全は一般に後天性疾患による。
- *HCN4*，*SCN5A*，AniK2 の変異は，洞結節機能不全の家族型の原因となる。
- 染色体 4q25 上の配列変異が，心房細動のリスク増加に関連していることがわかっている。
- 遺伝子変異関連性心房細動ですら，心房細動は胎児発生終了後遅れてから発生する。発生因子のみが直接心房細動を発生させるわけではない。
- 正常の状態では心筋に Cx40 が発現し，Hcn4 の発現は低いまたは存在しない。一方，Nkx2〜5 の発現が低下している場合には，肺静脈内の心筋の表現型が変化してペースメーカ様になり，Hcn4 は発現するが Cx40 の発現は低下する。
- miR-1（微小抑制 RNA）は心室筋細胞における Kir2.1 と Cx43 レベルを調節しており，病的状態での miR-1 レベル増加は，不整脈を誘発することがある。
- 心房細動では miR-1 が減少し Kir2.1 は相反的に増加するが，対照的に心室不整脈では miR-1 が増加している。
- メラニン様細胞が心臓で認められている。メラニン合成酵素のドーパ染色性タウトメラーゼは，メラニン細胞における細胞内カルシウムと活性種の調整に関与している。

自然歴

- 患者のうち 30％で持続性心房細動が永続性心房細動に進行する。
- 持続性心房細動に進行する患者はより高齢の傾向があり，心不全や心臓弁膜症があり，左房拡大が強いことが多い。
- 心房細動の初回発作を起こした患者のうち約半数は，典型的には最初の 2 年以内の経過観察中に再発性心房細動になる。
- 「孤立性心房細動」または他に危険因子がない心房細動の患者や若年患者の心房細動では，進行する可能性が低い。

- 再発性心房細動を発症する患者に抗不整脈治療を実施しても，半数以上の患者が持続性心房細動に進行する。
- 持続性心房細動患者のうち 3 分の 2 は，抗不整脈治療を行っても永続性心房細動に進行する。
- 新規に発見された心房細動は，死亡率が有意に高い。
- 心房細動には煩わしい症状，心不全増悪，血栓塞栓症イベントの有意な罹患率があるのみならず，死亡リスクも増加する。
- うっ血性心不全の患者に心房細動が新たに診断された場合は，特に予後不良の前兆である。
- 血圧は心房細動の発生率に強く関連しており，収縮期血圧が拡張期血圧より優れた予測因子である。

臨床症状

- 最も一般的な症状は，疲労感，運動耐容能低下，息切れ，動悸であるが，心房細動発作のほとんどは無症状のままである。
- 心房細動による頻拍のために, 狭心症またはうっ血性心不全が増悪することがある。
- 脈の不整は心房細動に矛盾しないが，診断根拠にはならない。上室期外収縮や心室期外収縮が頻発する洞調律，洞不整脈，多源性心房頻拍など他の状態でも脈の不整が起きる。診断を確定するには，心電図が必要である。P 波の欠如が心房細動の特徴である。心室応答が非常に速いと，規則的にみえることがある。
- 心室応答が速く心室内変行伝導を伴う心房細動では，幅広い QRS 波の頻拍になり，心室頻拍と間違えることがある[2]。
- 肥満および閉塞型睡眠時無呼吸による夜間酸素飽和度低下の重症度は，年齢<65 歳の患者において，心房細動の独立した危険因子である。
- 冠動脈バイパスグラフト術後の心房細動の発生率は，おおむね 24%である。
- 冠動脈バイパスグラフト後心房細動の発生率は，術後最初の 4 日間が最も高い。冠動脈バイパスグラフト後心房細動により心不全の増悪，脳卒中，入院期間の延長が生じる。
- 心房細動は認知症と関連があると考えられている。

治療[12, 13]

- 心房細動に対する治療目標は，症状を消失させ QOL を改善させること，血栓塞栓症イベントのような合併症を予防し，頻拍誘発性心筋症を避けるため心拍数のコントロールをすること，可能性として生存率を改善させることである。
- 心房細動のコントロールには β 遮断薬またはイオンチャネル遮断薬単独よりも，$I_{K,ACh}$ のみならずイオンチャネルや β 受容体を遮断する抗不整脈薬のほうがより有効である。アミオダロンは複数のイオンチャネルと受容体を遮断するため，心房細動のコントロールに有効な薬剤である。
- もし患者が血行動態的に不安定ならば，迅速な除細動を考慮すべきである。
- 心拍数コントロールは，房室結節遮断薬で達成できる[3, 6, 18]。
- ジゴキシンは特に身体的活動性のある患者では，心拍数コントロールに有効性が少ない。

- β遮断薬やカルシウムチャネル拮抗薬は，有効な房室結節遮断薬である[19]。
- カルシウムチャネル拮抗薬は，気管支喘息患者では優先して用いられる。心拍数コントロールの目標は，心室応答が 80〜100 bpm になるようにすべきである。
- 心室早期興奮が存在する場合には，房室結節遮断薬は避けるべきである。この場合にはアミオダロンが副伝導路の不応期を延長するので用いることができる。
- 心房細動の持続期間と血栓塞栓症合併の危険因子に応じて，抗凝固療法の必要性を決定する。心房細動は脳卒中のリスクを 8 倍に増加させる[4]。
- 心房細動が存在する場合に，血栓塞栓症イベントの危険因子として以下のものがある。
  1. 年齢＞65 歳。
  2. 高血圧。
  3. 左室機能不全。
  4. 左房拡大。
  5. 糖尿病。
  6. 一過性脳虚血発作（TIA）の既往。
  7. 心臓弁膜症。
- CHADS2〔うっ血性心不全，高血圧，年齢，糖尿病，脳卒中（2 点）〕スコアが，Stroke Prevention in AF（SPAF）リスク層別化案から開発され，アスピリンで治療を受けた患者全体の共同解析のみならず，心房細動の国内登録コホート（National Registry of Atrial Fibrillation cohort）において有効性が確認された。
- ACC（米国心臓学会），AHA（米国心臓協会），ESC（欧州心臓会議）ガイドラインのリスク案では，CHA2DS2-VASc〔心不全または心機能障害，高血圧，75 以上（2 点），糖尿病，脳卒中（2 点）− 血管疾患，65〜74 歳，性別分類（女性）〕スコアに進展させ，基本に抗凝固療法を受けていない 1,084 人の患者からなる欧州のコホートにおいて有効性が確認された。
- Framingham 案と CHADS2 案は点数にもとづくスコアで，Framingham 案は年齢，性別，収縮期血圧，糖尿病，脳卒中または一過性脳虚血発作の既往に点数を割りあてた計算式にもとづいており，CHADS2 案はうっ血性心不全，高血圧，年齢 75 歳以上，糖尿病は 1 点で，脳卒中または一過性脳虚血発作の既往は 2 点とし，その合計点にもとづいている。
- CHADS2 スコアで 0 点は低リスク，1 点は中等度リスク，≧ 2 点は高リスクとされている。
- Framingham スコアでは，スコア 0〜7 が低リスク，8〜15 が中等度リスク，16〜31 が高リスクとされている。
- CHA2DS2-VASc スコアには追加分類が含まれ，スコア 0 点が低リスク，1 点が中間リスク，≧ 2 点が高リスクである。
- ワルファリンによる抗凝固療法が血栓塞栓症合併を予防するという証拠（エビデンス）は，以下の試験が支持している。

1. プラセボ対抗凝固療法の有効性：SPAF 試験[20]

- アスピリンまたはワルファリンはプラセボと比較した場合，有意にイベントを減少させると結論された。SPAF 試験はワルファリンに対するアスピリンとの比較ではない。

- 後ろ向き解析では，60歳以下の患者では抗凝固療法の有効性はないことが示唆された。

2. **アスピリンに対するワルファリンの有効性：Atrial Fibrillation Aspirin Anticoagulation（AFASAK）試験**[10]

- アスピリンまたはプラセボに比較して，ワルファリンは血栓塞栓症イベントをかなり減少させた（年間2%対5.5%）。
- 死亡率には有意差がなかった。出血発生率はワルファリンで年間6%で，アスピリンまたはプラセボで年間1%であった。
- 主に高齢者における血栓塞栓症イベントの予防には，ワルファリンがアスピリンとプラセボに比較して優れているという結論をこの試験は支持している。

3. **Boston Area Anticoagulation Trial for Atrial Fibrillation（BAATAF）**[8]

- ワルファリン治療群でイベントの有意な減少がみられた（年間0.4%対対照群2.98%。総体的に86%の減少）。
- 対照群で死亡率の増加が指摘された。
- 出血性イベントには有意差がみられなかった。
- ワルファリンはプラセボと比較して，血栓塞栓症イベントと死亡率を減少させ優れていると結論された。

4. **SPAF-II 試験**[14]

- SPAF-II 試験では，75歳以上の高リスク患者では高いイベント発症率であることが示された。この発症率はワルファリンによる抗凝固療法により減少した。
- 出血リスクの増加が指摘された。

5. **低リスク患者におけるアスピリン：SPAF-III 試験**

- SPAF-III 試験では，低リスク患者での血栓塞栓症予防にアスピリンの使用を支持しており，既往に高血圧のある患者では血栓塞栓症リスクがあるため，ワルファリンによる抗凝固療法をしたほうがよいことを示唆している。
- 外来患者においてワルファリンは依然として十分に使用されていない。治療域内の国際標準比（INR）値に比較して治療域外のINR値では，脳卒中，出血，血栓塞栓症のリスクが増加する。

6. **ダビガトランとRE-LY試験**

- ワルファリンと比較してダビガトラン150 mgは，脳卒中と全身塞栓症の発症率が低かったが，重大出血の発生率は同等であった。
- ダビガトランエテキシレートはプロドラッグで，活性型の直接トロンビン（IIa因子）阻害剤であるダビガトランに変換される。この変換はチトクロームP450に依存せず，薬剤間の相互作用と薬剤食品間の相互作用は起こりにくくなる。
- ダビガトランは腎臓から排泄される。
- ダビガトランは抗凝固活性強度をモニターする検査をせずに，一定用量を投与する。
- 登録患者には少なくとも1つの脳卒中危険因子〔脳卒中または一過性脳虚血発作または全身塞栓症の既往，左室駆出率＜40%または症候性心不全（過去6カ月以内にNew York Heart Association心機能分類II度以上），高血圧症，75歳以上，または65〜74歳で糖尿病か冠動脈疾患のいずれか〕をもっていた。
- RE-LY試験における除外基準には，心臓人工弁または血行動態的に重症の心臓弁膜症，身体障害がある脳卒中または最近の脳卒中，最近の手術または手術予定中，最近または既知の出血性疾患，コントロールされていない高血圧，心房細動以外の疾患で抗凝固療法が必要，心房細動に対しアブレーション予定または手術予定，心房細動の可逆的原因，重篤な腎機能障害（クレアチニンクリアランス＜30 mL/分），活動性肝疾患，妊娠があげられた。

- 全脳卒中（虚血性または出血性）または全身塞栓症を一次転帰とした発生率は，ダビガトランエテキシレート 150 mg を 1 日 2 回投与された患者群で低かった。
- この用量では重大出血の増加はみられなかった。
- ワルファリン群では，目標 INR は投与期間の 64.4％で達成されていた。
- ワルファリンに比較しダビガトランで消化不良の発生頻度が高かった。
- ダビガトランのほうで心筋梗塞が多かったが，RE-LY 試験で認められた心筋梗塞は，ダビガトラン群で統計学的に有意ではなかった。
- ダビガトランで肝毒性は発生しなかった。
- 薬剤中止率はワルファリン群に比較しダビガトラン群で高かった。ワルファリン群に比較しダビガトラン群の死亡率に差はみられなかった。
- ダビガトランに対し特異的拮抗薬はなく，ダビガトランの半減期は 12～17 時間である。重症出血に対する支持療法としては新鮮凍結血漿輸液，赤血球輸血，また必要に応じて外科的治療介入がある。
- ダビガトランは 1 日 2 回投与で，非出血性副作用のリスクが高いために，すでにワルファリン投与を受け INR のコントロールが良好の患者では，ダビガトランに変更する利点はあまりない。
- ダビガトランエテキシレートの適応は，非弁膜症性心房細動患者における脳卒中と全身性塞栓症の予防である。
- クレアチニンクリアランス＞30 mL/分の患者に対し有効なためには，150 mg を 1 日 2 回投与が推奨されるが，重度の腎機能障害（クレアチニンクリアランス 15～30 mL/分）がある患者では，75 mg を 1 日 2 回が承認投与量である。
- クレアチニンクリアランス＜15 mL/分の患者または透析患者に対しては，推奨投与量はない。

リバーロキサバンと ROCKET-AF 試験

- 経口直接 Xa 因子阻害剤であるリバーロキサバンは，非弁膜症性心房細動における血栓塞栓合併症の予防を目的とした心房細動治療に対して承認された。
- 腎機能が正常の場合に，投与量は 1 日 20 mg である。
- 左室肥大があり新規心房細動発症の患者では，最初の発症時に頻発する虚血性脳卒中のリスクが増加している。左室肥大と心房細動新規発症の患者では，早期に強力な抗凝固療法を開始すべきである。
- うっ血性心不全を伴う心房細動の場合には，心拍数コントロール治療に比較し，調律（リズム）コントロール治療をしても心血管性原因による死亡率は低下しない。

心拍数（レート）コントロール対調律（リズム）コントロール

心房細動患者を心拍数コントロールする薬剤で治療するか，洞調律維持目的に抗不整脈薬で治療するかに関しての課題が 2 つの臨床試験で発表された。

AFFIRM[15]

- The Atrial Fibrillation Follow-up Investigation of Rhythm Management trial（AFFIRM）試験：β 遮断薬とカルシウムチャネル遮断薬を用いて，安静時心拍数を 80 bpm に心拍数コントロールする治療群と，抗不整脈薬を用いて調律コントロールする治療群とに患者を無作為に割りつけた。
- この試験の一次転帰（エンドポイント）である全死亡率は，調律コントロール群で有意ではないが高い傾向があった。
- 事前に特定したサブグループ解析により，65 歳以上の患者では心拍数コントロール治療で，死亡率が統計学的に有意に低い有効性が示された。脳卒中の発生率には有意差がなく（おおむね年間 1%），虚血性脳卒中の大部分（73%）はワルファリン中止患者または INR＜2.0 の患者で発症した。
- 心房細動の抑制に成功しても患者へは抗凝固療法を継続すべきであるという推奨が，この結果から支持される。
- 調律コントロール治療は，再発性心房細動に対して有利ではないことが AFFIRM 試験で示され，心拍数コントロール治療が 65 歳以上の患者において優れていることが示唆された。
- この試験に参加した患者は，殆んど無症状で比較的高齢（平均約 70 歳）であった。
- これらの結果は，症候性の心房細動患者には適用できない。
- 調律コントロール群における高い死亡率は，洞調律維持によるものではなく，むしろ抗不整脈薬の催不整脈作用によるものであると考えられる。
- 症候性心房細動のため QOL が障害されている若年患者に，この結果をあてはめることはできない。
- 洞調律のほうが心房細動に比べ年間生存率が少しよければ，AFFIRM のように 3〜5 年間経過観察した高齢患者に比較し，20〜30 年間経過観察した若年患者で臨床的に有意になる可能性がある。

RACE

- RACE（Rate Control versus Electrical Cardioversion for Persistent Atrial Fibrillation）試験では，心血管死または血栓塞栓症イベントに有意差が認めなかったが，全血栓塞栓症イベントの 83%は，ワルファリン中止患者または INR＜2.0 の患者に発症した。
- この試験では持続性心房細動の管理において，調律コントロール治療に有意な有効性が示されなかった。調律コントロールによる利益は抗不整脈薬の催不整脈作用で帳消しされたと考えられる。
- 心拍数コントロール治療は心房細動患者の管理で，特に無症候性かつ高齢者の場合に容認される方法である。
- 調律コントロールは症候性心房細動患者に対して考慮すべきである。この治療法はわずかな症状がある若年の心房細動患者にも考慮すべきである。

スピロノラクトンとニトロプルシドナトリウム[16]

- スピロノラクトンはアルドステロン受容体遮断薬で，強力な抗線維化作用がある。心房の瘢痕化を減少させることにより，心房細動を減少させる可能性がある。

- 一酸化窒素（NO）には抗アポトーシス作用と抗炎症作用があり，多くの生物学的過程に関与している。
- ニトロプルシドナトリウムは，強力な一酸化窒素提供体である。
- ニトロプルシドナトリウムを使用すると冠動脈バイパス術後の心房細動の発生率が低下し，持続時間が短縮することが示されている。

洞調律復帰のための抗凝固療法

- 心房細動の持続時間が48時間未満なら，除細動を試みてもよい。
- 心房細動が48時間以上持続している場合は，除細動に先立ち3〜4週間の抗凝固療法が必要である。さもなければ，経食道心臓超音波検査を実施して，左房と左心耳に血栓が存在しないことを確認する必要がある。
- たとえ経食道心臓超音波検査を実施したとしても，48時間以上持続した心房細動患者の除細動後は，全例に3週間の全身的抗凝固療法が必要である。

ACUTE試験[17]

- 経食道心臓超音波検査を実施して（心腔内血栓がみられない場合）直流カルディオバージョン施行群と，直流カルディオバージョン施行前に3週間の抗凝固療法を行う従来治療群とに患者を割りつけた。
- 全患者（経食道心臓超音波検査群および従来治療群）は，カルディオバージョン施行後には4週間の抗凝固療法を受けた。
- （登録時から）8週間後には，一次エンドポイントである脳血管疾患，一過性脳虚血発作，末梢塞栓症に有意差を認めなかった。
- 出血性イベントは経食道心臓超音波検査群のほうで少なかった。
- 血栓塞栓症イベントのリスクは，洞調律へ復帰直後の当初3〜4週間が高かった。
- この理由は洞調律復帰後にみられる心房収縮機能低下所見を表す，いわゆる心房気絶によるものと考えられる。
- 心房気絶があると心房内血液の相対的停滞が起こり，そのため血栓形成を生じる可能性がある。
- 洞調律復帰後3週間は，たとえ血栓塞栓症イベントが低リスク群の患者でも，ワルファリンによる抗凝固療法を受けるべきである。
- 上述したワルファリンによる慢性抗凝固療法の適応がある患者（心臓弁膜症，65歳以上，血栓塞栓症イベントの既往，高血圧症，心不全，冠動脈疾患，糖尿病）では，カルディオバージョン後に抗凝固療法を長期間受けるべきである。

直流カルディオバージョン

- 頻脈のために血行動態が不安定な患者には，迅速な電気的カルディオバージョンの適応がある。
- カルディオバージョンは二相性除細動器で実施する。
- アミオダロンとソタロールは電気的カルディオバージョンの成功率を高め，電気的カルディオバージョンは段階的漸増法で成功する。電気的カルディオバージョンの成功達成に関しては，アミオダロンはプラセボより優れ，ソタロールは効果が劣る。
- 電気的カルディオバージョンが成功した患者で使用したエネルギー段階の全数に対

し，抗不整脈薬は影響しなかった。

- カルシウムチャネル遮断薬は洞調律達成の成功率に影響しなかった。電気的カルディオバージョンの成功は，低いBMIと心房細動の病歴が1年以内と関連があった。使用エネルギーが低かったのは二相性ショック，低いBMI，心房細動の持続期間が1年以内の場合であった。

直線型二相性除細動

- 二相性除細動では，エネルギー放電中に波形の極性が変化する。
- 二相性除細動ではより低いエネルギーで同等な電流放電（カルディオバージョン達成に最も重要な変数）ができる。
- カルディオバージョン成功に必要なショック数も減少する。
- 二相性除細動は単相性除細動よりも優れている。

薬理学的カルディオバージョン[21]

- メタン置換スルフォンアミド誘導体であるイブチリドは，静注III群抗不整脈薬であり，心房細動または心房粗動を正常洞調律に速やかに復帰させるのに適応がある。
- 外向きカリウム電流を遮断する他のIII群抗不整脈薬とは異なり，イブチリドには緩徐内向きナトリウムチャネルを介したナトリウムの流入を増加させる作用がある。
- イブチリドは活動電位持続時間を延長させることで，洞レートと房室伝導が軽度緩徐になる。この作用は，ナトリウムの流入を阻害するI群抗不整脈薬とは対照的である。
- 臨床的にイブチリドは血圧，心拍数，QRS幅，PR時間を変えることなく，心房細動または心房粗動を正常洞調律に復帰させる。
- イブチリドは薬理学的カルディオバージョン目的のみに使用するか，もしくは特に初回直流カルディオバージョンが不成功だった場合に，直流カルディオバージョンの効果を高める補助として使用することができる。
- イブチライドは静注で投与する。
- イブチリドの薬物動態は，患者間で非常に相違がみられる。
- 全身クリアランスはほぼ肝血流（29 mL/分/kg）に等しく，蛋白結合率は約40%である。
- 代謝は肝臓で行われ，ω酸化された後にβ酸化され，8つの代謝産物になる。
- 代謝産物中の1つのみがIII群抗不整脈薬作用をもち，イブチリドの作用に類似している。しかし，この代謝産物の血漿中濃度は，イブチリド濃度の10%未満である。
- イブチリドとその代謝産物の排泄は，尿と便を介して行われる。0.01 mg/kg投与量のうち約82%が尿中に排泄され，7%は未変化体として排泄される。約19%は便中に排泄される。
- イブチリドの消失半減期は約6時間で，2～12時間の範囲である。
- 体重＞60 kgの患者では，イブチリド1 mgを10分以上かけて静注投与する。通常投与量は0.01 mg/kgである。
- 新規発症心房細動患者の10～15%は，イブチリド単独で洞調律に回復する。
- イブチリド投与後にカルディオバージョンを実施すると成功率は100%近くにな

り，必要エネルギー量も少なくてすむ。
- イブチリド投与後4時間は，患者をモニターすべきである。
- イブチリドにより心室不整脈が誘発される危険因子には，QT延長，左室機能低下（駆出率＜30%），低カリウム血症，低マグネシウム血症がある。

洞調律維持[11, 22]

- 症候性心房細動患者には，抗不整脈薬治療の適応がある。
- 症状が軽微な高齢の患者に対しては，心拍数コントロールのみ実施すればよい。
- 中等度から重度の左室収縮機能不全例における薬物選択はアミオダロンである。ドフェチリドを使うこともできる。
- 他のすべての抗不整脈薬には催不整脈の可能性があるため，左室機能不全がある患者には相対的禁忌である。
- 左室収縮能が維持されている虚血性心疾患の患者では，β遮断作用を有するソタロールが有用である。
- 迷走神経緊張亢進による心房細動があると推定される患者には，ジソピラミドを用いることができる。
- フレカイニドやプロパフェノンのようなIC群薬は，虚血性心疾患がなく左室壁厚と左室機能が正常の患者に使うことができる。
- これらの薬剤は洞調律維持のために毎日投与してよい。
- 症候性の発作性心房細動を緊急的に洞調律に復帰させるために必要な基本薬剤として使用することもできる。
- フレカイニド300 mgまたはプロパフェノン600 mgを経口投与できる[3]。
- 房室伝導の促進を予防するために，抗不整脈薬投与30〜60分前にβ遮断薬またはカルシウムチャネル拮抗薬を投与すべきである。
- この方法を最初に試みるときには，患者をモニターして実施すべきである。
- IC群薬で孤立性心房細動を治療するときには，心房不応期延長と伝導速度低下が生じるために，心房粗動に移行することがある。
- この「IC群薬心房粗動」の治療は，右房のCTIをアブレーションした後に，IC群薬を継続投与すればよい。
- III群薬にはアミオダロン，ソタロール，ドフェチリドがある。

アミオダロン[11, 23]

- アミオダロンの有効性を支持するエビデンスは，Canadian Trial of Atrial Fibrillation（CTAF）試験に由来する。
- 1年間の経過観察時点で，アミオダロン治療患者の69%が洞調律であったが，一方，ソタロールまたはプロパフェノンの治療患者では39%であった。
- アミオダロンは副作用による中断率が高かったが，統計学的には有意でなかった。
- 全死亡率は2群間で有意差がなかった。
- アミオダロンには複数の有害反応がある。アミオダロン投与を受けている患者は肺機能検査（一酸化炭素拡散試験），甲状腺機能検査，肝機能検査，角膜沈着に関し眼科的検査等の監視が必要である。
- アミオダロンは米国食品医薬品局（FDA）の心房細動に対する治療適応を取得して

いないが，心房細動治療で最もよく処方されている抗不整脈薬である。
- アミオダロンは外来で投与開始でき，通常は400 mg/日を2～4週間投与し，それ以後は投与量を200 mg/日に減量する。

ドフェチリド[24]（日本国内未承認）
- ドフェチリドは入院で投与開始し，不整脈の監視が必要である。
- 心不全患者でのドフェチリドの安全性は，Danish Investigations of Arrhythmia and Mortality on Dofetilide in Congestive Heart Failure（DIAMOND-CHF）試験[24]で支持されている。左室駆出率＜35％の患者が登録された。ドフェチリドの投与量は，500 μgを1日2回である。クレアチニンクリアランスが40～60 mL/分の患者では250 μgを1日2回，＜40 mL/分の患者では250 μgを1日1回に調節した。クレアチニンクリアランスが20 mL/分未満の患者は除外した。
- 全死亡率には有意差がなかった。
- 結果の後づけ解析によると，治療群で心房細動患者の12％が洞調律に復帰したが，対照的にプラセボ群では1％であり，その後の心房細動発生が有意に減少した。

ソタロール
- 腎機能障害，左室肥大，QT時間延長，徐脈，電解質異常（低カリウム血症）の患者には，ソタロールは投与すべきでない。
- ソタロール40 mgの1日2回投与ではβ遮断作用がみられ，徐脈のリスクがあるため，ソタロール投与開始前に（洞または房室）結節に抑制作用がある薬剤は，中止するか減量すべきである。III群抗不整脈薬作用（活動電位持続時間延長）は，120～160 mgの1日2回投与で出現する。
- ソタロールは入院して投与を開始し，経過中は催不整脈とQT時間延長を監視すべきである。
- ソタロールは以下のように投与するとよい。
  a. 初日は80 mgを1日3回。
  b. その後2日目は120 mgを1日2回。
  c. その後3日目は160 mgを1日2回。
  d. 120 mgを1日2回で退院して，必要なら160 mgを1日2回に増量する。

キニジンとベラパミルの併用
- ベラパミルは心筋L型カルシウムチャネルの遮断薬である。
- ベラパミルは房室結節伝導を緩徐にして，早期後脱分極を起こしTdPの引き金になると考えられる心室筋細胞への過剰なカルシウム流入を予防する。
- ベラパミルは便秘の原因になる。
- この併用による作用は，キニジンで認められる問題点に対しほぼ反作用をもつ治療法である。

新規薬剤
- 超急速活性型遅延整流外向きカリウムチャネル（I_{Kur}）は心房に存在するが，心室には存在しない。I_{Kur}遮断薬は心房細動の管理に関し特異的治療になる。

- ラノラジンのような選択的心房ナトリウムチャネル遮断薬は，心房細動の抑制に有効かもしれない。
- 心房選択性の原因は，心房と心室における活動電位の特徴の相違とナトリウムチャネルの生物物理学的性質の相違による。
- 遅延ナトリウムチャネル遮断薬であるラノラジンは，心房細動の治療に役立つと考えられる。

I_{Kur} と心房細動

- 古典的中国漢方薬の雪蓮花由来の天然フラボンであるアカセチンは，ヒト心房筋細胞における I_{Kur} と一過性外向き K^+ 電流を抑制し，活動電位持続時間と有効不応期を延長させる。この化合物はアセチルコリン感受性 K^+ 電流を遮断した。
- I_{Kur} の阻害により，リモデリングしてない心房において心房細動が起こりやすくなる。興奮頻度が上昇すると I_{Kur} の密度が減少するため，心房細動における I_{Kur} の関与は比較的少なくなる。慢性心房細動患者の心房から単離した細胞では，I_{Kur} の密度も減少している。
- *KCNA5* 遺伝子でコードされる Kv1.5 チャネルにより運ばれる超急速活性型遅延整流カリウム電流（I_{Kur}）は，心房に存在し心室には存在しない。
- I_{Kur} が遮断されると，おそらく活動電位持続時間と有効不応期が短縮することにより，健康なイヌの心房において心房細動が発生する基質になる。
- 慢性心房細動では一般に心房の線維化，炎症，酸化傷害を伴っている。
- 酸化ストレスは炎症を惹起し，これらの因子は両方とも心房の構造的リモデリング（すなわち，間質の線維化，線維芽細胞の増殖，コラーゲンの集積および心房の拡張と肥大）を促進すると考えられる。心房の構造的リモデリングにおける心房細動の前段階の作用は，おもにリエントリー性不整脈が起こりやすくなる伝導障害に関連している。撃発活動も関与していると考えられる。
- アンギオテンシン変換酵素（ACE）阻害薬やアンギオテンシンII受容体遮断薬（ARB）やスタチンのような，構造的リモデリングや炎症，酸化ストレスを減少させる治療介入が，心房細動の発生を減少させることは示されていない。

カルディオバージョン後の心房気絶

- 体内的または体外的カルディオバージョンや薬物治療による心房細動または心房粗動の洞調律への復帰，または心房粗動の高周波アブレーションは，気絶として知られている左房と左心耳（LAA）の機械的機能障害の一過性持続を伴う。
- 気絶は血栓塞栓合併症のリスク，心拍出量と運動耐容能の改善不足，洞調律復帰後の再発リスク増加に関与していると考えられる。
- 気絶とは，持続性心房不整脈に反応して発生する頻拍誘発性心房心筋症の一型である。
- カルシウム周期の異常，心房筋融解，心房線維化が気絶発生の原因と考えられる。
- ペーシングとイソプレナリンまたはカルシウムの使用により，心房の機械的気絶が回復することが示された。
- 心房細動はカルディオバージョン後，最初の 1 週間に再発することが多い。
- 電気的リモデリングがこの現象に関与していると考えられる。心房細動により心房活動電位持続時間と不応期が短縮する。
- 洞調律へのカルディオバージョン後 2〜4 週間してから，心房は電気的リモデリングから「回復」する。
- 多くの抗不整脈薬の主要な電気生理学的作用は，心房活動電位の延長である。
- したがって，カルディオバージョン後に心房細動再発の予防を目的とした活動電位持続時間を延長させる治療は，カルディオバージョン後の数週間に限定される可能性がある。
- アミオダロンまたはソタロールは，電気的カルディオバージョンの成功率を高める。電気的カルディオバージョンが成功した場合に，アミオダロンはプラセボより優れ，ソタロールは洞調律維持効果が劣る。
- カルシウムチャネル遮断薬は，洞調律達成の成功率に影響を与えない。
- 電気的カルディオバージョンが成功しやすいのはつぎのような患者である。
  1. BMI が低い。
  2. 心房細動の病歴≦ 1 年。
- 必要エネルギーが低いのは以下の場合である。
  1. 二相性ショック。
  2. BMI が低い。
  3. 心房細動持続期間≦ 1 年。

催不整脈

- 催不整脈性副作用の大部分が，治療開始後の初日または第 1 週目に発生する。しかし抗不整脈薬治療をしている間は，常に催不整脈の危惧がある。
- 催不整脈の危険因子には以下のものがある。
  1. 女性。
  2. 左室肥大。
  3. 普段の QT 時間が延長し，催不整脈の可能性がある薬剤投与後に QT 時間が異常に延長する。
  4. 徐脈。
  5. 低カリウム血症。
  6. 肝機能や腎機能の一過性低下。
  7. 薬剤代謝の異常（例えばチトクロームの機能異常）。
  8. 異常な薬物動態（例えば P 糖蛋白発現の変化または機能の変化）では，血清中薬物濃度が著明に増加することがある。

最近発症した心房細動を洞調律復帰させるための錠剤頓服療法

- 最近発症した心房細動を，不整脈発生 1 時間以内に急性停止させるため，抗不整脈薬治療を用いることができる。
- この治療の考え方では，医療的支援がなくても患者が再発性心房細動を認識して治療する必要がある。
- フレカイニド（300 mg）またはプロパフェノン（600 mg）の単回投与量を，心房細動が再発したらできるだけ早く内服する。この方法で 90％以上の発作が停止する。

心房細動の非薬物的治療選択

高周波アブレーション[25]

- 不整脈は興奮生成または興奮伝搬の異常により生まれる。高周波(RF)アブレーションはこれらの異常を取り除こうとするものである。
- 高周波電流が組織を通過するときに熱を産生し，この熱は組織内の電力密度に比例する。高周波電流は交流電流である。
- 最高加熱は電極先端で発生し，先端からの距離が増加すると熱は低下する。先端から半径分の距離が増える（離れる）と，熱は4倍の割合で低下する。このため熱で影響を受ける組織の深さと体積は小さい（2 mm）。深い組織の加熱は熱伝導による。
- 一般的に使用されている高周波は，300～1,000 kHzである。周波数が低いと筋肉を刺激してしまうことがある。周波数が高すぎると，加熱様式が抵抗性から誘電性に変化する。
- 高周波エネルギーは単極様式で，カテーテル先端から皮膚に張った分散パッチ電極へと放出される。
- カテーテル電極の（先端）表面積は12 mm^2で，パッチ電極の表面積は100～250 cm^2である。このためカテーテル先端で，電力密度と加熱が上昇する。
- カテーテル電極の先端表面積を広くし，またカテーテル先端を灌流で冷却することで，より低いシステムインピーダンスが得られ，高い電力を与えることが可能になる。これにより，さらに深く広い傷害が生じる。
- 温度はカテーテル先端で測定され，かなり高いと考えられる実際の組織温度を反映していない。
- 非常に高い組織温度では，結果的に組織の熱膨張やクレーター形成が生じ，水蒸気発砲を起こすことがある。
- 電力量とエネルギー放出時間は，カテーテルの性質により決められる（先端が4 mmのカテーテルでは50 Wで60～90秒間，8 mmでは50～70 Wで30～60秒間，先端灌流カテーテルでは15～45 Wで15～30秒間）。
- 高い電力または高い温度の設定を用いる場合には，より深い組織レベルで温度が上昇し続け，エネルギー供与を中止した後でも熱が潜伏する。
- 高周波の産生熱により，心筋細胞の凝固壊死が生じる。線維化による治癒は，8～12週間で完了する。
- 心房細動におけるカテーテルアブレーションの主要な利益は症状の改善，QOLの向上，左房径の減少，左室駆出率の改善，New York Heart Association（NYHA）心機能分類の改善と考えられる。
- 心房細動患者で抗不整脈薬治療を1回またはそれ以上試みたが失敗した場合に，カテーテルアブレーションを考慮すべきである。
- 孤立性心房細動または発作性心房細動の患者において，最高の成績（成功率約85%）をおさめてきた。他の心房細動患者群では，これより低い成功率（50～70%）が報告されている。
- 心房細動が1年以上継続してみられる，左房径＞6 cm，患者年齢＞75歳の場合には，低い成功率が指摘されている。
- 起こりうる合併症には肺静脈狭窄，脳卒中，左房食道瘻，心膜液貯留と心タンポナーデがある。
- 心房細動アブレーションの方法は，引き金（トリガー）の除去，基質の除去，自律神経を促進するもの（副交感神経節）の除去に区別することができる。
- 心房細動患者でカテーテルアブレーション後に洞調律を維持している場合に，抗凝固療法を中止する長期的安全性はまだ証明されていない。
- ワルファリンによる長期的抗凝固療法を単に避けるだけの目的で，無症候性心房細動患者にカテーテルアブレーションを考慮すべきでない。
- 肺静脈隔離後にみられる整然とした再発性左心房頻拍は，左房内のマクロリエントリー性回路によるものと考えられる。
- CFAE（連続性分裂心房電位）の定義は，(1) 2つ以上の偏位を伴う心房電位や，10秒の記録時間にわたり興奮波の延長が持続的に偏位し基線が動揺する，(2) 10秒の記録時間にわたり平均化した，非常に短い周期長（≦120ミリ秒）の心房電位がみられることをいう。
- 心房粗動に対しCTIのアブレーションが成功した後には，50%の患者で心房細動が存在する。
- 発作性心房細動と慢性心房細動の患者に対しては，肺静脈を隔離するための前庭部アブレーションがエンドポイント（最終転帰）であり，慢性心房細動に対しては前庭部CFAEをより広範囲にアブレーションする。
- (1) 肺静脈隔離（PVI），(2) CFAEのアブレーション，(3) 左房線状傷害の配置を用い，組み合わせた方法が採用されている。
- 僧帽弁峡部ラインは僧帽弁輪と肺静脈を，前方または後方で繋ぐ。組織の厚さ，解剖学的複雑性，カテーテルの不安定性，左房と冠静脈洞を結合する心筋のそで（スリーブ）があるために，完全にブロックラインを作成するのは挑戦的で困難をきわめる。
- 持続性心房細動患者において，肺静脈隔離を行うと肺静脈CFAE領域と非肺静脈CFAE領域が両方とも有意に減少する。

トリガーの除去

- 肺静脈にある高頻度興奮トリガーによって，心房細動が開始することが注目された。
- 頻発する心房期外収縮または明確に識別できる心房頻拍型の心房興奮として，このトリガーが心房細動発生時や心房細動中に認められる。
- これらの起源は，肺静脈内へ数cmのびている心筋のそでから発生する。
- 当初の方法は最早期興奮を伴う心房期外収縮を同定して，肺静脈内のこれらの起源を除去することであった。肺静脈狭窄を起こす可能性があるために，アブレーションの焦点を肺静脈開口部の外側に移し，4分割方式にするようになった。

高周波アブレーションを用いた左房における肺静脈隔離

- この方法を施行すると4本すべての肺静脈開口部を左房から隔離できる。この方法により肺静脈狭窄の可能性が低下する。
- 心房期外収縮（引き金）は4本ある肺静脈のいずれかより発生しうるという原則がある。
- また，左房の区画化と「脱容」も生じると考えられる。

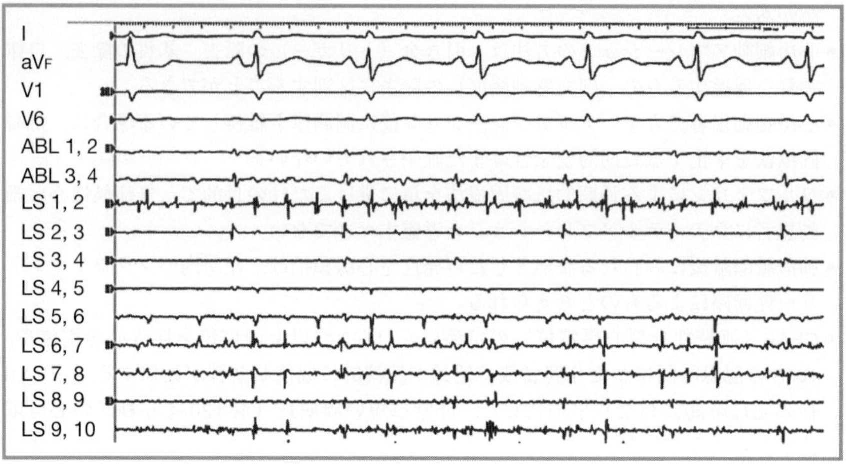

図 5.10　右上肺静脈の隔離後に録られた心内電位で，輪状カテーテル（LS1〜10）により記録された肺静脈内には細動が認められるが，心房は洞調律が維持されていることがわかる。

- この方法の欠点には再発があり，峡部形成により心房頻拍が起こりやすくなることがある[26]。
- 左房の後内側または右上肺静脈のアブレーション後に，食道穿孔を起こすことがある。これは重篤で致死的合併症となることが多い。
- 最近では発作性心房細動に対するカテーテルアブレーション法は，肺静脈周辺の左房前庭部に全周性高周波傷害を設けて，肺静脈を電気的に（個別にまたは同側の静脈どうしで）隔離する方法がとられている（**図 5.10**）。
- この治療戦略を用いると，長期的な不整脈からの開放率≧ 70%が報告されている。
- 発作性心房細動の再発は肺静脈伝導の回復に関連している。
- 肺静脈の電気的隔離はただ単に全周性アブレーションではなく，発作性心房細動に対するカテーテルアブレーションのエンドポイント（最終転帰）を表している。
- 長期的に継続する持続性心房細動の場合には，肺静脈隔離単独では長期心房細動管理の患者のうち少なくとも 60%で心房細動を消失させることができ，以前に無効であった抗不整脈薬を治療投与計画に追加すると，80%以上心房細動が消失する。
- 肺静脈へと肺静脈からの進出ブロックにより，電気的隔離が確認できる。
- 肺静脈領域間にある竜骨弁領域または峡部領域は，肺静脈の隔離が困難な部分である。

肺静脈電位の同定

- 心房細動の引き金となる異所性興奮は，ほとんどが肺静脈起源である。
- この肺静脈からの引き金を除去するために，肺静脈を左房から電気的に隔離することが行われる。肺静脈には心房細動開始の役割もあるが，さらにこの構造は心房細動維持のための基質としても重要である。
- 肺静脈開口部付近で高頻度電位と低頻度電位の両方が記録されることがある。前者は局所的心筋興奮（肺静脈電位）を表し，後者は遠隔心房電位を表しており，この振幅は通常，肺静脈電位よりも小さい。
- 左心耳からの遠隔心房電位は，左肺静脈開口部の前方部分が左心耳に近接しているため，一般にこの部位で観察される。
- この電位はペーシング法により肺静脈電位から区別することができる。すなわち，洞調律時には肺静脈と左心耳は同時に興奮するが，左心耳ペーシング時には遠隔左心耳電位が刺激アーチファクト内に先行し，肺静脈電位は刺激アーチファクトに対し遅れる。一方，肺静脈内からのペーシング時には，刺激アーチファクトに対し肺静脈電位が先行し左房電位が遅れる。
- 左房の後壁または下方など他の領域も遠隔電位に関与しており，その領域からのペーシングにより，同様な方法でその遠隔電位を区別することができる。
- 肺静脈狭窄を回避し開口部の起源を除去するために，優先されるアブレーション部位は肺静脈の前唇を除き，開口部から約 1 cm 近位部である。
- 肺静脈電位の周期長が突然延長することが観察されるが，これは高周波エネルギー放電により左房–肺静脈結合が修飾されたことを表している。
- 現在のところ肺静脈前庭部隔離に線状傷害を追加する，もしくは追加しない方法が，おそらく最も広く受け入れられている代表的なアブレーション治療戦略になっている。
- 肺静脈隔離施行時にヘパリンまたはエノクサパリンを橋渡しとして使用せずに，コウマジンを治療域 INR で継続することが，安全かつ有効な治療手技前後の抗凝固療法である。
- ワルファリン，リバーロキサバン，ダビガトランは今でも最も簡単で信頼できる抗凝固療法である。
- クレアチニンクリアランスが低下すると，低分子ヘパリン（LMWH），リバーロキサバン，ダビガトランの投与量と使用に対し影響がでる。
- 心房細動に対するカルディオバージョンは，経時的 INR が 4 週間連続して治療域である場合に考慮してよい。
- 血栓形成はトロンビンの活性化を伴っており，ワルファリンでは予防されず，心房細動アブレーション手技中にヘパリンの継続的使用が推奨される。

Marshall 靭帯[27]

- Marshall 靭帯は心膜の遺残襞であり，胎児期の左上大静脈の部位の痕跡を残している。
- これには神経，静脈（Marshall 静脈），筋肉路が含まれている。
- 筋肉路の近位部は冠静脈洞の心筋袖に直接結合している。筋肉路の遠位部は上方へのび，肺静脈領域に入り込んでいる。
- Marshall 靭帯の位置は，左心耳と左肺静脈の間にある。
- Marshall 靭帯には交感神経節のみならず交感神経幹が含まれている。また副交感神経により豊富な神経支配も受けている。
- 心房細動が発生する頻度は，Marshall 靭帯の近位部より遠位部からのほうが多い。
- 異所性心房頻拍は Marshall 靭帯の近位部，特に冠静脈洞に近い部位から発生するほうが多い。
- Marshall 静脈起源の異所性興奮に伴う P 波形態の特徴は，I，aVL 誘導で等電位性

P 波，II，III，aVF，V2〜V5 誘導で陽性であり，左肺静脈起源の異所性興奮でみられる P 波形態に類似している。
- Marshall 静脈索は冠静脈洞血管造影像で同定できる。

基質の除去

- 分裂電位を同定し除去すると，アブレーション手技中に心房細動が停止することがある。
- 分裂電位が記録される部位は，肺静脈周辺の左房，左心耳，心房中隔である。右房において分裂電位が記録される部位は，分界稜，大静脈開口部，冠静脈洞入口部，冠静脈洞内部 2〜3 cm までの範囲である。
- 肺静脈と同様に，冠静脈洞近位部へ伸展した筋が，心房細動の発生に関与する高頻度自動興奮起源を形成することがある。

自律神経基質の修飾

- 左房の後壁は迷走（副交感）神経線維により豊富な神経支配を受けている。
- 副交感神経刺激により徐脈になり心房不応期が短縮する。この電気生理学的変化は心房細動の発生と維持を促し，迷走神経誘発性心房細動と呼ばれる。
- 迷走神経誘発性心房細動は睡眠中に発生し，睡眠時無呼吸中に発生する心房不整脈の原因になると考えられる。
- 左房の後壁にある迷走神経終末のアブレーション中に，徐脈または接合部調律が生じることがある。
- 心房細動管理の治療法としてアブレーションを用いる場合には，これら 3 つの手法を個別に組み合わせることが必要である。例えば，器質的心疾患がない若年患者の発作性心房細動において，心房細動の発生源として巣状頻拍または期外収縮が同定される場合には，その発生起源を除去することが有効であると考えられる。
- ヒト心臓における左房–肺静脈接合部またはその近傍の神経節叢を標的にすると，抗細動作用を認めることがある。
- 肺静脈と左房後壁にある心房細動の（引き金）トリガーと（刺激）ドライバーは，自律神経系により調節されている。
- ノルアドレナリン作動性神経とコリン作動性神経が肺静脈内部とその周囲に局在し，いずれの領域も明確にアドレナリン性優位またはコリン性優位の区別がみられない。
- 左房筋層内には Cajal 間質細胞が存在し，自動能の基質である可能性がある。
- 3 つの心外膜神経叢下のみが肺静脈神経ネットワークの起源である。肺静脈の肺外区域は，気管枝神経叢からの入力を受けていない。
- 心外膜神経節のおもな局在は 4 本すべての肺静脈の下部にあるが，形態的に感覚神経とみられる神経遊離末端は，肺静脈の前方表面の内膜下に集積している。
- 肺静脈関連性心臓 AChE 陽性神経の構造の大多数が，右上肺静脈根幹の前面および左下肺静脈と右下肺静脈の両方の根幹後面のみならず，左下肺静脈と右下肺静脈の両方の根幹下面に局在している。
- 天蓋のアブレーションラインは上部肺静脈どうしを結ぶが，僧帽弁峡部ラインは下部肺静脈と僧帽弁輪間を結んで行われる。

- 心房細動を停止させるには，20%の患者で右房のアブレーションが必要になる。
- 慢性心房細動を停止させるには，肺静脈隔離（CFAE）と電位にもとづいたアブレーションと線状アブレーションが必要になる。
- 持続期間>5 年の慢性心房細動では，高周波アブレーションによる心房細動の停止はさらに困難である。
- 心房細動周期長が 140 ミリ秒未満の場合には，高周波アブレーション後の転帰は不良と考えられる。
- 発作性心房細動に対するカテーテルアブレーション単回手技の成功率は，60〜70%の間と推定される。
- カテーテルアブレーション後の再発性心房細動患者では，肺静脈再結合が 79〜100%存在する。この再結合は肺静脈隔離のための外科的 Cox メイズ手術後に指摘された。
- 長期間継続した持続性心房細動患者では，アブレーションによる肺静脈隔離後に CFAE アブレーションを追加しても，臨床的転帰は改善しないようである。
- 心房細動アブレーション後に最初の 6 週間抗不整脈薬治療することは忍容性がよく，心房不整脈の発生率が低下し，カルディオバージョンまたは入院の必要性が減少する。
- 心不全で入院した患者では，入院時に心房細動が一般によく認められるが，死亡または再入院を含む長期的有害転帰の独立したリスクではない。
- 遅延造影増強磁気共鳴像（DE-MRI）を用いると，アブレーション後の高周波誘発性瘢痕化を視覚的に観察することができる。
- 高周波誘発性瘢痕はアブレーション後 3 カ月までに形成されると考えられる。アブレーション後 24 時間の時点で DE-MRI 造影増強がみられても，安定した左房瘢痕形成ではなく，むしろ一過性炎症性反応に一致した所見と考えられる。

心腔内心臓超音波法（心エコー法）技術

- 機械的配列と位相配列の 2 種類の心腔内心臓超音波法（ICE）探触子技術が，臨床使用されている。
- 機械的配列 ICE の探触子には，非操作性カテーテル（6〜9 Fr）の末端に単一の超音波結晶体が取り付けられている。体外のモーター駆動装置によりカテーテル内部の結晶体が回転し，カテーテルシャフト軸に対し垂直で全周的な撮像面が得られる。
- 機械的 ICE システムの画像周波数は 9〜12 MHz である。この周波数で高分解能の近接画像はとれるが，離れた組織の透過性は不良である。アブレーション手技で使用できる可視画像面は，探触子からわずか 6〜7 cm にすぎない。
- 位相配列 ICE の撮像には，8 Fr または 10 Fr のカテーテル遠位端にある 64 素子の探触子が使用される。
- 撮像周波数は 5〜10 MHz に調節できる。楔状画面セクターはカテーテルシャフトの延長線上水平面で 12 cm までの到達深度である。

心房細動アブレーションの患者選択

- 有症候性心房細動。
- 1 つまたはそれ以上の抗不整脈薬が無効。カテーテルアブレーションのほうが抗不整脈薬より有効なことがある。
- 高血圧性心疾患，血行再建術の既往があるまたはない冠動脈疾患，うっ血性心不全，心房中隔欠損症で心膜または合成材料による修復術を受けた患者では，心房細動のカテーテルアブレーションを考慮することができる。
- 心房細動のカテーテルアブレーションに関し年齢は制限因子でないが，持続期間が1年以上の慢性心房細動がある高齢患者では成功率が低下する。高齢者でのアブレーション治療は患者の全身的健康状態，生活習慣上の選択，寿命，合併症のリスクを考慮に入れて，個別に扱うべきである。
- 左房径＜50～55 mm なら転帰の成功率が高いと予測される。左房拡張は電気解剖学的リモデリングに関連し，転帰の成功率が低下する。
- 長期間持続した慢性心房細動は，アブレーション後に再発する確率が高いと考えられる。発作性心房細動患者では，心房細動の持続時間は転帰の予測因子にならないようである。

外科的アブレーション

- 冠動脈疾患または僧帽弁膜症など，他の理由で心臓外科手術が必要な心房細動患者では，心房細動に対する術中同時治療を考慮することができる。

心房細動のカテーテルアブレーションの理想的候補となる患者

- 発作性心房細動または慢性心房細動の症候性発作がある。
- 1つまたはそれ以上の抗不整脈薬に反応しない。
- 重篤な合併病態または重症の器質的心疾患がない。
- 70歳未満。
- 左房径＜50～55 mm である。
- 慢性心房細動の場合は，心房細動持続＜1年。

心房細動アブレーションの相対的禁忌と絶対的禁忌

1. 有意狭窄がある頸動脈閉塞性疾患。
2. 難治性うっ血性心不全。
3. 重症の大動脈狭窄症，または左室流出路閉塞がある肥大型心筋症。
4. 血行再建されてない，左冠動脈主幹部病変または冠動脈三枝病変。
5. 重症の肺動脈高血圧症。
6. 肺静脈狭窄の影響による重症の肺疾患。
7. アブレーション手技の最中と施行後少なくとも2カ月間の抗凝固療法ができない患者は，AFのカテーテルアブレーションを考慮すべきでない。なぜなら全身的抗凝固療法がないと，手技中と術後早期ともに血栓塞栓症イベントのリスクがあるため禁忌である。
8. 左心耳内血栓の存在，または左心耳閉鎖デバイスの最近の植込み。
9. 心臓穿孔やカテーテルがからまることがあるため，開心術の適応がない高リスク患者や高齢者にはこの手技は妥当でない。
10. 心筋症の終末期患者，著明な左房拡大（＞6 cm）がある患者，重度の僧帽弁逆流や狭窄があり弁への治療介入が不適と考えられる患者では，心房細動のカテーテルアブレーションは有益性が乏しい，もしくは有益でない。

心房中隔欠損修復術後

- 心房中隔欠損症（ASD）の成人患者に伴う最も一般的な心臓不整脈は，心房細動と心房粗動である。60歳以上の患者では発生率が高く，52%にもなる。
- 以前から心房粗動または心房細動があることと年齢が40歳以上の患者は，心房頻脈性不整脈（おもに心房細動）の術後再発に対する独立した2つの予測因子である。
- 25歳までの早期に外科的に心房中隔欠損を閉鎖すると，健常者と同等の生命予後となり，おもに心房細動である術後の心房頻脈性不整脈が生じなくなる。

心房細動アブレーションの合併症[28]

- アブレーション治療方針が左房前庭部に進化し，左房アブレーションが肺静脈開口部から離れたため，肺静脈狭窄の発生率が低下した。
- 心タンポナーデ，後腹膜血腫，鼠径部合併症，横隔神経麻痺，血栓塞栓合併症，心房食道瘻が依然として重大な合併症である。
- 重症合併症の発生率は，1～4%の範囲である。
- 周術期に抗凝固療法の積極的使用により，血栓塞栓症イベントの頻度は低下する。
- 心房食道瘻はまれ（＜0.5%）であるが，食道損傷のリスクに対する認識を高めて，非常にまれな頻度を維持すべきである。
- 人工僧帽弁の患者では，カテーテルがからまるリスクがあるため挑戦的で困難である。
- 卵円孔開存または心房中隔欠損を経皮的閉鎖デバイスにより閉鎖した患者では，経中隔的カテーテル法はリスクがさらに増加する。
- 合併症のリスク，特に心タンポナーデと血栓塞栓症イベントは高齢患者ほど高くなる。

血栓塞栓症の合併症

- 血栓塞栓症が脳血管イベントの発生する原因であるが，空気塞栓症もまれに影響している。
- 手技中に血栓形成性を促進しうるいくつかの要因があり，それには心房細動である本来の負担，患者特性，自然発生のエコーコントラストの存在，左房内にロングシースを介し複数の心内カテーテルを配備，アブレーション関連性の炭化形成と組織崩壊があげられる。
- 心内血栓は位相配列心腔内超音波を用い同定できる。心内血栓は環状マッピング（Lasso）カテーテルやロングシースやまれに心内膜障害の辺縁に形成されやすい。
- 自然発生のエコーコントラストの存在は，心内血栓発生の最も強力な予測因子であり，活性化凝固時間（ACT）レベル＞300秒に維持することで血栓形成を最小限にできる。
- 心内血栓が回収できない場合や左房内で移動する場合には手技を中止すべきであり，線溶薬を投与する必要があると考えられる。
- あらゆる予防措置を講じたにもかかわらず患者が脳卒中を起こした場合には，そのイベントの時間経過に応じて，組織型プラスミノーゲン活性化因子（tPA）を考慮することがある。線溶薬を使用すると血管穿入部位の出血リスクが増加する。
- 心房細動アブレーション施行患者では，無症候性脳血管イベントの発生率が高いことがMRIで示される。

肺静脈狭窄

- 血流制限や重度の肺静脈狭窄（>70%の直径減少）の発生頻度は低い（1〜3%）。
- 肺静脈開口部の心房側面に損傷を配置する技術により，肺静脈狭窄の発生は減少してきた。
- 肺静脈狭窄は潜行性に進行し，患者にはさまざまな呼吸器愁訴が発現し，咳嗽，血痰，呼吸困難，胸膜性胸痛，喘鳴がみられる。
- 重度の肺静脈狭窄がある患者の3分の1は無症候性のままで，特に肺静脈1本のみ狭窄を認める場合には無症状である。
- ヘリカルCT血管造影やMRIが診断に関して最良の手段である。アブレーション後3カ月以上，内径は比較的安定したままである。
- 症状がない場合には最良の治療方法に関する合意はなく，治療介入なしに症状は遅れて消失する。ステント使用または未使用によるバルーン血管形成術で，満足いく結果（狭窄の減少と血流の増加）が達成されることが示されているが，このうち約半分の患者は再狭窄をきたし，治療介入を繰り返す必要が生じる。
- 肺静脈狭窄の発生は，前庭部隔離により予防できる。
- 隔離された肺静脈開口部をはさんで，中等度の急性肺静脈血流速度の増加（約10〜50 cm/秒）が予想できる。肺静脈血流速度の増加が>100 cm/秒の場合は，アブレーション方法に問題があり，再評価すべきである。血流速度≧158 cm/秒（推定圧較差≧10 mmHg）では，有意な後期肺静脈狭窄のリスクを伴う。

食道損傷

- カテーテルによる心内膜アブレーション施行患者での発生率は約0.01%であるが，過少報告のために過少評価している可能性がある。
- 瘻孔形成の機序は，左房後壁に沿ってアブレーションした後に食道前壁に熱性損傷を起こすことである。食道は左房後壁に接近した位置にあり，食道粘膜と左房心内膜間の距離は<10 mmである。
- 臨床像として類似しているのは急性心膜炎，間質性肺炎，敗血症，痙攣発作，脳卒中，心筋梗塞，大量の消化管出血，循環虚脱がある。
- 最も一般的に出現する症状は，神経学的欠落症状と下血である。
- 心膜炎を示唆する胸痛が最も一般的な愁訴で，手技後3日までに発生する。
- 神経学的欠落症状が出現するまでには，3週間かかることがある。
- 経胸壁心臓超音波検査やMRI，特に水溶性造影剤併用時にCTにより診断が確定できる。
- 経食道心臓超音波検査や食道胃十二指腸内視鏡検査や他の食道操作は，細心の注意を払いながら施行すべきである。
- 食道胃十二指腸内視鏡検査中の空気吹きこみは大量空気塞栓の原因となり，びまん性脳卒中や心筋梗塞や他の終末臓器の損傷を引き起こす。
- 外科的治療が優先される。死亡率は依然として高い（≧50%）。外科的手術の目標は，左房後壁と食道壁を別々に修復することである。

- 左房後壁アブレーション中に，食道損傷を避けることが最善の治療である。これが困難な理由として以下のものがある。
  1. 食道の位置に解剖学的相違がある。
  2. 食道の走行は時間的に一定しない。
  3. 食道損傷せずに心房組織を貫壁性に断続できるエネルギー放電を最適化できない。
- 食道瘻の発生に関与する因子には以下のものがある。
  1. 心房サイズが小さい。
  2. 先端が大きいカテーテルを使用。
  3. 後壁へのエネルギー放電中の電力＞50 W（灌流高周波エネルギーで，カテーテル先端が 8 mm の場合は＞30 W）。
  4. 左房後壁における重複した傷害。
- 位相配列心腔内超音波を使用すれば，左房後壁に相対する食道の位置を実時間（オンライン）で評価できる。
- 食道の血管構造の損傷によりびらんに進行する虚血傷害が生じ，初期の熱損傷の後に胃酸逆流が傷害部を浸し，傷害が進行性に拡大することが推定される機序である。
- 心房細動の高周波カテーテルアブレーションを施行した患者では，アブレーション後に病的胃酸逆流が発生する。患者にはアブレーション以前から，すでに無症候性逆流がある可能性がある。
- 心房細動と胃食道逆流性疾患は，ともに肥満と高齢の危険因子がある。
- 一般に心房細動患者に使用されるカルシウムチャネル遮断薬と硝酸薬は，下部食道括約筋緊張を低下させて逆流を促す。
- アブレーション手技自体が逆流を悪化させる。患者は長時間仰臥位でいる。
- アブレーションで食道表面に沿った迷走神経遠心性線維が切断される可能性がある。迷走神経遠心路の傷害は，アブレーション後に報告がある胃弛緩麻痺の原因と仮定されている。
- 酸性びらんにより食道損傷が心房食道瘻に進行すると考えられる。
- 心房細動のカテーテルアブレーションを施行する患者には，プロトンポンプ阻害薬の常用的投与が推奨される。
- アブレーション部位に相当する食道近位部を監視し，食道温を監視し，食道近接部でのアブレーションエネルギーを減少すれば，食道損傷のリスクを低下させることができると考えられる。
- 低血圧と脱水は避けるべきである。経中隔的左心カテーテル法の前に右房圧が＜10 mmHg の場合には，患者に静脈内点滴により補液すべきである。
- エネルギー放電中に食道血管系内の血流を介した潜在的な対流性熱喪失を，補液と正常灌流により増加させる。
- 食道は複数の血流源（下甲状腺動脈，気管支動脈，胸部大動脈，左胃動脈，下横隔動脈）から豊富な血液供給を受けている。また食道には密集した静脈叢もあり，門脈系や全身循環系に連絡している。

心膜液

- 心房細動アブレーション施行患者には，心膜液が一般に観察される。心タンポナーデの発生は<1%である。
- 心房細動アブレーション施行患者における心膜液の原因には以下のものがある。
  1. さまざまなカテーテルによる心臓穿孔。
  2. 経中隔穿刺。
  3. 強力な抗凝固療法。
- 心膜液の有病率が高いにもかかわらず，心タンポナーデの発生率が低い理由は，貯留量が少ないためと考えられる。
- 低血圧と発汗がみられ，他に原因が証明されない場合には，心膜液によるものを疑うべきである。
- 心膜液の診断は以下によって行う。
  1. 心陰影の透視的評価。
  2. 経胸壁的アプローチまたは胸骨下アプローチのいずれかを用いた心臓超音波検査。
  3. 位相配列心腔内心臓超音波検査。
- 心膜液の治療は，その相対的な量と血行動態への影響により決定される。
  1. 微量な心膜液（≦3 mm）が心房細動アブレーション中の早期に認められる場合には，持続的に監視すべきであるが，手技を中止しなくてもよい。
  2. 心膜液が3 mmをこえれば手技を中止すべきであり，抗凝固療法を一時的に(6～12時間）中止し，拮抗的治療をすべきである。大部分の症例において，この保存的処置のみで十分である。
  3. 心膜液>8 mmや少量の心膜液でも心タンポナーデ徴候がみられる場合には，心膜穿刺の適応がある。
  4. 最初ドレナージした後に内在カテーテルが短時間必要で，止血したことと再貯留がないことを確認する必要がある。
  5. 持続的で急速な再貯留がみられる場合には，試験開胸術が必要になる。
- 心膜液と続発性心タンポナーデの発生は，アブレーション手技の多くの側面に注意を払えば予防できる。
  1. 冠静脈洞へのカニューレ挿入法。
  2. 経中隔穿刺が成功する前と直後には，Brockenbrough針を拡張器（ダイレータ）内に入れたままにしておく。
  3. 左心耳にカテーテルが不注意に配置されることを最小限にする。
  4. 電力供給やインピーダンス上昇や心腔内空砲形成を監視することにより，傷害作成中の「発砲」や心内膜組織崩壊を避ける。
  5. 早期に検出するため，位相配列心腔内超音波で心膜腔を定期的に監視する。
  6. 心陰影を監視する。
- 心臓穿孔の可能性がある部位には以下のものがある。
  1. 左心耳。
  2. 薄い壁の右室心尖部。
  3. 右室流出路。
  4. 経中隔穿刺。

5. 蒸気発砲に伴う傷害は，心臓穿孔になることがある。
- 相当量の心膜液を検出できる最初の徴候は，左前斜位投影にて左心境界運動が低下することである。
- 以前に心臓外科手術で心膜を開いた既往がある患者では，心膜タンポナーデのリスクは低下する。
- ヘパリン投与を受けている患者では，プロタミン（ヘパリン投与量 1,000 単位に対し 1.5 mg 使用，最大投与量は 50 mg，典型的には試験用量 1 mg を投与後に使用）を投与することができる。
- INR が上昇している場合には，新鮮凍結血漿または，優先的には組換え型 VII 因子を静注する。
- 剣状突起下アプローチを用いた心膜穿刺を考慮すべきである。

左心房頻拍

- 心房細動アブレーションを施行した患者において，整った心房頻脈性不整脈の発生率は約 10%である。

大動脈基部の損傷（瘻孔）

- この合併症は経中隔的前方穿刺により発生する。
- 拡大し歪曲変形した心房腔や，拡張した大動脈基部の患者で生じやすい。
- 透視下で大動脈基部の境界を設定する（大動脈基部にピッグテールカテーテルまたはガイドワイヤーを留置する，あるいは大動脈基部の対側に位置している His 束領域にわたってカテーテルを留置する）ことにより予防できる。
- 位相配列心腔内心臓超音波検査により，経中隔的穿刺針留置と隣接構造を実時間で評価でき，さらにこのリスクを低減するのに役立つ。
- 穿刺針先端の位置が左房内にあることが判明するまでは，シースを進めるべきでない。

横隔神経傷害

- 横隔神経は右上肺静脈に非常に近接している。
- この血管の遠位側を標的に傷害した場合に，横隔神経が損傷されることがある。
- 最近では肺静脈開口部または近位側のアブレーション治療戦略をとるため，この有害事象の発生は減少した。
- 右上肺静脈開口部周辺での高出力ペーシング（10 mA，パルス幅 2.0 ミリ秒）により横隔神経と横隔膜を刺激すると，横隔神経の位置がどの程度近いか同定できる。この領域はアブレーション部位から避けるべきである。
- 心房細動アブレーション手技の一部としての上大静脈隔離では，横隔神経傷害のリスクが増加することがある。横隔神経は右房−上大静脈接合部の外側に非常に近接して走行している。
- この構造起源の引き金（トリガー）が明確に証明されている患者に限定して，上大静脈アブレーションを施行すべきである。
- 上大静脈−右房接合部の外側面で，ペーシング法を用いて横隔神経走行が同定された場合には，エネルギー放電は避けるか最小限にすべきである。

左横隔神経

- この神経は線維性心膜に接し，3 経路中のいずれかに沿って下行する。
  1. 左室前面の上方。
  2. 左室外側縁の上方（最も一般的）。
  3. 左室の後下方向。
- 左心耳天蓋の心内膜は，左横隔神経から数 mm しか離れていないことがある。
- 左心耳や高位左室壁の近傍でアブレーション手技を実施するときには，特に左横隔神経がリスクに曝される。
- 右横隔神経は上大静脈と右上肺静脈に近接している。

僧帽弁組織へのカテーテルのからまり（エントラップ）

- 心房細動アブレーション中に Lasso（環状）カテーテルが僧帽弁組織にからまり，弁損傷を生じて弁置換が必要になることがある。
- アブレーション中は Lasso カテーテルを前方に移動させることで，この合併症のリスクを最小限にすることができる。
- 透視診断法（右前斜位透視投影にて，Lasso カテーテルが冠静脈洞後方にとどまっていることを確認する）や心腔内心臓超音波検査やカテーテルから記録された電位特性を用いることで，カテーテルの位置が監視できる。

胃損傷

- これは比較的まれな合併症である。
- 左房後壁傷害の後に，急性幽門攣縮と胃蠕動低下が観察されている。
- 臨床症状としては，アブレーション手技後 48 時間以内に腹痛と腹部膨満がみられる。
- これは傍食道迷走神経支配の熱損傷によるものと考えられる。
- 自然に回復する。腹腔鏡的または内視鏡的治療介入が必要になる患者もいる。

上大静脈アブレーションの合併症

- 横隔神経損傷に加え，上大静脈隔離により洞結節損傷がまれに生じることがある。
- 洞結節は組織構造が大きいため，これの合併症はまれである。
- 洞結節機能不全がある患者では，これにより徐脈になることがある。

僧帽弁峡部ライン作成時の合併症

- 冠静脈洞内部での高周波エネルギー放電により，左冠動脈回旋枝の損傷または閉塞，冠静脈洞の穿孔や狭窄の発生が生じることがある。
- 低出力（約 20〜25 W）と低温（≦ 50℃）を用い，傷害時間を短縮させることにより，これらの合併症を予防することができる。

自律神経機能障害

- 肺静脈近傍のアブレーションにより，一過性の深刻な徐脈，低血圧，洞停止が発生することがある。
- 迷走神経線維の熱刺激により Benzold-Jarisch 様反射が誘発されることが，この現象の原因と考えられる。
- エネルギー放電を停止するとこの反射が回復するが，徐脈や低血圧に対処するため一時的心室ペーシングが必要な患者もいる。
- 安静時心拍数の一過性上昇（不適切洞頻脈）が，肺静脈隔離後 1 カ月間も持続することがある。
- 副交感神経の離脱がこの機序と考えられる。治療が絶対必要というわけではなく，1～2 カ月以内に自然に回復してくる。
- 迷走神経が左房後方を走行し，傷害を受けやすい。
- 迷走神経傷害の症状発現は，神経損傷が生じる高位（レベル）に依存している。迷走神経が心臓に入る領域またはその上部で迷走神経線維がアブレーションされると，心拍数が増加し心房細動の誘発性が減少する。
- 迷走神経が腹部に入る手前で損傷されると，胃弛緩と幽門攣縮が生じ腹部膨満，腹痛，嘔心，早期満腹または易満腹，体重減少の症状が出現する。

他のまれな合併症

- アブレーション手技後最初の 2～3 日間は体液貯留が認められる。その原因は心房組織の破壊による ANP 分泌の変化，および手技中の大量補液であると考えられる。
- 造影剤または薬物に対するアレルギー反応またはアナフィラキシー反応がある。

房室結節アブレーションと恒久性ペースメーカ植込み

- 左室機能不全患者，慢性肺疾患患者，心拍数コントロール達成に必要な房室結節遮断薬の投与量に忍容性がない患者，または調律コントロール目的の薬剤の投与量に忍容性がない患者に対してはこの方法が候補となる。
- これらの患者では，房室結節遮断薬が陰性変力作用または気管支攣縮を起こすことがある。
- 房室結節アブレーションとペースメーカ植込みを施行した患者の総死亡率は，抗不整脈薬で治療した患者でマッチさせた対照群と同等であった。
- 房室結節アブレーションとペースメーカ植込み法の欠点には，心房細動の持続，抗凝固療法の必要性，ペースメーカ依存性，右室ペーシングによる心室非同期性がある。
- 房室結節アブレーションは若年の心房細動患者に対しては，可能な限り行うべきではない。
- 心不全と心房細動がある患者では，房室結節アブレーションとペーシング併用より肺静脈隔離のほうが優れていると考えられる。

外科的メイズ手術

- 切開線を左房の肺静脈周囲，後壁，僧帽弁輪にのばして作成する。
- この手術は僧帽弁置換術のような他の心臓外科手術と一緒に実施できる。成功率は約 80～90％である。
- 心外膜側アプローチでは，低侵襲開胸術とマイクロ波を用いて肺静脈隔離を行う。

5.4 自動能性接合部頻拍

- 自動能性接合部頻拍（AJT）（図 5.11）は乳児でよくみられる。乳児では死亡率が高い。
- 年長患者では加齢とともに良性の経過となり，器質的心疾患と関連がない。
- 自動能性接合部頻拍は房室接合部の移行細胞から発生し，異常自動能による。頻拍はカテコラミン感受性である。
- 心電図では幅狭い QRS 波の頻拍を示す（脚ブロックがあると幅広い QRS 波の頻拍になる）。室房（VA）ブロックが存在することがある。洞融合収縮が起こることがある。
- 自動能性接合部頻拍は不整のことが多く，心房細動や多源性心房頻拍と間違われることがある。
- QRS 波が幅広い場合には，心室頻拍と間違われることがある。
- 心内心電図では，各 QRS に先行して His 電位が認められ，HV 時間は正常である。
- 開始と停止は自動的で，臨界的な AH 遅延を伴わない。
- 通常は房室解離している。この頻拍は心房ペーシングや心室ペーシングにより影響を受けない。
- 自動能性接合部頻拍は非発作性接合部頻拍と鑑別すべきで，後者のほうが緩徐で規則的な傾向がある。
- 自動能性接合部頻拍はジギタリス中毒，慢性閉塞性肺疾患（COPD），心筋虚血，心筋/心膜炎，心臓外科手術後の状態で発生する。
- 非発作性接合部頻拍は撃発活動によるものと考えられている。
- 自動能性接合部頻拍を AVNRT と鑑別するためには，中隔 A 波がとらえられたときに緩徐伝導路領域で心房早期興奮を与える。AVNRT では興奮が His まで到達するが，自動能性接合部頻拍では到達しない。
- AVNRT は心房期外収縮で開始し，丁度良い臨界的 AH 時間（間隔）が必要で，明確な二重房室結節伝導の生理特性を認める。
- 順方向性結節束枝頻拍は心房期外収縮または心室期外収縮で開始することが多く，

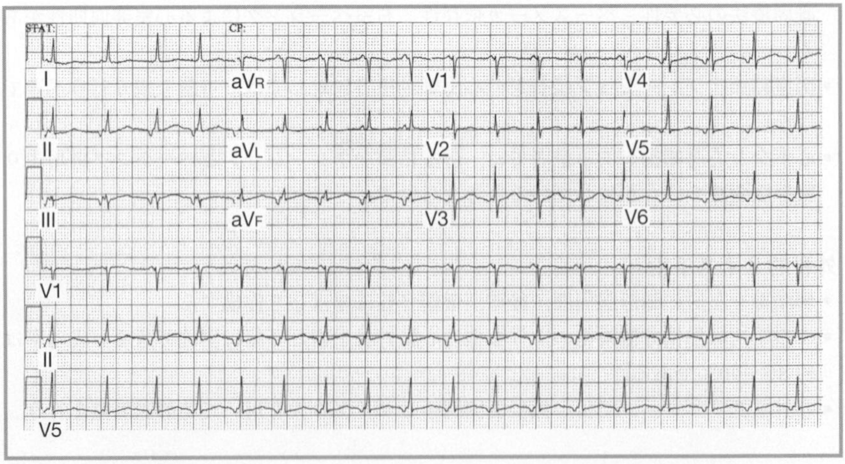

図 5.11　接合部頻拍。

心房ペーシング中に早期興奮性を示し，脚ブロックが発生すると周期長が変化してつぎのHis束電位に進み，His束が不応期のときに心室期外収縮を与えると頻拍が停止する。

治療

- 若年患者では房室結節遮断薬は無効である。アミオダロンのほうが有効と考えられる。
- 房室ブロックが突然発生することがある。その場合には，恒久性ペースメーカ植込みが推奨される。
- 薬物療法が無効の場合には，中隔に沿った最早期興奮部位でのアブレーション，または房室結節アブレーションと恒久性ペースメーカ植込みを考慮することができる。
- 成人患者では，β遮断薬が有効なことがある。
- 自動能性接合部頻拍は先天性心疾患の手術後に発生することがある。術後1〜4日間継続する。
- カテコラミンやジゴキシンのような強心薬の使用により，自動能性接合部頻拍が誘発されることがある。
- プロパフェノン，プロカインアミド，アミオダロンの静注によく反応する。

5.5　房室結節リエントリー性頻拍（AVNRT）[19, 29]

- 多電極記録と光学マッピング検査に由来する最近のエビデンスによると，遅（緩徐）伝導路は結節周囲組織であることが示唆される。
- 二重房室結節伝導生理特性の定義は，A1A2時間（間隔）の10ミリ秒短縮に対して，A2H2時間（間隔）が50ミリ秒延長することである。
- 速伝導路と遅（緩徐）伝導路は異なる心房結節結合を示すが，これは頻拍中または心室ペーシング時の逆行性伝導の最早期逆行性興奮部位が異なることにより示唆される。
- 房室結節外の右心房中隔後部付近または冠静脈洞で与えた遅い心房期外収縮により，頻拍が再設定（リセット）されることもリエントリー回路が存在することを示唆する。

速伝導路

- AVNRT中の逆行性最早期心房興奮は速伝導路の進入部位を示唆しており，His束電位図記録部位の5〜7 mm後方で8〜10 mm上方に位置している。この部位での心房電位は，His束電位図上の心房興奮より10〜20ミリ秒先行する。この部位はKoch三角の外部でTodaro索の上部に位置している。
- 右心房中隔後上部の逆行性速伝導路の興奮は2つの成分を示すことがある。最初の低周波成分は，中隔左側からの遠隔心房電位を反映している。
- Todaro索上部へ高周波電流を通電すると，速伝導路の順行性伝導が消失する。
- 心房細胞がTodaro索を横断しながら移行細胞になり，コンパクトノードの遠位にある共通房室束に進入するので，速伝導路の右側成分は卵円孔の前翼からはじまる。
- このように速伝導路は房室結節遠位で進入するために，速伝導路は漸減伝導特性が少ないと考えられ，房室結節遮断薬への反応が少なく，ナトリウムチャネル遮断薬への反応が大きい。
- 心房漸減ペーシング中に，速伝導路のブロックは近位の卵円孔前翼付近で発生する。
- AVNRT 中の逆行性最早期心房興奮は，中隔の左側で記録されることがある。

遅（緩徐）伝導路

- これは三尖弁輪と冠静脈洞入口部間にあり，中隔の後部に位置している。
- 遅伝導路は房室結節の後方伸展部に繋がっている。
- 逆行性遅伝導路の興奮は，冠静脈洞近位部から左房へ進行し中隔を横断して右房へ進行する。ここから興奮は前方へは His 束に向かって進行し，後方へは冠静脈洞入口部と Eustachian 稜の後部を進行する。
- 冠静脈洞の筋肉組織は，電気的に右房と左房を連結している。
- 臨床的には，結節の左後方伸展は遅伝導路として作用し AVNRT を生じる。
- Eustachian 弁と稜はブロックラインを形成し，遅伝導路電位と興奮が Koch 三角内部に限局される。このために遅伝導路電位が右房電位から解離される。
- このブロックラインがあるため，洞調律時に His 束部位で記録される心房電位に比較すると，遅伝導路電位が遅れて出現することが説明できる。
- 洞調律時に遅伝導路の興奮は，Koch 三角の領域を後方から前方へ進行する。
- 遅伝導路のアブレーション中には促進接合部調律が発生し，これが速伝導路を介し逆行性に伝導する。
- 遅伝導路が複数存在して，AH 時間が複数回ジャンプすることがある。
- 三尖弁輪から冠静脈洞入口部への線状アブレーションにより，ほとんどの遅伝導路伝導が消失する可能性がある。
- 遅伝導路アブレーション後に A2H2 のジャンプと反響興奮（エコービート）が存在する場合には，さらに別の遅伝導路が存在することが示唆され，これは冠静脈洞入口部の前方から Koch 三角に進入すると考えられる。この遅伝導路が不整脈の原因になることはないと考えられる。
- AVNRT の既往をもたない患者にも，二重房室結節伝導生理特性を認めることがある。
- これは速伝導路を介した順行性伝導と逆行性伝導を抑制するミダゾラムやフェンタニールでの鎮静によるものと考えられ，このため遅伝導路の伝導が顕性化されるためである。
- イソプロテレノールは速伝導路の伝導速度を増加させる。
- 遅伝導路と速伝導路を介した伝導が同等に遅延する場合には，二重房室結節伝導生理特性が隠れてしまうことがある。
- A2H2 時間が 200 ミリ秒以上の場合には，遅伝導路を介した伝導が考えられる。
- 逆行性伝導が速伝導から遅伝導へ移行すると，心房の興奮順序が変化する。
- AVNRT 時の逆行性心房興奮の順序は以下のとおりである。
    1. 求心性に冠静脈洞が興奮し，最早期興奮は冠静脈洞外の Koch 三角周辺で記録される。
    2. 偏心性では，最早期興奮が冠静脈洞内の入口部より遠位で記録される。頻拍中または右室ペーシング中の偏心性逆行性心房興奮の最早期部位は，下中隔冠静脈洞（入口部から≦ 10 mm），または下部冠静脈洞（入口部から 11～22 mm），または下外側冠静脈洞（入口部から≧ 21 mm）のいずれかである。
- 誘発される AVNRT は，典型的（遅–速型）または非典型的に分類できる。
- 頻拍が典型的に分類されるのは以下の場合である。
  1. 頻拍時の AH 時間（間隔）が＞200 ミリ秒。
  2. 頻拍周期長で右室ペーシング時には，HA 時間が＜70 ミリ秒。
  3. 頻拍時の最早期逆行性心房興奮の記録部位は上中隔右房で，下部共通伝導路の証拠がみられない。
- 頻拍が非典型的に分類されるのは以下の場合である。
  1. 頻拍時の AH 時間は＞200 ミリ秒またはさらに長い（遅–遅型），または 200 ミリ秒未満（速–遅型），または変動性（不規則的非典型的 AVNRT）のいずれか。
  2. 頻拍周期長で右室ペーシング時には，HA 時間が＞70 ミリ秒。
  3. 頻拍時の最早期逆行性心房興奮の記録部位は，下中隔右房または冠静脈洞の近位部で，下部共通伝導路の証拠が存在する。

通常型または典型的房室結節リエントリー性頻拍

- 頻拍中の順行性伝導は遅伝導路を介し，逆行性伝導は速伝導路を介する。
- 心房期外収縮により誘発されるが，心室期外収縮により誘発されることもまれにある。
- 誘発前の心房期外収縮により，AH 時間が突然 50 ミリ秒増加する現象がよくみられる。
- AH 時間の増加がみられない場合には，両方の伝導路を介した伝導が同等に遅延したためと考えられる。
- 頻拍中の AH 時間は，通常 200 ミリ秒をこえる。
- HA 時間は短く，＜50 ミリ秒である。
- 最早期逆行性心房興奮部位は Todaro 索上部で，速伝導路の逆行性興奮が示唆される。
- 短い HA 時間のため P 波が QRS 波に重なり，体表面心電図上 P 波が不明瞭になる。このため V1 誘導で偽性 R 波，または下壁誘導で偽性 S 波が現れる（**図 5.12, 5.13**）。
- 頻拍中に心房と心室が同時に興奮する場合，遅い心室期外収縮が心房電位と心室電位を分離することがあり，心房の興奮順序を同定するのに役立つ。
- 心房下端の速伝導路と遅伝導路間のリエントリー回路には，心房成分がかなり含まれる。このことから AVNRT 中には，心房への室房（VA）ブロックがきわめてま

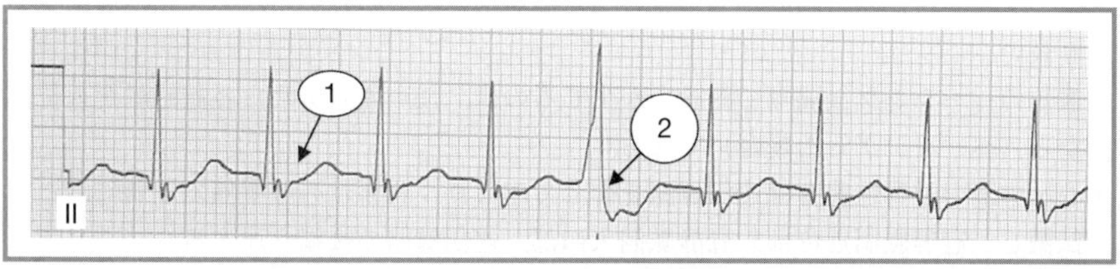

図 5.12　房室結節リエントリー性頻拍（AVNRT）。自然発生の心室期外収縮（2）は頻拍をリセットしない。P 波（1）は QRS の終末部分に認められる。

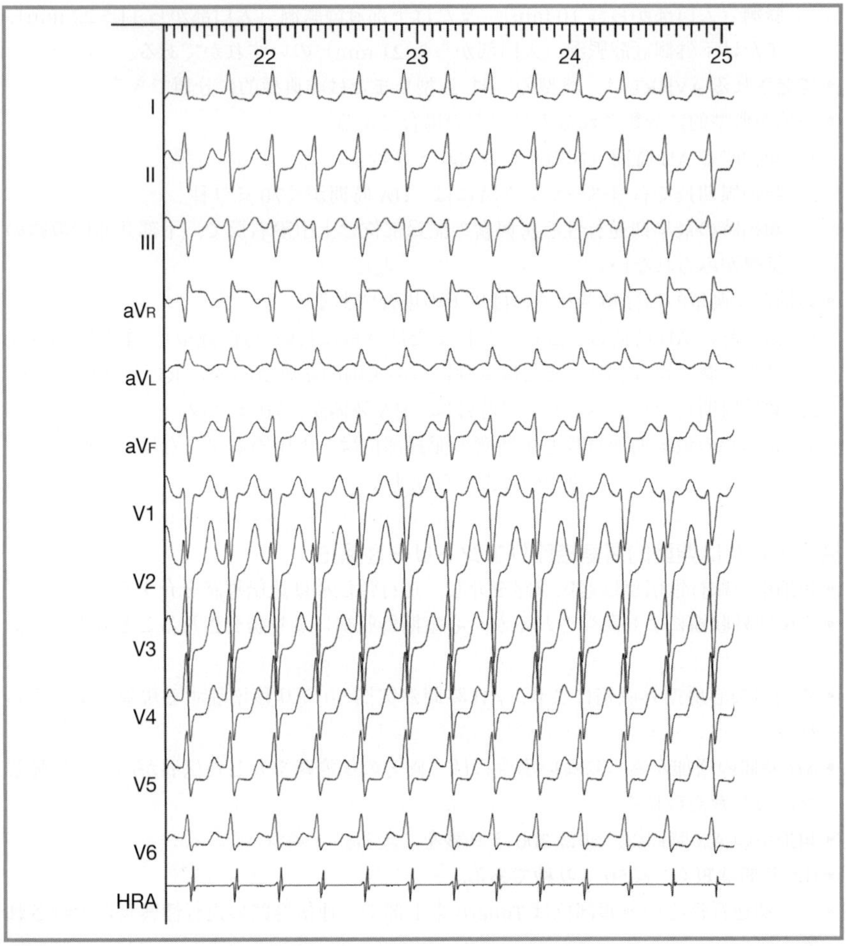

図 5.13　心房と心室が同時に興奮する結果，P と QRS が重なっている。P 波の位置は心房電位の同時記録により明確である。

れであることが説明できる。

- 頻拍回路に含まれる心房に与えた遅い心房期外収縮がつぎの His へ進行し，頻拍を再設定（リセット）することがある。その際，心房期外収縮は速伝導路を介した逆行性最早期興奮よりも遅れて到達することが必要である。
- ペーシング後間隔（刺激からつぎの A）は房室結節での遅延のため，頻拍周期長より長い。
- 最短のペーシング後間隔で再設定が生じるのは，後中隔右房からと冠静脈洞近位部から（ペーシングした場合）である。
- 心房中隔の逆行性興奮は速伝導路を介して起こり，興奮は心房中隔の左側に沿って伝搬し，冠静脈洞近位部，冠静脈洞入口部，遅伝導路の後端へ達する。
- 右室漸減ペーシング中には，下部共通伝導路における減衰伝導はほとんどみられない。

- 頻拍中のHA時間は，速伝導路を介した逆行性伝導から下部共通伝導路を介して同時に生じる順行性伝導を差し引いた時間を反映している。心室ペーシング中のHA時間は，下部共通伝導路と速伝導路（の両方）を介した逆行性伝導時間を反映している。
- 頻拍時のHA時間は，右室ペーシング時のHA時間に比較して短い傾向にある。
- 逆行性His束電位を記録するためには，右脚に近い前基部右室中隔近傍で右室ペーシングをすべきである。
- 遅–速（S-F）型AVNRTの左側亜型では，遅伝導路の位置は僧帽弁輪後方である。この患者のHA時間は15ミリ秒未満で短い傾向がある。これは下部共通伝導路が長いためと考えられる。
- AVNRT発生時に房室結節以下でブロックが生じることがあり，2:1伝導が起きる。
- 機能的結節下ブロックは，頻拍発生時にHis-Purkinje系で長–短の順序により開始すると推測される。1拍おきの頻拍周期長の間にHis束に一部進入するため，遠位His束において長–短の順序が永続して，機能的ブロックが持続する。
- 早期心室脱分極が遠位His束に進入し早期脱分極させるため，長–短の順序の「長い」成分が消失することにより2：1伝導が消える。
- AVNRTでは心房周期長の変化が，対応するHH時間の変化に先行して起こる。
- 心房周期長が変動するにもかかわらず，QRS波とQRS波内に来る心房脱分極（VA）との関係は固定している。
- 心房プログラム刺激中に，心房刺激の順行性伝導がまず速伝導路を伝導し，同一興奮が遅伝導路も伝導するため，おのおの1つの心房電位に対して2つの心室電位が生じるという，1対2現象が発生することがある。これは，順行性速伝導路が遅伝導路へ逆行性に進入しないことを示唆している（**図5.14**）。
- 規則的P波より多いQRS波が存在し，規則的に不規則な群性興奮がみられる場合には，正常洞調律時にWenckebach特性を伴う二重心室応答が存在すると考えられる。
- AVNRT以外の頻拍機序を除外し，AVNRTの診断が推定できるのは以下の場合で

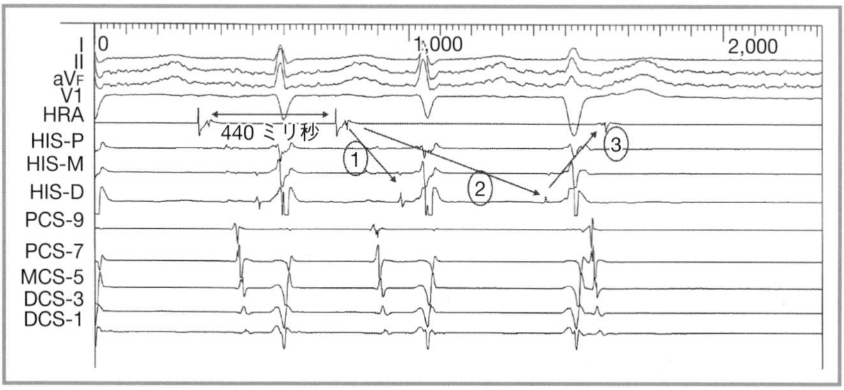

図5.14　連結期440ミリ秒の心房期外収縮は速伝導路を介して順行性伝導（1）して，その後に遅伝導路を介した順行性伝導（2）が続くため，単一の心房期外収縮に対して2つのQRS波を形成している。その後，同じ興奮が速伝導路を介して逆行性伝導（3）している。

ある。

- ○洞調律時と心房ペーシング時に，早期興奮がみられない。
- ○頻拍中に脚ブロックが出現しても，VA 時間に変化がみられない。
- ○His 束が不応期のときに心室期外刺激を与えても，頻拍がリセットしない。
- ○洞調律時に傍 His 束ペーシングをすると，独有の逆行房室結節伝導様式を示す。
- ○右室心尖部からペーシングしたときの VA 時間は，右室基部からペーシングしたときの VA 時間より短い。
- ○頻拍中に 1：1 室房伝導を伴う心室ペーシングを停止したとき，〔「心室−心房−心房−心室（V-A-A-V）パターン」でなく〕「心室−心房−心室（V-A-V）パターン」が観察されれば，心房頻拍は除外できる。
- ○心房に到達しない心室期外刺激により再現性をもって頻拍が停止すれば，AVRT の可能性が考えられる。
- ○副伝導路を介した AVRT と心房頻拍が，上述の基準により除外されれば，AVNRT の診断を下すことができる。

電気生理学的評価[30]

- まず体表面心電図で不整脈の解析をはじめる。房室解離があるか，心房興奮（A）と心室興奮（V）の相対数，P 波の形態をみる。
- 上室頻拍を伴う二重房室結節伝導生理特性は AVNRT を支持すると考えられるが，6％は AVRT で 8％は心房頻拍のことがある。
- 心室早期興奮がはっきりしている患者ですら，頻拍の機序として患者の 10％までが AVRT ではなく AVNRT である。
- 上室頻拍は短い RP または長い RP の頻拍で分類することができる。
- 短い RP（RP 間隔が PR 間隔より短い）の頻拍で RP＞70 ミリ秒の場合は，AVRT，AVNRT，心房頻拍が含まれる。長い RP の頻拍には心房頻拍，非典型的 AVNRT，永続性接合部回帰性頻拍（PJRT）が含まれる。
- つぎに，心房の興奮順序を調べる。
- 診断的手法を考慮する。AVNRT では心房と心室が並行して興奮し，AVRT では連続的興奮が必要であるという相違を活用する手法がある。また，心房（A）から心室（V）または V から A への経路が，複数存在するかどうかを評価して決める手法もある。
- 中隔副伝導路と非典型的 AVNRT の鑑別目的につくった診断的手法がある。これには以下のものがある。
  1. His が不応期時の心室期外収縮。
  2. ペーシング後間隔から頻拍周期長を差し引く（PPI − TCL）。
  3. (SA) − (VA)。
  4. ΔHA〔(ペーシング中の HA 間隔) − (上室頻拍中の HA 間隔)〕，および ΔAH。
  5. エントレインメント中の PPI − TCL＞115 ミリ秒の場合は AVNRT が，これより短い場合は中隔 AVRT が示唆される。しかし，この値（115 ミリ秒）は 100％の特異度ではなく，「中間領域」内に入ってしまう患者もいる。
  6. 頻拍をエントレインメントしている心室ペーシングを中止したときに，頻拍の興奮順序が A-A-V パターンの場合，この所見は心房頻拍が考えられる。心室ペーシングを中止する前に，心房レートが心室ペーシングレートまで加速される必要がある。

7. 頻拍がエントレインメントできない場合，または心室ペーシングの中止で頻拍が停止する場合は，心室ペーシングで頻拍の誘発を試みる。もし頻拍がV-A-Vの反応で開始する場合には，心房頻拍は除外される。なぜなら，V-A-V反応の生理学的背景は，心室ペーシングで頻拍が誘発されるときと頻拍をエントレインメントしている心室ペーシングを中止するときとで同一だからである。

- 心房興奮と心室興奮が同時に起きる頻拍において，VAV反応が観察されるときに最も可能性のある診断は，典型的AVNRTまたは接合部頻拍である。

AVNRTとAVRTの鑑別診断のためには，房室結節での遅延を補正する頻拍エントレインメント後の最初のペーシング後間隔（PPI）が用いられる。

- 右室基部は房室結節に解剖学的には近いにもかかわらず，His-Purkinjeネットワークが直接進入している右室心尖部に比べ電気的には離れている。PPIの構成は，2×（ペーシング部位から回路までの時間）+回路1周の所要時間+回路内の減衰伝導時間またはペーシング部位と回路間の減衰伝導時間である。
- 頻拍周期長（TCL）より20〜40ミリ秒だけ短い周期長で，右室心尖部から5〜10拍ペーシングすると，頻拍がエントレインメントできる。エントレインメントに成功すると，心房周期長が右室ペーシング周期長まで加速し，心房の興奮順序は変化せず，ペーシングを中止すると頻拍はもとに戻る。
- PPIとは，右室ペーシング最終刺激から最初の回復心拍の右室電位までの測定値である。
- ペーシング後AH間隔とは，エントレインメントされた高位右房の最終心房脱分極から，最初の回復心拍のHis束電位までの測定値である。
- 刺激–心房（SA）間隔とは，最終右室ペーシング刺激から高位右房のエントレインメントされた最終脱分極までの測定値である。
- ペーシングする直前に，頻拍周期におけるTCL，VA間隔（QRS波の開始から高位右房電位までの時間），AV間隔，HA間隔，AH間隔を測定する必要がある。
- ペーシング後AH間隔はそれまでのエントレインメントにより影響され，PPIが変化するため，最初のPPIにおける房室結節伝導時間の増加分（ペーシング後AH間隔−基本AH間隔）をPPIとTCLの差により差し引く（「補正PPI−TCL差」）。
- HV間隔は一定のままであるため，明確なHis電位の偏位がみられない場合には，AV間隔間の差（ペーシング後AV間隔−基本AV間隔）を用いることができる。
- エントレインメント後の減衰伝導は，一般にほとんどが房室結節，特に房室結節遅伝導路を介した伝導中に起きる。
- 減衰伝導の程度は，以下に依存する。
  1. ペーシングレート。
  2. 房室結節の機能的不応特性。
- したがって減衰伝導が生じる場合には，PPIおよびPPI−TCLが延長する。しかし減衰の程度は，ペーシングレートが同部位で同一または同程度であっても，右室心尖部と右室基部とでは異なることがある。その原因は，順行性房室結節伝導に影響する自律神経緊張度の変化によるものと考えられる。
- PPI−TCLは，房室結節における減衰を補正する。

- 鑑別のためのエントレインメントには，右室の２つの部位（心尖部と心基部）からの頻拍のエントレインメントがあり，結果として生じる PPI を比較する。
- AVNRT の場合には，His-Purkinje ネットワークが直接進入している右室心尖部のほうが，右室基部より常に頻拍回路に近い。
- AVRT の場合には，副伝導路の実際の位置に応じて，心尖部と心基部とが回路とさまざま関係をもつ。心室が回路の一部であるため，その時間（PPI－TCL 時間）はおおむね同等の傾向がある。
- AVNRT の患者では，心尖部からに比較し心基部からの PPI－TCL 時間が長い傾向があり，平均伝導時間が 61±22 ミリ秒（平均＞30 ミリ秒）で，一方 AVRT では－3±12 ミリ秒である。これは感度と特異度が非常に高い。
- 左室自由壁副伝導路が存在する場合には，ペーシング部位が心尖部または心基部にかかわらず，右室から左室への経中隔伝導時間は同一であり，その（減衰伝導時間）延長が等しいことを両方の PPI が反映している。
- AVNRT はどの型であっても，リエントリー回路は His 束より上に限定しており，心室は頻拍機序の必須要素ではない。
- 一方，AVRT では逆行性経路の構成要素として副伝導路が含まれ，心室の一部が回路の必須要素である。
- 右室心尖部は頻拍回路に近い。したがって，AVNRT に比較し AVRT では，PPI が TCL と近い値になる。
- 心室自由壁副伝導路患者では，長い補正 PPI－TCL 値が観察されるが，この患者ですら最大補正 PPI－TCL 値の重複は最小であり，AVNRT 患者で測定したこれらの（補正 PPI－TCL）値の最小になる。
- 右脚と左脚束枝を介した逆行性伝導が速く進行することから，これらの所見が説明できる。
- 一方 AVNRT では，His-Purkinje 系および「結節」リエントリー回路の最終（下部）共通伝導路を介した伝導時間の和の２倍を，PPI－TCL が反映している。
- 下部心基部の右室中隔部位における刺激では，順方向性回帰性頻拍患者と AVNRT 患者における PPI－TCL 値の差が増加する。
- 非典型的 AVNRT 患者のように長い最終共通伝導路が想定される患者では，典型的頻拍（AVNRT）患者に比べ，補正 PPI－TCL の差が長い。
- 右室からエントレインメント中の SA 間隔は，AVNRT と比べたときに，順方向性 AVRT での VA 間隔に近い値になりやすい。
- AVNRT 患者では SA 間隔は頻拍時の VA 間隔より＞85 ミリ秒長い。一方，中隔副伝導路を介した順方向性 AVRT では，SA 間隔は頻拍時の VA 間隔より＜85 ミリ秒である。
- 補正 PPI－TCL は SA－VA 間隔に比べ，強力な鑑別基準である。なぜなら PPI は両方向性伝導を反映するが，SA 時間は逆行性伝導のみを反映するからである。
- 右室心基部または右室心尖部からのエントレインメント中みられる PPI の相違には以下のものしかない。
  1. ページング部位から回路までの時間。
  2. 回路内またはページング部位から回路間における減衰伝導。
- 回路が心室から独立している AVNRT をエントレインメントした後，心基部からの

PPIと心尖部からのPPIの差は，心基部と心尖部から回路に到達するのに要する余分な時間から主として成り立っている。

- 補正PPIのデータによると，心尖部に比べ心基部からAVNRT回路へ到達するのに要する余分な時間は，約30ミリ秒であることが示されたが，一方，順方向性回帰性頻拍では副伝導路の部位にかかわらず有意な差はみられなかった。
- このことから順方向性回帰性頻拍の回路に対して，心尖部と心基部のペーシング部位はおおむね同等な接近経路で，（電気生理学的に）近接している。
- 右室心尖部および右室心基部後方からのペーシング中に得られるVA間隔間の差を，VA指標と定義する。VA指標≧10ミリ秒の場合（心尖部ペーシングで心房に達するのに，10ミリ秒しか長くかからないことを示す）には，明らかに後中隔副伝導路が存在する。

遅–遅（S-S）型房室結節リエントリー性頻拍

- この頻拍では長いAH時間（240ミリ秒以上）が記録されることから，順行性伝導は遅伝導路を介している。逆行性伝導も2番目の遅伝導路を介し，最早期心房興奮部位は三尖弁輪と冠静脈洞入口部間の右房後中隔もしくは冠静脈内で，長いHA時間を生じる。この心房興奮はHis束電位図における心房興奮より30〜60ミリ秒先行する。
- VA間隔は長く，70ミリ秒をこえる。
- 心房プログラム刺激中に複数のA2H2ジャンプがあることから，複数の遅伝導路が示唆される。頻拍中および心室ペーシング中に，複数のHA時間を認める。
- これらの患者の半数に，遅–速（S-F）型AVNRTもみられる。
- 心室ペーシング中に逆行性心房興奮が心房中隔の前方から後方へ移動し，伝導が速伝導路から遅伝導路へ移行したことを示唆している。
- 頻拍は心室プログラム刺激により誘発され，逆行性速伝導路がブロックされて，遅伝導路を介して逆行性伝導をするようになる。
- 遅–遅（S-S）型AVNRTにはさらに長い下部共通伝導路があり，この位置は後方にある。
- 遅–遅型AVNRTの患者では，心室ペーシング時のHA時間は頻拍時のHA時間より長い傾向にある。
- HA時間は遅伝導路を介した逆行性伝導から下部共通伝導路を介した順行性伝導を差し引いた時間を表している。下部共通伝導路が長いために，遅–遅型AVNRT時のHA時間は短いか負の値になることがある。
- 速伝導路をアブレーションしても，遅–遅型AVNRTは消失しない。
- 遅–遅型AVNRT患者ではアブレーション後の再発率は高く，右房後中隔と冠静脈洞入口部を，より広範囲にアブレーションする必要がある。
- 最早期心房興奮が冠静脈洞入口部付近で記録されて，AH時間がHA時間より長い上室頻拍に含まれるものとして以下のものがある。
  1. 後中隔起源の心房頻拍。
  2. 非典型的遅–遅型AVNRT。
  3. 潜在性後中隔副伝導路を用いた順方向性AVRT。

速–遅（F-S）型または非典型的房室結節リエントリー性頻拍

- 短い AH 時間（30～180 ミリ秒）と，長い HA 時間（260 ミリ秒）が特徴的である。
- 順行性伝導は速伝導路を介し，逆行性伝導は遅伝導路を介する。
- 逆行性最早期心房興奮部位は，右房後中隔または冠静脈洞入口部である。
- 体表面心電図では，RP 間隔が PR 間隔より長い。P 波は下壁誘導で陰転化している。
- V ペーシングで AVNRT のエントレインメントが成功しているときに V ペーシングを停止した際に，PPI－TCL＞120 ミリ秒および SA 間隔－VA 間隔＞85 ミリ秒なら非典型的 AVNRT の診断が考えられ，中隔副伝導路を用いた AVRT の診断は除外される（図 5.15）。
- 非典型的速–遅型 AVNRT は長い RP の頻拍で，HA 時間は AH 時間より長い。
- 最後のペーシング心室波の後に，頻拍の停止に一致して AA 時間が突然延長する場合がある。この現象が存在すれば心房頻拍は除外される。
- また，心室ペーシングにより心房を早期興奮させずに頻拍が停止すれば，心房頻拍は除外される。

定義

- ペーシング後間隔（PPI）：最後のペーシング刺激からペーシング部位で記録されるつぎの心室電位の速い偏位までを測定する。
- 頻拍周期長（基本周期，TCL）：ペーシング手技の前に持続性頻拍の 10 周期の平均を計測する。
- PPI－TCL：TCL を PPI から差し引く。
- 補正 PPI－TCL：回復周期興奮における AV 時間の増加を（頻拍時の AV 時間と比較して）差し引くことにより，エントレインメント後の房室結節減衰伝導を補正した PPI－TCL のことである。
- VA 時間：室房時間は，最後の右室ペーシング刺激から最後のエントレインメントされた高位右房での脱分極までを測定する。
- PPI－TCL 時間差，および VA 時間差：心基部の PPI－TCL から心尖部の PPI－TCL を差し引くと，PPI－TCL 時間差が得られる。同様に，心基部の VA 時間から心尖部の VA 時間を差し引いて，VA 時間差を計算する。

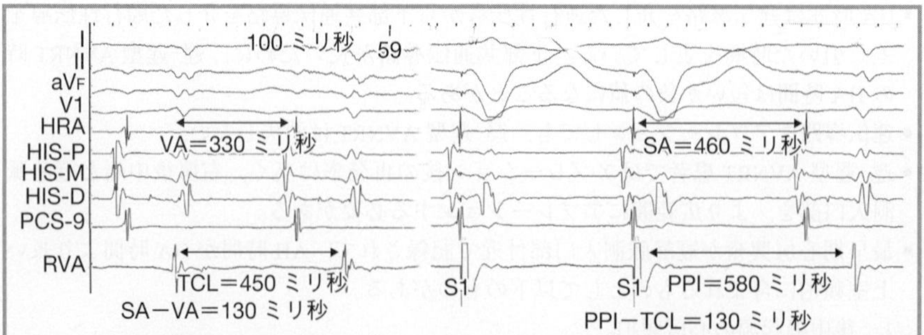

図 5.15　非典型的房室結節リエントリー性頻拍（AVNRT）の心室ペーシングへの反応。PPI：ペーシング後間隔，SA：刺激から心房までの間隔，TCL：頻拍周期長，VA：心室から心房までの間隔

- 刺激–高位右房時間で測定した VA 時間の構成要素（時間）：ペーシング部位から回路までの時間＋回路の心房進入部位までの伝導時間＋高位右房までの伝導時間＋回路内，ペーシング部位と回路間，回路と高位右房間における減衰伝導時間。
- 鑑別エントレインメント時にみられる VA 時間の有意な相違は，回路に到達するのに要する余分な時間である。AVNRT 患者において右室心尖部に比し右室心基部から高位右房に到達する所要時間は，約 35 ミリ秒だけ余計にかかる。
- VA 時間は房室結節を通過する一方向伝導（逆行性速伝導路）からなり，自律神経緊張度の変化から影響を受けにくいため，房室結節減衰伝導に関し補正する必要がない。

房室結節リエントリー性頻拍中の交代性周期長の原因

- VA 時間に変化がみられ HA 時間が一定の場合に，短い VA 時間の原因は左脚前枝を下行する遅延伝導によるもので，速い逆行性伝導が生じるためではなく遅れた V が生じるためである。そのため，頻拍中に交代性 HV 時間に相関した交代性周期長が発生する。
- 遅伝導路を介した伝導の変化による交代性 AH 時間。

房室結節リエントリー性頻拍の鑑別診断[31]（表 5.2）

- His 束電位開始 50 ミリ秒後に単発の遅い心室期外収縮を与え，His の逆行性興奮がないように，10 ミリ秒先行して刺激する。最初 His が逆行性興奮せずに，興奮が心房に進行すれば，副伝導路の存在が示唆される。
- 心房興奮の順序は変化しないまま，つぎの His 電位に興奮が進む。AVNRT では His 電位に同期した心室期外収縮は，心房電位に進むことはない（**図 5.16**）。
- 上室頻拍中の心室期外収縮は，後中隔の副伝導路に対しては右室中隔基部に与え，前中隔の副伝導路に対しては傍 His 束部位に与えるべきである。
- 心房ペーシング中止時は，最初の VA 時間はつぎの VA 時間と一致し（**図 5.17**），V ペーシング中止時は，反応が VAV の順序で興奮する（**図 5.18**）。これらの現象が観察されれば，心房頻拍の診断は考えられない。
- 洞調律時に右室基部前方で His 電位記録部の前方心尖部側から，傍 His ペーシングを試みると，ここでの高出力刺激は His を捕捉して幅狭い QRS を生じ，His 電位出現が早くなる。低出力刺激では His 束と右脚を捕捉せずに幅広い QRS が生じ，心房興奮の出現は遅れる（His 束興奮の遅れと一致する）が，興奮順序は変化しない。これは房室結節を介した伝導を示唆する（**図 5.19**）。

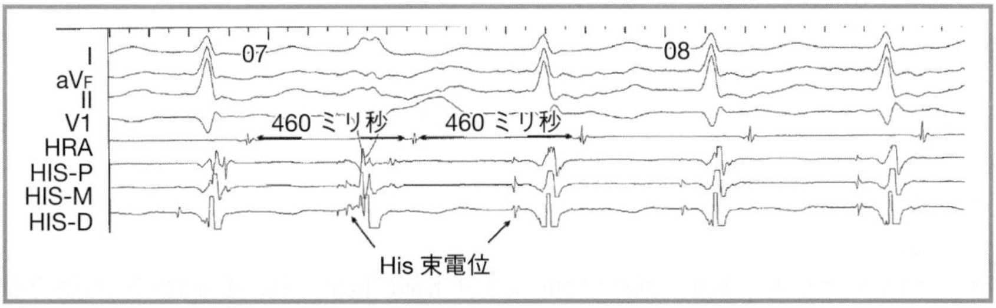

図 5.16　His 束電位に同期した心室期外収縮は，心房電位をリセットしない。

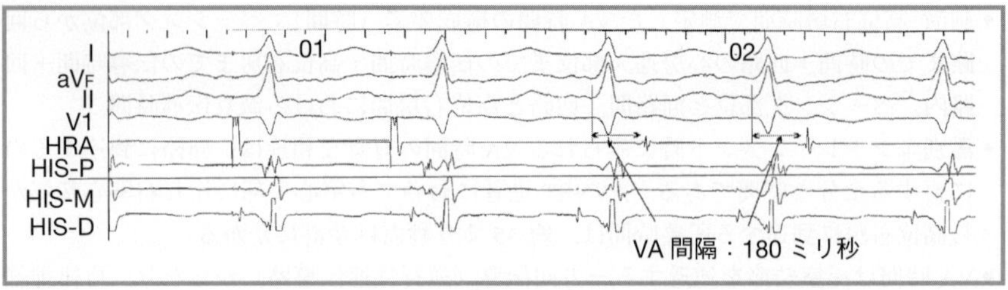

図 5.17　A ペーシング中止時，最初の VA 時間はつぎの VA 時間と同じである。

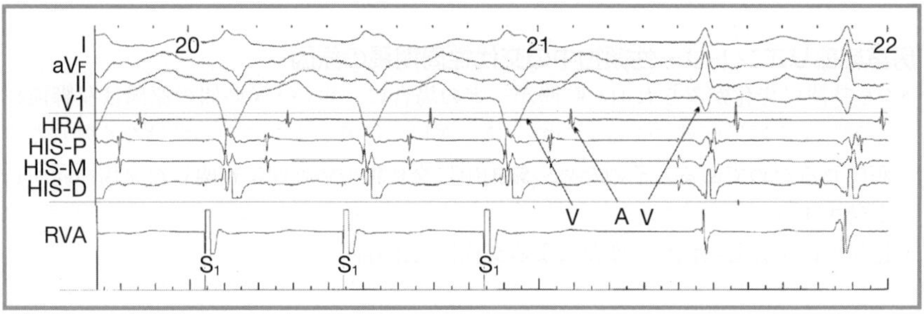

図 5.18　V ペーシング中止時は，反応が VAV の順序である。

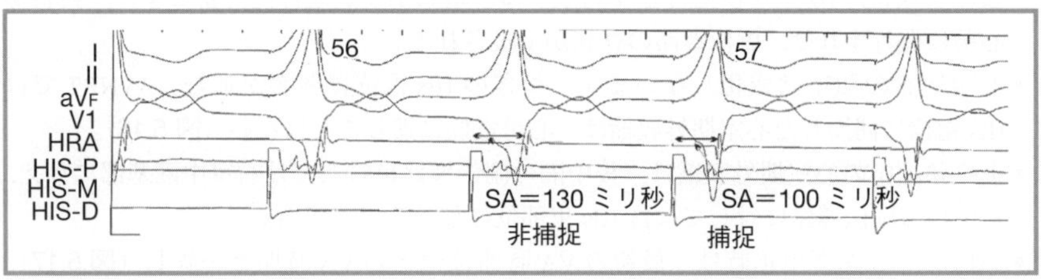

図 5.19　傍 His 束ペーシング。His 捕捉中は，刺激から心房までの時間（SA）が短い。

- His 束と右脚を捕捉せずに，心房興奮の出現時間と心房興奮順序に変化がなければ，副伝導路を介した伝導が示唆される。
- AVNRT を心室からエントレインメントするときには，房室結節を介して His 束と心房が順番に興奮するが，上室頻拍中は，His 束と心房は同時期に興奮する。
- His 束と心房は AVNRT 中は並行して興奮するが，AVRT 中は順番に（連続して）興奮する。
- ΔHA〔HA（エントレインメント）－HA（上室頻拍）〕のカットオフ値を 0 とすると，AVRT から AVNRT を鑑別できる可能性が高い。
- 心室からのエントレインメント中の ΔHA 値は，AVRT より AVNRT のほうが有意に長い（31 ± 24 ミリ秒対 − 38 ± 31 ミリ秒）。
- ΔHA を 0 とすると，AVRT の正確な診断に対し感度，特異度，陽性適中率が非常に高い。
- AVNRT ではリエントリー回路が His 束より上部に限定され，心室は頻拍機序の必須部分ではない。

- 逆行路の構成要素として副伝導路を介する順方向性回帰性頻拍では，心室の一部が回路の不可欠な構成要素である。右室心尖部は頻拍回路に近いため，AVNRT に比較すると PPI は中隔副伝導路を用いた順方向性回帰性頻拍の TCL に近い値になる。
- 長い補正 PPI－TCL 値は心室自由壁副伝導路患者で観察されことがあるが，この患者ですら最大補正 PPI－TCL 値の重複は最小で，補正 PPI－TCL の最小値は AVNRT 患者でみられる。
- AVNRT における PPI－TCL は，His-Purkinje 系および「結節」リエントリー性回路の最終共通伝導路を介した伝導時間の和の 2 倍を反映している。
- 下方基部の右室中隔部位から刺激すると，順方向性回帰性頻拍患者と AVNRT 患者間の PPI－TCL 値の相違が拡大する。
- 非典型的 AVNRT 患者では典型的 AVNRT 患者に比較して，補正 PPI－TCL の相違が大きい。
- 右室からエントレインメント中の SA 時間は，順方向性回帰性頻拍では AVNRT に比較し VA 時間に近い値になりやすい。補正 PPI－TCL のほうが SA－VA 時間より識別力が強い。なぜなら PPI は両方向性伝導を反映するが，SA 時間は逆行性伝導のみを反映しているためと考えられる。

「偽性 A-A-V」反応の原因

- 心室ペーシング中止時の「偽性 A-A-V」反応は，AH 時間が頻拍の基本周期をこえるときに，非典型的 AVNRT で認められることがある。
- 心室ペーシング時に頻拍のエントレインメントができない場合がある。
- His- 心房時間がきわめて短いために，典型的 AVNRT 時に心房興奮が心室興奮より先行する場合がある。
- 典型的 AVNRT 時に HV 時間が長く，心房興奮が心室興奮より先に起きる場合もある。

房室結節リエントリー性頻拍の診断は古典的基準にもとづく

- 房室副伝導路が存在しない確証は，以下の場合である。
  1. 洞調律時と心房ペーシング時に，心室早期興奮が存在しない。
  2. 頻拍中の VA 時間が，脚ブロックの発生で延長しない。
  3. His 束が不応期のときに与えた心室期外刺激で，頻拍が再設定（リセット）されない。
  4. 頻拍が停止することなく，房室ブロックを示す。
  5. 洞調律中の傍 His 束ペーシングで，逆行性房室結節伝導様式が認められる。
  6. 右室心尖部からのペーシング中の VA 時間は，右室基部からのペーシング中の VA 時間より短い。
- 心房頻拍が除外されるのは以下の場合である。
  1. 頻拍中に 1：1 室房伝導を伴う心室ペーシングの中止時に，（V-A-A-V パターンでなく）V-A-V パターンが認められる。
  2. 心室ペーシングにより，V-A-V パターンで頻拍が誘発される。
  3. 心房に到達しない心室期外刺激により，再現性をもって頻拍が停止する。
- 上述した基準により，副伝導路を介した AVRT と心房頻拍が除外された場合に

AVNRT と診断される。

上部共通伝導路と下部共通伝導路の評価

- 頻拍に以下を伴う場合には，リエントリー回路と心房間に機能的上部共通伝導路が存在する。
  1. 第 2 度室房ブロック。
  2. 室房解離。
  3. HH 時間が一定のときに HA 時間が変動する。
- リエントリー回路と His 束間に機能的下部共通伝導路が存在するのは以下の場合である。
  1. 頻拍が中断せずに，頻拍に AH ブロックを伴う。
  2. 頻拍中に HA 時間＜0 ミリ秒である。
  3. 頻拍周期長での右室ペーシング中の HA 時間が，頻拍中の HA 時間より長い。
  4. 右室ペーシング中の逆行性 Wenckebach 周期が，頻拍周期よりも長い。
- 心房と心室が同時に脱分極する頻拍中に，心房期外収縮がつぎの心室波に進行し，頻拍中の AV 時間より短い AV 時間で頻拍がリセットされる場合には，最も可能性のある診断は接合部頻拍である。
- 中隔 VA 時間＜70 ミリ秒は短すぎるため，中隔副伝導路を介した順方向性房室リエントリー（回帰）の診断は支持できない。
- 頻拍の停止前に HH 時間が短縮する場合は，期外収縮によるものと考えられる。

治療

- 頻拍をすぐ停止させるには迷走神経刺激法，アデノシン静注，カルシウムチャネル遮断薬，β 遮断薬を用いるとよい。
- 遅伝導路のアブレーションが治療選択である。

房室結節リエントリー性頻拍のアブレーション[18, 32]

- AVNRT に対する望ましいアブレーション部位は，Koch 三角内にある遅伝導路である。
- Koch 三角は底辺を冠静脈洞入口部，後方を Todaro 腱索，前方を三尖弁中隔尖で囲まれた領域であり，三角形の頂点は His 束である。
- His 束から冠静脈洞入口部の前唇中央部までの平均距離は 15～20 mm である。
- 速伝導路の位置は His 束直近の前方にある。遅伝導路の位置は冠静脈洞入口部近傍の後方にある。
- 右房後中隔で認められる孤立性電位は，異方性伝導によるものと考えられ，遅伝導路の興奮によるものではない。
- 遅伝導路のアブレーションは解剖学的方法，電位図的方法，または両者の組み合わせにより達成できる。
- 関心領域は三尖弁輪の後中間面に沿った冠静脈洞入口部と His 束電位との間にあり，透視検査を用いて同定する。この部位で多極性電位が記録される。房室電位比は 0.5 未満になるべきである。
- アブレーションを成功させるには，電位図的方法と解剖学的方法を組み合わせるべ

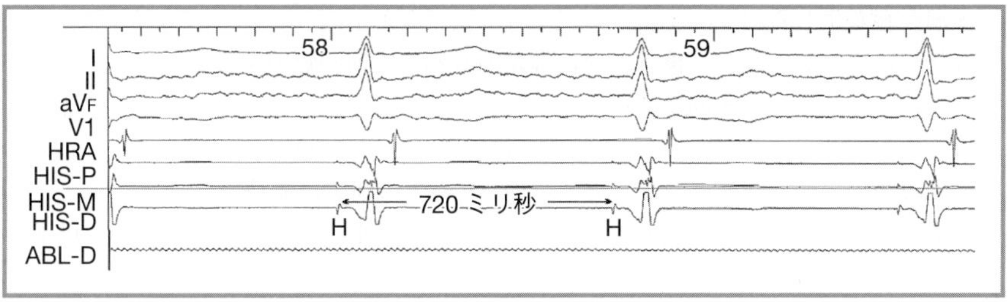

図 5.20　遅伝導路への高周波通電中にみられる接合部調律。

きである。

- アブレーションの成功部位はほとんどが三尖弁輪と冠静脈洞入口部の間にある。他の部位としては，冠静脈洞入口部の内部や冠静脈洞入口部の下唇または上唇がある。
- アブレーションの不成功は，不正確な分布図作成（マッピング），もしくは不十分な組織圧着や不十分な加熱により生じる。
- 目標温度は45～50℃にすべきである。緩徐な接合部調律が15～20秒間発生する（**図 5.20**）。
- 目標温度到達後20秒以内に接合部調律が発生しない場合には，高周波通電を停止すべきである。
- 遅伝導路のアブレーション実施で，完全房室ブロックが1%の患者で発生する。
- 接合部調律中の室房伝導の監視，またはPR時間延長の監視を実施すべきである。
- 接合部調律中に正常な室房伝導が存在していれば，完全房室ブロックが起きる可能性は低い。室房ブロックの最初の徴候，室房伝導の遅延，洞興奮伝導時のPR時間延長が認められれば，高周波エネルギー通電は中止すべきである。
- 心室ペーシング中に室房伝導がみられないときでさえ，接合部調律中には室房伝導が認められることがある。
- 等調律（頻度）の房室解離がある場合には，正常な室房伝導があるようにみえることがある。速伝導路の伝導が不良な場合にも，接合部調律中に室房伝導を認めるが，房室ブロックが起きる可能性の信頼できる指標にはならない。
- 正常な房室伝導を監視するためには，1：1伝導を伴う最速レートで心房ペーシングをして，PR時間が延長しないかどうかを観察すべきである。
- 心房ペーシング中に等調律（頻度）の房室解離が発生したら，高周波通電は中止すべきである。
- AVNRTのアブレーションが成功した後でも，40～50%の患者では単一反響興奮（エコービート）で証明される，遅伝導機能の遺残が認められることがある。
- 3～5%の患者でAVNRTの再発が起きる。ほとんどの再発はアブレーション後最初の3カ月以内であると報告されている。
- 臨床的に結節左下方伸展部が遅伝導路として作用し，AVNRTを起こすことがある。典型的（遅–速型）AVNRTでは，このため通常の右房下中隔のアブレーションが無効になり，冠静脈洞内側のアブレーションが有効なことがある。
- 非典型的（速–遅型または遅–遅型）AVNRTで，結節左下方伸展部が逆行性伝導する遅伝導路として働く場合には，最早期心房興奮が左側で記録され，偏心性に冠静脈洞興奮が生じる。

- 遅伝導路アブレーション後は，速伝導路の有効不応期が短縮する。
- 症候性の頻拍発作が頻回にある患者に対しては，高周波アブレーションを考慮すべきである。PR 時間の延長があっても，遅伝導路のアブレーションを実施してよい。遅伝導路のアブレーションで，非典型的 AVNRT の消失に成功できる。
- 組織への熱傷害をもたらすエネルギー源として，（凍結アブレーションは）以下の有効性がある。
  1. 冷却による組織機能の消失に可逆性が認められる。凍結マッピング中の傷害の90%は可逆的である。
  2. 高周波による高熱傷害とは異なり，凍結アブレーションでは内皮配列と組織構造が維持され，血栓形成は最小限となる。
  3. 心房細動のアブレーションに用いた場合，肺静脈狭窄を生じる可能性が低い。
  4. 高周波エネルギーでは房室結節への障害リスクが高いとされる，前中隔または中中隔の副伝導路の（以前から PR 時間が延長している）AVNRT をもつ高リスク患者に対しては，凍結アブレーションは妥当な方法である。
- 再発率は高周波アブレーションのほうが低く，凍結アブレーションのほうが高い（8〜10%）。
- 高周波損傷の成功に感度が高い指標である促進接合部調律を凍結アブレーションは誘発しないため，AVNRT に対する損傷効果を評価するのに，凍結アブレーションでは影響がでる。
- 凍結アブレーションには凍結癒着の利点があり，傷害作成中のカテーテル位置移動が予防できる。イソプロテレノールで頻拍が再現性をもって誘発される患者では，持続注入中または持続性頻拍中に凍結アブレーションで傷害作成が容易になり，損傷効果をその場で評価することができる。
- 代用指標がなく頻拍誘発が困難な症例では，促進接合部調律が唯一の手技成功の指標であるため，高周波アブレーションのほうがよい。
- 臨床的に明らかな上室頻拍と二重房室結節伝導生理特性がはっきりしていれば，電気生理検査時に AVNRT が誘発されなくても，遅伝導路アブレーションは有効と考えられる。
- カテーテル操作による右室穿孔の発生率が，高齢の女性で増加している。右室カテーテル操作は必要最小限にすべきである。

非リエントリー性二重房室結節伝導路性頻拍

- 非リエントリー性二重房室結節伝導生理特性の頻拍は，ときどき心室休止（ポーズ）がみられ，ポーズ後に一貫した 1：2 房室関係を伴って出現し，接合部頻拍の可能性は低い。
- 二重房室結節伝導生理特性のある患者には，反復性の逆行性潜伏現象，すなわち「リンキング（連結）」が一般的にみられ，非リエントリー性二重房室結節伝導路性頻拍の別型の機序を説明するために用いられてきた。
- 背景に房室結節伝導異常を伴っている場合や房室結節速伝導路が存在しない場合ですら，非リエントリー性二重房室結節伝導路の伝導が発生することがある。

5.6 房室リエントリー（回帰）性頻拍（AVRT）[30, 33, 34]

- すべての上室頻拍のうち 30%が AVRT，10%が心房頻拍で，残りが AVNRT である。
- 心房，房室結節，His-Purkinje 系，心室が回路に含まれる。
- AVNRT では心室と His-Purkinje 系は必須要素でない。
- 僧帽弁輪が大動脈に繋がる線維性三角領域を除いて，副伝導路結合は僧帽弁輪と三尖弁輪に沿っていかがなる場所にも発生しうる。
- 副伝導路は順行性または逆行性に伝導しうる。
- 順行性伝導が存在すると PR 間隔（時間）は短縮し，Δ 波と呼ばれる QRS 初期成分が不明瞭化（スラー化）して，QRS 幅が増大する。これらの心電図の特徴は心室早期興奮によるもので，頻拍が合併すると Wolff-Parkinson-White（WPW）症候群の特徴となる（**図 5.21**）。
- 間歇的に早期興奮する副伝導路は，速い順行性伝導ができない。
- 潜在性副伝導路は逆行性伝導のみ可能であるため，早期興奮することは常時ない。逆行性伝導のほうが起きやすいのは，心室より小さい心房のほうが興奮しやすいからである。
- 副伝導路の位置が弁輪の側壁にある場合には，房室結節伝導が速いと早期興奮が隠れてしまうことがある。側壁副伝導路は高頻度心房ペーシングにより顕性化することがある。
- 房室結節伝導が緩徐になると，早期興奮がめだってくる。
- 正（順）方向性の AVRT では，順行性伝導は房室結節を介して起こり，逆行性伝導は副伝導路を介して起こるために，幅狭い QRS 波の頻拍となる。
- 順行性伝導が副伝導路を介して逆行性伝導が房室結節を介すと，逆方向性（幅広い QRS 波の，早期興奮性）頻拍が生じる。
- 心房頻拍，心房粗動または AVNRT のときに，順行性伝導がバイスタンダー副伝導路を介して起こることがある。これが存在すると幅広い QRS 波の早期興奮性頻拍として現れる。副伝導路はリエントリー回路の一部ではない。
- 心房束枝頻拍でも，また 2 つの副伝導路を介し一方が順行性で他方が逆行性伝導の頻拍でも，幅広い QRS 波の早期興奮性頻拍として現れる。
- 逆方向性回帰性頻拍が維持されるためには，副伝導路と房室結節間の臨界距離≧4 cm が必要である。しかし，逆方向性回帰性頻拍回路内の緩徐伝導の程度が十分

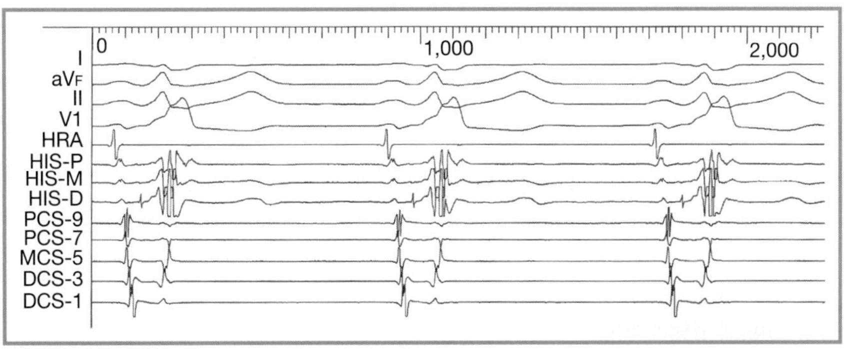

図 5.21　早期興奮。体表面電位図（心電図）と心内電位図。

に大きい（例えば副伝導路の順行性減衰伝導および房室結節遅伝導路の緩徐伝導が組み合わさる）と，この解剖学的制約は該当しないことがときどきある。

臨床症状

- 頻拍時によくみられる症状は動悸，胸部不快感，息切れ，眩暈，前失神状態である。
- 頻拍は運動誘発性のことがある。
- 患者には器質的心疾患がない。

心電図

- 心電図は規則的な幅狭い QRS 波の頻拍を示す。機能的右脚ブロックまたは左脚ブロックが起きることがある。
- 頻拍周期長の変化は房室結節伝導に依存しており，房室結節伝導は自律神経緊張の程度に応じて変化する。
- 房室結節遮断薬は房室結節内で頻拍を停止させ，最後の波形は P 波で終わり，その後に QRS 波は生じない。
- P 波の位置は ST 部分の中にある。これは短い RP の頻拍の特徴である。Lewis 誘導が P 波の同定に役立つことがある。
- 典型的 AVNRT では，P 波は QRS 波の中にある。
- その他の短い RP の頻拍には，非典型的 AVNRT または PR 時間が延長した心房頻拍がある。
- 頻拍中に房室ブロックが起きると，AVRT の診断は除外される。
- 頻拍時の P 波の形態が，逆行性伝導する副伝導路の進入部位を特定するのに役立つことがある。
- 脚ブロックに伴い頻拍周期長の延長または室房伝導の遅延があると，頻拍の機序が AVRT であり，かつ副伝導路が脚ブロック型と同側にあることが示唆される。これらの変化は中隔副伝導路では認められず，また副伝導路の存在部位と反対側の心室内で脚ブロックがある場合にも認められない。
- QRS 波の電気的交互性は，AVRT の診断には有用でない。
- 早期興奮性頻拍時における QRS 波形や QRS 軸は，洞調律時にみられる Δ 波に類似している。
- 早期興奮性頻拍は心室頻拍と間違えることがある。若年患者で洞調律時に早期興奮があり，器質的心疾患がない場合には心室頻拍の診断は除外する。頻拍中に房室解離が存在するときには，心室頻拍の診断を考慮する。
- 副伝導路の存在部位は，体表面心電図における Δ 波の形態とベクトル（方向）で特定できる（図 5.25）。

房室リエントリー（回帰）性頻拍の電気生理学的特徴[26]

- 電気生理検査は系統的かつ勤勉に実施すべきである。以下の点に注意を払うべきである。
  1. 頻拍の開始と停止。
  2. QRS 波形態の変化。
  3. 周期長の変化とさまざまな心電位と間隔（時間）の関係に対する周期長の変化

の影響。
4. QRS 波の移行帯。
5. 脚ブロックを伴う伝導時間の変化。
6. 心房の興奮順序。
7. 房室（AV）関係。
8. 心室の興奮順序。
9. His 束電位の同定と，その心房電位や心室電位との関係。
10. HV，VA，HA の関係や間隔（時間）の評価。
11. 幅狭い QRS 波の頻拍中には心室期外収縮を与え，幅広い QRS 波の頻拍中には心房期外収縮を与える。
12. 傍 His 束ペーシング。
13. 透視下での記録電極の位置に照らし合わせて，心内電位図を評価すべきである。
14. 種々の迷走神経刺激法の効果と，アデノシンまたはイソプロテレノールなどの薬剤投与の効果。

- 順方向性回帰性頻拍では，興奮波前面は心室から心房へ進行するはずである。一方 AVNRT では，順行性伝導路から逆行性伝導路への移行には，心室脱分極の介入を必要としない。
- AVRT は幅狭い QRS 波の頻拍で，正常の HV 時間が各 QRS に先行する。
- 頻拍時に機能的脚ブロックを伴うことがある。
- 房室ブロックは AVRT と両立しない。
- AH 時間が変化することがあり，そのため周期長が変化する。頻拍中の逆行性伝導に 2 つの副伝導路が関与しない限り，VA 時間は一定のままである。
- 心房期外収縮が発生すると副伝導路の順行性伝導がブロックされ，延長した AH 時間で興奮が順行性に房室結節を伝導してから副伝導路に逆行性に到達すれば，AVRT が誘発される。これにより頻拍が開始する。
- アトロピンまたはイソプロテレノールで房室結節の不応期が短縮すると，頻拍が誘発されやすくなる。
- 心室期外収縮は His-Purkinje 系の逆行性ブロックを起こし，副伝導路を介した伝導を引き起こして，AVRT を誘発することがある。
- AVRT 中の最短 VA 時間は一般に 60 ミリ秒以上で，QRS から HRA までの時間は少なくとも 95 ミリ秒である。
- 中隔に副伝導路が存在する場合には，右室ペーシング中の VA 時間は，AVRT 中の VA 時間に近い傾向がある。
- AVNRT では右室ペーシング中の VA 時間は，頻拍中の VA 時間より長いことが多い。AVNRT では房室結節で順行性伝導と逆行性伝導が同時に起こるため，VA 時間が短くなる。
- 側壁に副伝導路が存在する場合には，心房興奮が偏心性になる。中隔の副伝導路を介した AVRT では，中隔領域において尾頭方向（下から上へ）の心房興奮が認められる。
- AVRT 時または心室ペーシング時の逆行性最早期心房興奮部位により，副伝導路進入部位が決定される。V ペーシング中の心房興奮順序は，上室頻拍中の心房興奮順序と一致する（**図 5.22**）。

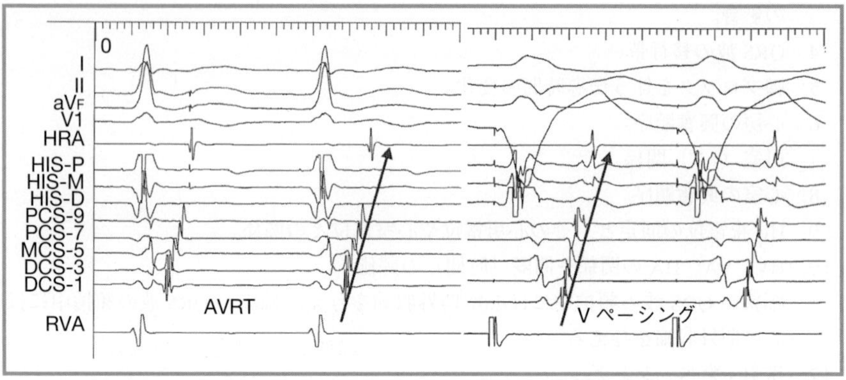

図 5.22 頻拍中の心房興奮は偏心性で，冠静脈洞遠位部（DCS）が最早期に興奮する。V ペーシング中の逆行性興奮順序は頻拍時と同じである。AVRT：房室リエントリー（回帰）性頻拍

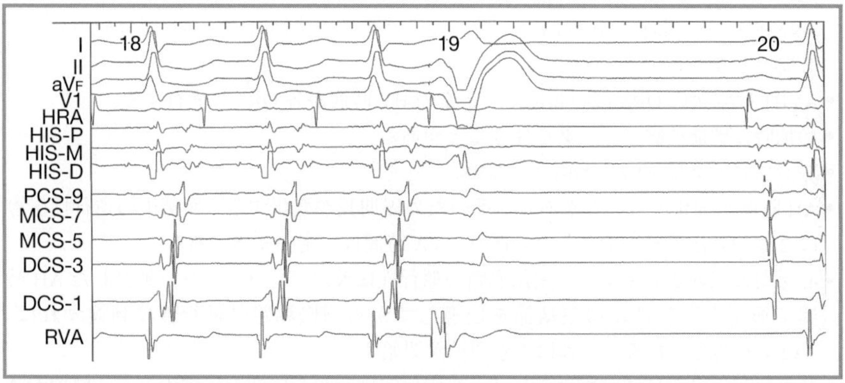

図 5.23 His 束に同期した心室期外収縮で，心房興奮を伴わずに頻拍が停止。

- AVRT 中に脚ブロックが発生し，VA 時間が 30 ミリ秒延長すれば，同側性の副伝導路の存在が示唆される。左脚ブロックを伴って VA 時間が延長すると，左室側壁の副伝導路が示唆される。
- AVRT 中に右室から心室期外収縮を与えると，左脚の逆行性興奮は遅いために，機能的左脚ブロックが誘発されやすい。
- His 束カテーテルは，右脚ブロックを誘発するために用いることがある。
- 上室頻拍中 His 束が不応期のときに与えた心室期外収縮の興奮が心房電位にまで進行すれば，副伝導路の存在が示唆される。つぎの興奮における房室結節遅延が，頻拍全回路の進行を阻害することがある。
- 幅狭い QRS 波の頻拍中に，His 束が不応期のときに与えた心室期外刺激が，つぎの心房興奮に進行し興奮順序に変化がなければ，その回路が頻拍に関与していることが示唆される。
- 上室頻拍中 His 束が不応期のときに与えた心室期外収縮で，心房が逆行性興奮をせずに頻拍が停止すれば，副伝導路を介した AVRT が示唆される（図 5.23）。

- 左側の副伝導路では，右室ペーシング部位からの距離が長いために，心房早期興奮を示さないことがある。
- 心基部または副伝導路近傍から与えた心室期外収縮は，心房早期興奮を示しやすい。心房早期興奮から複数の副伝導路が明らかになることがある。
- 頻拍基本周期長と，右室からの心室期外収縮で心房早期興奮を生じる最長の連結期との時間差を，早期興奮係数と定義する。
- 早期興奮係数が 75 ミリ秒以上では，左側壁副伝導路の存在が示唆される。中隔伝導路では早期興奮係数が 45 ミリ秒未満を示す。
- 中隔副伝導路または右側副伝導路では，頻拍中の VA 時間は右室ペーシング中の VA 時間と変わらず同じである。
- 副伝導路が左側にある場合には，右室ペーシング中の VA 時間は頻拍中の VA 時間よりも長い傾向にある。
- 頻拍基本周期（周期長）より長い周期長での V ペーシング中に室房ブロックが起きれば，AVRT は除外される。
- V ペーシング中にアデノシンを投与すると，一過性の逆行性房室結節ブロックが発生し，副伝導路を介した逆行性伝導が顕性化することがある。
- 逆行性伝導が中隔副伝導路を介している場合には，ペーシング部位が心尖部より心基部のほうが VA 時間が短くなる。右脚は右室心尖部にまで分布しているため，伝導が His-Purkinje 房室結節を介している場合には，その逆の現象が起きる。
- 右室漸減ペーシング中に心房興奮が同心性から偏心性に変化すれば，副伝導路の存在が示唆される。
- 逆行性速伝導路から逆行性遅伝導路に移行することによっても，心房興奮の変化が起こることがある。
- 頻拍周期長で V ペーシング中の HA 時間から上室頻拍時の HA 時間を引いた値が −10 ミリ秒より小さい（例えば −20〜−30 ミリ秒）場合には，中隔にある副伝導路を介した AVRT が強く示唆される。この基準は，中隔の副伝導路を介した AVRT と AVNRT を区別するのに有用である。感度が高い割には，V ペーシング中に逆行性 His 電位が記録できない場合は活用が難しい。
- 刺激周期漸減 V ペーシングにて VA 時間が漸減しない場合には，副伝導路の存在が示唆される。
- His-Purkinje 系の不応期が副伝導路の不応期よりも延長するような緩徐なレートで V ペーシングをすると，潜在性副伝導路を介した伝導が可能になることがある。
- 副伝導路が存在しない場合には，右室心尖部ペーシング中の VA 時間は右室心基部ペーシング中の VA 時間より短い。
- 傍 His ペーシング時に，His が捕捉するまたはしないにかかわらず VA 時間が一定ならば副伝導路を考慮する。
- 頻拍停止時に最後の電位が A ならば，心房頻拍の可能性はない。可能性のある診断は，房室結節内でブロックした AVNRT または AVRT である。
- 上室頻拍中にみられる周期長の変動は，房室結節の順行性伝導に依存している。AVRT では順行性伝導が速伝導路または遅伝導路のいずれを用いるかに応じて，AH 時間が変動する。HA 時間（または VA 時間）は一定である。
- VA 時間の変動が起こりうる原因として，同側性脚ブロック，逆行性伝導する複数の副伝導路，副伝導路を介した逆行性減衰伝導がある。
- AA 時間の変化に先行してまたは予測して HH 時間の変化が起きる場合は，房室結節が頻拍回路に関与していることを示唆しており，心房頻拍では起こらない。
- 心拍数に変動があるにもかかわらず VA 時間が一定なら，心房頻拍は除外される。
- AH 時間の変化に AA 時間が追従している場合には，心房頻拍の可能性はない。
- 心房期外収縮時に His 束興奮のあと心房反響興奮（エコービート）が起これば，房室結節が頻拍機序の一部であることを示唆している。
- （順方向性もしくは逆方向性）頻拍時に，逆行性伝導路が速伝導路か中隔副伝導路かを鑑別するために，His 束近傍に遅い心室期外収縮を与えるとよい。もし興奮がつぎの A に進行すれば，中隔副伝導路の存在が示唆される。
- 心房興奮が進行するときには，副伝導路が確かに存在する。しかし副伝導路が頻拍回路の必要部分である証明にはならない。
- まれであるが His 束が不応期のときに与えた心室期外収縮の後に遅れて心房が興奮すれば，副伝導路が存在し，これが順方向性リエントリー（回帰）性頻拍へ関与していることが証明される。
- 順方向性回帰性頻拍中に，His 束が不応期のときに与えた心室期外収縮により副伝導路に減衰伝導が生じ，心房興奮に進まずまた頻拍が停止せずに，つぎの心房興奮が遅れることがある。

HA 時間（間隔）

- 脚ブロックを伴うときに VA 時間が＞20 ミリ秒増加する場合は AVRT が示唆されるが，この所見は他の上室頻拍でも＜10％で起きる。
- 左脚ブロックが存在する場合に，体表面 V 誘導から高位右房まで測定した VA 時間の延長と頻拍周期長の増加が一致すれば，左側副伝導路の診断が考えられる。
- 左脚ブロック時には His-Purkinje 伝導の遅延により，HV 時間が 30 ミリ秒まで延長する。そのため AVNRT 中に左脚ブロックが発生すると，VA 時間の延長または周期長の増加に関し，誤解を招く情報が生じる。
- したがって，脚ブロック時には VA 時間や頻拍周期長ではなく，HA 時間を測定することが重要である。
- 頻拍周期長は AH 時間と HA 時間の和である。一方，HA 時間は HV 時間と VA 時間の和である。
- AVNRT では，脚ブロックにより HV 時間が延長してもしなくても，HA 時間は変化しない。
- AVRT では，HV 時間の延長を伴う脚ブロックにより，副伝導路の場所を問わず，頻拍周期長が延長する。脚ブロックを伴う VA 時間の変化は，HV 時間が変化する場合には，思い違いすることがある。
- 最も重要なことは，脚ブロックを伴い HA 時間が延長すれば，HA 時間延長が HV 延長または VA 延長のいずれによるものでも，AVRT と診断される（**図 5.24**）。HA 時間延長が HV 時間延長による場合には，副伝導路の位置決定が難しい。
- HV 時間の延長は右脚の伝導異常によるものと考えられ，したがって左脚ブロックが存在すると，右脚の潜在性遅延のために VA 時間が延長する。

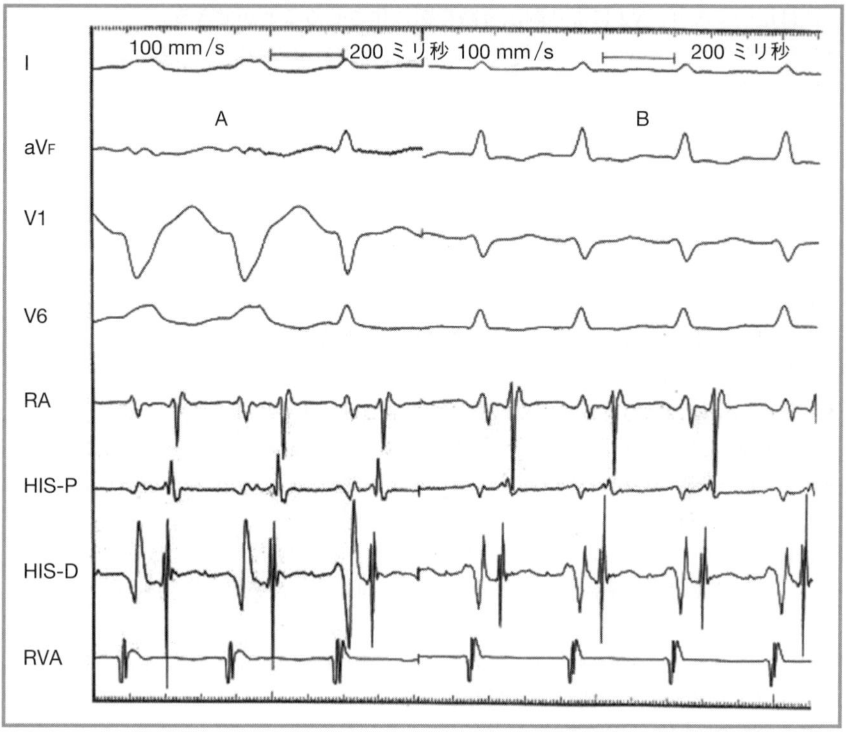

図 5.24　左脚ブロック中は HA 時間が 180 ミリ秒（HV 80，中隔 VA 100，頻拍周期長 300），幅狭い QRS 波の頻拍中は HA 時間 150 ミリ秒（HV 50，中隔 VA 100，頻拍周期長 280）。AVRT が考えられる。

鑑別診断

- 順方向性リエントリー（回帰）性頻拍の鑑別診断には，心房頻拍や AVNRT が含まれる。以下に述べる基準は，機序を鑑別するために有用である（表 5.2）。
- 左心房頻拍は左外側副伝導路を用いる AVRT と間違えることがある。しかしながら左心房頻拍では，最早期心房興奮は僧帽弁輪から離れており，His 電位に同期させた心室期外収縮は心房電位に進行しない。
- AH 時間が延長した頻拍時に，VA 時間の短縮があれば心房頻拍が考えられ，AVRT や AVNRT は除外される。
- 幅広い QRS 波の頻拍が停止したときに，頻拍周期長での心房ページングで房室ブロックが生じれば，変行伝導を伴う上室頻拍の可能性は低い。
- 二腔連続期外刺激法の構成は，600 ミリ秒周期で 8 拍連続同時房室ページング刺激した後，房室結節有効不応期時に A2 を与え，その後に連続刺激周期長（600 ミリ秒）で V2 を与える。つぎに，V2 を 10 ミリ秒ずつ漸減させて反復刺激を行い，室房ブロックがみられるまで実施する。
- 副伝導路の有効不応期と伝導時間が房室結節と同等の場合には，この技法により標準的ページング法では明らかでない緩徐伝導性副伝導路が同定される。
- 房室結節不応期を潜在性副伝導路の不応期より延長させる順行性潜伏伝導をこの技

法は用いており，V2 により副伝導路を顕性化させることができる。

- 房室結節を介した逆行性心房興奮は左側心房入力のためわずかに偏心性である点を特に考慮すると，中隔副伝導路には逆行性房室結節伝導と同様な逆行性興奮様式がみられる。
- 緩徐伝導特性または減衰伝導特性のいずれかがある副伝導路を，心室ペーシング手技で明確にするのは困難である。
- 潜在性副伝導路が存在するか否かを明確にする方法としては，心室ペーシング中にアデノシンを静注して，興奮順序を評価し逆行性伝導が持続するかを評価すること，心基部と心尖部から心室ペーシング中に心房への伝導時間を測定して比較すること，異なる出力で傍 His 束ペーシング中に心房興奮到達時間を比較することがあげられる。
- 副伝導路に減衰伝導特性または緩徐伝導特性がある場合には，傍 His 束ペーシングと心基部–心尖部ペーシングの方法は，両方とも偽陰性の結果が生じることがある。
- 補正 PPI－TCL＜110 ミリ秒であれば，順方向性回帰性頻拍を伴う患者を高い確率で正確に同定した。
- (PPI－TCL)－(ペーシング後 AH－上室頻拍時 AH)＝補正 PPI－TCL。
- この識別基準は，中隔副伝導路を介した順方向性回帰性頻拍患者であっても信頼性がある。
- カテコラミン感受性の副伝導路もあるため，逆行性伝導の証明と頻拍誘発促進にイソプロテレノールが必要なことがある。
- 長い RP の頻拍の鑑別診断には，以下のものがある。
  1. 非典型的 AVNRT。
  2. 緩徐伝導の逆行性副伝導路を用いた AVRT。
  3. 心房頻拍。
- 頻拍時と心房ペーシング時における，（His 束電位図での）AH 時間の比較が鑑別に役立つ。非典型的 AVNRT 患者では，心房ペーシング時の AH 時間は頻拍時の AH 時間より±40 ミリ秒以上長い。AVRT または心房頻拍の患者では，A ペーシング時の AH 時間と頻拍時の AH 時間の差は，それぞれ 20 ミリ秒未満または 10 ミリ秒未満である。
- 頻拍中に V ペーシングを停止したときに，SA 時間から VA 時間を引いた値が＞85 ミリ秒，およびペーシング後間隔（時間）から頻拍周期長を引いた時間が＞115 ミリ秒の場合には，非典型的 AVNRT が考えられる（図 5.18）。
- 心室ペーシングにより頻拍が誘発されれば，順方向性回帰性頻拍または AVNRT には矛盾しないが，心房頻拍は除外できない。
- 求心性心房興奮と頻拍中比較的長い VA 時間では，結節周囲の心房頻拍，中隔副伝導路を介した順方向性回帰性頻拍，比較的長い室房伝導時間の AVNRT の鑑別はできない。
- 房室解離が認められれば順方向性回帰性頻拍は除外でき，心房が影響されずに頻拍が停止すれば心房頻拍の可能性はない。

Wolff-Parkinson-White 症候群[35]

- WPW 症候群とは，頻脈の症状を伴い心電図上早期興奮所見があるものをいう。症状がないものは，WPW 型と呼ぶべきである。
- 家族性 WPW 症候群は糖原病性心筋症を伴うことが多く，*PRKAG2* 遺伝子変異により生じる遺伝子疾患である。
- *PRKAG2* 変異を伴う家族性副伝導路には減衰伝導特性がある。この中には束枝心室伝導路や結節心室線維はあるが，心房束枝線維はない。
- 糖原病性心筋症の臨床像には，左室肥大，洞徐脈，房室伝導障害，心房頻脈性不整脈がある。
- 心臓突然死と心不全の発生率が高いため，長期予後は不良である。
- 特発性肥大型心筋症と誤診されることがある。
- アデノシン一リン酸活性化プロテインキナーゼのサブユニットをコードする遺伝子（*PRKAG2*）のミスセンス変異は，WPW 症候群に関与している。
- 新規患者の発生率は年間 10 万人中 4 人である。WPW 型心電図の有病率は 0.1〜0.3％である。
- 骨形態形成性蛋白（BMP）は弁輪線維形成の発生に重要であり，20p12.3 に微小欠失をもつ *BMP2* の欠損は，さまざまな認知機能低下と形態異常を伴う，WPW 症候群を発症することが多い。
- 女性には右側弁輪の副伝導路が一般的で，アジア人種には右側前副伝導路の頻度が他人種より高い。このことは副伝導路形成の病因には遺伝的要因があることを示唆している。
- 早期興奮所見はないが電気生理検査で副伝導路によるものと判定される頻拍は，潜在性と呼ばれている。
- 副伝導路は弁輪を跨いで橋渡しする心筋線維であり，心房と心室間を電気的に連結する。
- 副伝導路を介した伝導は心拍非依存性である。少数（7％）の患者で副伝導路が減衰伝導を示すことがある。
- 順行性の減衰伝導は一般的に右側副伝導路で認められる。
- 副伝導路は，房室輪上の位置にしたがって分類される。
- 左自由壁に存在する副伝導路は 50〜60％にみられ，後中隔にあるものは 20〜30％，右自由壁は 10〜20％，前中隔にあるものは最もまれである。
- 副伝導路電位の同定が伝導路の位置決定に役立つ。
- 左側壁と後中隔の副伝導路における順行性と逆行性の伝導ブロックは，心室への進入側で発生する。
- 右側副伝導路と中隔副伝導路では，ブロック部位は心房側と考えられる。
- 副伝導路は弁輪を斜めに横切る。
- 複数の副伝導路が患者の 10〜20％にみられる。これは通常 Ebstein 奇形の患者や心室細動からの蘇生患者においてよくみられる。
- 後中隔と右自由壁の副伝導路の合併が一般的である。
- 組織的に発見されるすべての副伝導路が機能的というわけではない。

Wolff-Parkinson-White 症候群の臨床所見と心電図所見[34]

- WPW 型の無症候性患者は，良性の経過をたどる。
- 25％の患者は副伝導路を介しての逆行性伝導がなく，AVRT を起こすことはありえ

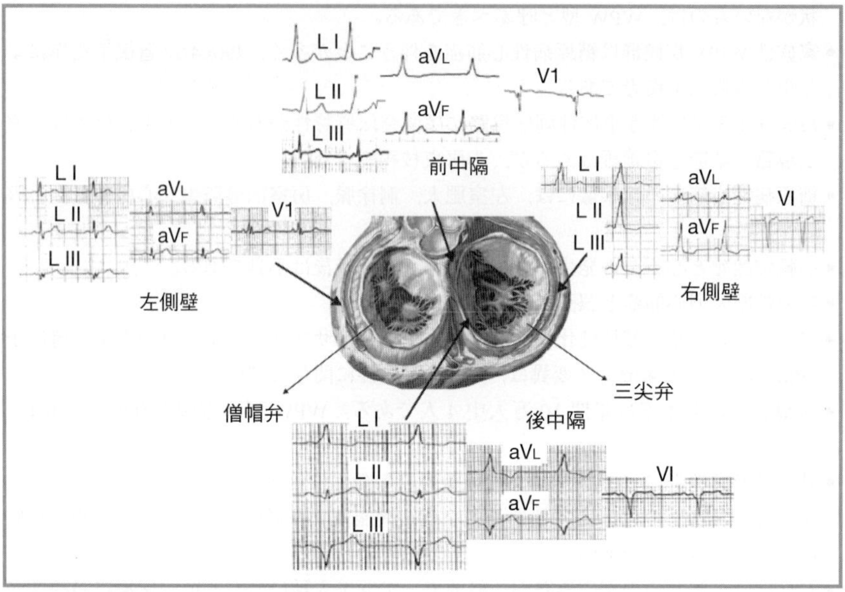

図 5.25　副伝導路の存在部位と心電図パターン。

ない。

- 3 分の 1 の患者は副伝導路を介しての順行性伝導がない。
- 成人ではいったん頻拍が起きると，自然治癒することはない。
- 症状には動悸がある。失神は予後不良にはならない。
- 心房細動による突然死の発生率は，年間患者 1,000 人に対して 1 人の割合である。
- 早期興奮の程度は房室結節と副伝導路を介した相対的な伝導に依存する。また，副伝導路から洞房結節までの距離と伝導時間にも依存している。
- 左側壁の副伝導路では，早期興奮はごくわずかであることが多い。
- 間歇性早期興奮は副伝導路を介した伝導が緩徐なことを意味し，心房細動と速い伝導による突然死のリスクは低いと考えられる。
- 交感神経緊張の亢進または迷走神経緊張の低下は，房室結節伝導を促進して早期興奮を不顕性化することがある。このような患者でも副伝導路は速い伝導を起こしうる。
- 左側壁副伝導路による早期興奮では，I，aVL，V6 誘導で陰性 Δ 波を形成し，V1 誘導で右脚ブロック波形態を生じる（**図 5.25**）。
- 右前中隔副伝導路の興奮では，II，III，aVF 誘導で下方軸を伴う陽性 Δ 波を形成し，V1〜V3 誘導で QS 型を生じる（図 5.25）。
- 後中隔副伝導路では下壁誘導で上方軸と陰性 Δ 波を形成し，V1〜V3 誘導間で早期に移行する（図 5.25）。
- 右自由壁副伝導路では I，aVL 誘導で陽性 Δ 波，V1 誘導で左脚ブロック型と陽性 Δ 波，左軸を生じる（図 5.25）。

大動脈僧帽連続部

- 顕著な線維性特性であるにもかかわらず，巣状心房頻拍と左室流出路頻拍がこの領域から発生することがある。この理由として，この領域の細胞がアデノシンに反応しコネキシン 43 の発現を欠く点からして,「結節様」性質を示すことが考えられる。
- 心筋線維が線維輪をこえて左房心筋と直接連絡していることが指摘されている。
- 前中隔と中中隔の副伝導路では，Δ 波の極性は aV_L 誘導で陽性，aV_R 誘導で陰性である。
- aV_L と aV_R 誘導の両方で陰性の Δ 波は，大動脈僧帽連続部にある副伝導路に特異的所見である。下壁誘導と V4～V6 誘導において，陽性の Δ 波と陽性の QRS 極性が認められる。
- WPW における 12 誘導心電図の QRS 波形態は，副伝導路の存在部位と正常の房室伝導を介した融合の程度により決まる。
- 早期興奮の程度は副伝導路の心室進入部位と房室結節伝導時間と心房伝導により決まる。
- 順行性伝導が副伝導路を介するときには，正常の房室伝導系を介するときより心室は早期に興奮する。そのため心室早期興奮が生じる。
- したがってこの早期興奮性 QRS 波の最終部分は，副伝導路と房室結節を介した順行性伝導の融合である。
- 早期興奮の機序はいろいろ（例えば束枝心室伝導路）あるが，最も一般的なものは房室副伝導路を介した伝導である。
- 早期興奮の程度は心拍数に応じて変化するか，間歇性になることもある。
- 早期興奮が間歇的に消失する場合には，副伝導路の有効不応期が長いことが示唆され，心房細動時の速い早期興奮心室レートによる心臓突然死のリスクは低いと考えられる。
- アルゴリズムにより副伝導路の存在部位を予測しやすいが，以下の変数のために例外や不正確さを生じ，限界がある。
  1. 心筋梗塞の既往。
  2. 心室肥大があると早期興奮の心電図パターンに影響する。
  3. 胸郭内の心臓の方向と回転。
  4. 心電図電極の位置は，早期興奮の方角に影響する。
  5. 10％までの患者に 2 つ以上の副伝導路があり，早期興奮様式に融合が生じるか，洞結節に近いため右側伝導が主体になる。
  6. 内因性心電図異常や伝導障害。
- 副伝導路は房室輪に沿ってどの部位にでも存在しうるが，最も一般的な 2 つの部位は，左自由壁と後中隔領域である。
- 特定の心電図誘導における Δ 波の開始後，当初は 20 ミリ秒を用いる。これにより全体的 QRS 極性ではなく Δ 波の極性が同定され，QRS 極性と Δ 波極性は互いに異なることがある。
- 左側壁副伝導路は早期興奮が最小である。
- 外見的に正常な心電図でも，順行伝導する左側壁副伝導路または周期長依存性で減衰伝導性副伝導路は除外できない。
- 後中隔と右側副伝導路は，より顕著な早期興奮様式になる傾向がある。

副伝導路の局在部位

以下の質問に対する解答により，副伝導路の大まかな局在部位を特定することができる（図 5.25）。

質問：Δ 波が I，aVL，V6 誘導のいずれかで，等電位または陰性であるか？

- 「はい」の場合には，副伝導路はつぎの 2 つの部位のいずれかにある。
  1. 左側壁。
     i. 左脚ブロック型でない。
     ii. I，aVL 誘導で陰性または等電位の Δ 波。
     iii. 非典型的右脚ブロック。
        a. II，III，aVF 誘導で陽性 Δ 波なら，左側壁副伝導路または前側壁副伝導路。
        b. II，III，aVF 誘導で陰性 Δ 波なら，左後側壁副伝導路。
  2. 右前中隔。
     i. aVL 誘導で等電位または陰性。
     ii. 左脚ブロック型（V1 または V2 誘導のいずれかが rS 波形で QRS 幅＞0.1 秒）。
     iii. QRS 軸が下方向で＋60° 以上の範囲。

質問：Δ 波が II，III，aVF 誘導のいずれかで，等電位または陰性であるか？

- 「はい」の場合には，副伝導路はつぎの 2 つの部位のいずれかにある。
  1. 後中隔（右房から左室への結合）。
     i. V1〜V3 誘導で RS または Rs。
     ii. II 誘導で陽性または等電位の Δ 波で，III，aVF 誘導で陰性 Δ 波なら，右後壁または右後側壁にある。
     iii. 下壁 3 誘導すべて（特に II，III 誘導）で陰性 Δ 波なら，冠静脈洞入口部近傍の真の後中隔副伝導路が示唆される。
  2. 右側壁。
     i. 左脚ブロック。
     ii. aVF 誘導で陰性または等電位の Δ 波で，II 誘導で陽性 Δ 波なら，右側壁副伝導路が示唆される。
- 上記のいずれでもなく左脚ブロック波形態でもなく，V1 と V2 誘導で Rs または RS の場合には，副伝導路は左側部位にある可能性が考えられる。
- 早期興奮様式が上記のいずれにも関係がない場合には，複数の副伝導路（患者の 10％までに存在する），中隔副伝導路，束枝心室伝導路のような他の早期興奮型を考慮するとよい。
- 冠静脈洞入口部は右房弁輪部位よりさらに遅れて興奮する。この興奮様式が後中隔副伝導路による早期興奮でみられる可能性はない。
- 心室早期興奮起源と心室ペーシング中または順方向性 AVRT 中の心房興奮部位との間に相違がある場合には，副伝導路が複数あるか副伝導路の走行が斜めである可能性がある。

早期興奮の電気生理学的特徴

- 心房と冠静脈洞からの刺激周期漸減ペーシングは，副伝導路の順行性不応期を決定する。刺激から Δ 波までの時間は，副伝導路の進入部位が近いほど短くなる。一方，心室ペーシングは副伝導路の逆行性興奮と逆行性不応期を示す。

- 中隔副伝導路に関しては，右室心尖部からの右室ペーシングと副伝導路進入部位からの右室ペーシング，そして傍 His 束ペーシングで相違がみられ，房室結節を介する伝導と（中隔）副伝導路を介する伝導を鑑別するのに役立つ。
- 傍 His 束ペーシングで，His が捕捉されるときとされないときとで VA 時間に変化がなければ，副伝導路の存在が示唆される。
- 逆行性伝導が房室結節を介している場合には，心室筋が捕捉する VA 時間は His 束が捕捉する VA 時間よりも長い。
- 上室頻拍中に His 束が不応期のときに与えた心室期外収縮で心房が早期興奮すれば，副伝導路の存在が考えられる。
- 頻拍における副伝導路の関与には 2 種類ある。
  1. 副伝導路が回路の必須部分である。
     a. 順方向性と逆方向性の AVRT。
     b. 複数の副伝導路を用いた回帰性頻拍。
  2. 副伝導路がバイスタンダーとして関与する。
     a. 心房頻拍，心房粗動。
     b. AVNRT。
     c. 心室頻拍。
- AVRT 時には順行性伝導は房室結節を介し，逆行性伝導は副伝導路を介する。このため幅狭い QRS 波になる。QRS 交互波がみられることがある。
- 頻拍中の機能的脚ブロックは，副伝導路がブロックと同側の場合には，周期長の延長と VA 時間の延長を起こすことがある[31]。
- 頻拍中に ST 部分の低下が通常は認められるが，冠動脈疾患とは関連がない。
- 逆行性 P 波の形態は，副伝導路の位置の特定に有用である。後中隔副伝導路を介した逆行性伝導では，II，III，aV_F 誘導で陰性 P 波を生じる。左側壁副伝導路を介した逆行性伝導では，I，aV_L 誘導で陰性 P 波を生じる。
- 頻拍に房室結節が関与する場合は，頻拍停止に迷走神経刺激法または房室結節遮断薬を用いることができる。頻拍周期長のわずかな変化は，房室結節伝導の変動によるものである。
- His 束が不応期のときに与えた心室期外収縮による心房の早期興奮は，副伝導路を介した伝導を示唆している。これは頻拍に副伝導路が必ず関与していることの証明にはならない。
- 心室期外収縮を与えた部位から副伝導路までの距離が離れているほど，より早期の心室期外収縮でないと心房早期興奮は起こらない。
- 頻拍時または心室ペーシング時の逆行性興奮が異常パターンの場合には，副伝導路の存在が示唆される。
- 非典型的 AVNRT は，体表面心電図で AVRT に類似していることがある。早期興奮を伴う患者の 10～15％に，二重房室結節伝導生理特性がみられる。
- AVNRT の逆行性伝導は同心性である。AVNRT でバイスタンダーの潜在性副伝導路を介した逆行性伝導は，心房融合を生じる。
- AVNRT 時には His 束電位図における VA 時間は 50 ミリ秒未満のことが多く，His 電位に同期した心室期外収縮は心房を早期興奮させない。
- 心室ペーシングと傍 His 束ペーシングでの相違により，緩徐伝導路を介した逆行性伝導と後中隔副伝導路を介した逆行性伝導を鑑別するのに役立つ。
- 逆行性伝導が緩徐伝導路を介していれば，右室心尖部ペーシングのほうが短い VA 時間になるはずであり，一方中隔副伝導路を介していれば心基部ペーシングのほうが短い VA 時間になる。
- 副伝導路がある患者の 30％に心房細動が発生する。最初に起きる不整脈が AVRT で，それが心房細動に移行することがある。副伝導路のアブレーション後には，自発性心房細動は減少する。
- 心房細動中に複数の早期興奮性 QRS 波形が存在する場合には，複数の副伝導路が存在する可能性がある。
- 心房細動時などにおける最短の早期興奮 RR 時間が 250 ミリ秒未満の場合には，VF になりやすい。
- 潜在性副伝導路または間歇性早期興奮の患者では，突然死のリスクは低い。
- 無症候性患者では生活様式または職業に応じて，電気生理検査とアブレーション治療を考慮することができる。
- ジギタリスとベラパミルは副伝導路を介した伝導を促進することが知られているため，早期興奮を有する患者では使用すべきでない。
- 高リスク患者や有症候性患者に対しては，アブレーションが治療選択となる。

逆方向性頻拍

- 順行性伝導は副伝導路を介し，逆行性伝導は房室結節を介する（**図 5.26**）。
- これは WPW 患者の 5%に起きる。中隔副伝導路の患者ではほとんどみられない。
- 頻拍中に突然周期長が延長する場合は，回路の逆行路における脚ブロックによると考えられる。
- 早期興奮性頻拍の鑑別診断には心室頻拍，および心房粗動や AVNRT 中のバイスタンダー副伝導路を介した順行性伝導があげられる。
- 副伝導路部位から心房ペーシングすると頻拍と一致した QRS 波形が再現され，同

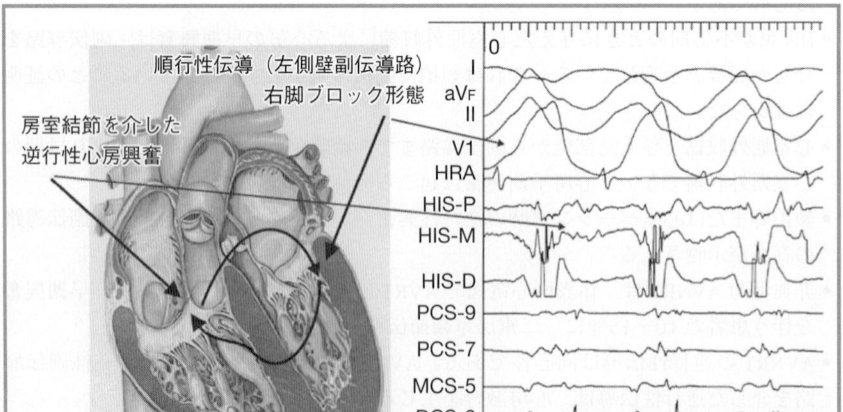

図 5.26　逆方向性頻拍。

時に副伝導路の部位も同定される。
- 頻拍中に房室解離があれば，逆方向性 AVRT は除外される。
- 順行性伝導と逆行性伝導がともに副伝導路を介していない場合には，逆行性心房興奮は房室結節を介しているはずである。早期興奮性頻拍には複数の副伝導路が認められることがある。
- 房室結節を遮断する薬剤や手技で，逆方向性頻拍は停止する。
- QRS は早期興奮しており，副伝導路を介して伝導する心房ペーシング中の波形と同一である。
- どの QRS に対しても先行した His 束電位がない。QRS の後に逆行性 His 束電位が記録される。逆方向性頻拍中の HA 時間は，V ペーシング中の HA 時間と同等である。
- 心房興奮は同心性である（房室結節を介した逆行性伝導）。
- 心房期外収縮を与えると房室結節を介さずに心室興奮が起こりうる。副伝導路の心房進入部位近傍で心房期外収縮を与えるとよい。
- 房室結節近傍で心房興奮に同期して与えた心房期外収縮が心室電位に進行する場合は，順行性伝導は副伝導路を介していると考えられる。
- 心室頻拍に類似していることがある。洞調律時に刺激周期漸減心房ペーシング（ペーシング頻度を徐々に増やすこと）で頻拍類似の早期興奮が再現される場合には，心室頻拍は除外される。
- 頻拍中の心房ペーシングが QRS に進行し，波形に変化がない場合には，心室頻拍は除外できる可能性がある。
- 刺激周期漸減心房ペーシングで早期興奮が生じ，副伝導路の順行性不応期に達したときに，房室結節を介して順行性伝導が継続すれば，QRS の正常化が起こる（**図5.27**）。

バイスタンダー副伝導路伝導（図5.28）
- 心房頻拍や AVNRT や副伝導路を 1：1 で順行性伝導する心房粗動と，逆方向性リエントリー（回帰）性頻拍とを鑑別すべきである。後者は逆行性最早期興奮部位が中隔下部領域で，逆行性伝導が房室結節を介するなら，心室ペーシング時の興奮に類似している（**表5.3**）。
- 心房頻拍では，最早期心房興奮部位は頻拍の発生起源で決まる。
- アデノシンは房室結節で逆行性伝導を遮断して頻拍を停止させるため，A が後続しない QRS で終結する。
- 順行性伝導にバイスタンダー副伝導路を介している AVNRT では，幅広い QRS 波の早期興奮性頻拍が生じる。副伝導路の順行性伝導部位に与えた心室期外収縮で，副伝導路を介した順行性伝導ブロックが生じる。しかし，AVNRT は幅狭い QRS 波形態のまま持続する。
- バイスタンダー副伝導路による早期興奮性 QRS を伴う AVNRT 時の HA 時間は，同一患者における逆方向性頻拍時の HA 時間に比較すると短い。
- His 束への期外刺激で QRS が正常化すれば，早期興奮の存在が示唆される。
- バイスタンダーによる早期興奮中は，心室は頻拍から解離できている。
- 早期興奮が存在しているときに V ペーシングで逆行性伝導が起こらないなら，順

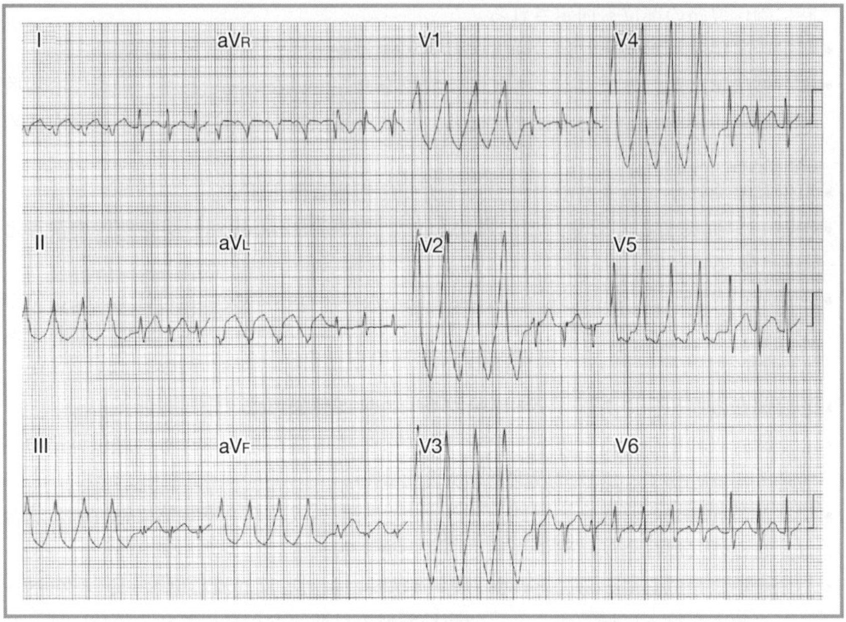

図 5.27 刺激周期漸減心房ペーシングにて早期興奮が起き，副伝導路の順行性有効不応期に達したときに QRS が正常化し，房室結節を介した順行性伝導が持続する。

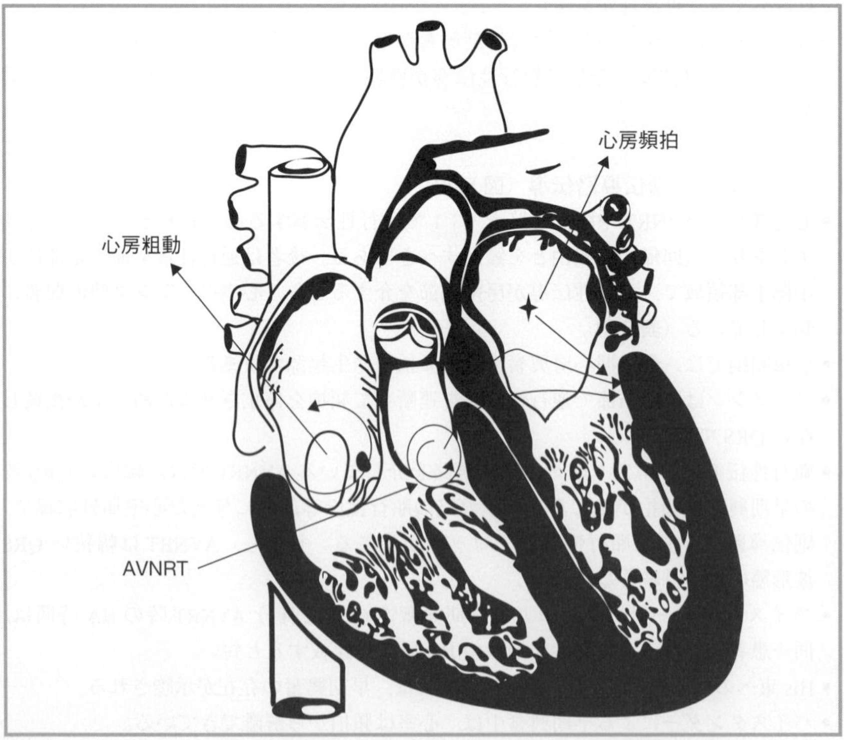

図 5.28 バイスタンダー副伝導路。AVNRT：房室結節リエントリー性頻拍

表 5.3　幅広い QRS 波の頻拍における電気生理学的鑑別診断

上室頻拍変行伝導	心室頻拍	逆方向性頻拍	バイスタンダー副伝導路による心室早期興奮
HV 時間は洞調律時と同じ	QRS に先行する H 電位なし	QRS に先行する H 電位なし	HV 時間は洞調律時より短い
		心房期外収縮は心室（V）を早期興奮させるが，QRS 波形および His 束での AA 時間は不変	心房期外収縮は V を早期興奮させるが，中隔での AA 時間に影響せず，結節心室リエントリーは除外される
二束枝ブロック型はまれ	HH 時間や周期長に変化なく心室頻拍波形が右脚ブロック型から左脚ブロック型に変化する場合には，BB リエントリーの可能性は低い。His 束進入を伴う心筋心室頻拍が考えられる	A ペーシングで QRS 波形が再現される	心房期外収縮が V を早期興奮させ，興奮がつぎの A に進行すれば，バイスタンダー副伝導路を用いた AVNRT または心房頻拍は除外される
	QRS 波形が洞調律時と頻拍時で類似し房室解離が存在する場合には，BB リエントリーまたは束枝頻拍または His 束頻拍が考えられる	心房束枝頻拍では最早期 V 興奮部位は右室心尖部（右脚）である。心房束枝副伝導路を介した逆行性伝導はない	AV 時間は一定で，VA 時間が変動する

方向性頻拍が起きる可能性は低い。心房ペーシング中と心房細動時における，副伝導路を介した順行性伝導を評価すべきである。

二重副伝導路頻拍（図 5.29）

1. 心房と心室は回路の必須部分である。
2. 心房興奮は偏心性である。逆行性伝導する副伝導路が存在する部位を示している。
3. QRS は早期興奮性である。脚枝形態が順行性伝導する副伝導路の位置を示している。
   - 早期興奮性頻拍中の AV 時間≧ 150 ミリ秒は，漸減伝導する副伝導路を介した房室伝導に対し感度が高く，高い陽性適中率を伴う特異的所見である。
   - 早期興奮性頻拍中の AV/TCL 比≧ 0.55 ミリ秒は，漸減伝導する副伝導路を介した房室伝導に対し，感度と特異度と陽性適中率が高い。
   - 左脚ブロック様形態で 1：1 室房伝導を伴う幅広い QRS 波の頻拍では，鑑別診断として右側副伝導路を用いた早期興奮性頻拍があり，これは速い伝導特性もしくは漸減伝導特性をもつ。
   - 心房束枝副伝導路を用いた逆方向性頻拍には，遅延伝導特性と漸減伝導特性がある。この AV 時間は，速い伝導性の副伝導路を用いた逆方向性頻拍中の AV 時間よりも長い傾向がある。

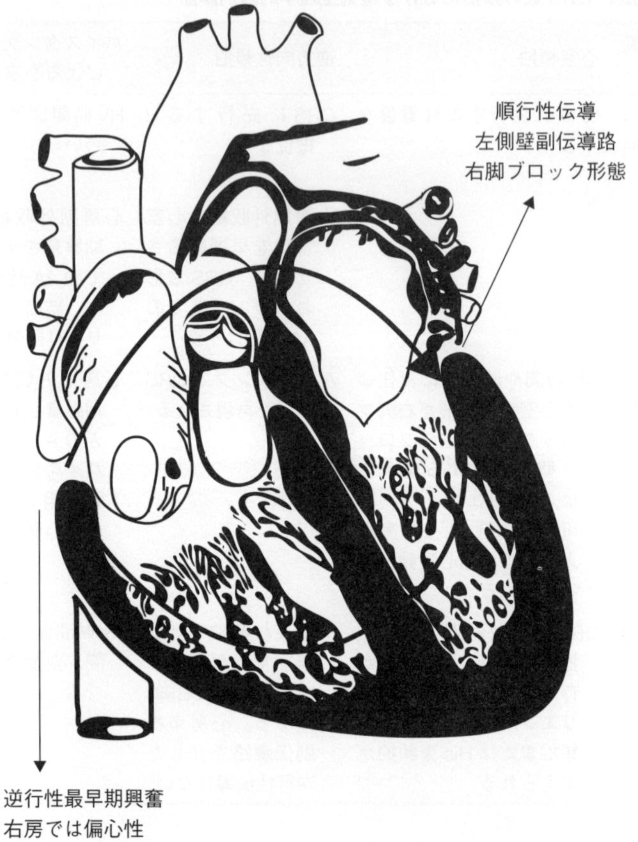

図 5.29　二重副伝導路早期興奮性頻拍。

- 漸減伝導：高頻度心房ペーシング中には，副伝導路の伝導が最低 30 ミリ秒延長する。
- バイスタンダー房室伝導：例えば AVNRT 時のように，この構造（バイスタンダー副伝導路）が頻拍回路に関与することなく，房室副伝導路を介した房室伝導が存在する。

治療法

- Valsalva 法や頸動脈洞マッサージのような迷走神経刺激法と，アデノシン，β 遮断薬，カルシウムチャネル遮断薬のような房室結節遮断薬には，頻拍の急性停止効果がある。
- プロカインアミド，ジソピラミド，キニジンのような副伝導路の不応期を延長し副伝導路の伝導を遅延させる薬剤，およびフレカイニド，プロパフェノン，ソタロール，アミオダロンのような房室結節と副伝導路の不応期を延長させる薬剤は，頻拍の慢性治療に用いることができる。
- ジギタリスは副伝導路の不応期を短縮させるため，早期興奮が存在するときには避けるべきである。

- 抗不整脈薬は心房期外収縮や心室期外収縮を抑制するため，頻拍の誘発を予防する。
- アデノシンはAVRTの急性治療の選択薬である。低血圧と左室機能障害の患者に用いることができる。アデノシンの半減期は10秒である。その効果はテオフィリンやコカインで減弱する。
- アデノシンは心房不応期を短縮させ，10%の患者で心房細動が起きやすくなる。
- ベラパミル静注では，頻拍停止に5〜10分要する。
- 房室結節遮断薬は早期興奮を伴う心房細動には用いるべきでない。
- 順方向性頻拍の発作頻度が少ない場合には，発作発生時にベラパミルの経口投与量で頓用治療ができる。
- 心房細動があり早期興奮のRR間隔が250ミリ秒未満の患者では，血行動態の破綻が発生することがある。
- 間歇性早期興奮は副伝導路を介した順行性伝導が不良なことを示唆している。
- 薬物療法で副伝導路の逆行性伝導や逆行性不応期が影響されずに，順行性不応期が延長する場合には，AVRTの頻度が増加することがある。

房室リエントリー（回帰）性頻拍に対する高周波アブレーション

- 有症候性患者では，副伝導路の高周波アブレーションが治療選択である。
- ほとんどの副伝導路は房室輪を横断して心房から心室へ繋がっている。
- 以下に概説した点で，三尖弁輪は僧帽弁輪と異なる。
  1. 三尖弁輪は心尖側にずれている。
  2. 周径が大きい。
  3. 線維骨格が乏しい。
  4. 心外膜マッピングのための弁輪に沿った静脈構造が存在しない。
- マッピング・アブレーションカテーテルから記録される心房電位と心室電位の振幅により，房室輪が同定される。
- Vペーシング中に高周波アブレーションが実施できる。副伝導路電位を同定すべきである。
- 左側の副伝導路へは，経中隔穿刺法を用いて到達する。
- 電位振幅の1拍ごとの変動が最小になれば，組織に密着したことが示唆される。
- アブレーションカテーテルは三尖弁輪に沿って安定性が得られにくく，最適に組織へ接着させるためには，事前に形状化したシースを活用する必要がある。
- 最短の（早期興奮した）局所AV時間またはVA時間，および副伝導路電位の記録により，副伝導路の位置を特定する。心房または心室進入部位は，心室ページングでの最早期心房興奮部位，または心房ページングでの最早期心室興奮部位により同定する（**図5.30**）。
- Ebstein奇形の特徴は，三尖弁中隔尖が心尖部側に転位している。このため右室の一部が心房化している。
- Ebstein奇形をもつ患者の25〜30%に副伝導路関連性頻拍がある。これらの患者は複数の副伝導路をもつ可能性がある。
- 右冠動脈内からのマッピングが，副伝導路の位置を同定するために必要である。
- 前中隔の副伝導路の位置はHis束の近傍にあり，心室側から最も良好にアブレー

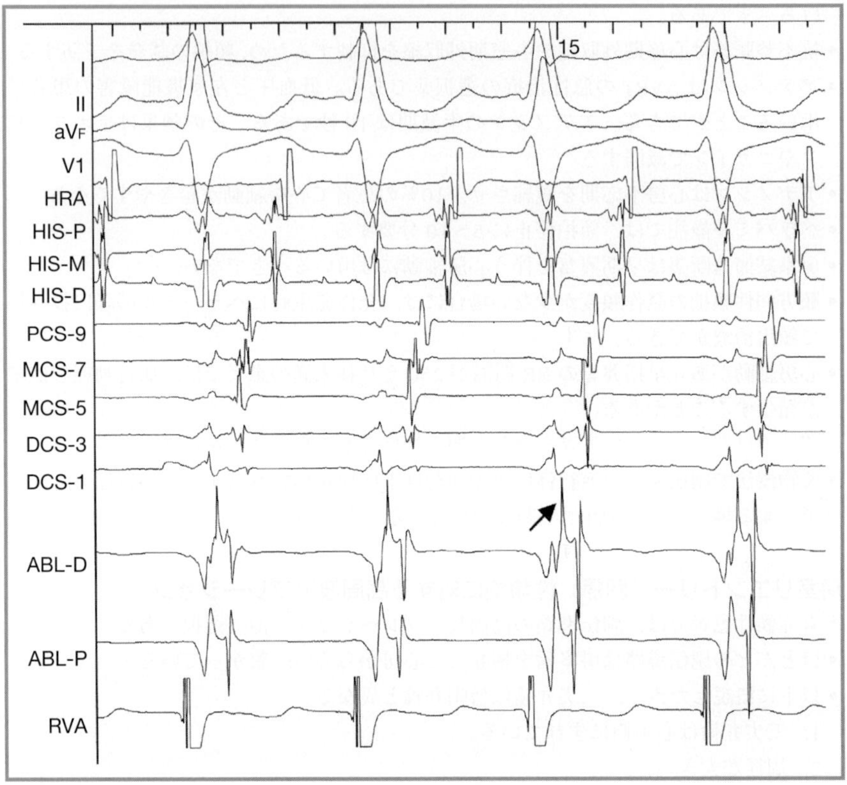

図 5.30　アブレーション遠位電極で記録された副伝導路電位（矢印）。

ションできる（副伝導路電位は大きな V と小さな A）。

- 前中隔副伝導路のアブレーション中は，副伝導路電位は His 束電位よりも顕著で先鋭化するはずである。
- 前中隔副伝導路には下壁誘導で 2 つ以上の陽性 Δ 波がみられるため，中中隔副伝導路と鑑別することができる。一方，中中隔副伝導路と後中隔副伝導路における心電図の特徴は，かなり重複している。
- 中中隔副伝導路の位置は，His 束電極前方と冠静脈洞入口部カテーテル後方の間にある。副伝導路電位を同定した後に，三尖弁輪の心室面に密着してアブレーションを実施する。
- 右後中隔副伝導路の位置は，冠静脈洞入口部と三尖弁輪の間にある。心外膜下左後中隔副伝導路の位置は，冠静脈洞近位部または心静脈構造内にある。心内膜下副伝導路の位置は，後中隔の僧帽弁輪沿いにある。
- Δ 波に 40～50 ミリ秒先行して，局所心室興奮が生じる。
- 心外膜側にある副伝導路では，小さい副伝導路電位が発生する。
- 心耳と心室の結合もある。頻拍時に最早期心房興奮部位は，弁輪から数 mm 離れている。
- 左前壁副伝導路の位置は，僧帽弁輪の上方内側面にある。
- 5％の患者には複数の副伝導路がある。これらの患者には右側副伝導路がみられやすい。

- アブレーション後の頻拍再発は 6～10％の患者に起こる。アブレーション手技中の合併症は，2～4％の患者に発生する。
- 副伝導路の有効不応期が短い患者と複数の副伝導路がある患者では，致死性不整脈イベントが発生するリスクが高く，予防的アブレーションを試みるべきである。
- 副伝導路のアブレーションを進める前に，頻拍に副伝導路が関与しているかを証明しなければならない。
- 副伝導路が症状の原因とは考えられない患者では，別の頻拍機序の可能性を検索すべきである。
- 孤立性左脚ブロックまたは右室心尖部ペーシングによる非同期のために，心不全が発生する。
- 左室の非同期を伴う副伝導路関連性心室早期興奮は，左室機能不全が発生する心筋症の原因となる可能性が考えられてきた。

アブレーションの合併症と頻拍の再発

- 患者の 5％で頻拍が再発する。
- 合併症には心タンポナーデ，血栓塞栓症イベント，房室ブロック，血腫があり，手技を施行した患者の 2～3％に発生する。

非典型的副伝導路

- 結節心室線維および結節束枝線維が関与すると以前に考えられていた性質の頻拍の解剖学的基質は，実際は減衰伝導（すなわち速い心拍数で伝導が緩徐になる）を伴う結節心室副伝導路および心房束枝副伝導路である。
- 臨床的不整脈を伴う患者の典型的副伝導路には，以下の特徴がある。
  1. 一方向性（順行性のみ）伝導（まれに例外あり）。
  2. 長い伝導時間。
  3. 減衰伝導。
- 順行性経路として結節心室副伝導路または結節束枝副伝導路を用いる AVRT は，一般にリエントリー（回帰）回路の逆行性経路として，2 番目の房室副伝導路を活用する。
- 非典型的副伝導路は，副伝導路全体の 3～5％を占める。
- これは左脚ブロック形態の上室頻拍として出現する。
- 非典型的副伝導路患者の 10％に，複数の副伝導路がある。
- 典型的な速い伝導の房室副伝導路は非典型的副伝導路の存在を隠すため，典型的副伝導路のアブレーション後に非典型的副伝導路が明らかになる。
- 二重房室結節伝導路は，一般に非典型的副伝導路患者でよくみられる。
- また非典型的副伝導路は，Ebstein 奇形に合併していることもある。

結節心室副伝導路と結節束枝副伝導路

- 結節心室副伝導路は正常の房室結節から起始して，房室接合部近傍の心筋に進入する。
- 結節束枝副伝導路は正常の房室結節から起始して，右脚に進入する。この副伝導路はアデノシンに感受性がある。

束枝心室副伝導路

- 束枝心室副伝導路は早期興奮の稀有型である（非典型的副伝導路の1.2〜5.1%を占める）。

結節束枝副伝導路（表5.4）

- 房室結節と脚枝または房室結節と心室筋の結合として，Mahaim と Winston によって最初に報告された。
- これらの特徴としては以下のものがある。
  1. 左脚ブロック形態で左軸型を示すわずかな早期興奮は，右側結合を示唆する。
  2. 副伝導路は順行性伝導のみを示す。
  3. 心房期外収縮または心房ペーシングでAH時間またはA-Δ波時間が延長し，早期興奮が促進される。
  4. 頻拍時には順行性伝導は副伝導路を介し，逆行性伝導は房室結節を介する。
  5. 最早期興奮は三尖弁輪近傍の基部ではなく，むしろ右室心尖部で起こる。
  6. 頻拍中に室房解離が認められる。

結節心室副伝導路（表5.4）

- 房室解離を伴う，早期興奮性上室頻拍として出現することがある。
- 結節心室線維は二重房室結節伝導生理特性を伴っており，中中隔領域のアブレーションにより，遅伝導路結合が消失し根治できる。
- 刺激周期漸増心房ペーシング中には，HA時間と心室早期興奮の程度が変動する。
- 心房期外刺激に反応した進行性房室結節伝導遅延のため，HV時間の短縮と同時に

表5.4　結節束枝副伝導路と結節心室副伝導路の比較

	結節束枝副伝導路	結節心室副伝導路
早期興奮QRS波形態	心房束枝副伝導路と同じ	QRS波は幅広く，非典型的左脚ブロックパターン
最早期心室興奮部位	右室心尖部またはその近傍	三尖弁輪に隣接
心房ペーシングの効果	早期興奮の程度は，心房ペーシング部位に影響されない	早期興奮の程度は，心房ペーシング部位に影響されない
逆方向性AVRT中に房室接合部心房が不応期のときに与えた右房側壁からの心房期外刺激	心房期外刺激はつぎの心室興奮に進行しない	心房期外刺激はつぎの心室興奮に進行しない
早期興奮最大時または逆方向性AVRT中のVH時間	VH時間は短い	VH時間は中間
室房ブロックまたは房室解離の存在	存在することあり	存在することあり

AVRT：房室リエントリー（回帰）性頻拍

心室早期興奮の程度が増加する。
- 結節心室結合は逆方向性頻拍の原因になる。

束枝心室結合

- この結合はHis束または脚枝から起始し，心室中隔に進入する。リエントリーを維持することが不可能で，リエントリー回路に関与せず，珍しい心電図とみなされる。
- 束枝心室線維は束枝（またはまれに房室結節の最遠位部）と心室中隔を結合し，心室早期興奮に関与する。
- 房室伝導の減衰伝導特性が常に保たれており，いかなる心拍数でも一定の早期興奮性が認められる。
- 束枝心室副伝導路はリエントリーを維持できず，回帰性頻拍の原因とはならないが，別の上室頻拍におけるバイスタンダーとして興奮することはできる。
- 最小の早期興奮性QRSと，短い一定のHV時間を生じる。
- 洞調律時の基本HV（H-Δ波）時間は，35ミリ秒未満である。刺激周期漸減心房ペーシング時には，HV時間は変化しない。
- 心房期外収縮でAH時間は進行性に延長するが，HV時間とQRS波形に変化はない。連結期の短い心房期外収縮で束枝心室副伝導路がブロックされると，正常HV時間と幅狭いQRS波になる。
- アデノシン三リン酸（ATP）へ反応してPR時間（AH時間）が延長し，また完全房室ブロックがP波の後に発生しても早期興奮の程度は変わらず，伝導した心房興奮が常に早期興奮を示す場合には，束枝心室結合の存在が示唆される。

束枝心室結合の心電図

- Δ波は下壁誘導およびV5とV6誘導で陽性となる。Δ波はV1誘導で平坦または陰性になり，右室への進入と矛盾しない。
- 平均PR時間は，0.10±0.01秒である（**図5.31**）。
- 中中隔副伝導路や前中隔副伝導路が存在するときにみられる早期興奮性QRS幅と比較して，束枝心室結合ではQRS幅は狭い傾向がある。
- 束枝心室副伝導路はAVNRTまたはAVRT時に，バイスタンダーとして関与することがある。
- 束枝心室結合がバイスタンダーとして興奮するAVNRT時には程度が一定の早期興奮が存在し，His束は順行性様式に興奮する。頻拍時の心房興奮順序は，心室ペー

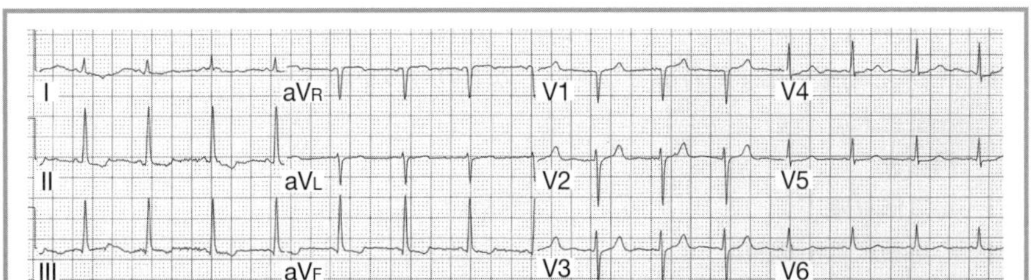

図5.31　束枝心室結合の心電図。

シング時に房室結節の速伝導路を介し逆行性伝導する場合と同一である。
- 束枝心室副伝導路による早期興奮は，良性で治療を必要としない。
- 束枝心室副伝導路はきわめてまれである。
- この稀有型早期興奮の実際の有病率は，診断認知が低いために過少評価されていると考えられる。
- この副伝導路を証明する根拠としては以下のものがある。
  1. 減衰房室結節伝導がみられても，早期興奮は一定であることを証明する。
  2. His 束期外刺激時に早期興奮する。
- 本来の伝導系の直近にあるために，リエントリーと臨床的頻拍は発生しない。
- この無関与性副伝導路は関心をそそる割には，臨床的意義は低い。
- Wenckebach 周期長でのペーシングで，AH 時間は延長するが HV 時間は一定である。
- アデノシン投与または頸動脈洞マッサージにより，P 波後に PR 時間延長または完全房室ブロックが生じても，早期興奮の程度は増加しない。
- 束枝心室副伝導路をもつ患者の 40%に，別の房室副伝導路がある。
- 房室伝導系を傷害する可能性があるため，アブレーションの標的を避けるように，束枝心室伝導路を同定すべきである。

束枝心室副伝導路の診断基準

- 洞調律時に基本の HV（H-Δ）時間は≦ 35 ミリ秒である。
- 刺激周期漸減心房ペーシング中に HV 時間は変化しない。
- 心房期外収縮で AH 時間の進行性延長が起きるが，HV 時間と QRS 波形に変化は生じない。
- 束枝心室副伝導路のブロックにより，正常 HV 時間と幅狭い QRS 波が生じる。
- 左室肥大が存在し，束枝心室副伝導路または結節心室副伝導路による心室早期興奮を伴う場合には，アデノシン一リン酸活性化プロテインキナーゼの γ_2 サブユニット（*PRKAG2*）の変異を疑う必要がある。
- *PRKAG2* 変異を伴う患者の左室肥大の原因は，筋線維内にグリコーゲン蓄積するためである。
- *PRKAG2* 変異の実際の発生率は，患者が特発性肥大型心筋症と誤診されるために，過少評価されていると考えられる。
- *PRKAG2* 変異をもつ患者は，若年時（20～30 歳）には速い心拍数の心房細動による死亡リスク，晩年には完全房室ブロックによる死亡リスクが高いことが知られている。
- 死亡の機序は，心室細動を引き起こす速い心拍数の心房細動の可能性が考えられる。
- 糖原病性心筋症の臨床的特徴としては，以下のものがある。
  1. 左室肥大。
  2. 洞徐脈。
  3. 房室伝導障害。
  4. 心房頻脈性不整脈。

永続性接合部回帰性頻拍

- 永続性接合部回帰性頻拍（PJRT）は頻発（インセサント）型の，長い RP の頻拍である。
- これは頻拍誘発性心筋症を引き起こすことがある。
- 心電図では下壁誘導で陰性 P 波を示す。どの QRS 波にも P 波が先行している。
- 体表面心電図では早期興奮がみられない。
- これは緩徐伝導する後中隔副伝導路を介した AVRT である。
- 順行路は房室結節であり，逆行路は緩徐伝導性の後中隔副伝導路で逆行性減衰伝導を示し，迷走神経刺激法，β 遮断薬，カルシウムチャネル遮断薬に反応する。
- 副伝導路は長い蛇行性の線維走行をしており，緩徐伝導に関与していると考えられる。
- 緩徐伝導性の左自由壁副伝導路も，同様の特徴を示すことがある。

電気生理学的特徴

- 電気生理学的特徴としては II, III, aVF 誘導で幅広い陰性 P 波, 長い RP 間隔（時間），逆行路での一過性停止が生じることがあげられる（**図 5.32**）。
- 周期長が PR 時間や RP 時間の修飾により変化する。
- 頻拍の開始に期外収縮を必要としない。
- 頻拍中の最早期興奮は，冠静脈洞入口部近傍の後中隔領域で起きる。逆行性房室結節伝導は存在しない。
- 経路の一方向性伝導ブロック，緩徐伝導，バランスがとれた不応期のために，頻拍が持続して頻発しやすい性質がある。
- 非典型的 AVNRT や心房頻拍と PJRT を鑑別しなくてはならない。
- His 束が不応期のときに与えた心室期外収縮で心房興奮が発生すれば，副伝導路の存在が考えられる。
- 心房期外収縮または心室期外収縮がなくても，洞周期長が臨界に達すれば頻拍が自然に発生する。RP 間隔は PR 間隔よりも長い。

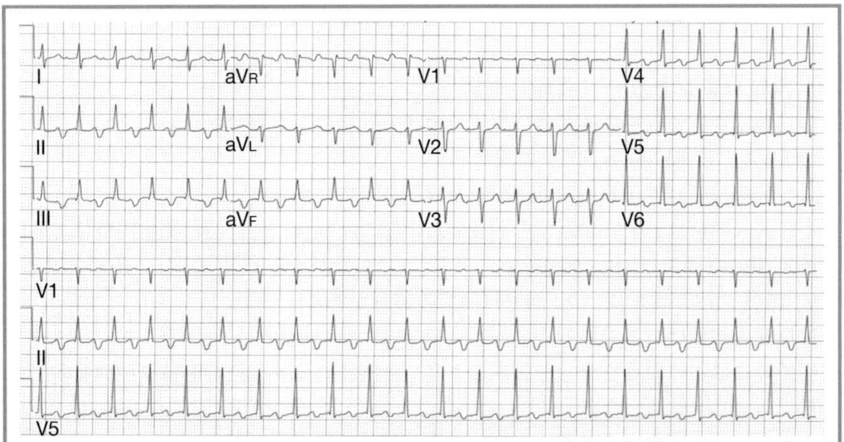

図 5.32　永続性接合部回帰性頻拍（PJRT）。

- QRS 波は幅狭く，His 束電位が先行し HV 時間は正常である。
- 連結期が遅い（長い）心室期外収縮により副伝導路の逆行性ブロックが起きて，頻拍が停止することがある。
- 鑑別診断には後中隔領域起源の心房頻拍または非典型的 AVNRT がある（表 5.2）。
- これらの副伝導路はアデノシンに対して感受性があり，他の頻拍と鑑別するのに役立たない。
- His 束が不応期のときに与えた（His 同期の）心室期外収縮で，心房興奮を起こさずに頻拍が停止する場合には，AVNRT と心房頻拍の可能性は除外される。
- 副伝導路を介した逆行性伝導は，イソプロテレノールで促進される。
- 心室期外収縮は心房興奮を遅らせることがある（興奮後現象）。この現象は逆行性伝導の遅延が心室期外収縮の連結期をこえる場合に発生するため，心房興奮の遅延は頻拍周期長より長くなる。
- 薬物療法は無効である。アブレーションが治療選択となる。
- 頻拍中の P 波開始に先行する最早期心房興奮と，心房興奮に先行する副伝導路電位を指標にしてアブレーションを実施する。
- PJRT の特徴としては以下のものがある。
  1. 幅狭い QRS 波の頻拍。
  2. 頻拍の開始には，PR 時間または AH 時間の延長が先行しない。
  3. 1：1 の房室関係。
  4. RP 時間は PR 時間より長い。
  5. II，III，aVF 誘導で陰性 P 波。
  6. 結節外にある緩徐減衰伝導を示す副伝導路が，回路の逆行路を形成する。
  7. 心房への進入部位は，冠静脈洞入口部近傍または冠静脈洞入口部内部にある。
- 以下の特徴がみられれば PJRT の存在が示唆され，非典型的 AVNRT は考えにくい。
  1. 頻拍中に His 束が不応期のときに与えた心室期外収縮で心房が早期興奮し，興奮順序に変化がみられない。
  2. 心室期外収縮で頻拍が停止するが，心房は興奮しない。
  3. 局所性 VA 時間が延長する。
- アブレーションは頻拍中の最早期心房興奮部位を標的に実施する。

心房束枝リエントリー（回帰）性頻拍[36〜39]

- 頻拍時に順行性伝導は心房束枝線維（Mahaim 線維とも呼ばれる）を介し，逆行性伝導は房室結節（逆方向性）を介する。
- この線維は順行性伝導のみ可能で，減衰伝導特性がある。
- 心房進入部位は三尖弁輪近傍の右後側自由壁，右側自由壁，右前側自由壁にある。
- 心電図の特徴には QRS 幅＜150 ミリ秒，QRS 軸が 0〜−75° の間，I 誘導で R 波，V1 誘導で rS パターン，V4 誘導以降での移行がある。
- 遠位進入部位は右脚である。
- 頻拍時にはこの線維を介した伝導により，左脚ブロック形態の心室早期興奮が生じる。
- 右室心尖部の興奮は心基部より早い。
- 右脚電位が His 束電位に先行することからわかるように，His-Purkinje 興奮は逆行性に起こる。右脚からの興奮が His 束へ逆行性に伝導し，同時に心室へ順行性に伝導するはずである。このため His 束興奮と心室興奮の開始が同時期に起きる。

- 心房ペーシング中には AV 時間と AH 時間が漸増的に延長し，HV 時間の減少を伴うために，左脚ブロック様形態の心室早期興奮の程度が拡大する。
- 頻拍中に逆行性の右脚ブロックが発生すると，His 束興奮が遅れ QRS 内に移動する。
- 頻拍中に心房期外収縮を RA 側壁に与えたとき，房室結節は興奮せずに，V と His 束に興奮が進む。
- 副伝導路電位は右房室溝から記録でき，この部位でのアブレーションが成功する。
- 右側副伝導路の順行性伝導では右室基部から心室興奮が起き，一方，心房束枝線維では心尖部から心室興奮する。
- 心房期外収縮または心室期外収縮で，心房束枝頻拍が誘発されることがある。
- 頻拍中は 1：1 の房室関係が必ず存在する。
- QRS 波は左脚ブロック形態を示す。
- 洞調律中の QRS 波形は正常である。
- 心房束枝頻拍は心房ペーシングにより右心室頻拍と鑑別ができ，心房ペーシング中の QRS 波形は心房束枝頻拍と類似している。
- 心房束枝線維がある患者では，一般に二重房室結節伝導生理特性を認める。
- 頻拍中に右脚電位が His 束電位に先行する His-Purkinje 系の逆行性興奮を記録することにより，バイスタンダー副伝導路の興奮を伴う心房頻拍と AVNRT から，逆方向性 AVRT を鑑別することができる。
- 単発の心室期外収縮で心房が興奮することなく頻拍が停止すれば，心房頻拍は除外される。
- アデノシン投与により心房束枝線維が順行性ブロックを起こし，頻拍が停止する。
- 以下に述べる特徴が，電気生理学的検査で認められる。
  1. 頻拍には左脚ブロック形態の特徴がある。
  2. 頻拍には 1：1 の房室関係があり，中心性心房興奮順序を伴い，His 電位がみえない。
  3. 早期興奮性頻拍中の心房中隔が不応期時に右房に遅れて与えた遅い期外刺激により心室が興奮するが，低位右房中隔の興奮に影響がみられない。心室に興奮が進み，頻拍がリセットされれば（つぎの心房興奮にも進むことを意味する），心房束枝副伝導路が頻拍回路の一部である。多くの診断的ペーシング法と同様にこのペーシング法は特異的であるが，常に認められるとは限らない。
  4. 頻拍は右房からエントレインメントできる。
  5. 三尖弁輪近傍の自由壁からの右房ペーシングで心室早期興奮が起こり，臨床的頻拍の QRS 波形が再現される。
  6. 三尖弁輪からのペーシングにより，刺激から QRS までの時間が最短になる。
  7. 三尖弁輪に沿って副伝導路電位が記録される。
  8. 副伝導路は右房ペーシングで減衰伝導を示し，A から副伝導路電位までの時間が延長する。
  9. 早期興奮性頻拍中の最早期心室興奮から，心室進入部位が同定される。
- 左脚ブロック形態の頻拍の鑑別診断に含まれるのは以下のものである。
  1. 早期興奮性頻拍。

2. 変行伝導を伴う上室頻拍。
3. 心室頻拍。
4. 脚枝間リエントリー性心室頻拍。

- 急峻な早期近接効果がみられる場合は，心室頻拍の可能性が低い。
- 遅い前胸部移行（V5）は，心房束枝副伝導路の可能性が高い。
- 房室副伝導路による逆行性頻拍では，遅い移行は起こりにくい。
- 心房束枝副伝導路が存在する場合には，心電図は最小の早期興奮様式を示す。
- 同側性の逆行性脚ブロックを伴い周期長が増加する場合は，心室頻拍とは対照的に逆行性頻拍が考えられる。
- 結節束枝副伝導路，心房束枝副伝導路，房室副伝導路が存在する場合には，AVNRT，心房頻拍，心房粗動のときにバイスタンダー伝導が発生し，早期興奮性頻拍として出現することがある。
- 単に心房束枝副伝導路が存在するからといって，逆行性房室リエントリー（回帰）性回路による頻拍に，この副伝導路が関与している証拠にはならない。
- 機序として心房束枝副伝導路が房室伝導に対しバイスタンダーとして作用している心房頻拍，またはリエントリー性 AVNRT の症例が，10％までにみられる。

バイスタンダー副伝導路か？　または頻拍回路に関与しているか？

- 以下の特徴は，心房束枝副伝導路が頻拍に関与していることを示唆する。

1. 頻拍時に 1：1 の VH 伝導が存在し，右脚が His 束より先に興奮する。
2. 心房中隔が不応期のときに与えた心房期外収縮が，つぎの心室興奮に進行し QRS 波形の変化がなければ，頻拍の順行路として副伝導路が関与していることが考えられる。また，結節束枝副伝導路がその頻拍に関与していることも除外される。
3. 右室心尖部での心室電位が弁輪（His 束）での心室電位より早期の場合には，心房束枝頻拍が考えられる。正常洞調律のときには，このパターンが逆になる。
4. 心房束枝副伝導路が頻拍中の回路の一部である場合には，右室心尖部ペーシングによる頻拍のエントレインメント時に HA 時間は変化せず，バイスタンダー副伝導路伝導を伴う AVNRT は除外される。なぜなら，バイスタンダー副伝導路は右室心尖部ペーシング中に，HA 時間が延長するからである。
5. 右室心尖部からのペーシング中に，心房レートがペーシング周期長まで加速されれば頻拍がエントレインメントされたことを示し，ペーシングの停止でその頻拍が再開する。以下の特徴がみられると，心房頻拍は除外される。
   a. ペーシング中の心房興奮順序は，頻拍時の心房興奮順序と同一である。
   b. ペーシング後に室房リンキング（連関）が生じる。
   c. ペーシング後反応が AV である。高頻度駆動心室ペーシング後の AV 反応は，理論的にバイスタンダー心房束枝副伝導路を伴う心房頻拍の状態で発生しうる。なぜならこのような副伝導路は（順行性にのみ伝導しペーシングによる興奮波前面は逆行性に通り抜けない），背景にある心房頻拍が再開する前に，最後の心房捕捉興奮を心室に反響興奮させることができるからである。しかしペーシング中の心房興奮順序が同一で，ペーシング後の室房連関に再現性があり，AV 反応であることを組み合わせれば，心房頻拍の可能性はなくなる。

6. PPI－TCL が 120 ミリ秒未満の場合には，AVRT が順方向性であれ逆方向性であれ，リエントリー（回帰）性 AVRT から AVNRT を鑑別すべきである。PPI－TCL の相違は，右室心尖部と心室を含む回路（AVRT）間の距離に比較し，右室心尖部と房室結節回路間の距離のほうが長いことを活用しており，右室心尖部は AVRT 頻拍回路に近いことを示している。
7. ペーシング中の刺激から心房電位までの（SA）時間と頻拍中の VA 時間の差が 80 ミリ秒未満の場合には，AVNRT は除外される。SA－VA の相違は，AVRT が順方向性であれ逆方向性であれ，AVRT から AVNRT を鑑別すべきである。SA－VA の相違は，AVNRT 中（V と A は並行して興奮）の室房興奮関係に比較し，AVNRT のエントレインメント中（V と A は連続して興奮）の室房興奮関係が異なることを活用している。一方，AVRT（順方向性でも逆方向性でも）においては，上室頻拍時とエントレインメント時で，両方とも室房興奮関係は連続性である。

- 房室結節回路の種類や方向（遅–速型，速–遅型，遅–遅型）によらず，上述したペーシング法と反応はあてはまるはずである。

心房束枝副伝導路を用いた早期興奮性頻拍の患者では，以下の状態が頻拍レートに影響する。

1. His–房室結節主経路を通る室房伝導が，2 番目の副伝導路を通る室房伝導に変化：これが生じるときには，副伝導路の心室端の位置とその副伝導路の伝導特性に，レートの変化が依存する。
2. 逆行性脚ブロック：一過性の逆行性右脚ブロックが生じると，順行路として単一の速い伝導の副伝導路または心房束枝副伝導路のいずれを用いるかで VH 時間が変化するため，逆方向性頻拍のレートが変化する原因になる。
3. 二重房室結節伝導路：室房伝導が脚–His–房室結節主経路を通して起きるときに，速伝導路を介した逆行性伝導が遅伝導路を介した逆行性伝導に変わると，VH 時間よりも HA 時間が延長するため，逆方向性頻拍レートに変化が生じる。

鑑別診断

心房束枝副伝導路

- 早期興奮性頻拍時には，短い VH 時間，右室心尖部で最早期興奮，弁輪部で遅延興奮がみられる。心房進入部位は副伝導路電位を探して同定する。
- 右房と右脚の遠位部を結合する，減衰伝導性房室副伝導路。
- 緩徐に減衰伝導する右側房室副伝導路では，心室早期興奮の徴候は最小であることが多い。
- 右側房室副伝導路の 2 つの型の区別は，AV 時間を測定すればすぐにできるし，早期興奮性頻拍中の AV/TCL 指標のほうがさらによい。
- 心房束枝副伝導路において減衰伝導特性は興奮からの緩徐な回復速度に関係し，房室結節の速伝導路に類似している。心房束枝副伝導路と房室結節の両方とも，心拍数および期外収縮間隔と伝導時間との間には逆相関がみられる。

短い減衰性房室副伝導路

- 早期興奮性頻拍時には，長い VH 時間，三尖弁輪で最早期心室興奮，右室心尖部で遅延興奮がみられる。
- 副伝導路の右房端が洞結節に近いために，洞性 P 波が終わる前に Δ 波が開始するのが特徴的である。

長い減衰性右上部房室副伝導路

- 早期興奮性頻拍時には，右室心尖部で遅延興奮，三尖弁輪で遅延興奮がみられる。
- 12 誘導心電図では前額面 QRS 軸が正常で，+30°～+60°の間にある。左軸偏位はみられない。
- 三尖弁輪の右上部で副伝導路電位を探すことにより，心房進入部位を同定できる。

治療

- 頻拍は房室結節遮断薬に反応し，また心房進入部位をアブレーションしてもよい。
- 最早期心房興奮部位は，房室結節の逆行性進出部位にある。最早期心室興奮部位は，房室溝の近傍ではない。これらの位置指標は，心房進入部位の同定には役立たない。
- 房室溝に沿った副伝導路電位の特定と，その部位におけるエネルギー通電が最も確実なアブレーション手技と考えられる。
- 右脚に傷害がある場合，頻拍が持続しやすくなることがある。

【参考文献】

1. Ghali WA, Wasil BI, Brant R, Exner DV, Cornuz J. Atrial flutter and the risk of thromboembolism: a systematic review and meta-analysis. *Am. J. Med.* 2005; 118(2): 101-107.
2. Feld GK. Radiofrequency ablation of atrial flutter using large-tip electrode catheters. *J Cardiovasc. Electrophysiol.* 2004; 15(10 Suppl): S18-23.
3. Da Costa A, Thévenin J, Roche F, et al. Results from the Loire-Ardéche-Drôme-Isére-Puy-de-Dôme (LADIP) trial on atrial flutter, a multicentric prospective randomized study comparing amiodarone and radiofrequency ablation after the first episode of symptomatic atrial flutter. *Circulation.* 2006; 114(16): 1676-1681.
4. Lukac P, Pedersen AK, Mortensen PT, et al. Ablation of atrial tachycardia after surgery for congenital and acquired heart disease using an electroanatomic mapping system: Which circuits to expect in which substrate? *Heart Rhythm.* 2005; 2(1): 64-72.
5. Bottoni N, Donateo P, Quartieri F, et al. Outcome after cavo-tricuspid isthmus ablation in patients with recurrent atrial fibrillation and drug-related typical atrial flutter. *Am. J. Cardiol.* 2004; 94(4): 504-508.
6. Tanner H, Hindricks G, Kottkamp H. Right ventricular pacing for control of right atrial isthmus block: a new colorful piece in the mosaic. *Heart Rhythm.* 2006; 3(3): 273-274.
7. Bernstein NE. Sandler DA, Goh M, et al. Why a sawtooth? Inferences on the generation of the flutter wave during typical atrial flutter drawn from radiofrequency ablation. *Ann. Noninvasive Electrocardiol.* 2004; 9(4): 358-361.
8. Anon. The effect of low-dose warfarin on the risk of stroke in patients with nonrheumatic atrial fibrillation. The Boston Area Anticoagulation Trial for Atrial Fibrillation Investigators. *N. Engl. J. Med.* 1990; 323(22): 1505-1511.
9. Knight BP, Zivin A, Souza J, et al. A technique for the rapid diagnosis of atrial tachycardia in the electrophysiology laboratory. *J. Am. Coll. Cardiol.* 1999; 33(3): 775-781.
10. Petersen P, Boysen G, Godtfredsen J, Andersen ED, Andersen B. Placebo-controlled, randomized trial of warfarin and aspirin for prevention of thromboembolic complications in chronic atrial fibrillation. The Copenhagen AFASAK study. *Lancet.* 1989; 1(8631): 175-179.

11. Roy D, Talajic M, Dorian P, et al. Amiodarone to prevent recurrence of atrial fibrillation. Canadian Trial of Atrial Fibrillation Investigators. *N. Engl. J. Med.* 2000; 342(13): 913-920.
12. Garan H. Atypical atrial flutter. *Heart Rhythm.* 2008; 5(4): 618-621.
13. Jaïs P, Shah DC, Haïssaguerre M, et al. Mapping and ablation of left atrial flutters. *Circulation.* 2000; 101(25): 2928-2934.
14. Anon. Warfarin versus aspirin for prevention of thromboembolism in atrial fibrillation: Stroke Prevention in Atrial Fibrillation II Study. *Lancet.* 1994; 343(8899): 687-691.
15. Wyse DG, Waldo AL, DiMarco JP, et al. A comparison of rate control and rhythm control in patients with atrial fibrillation. *N. Engl. J. Med.* 2002; 347(23): 1825-1833.
16. Cavolli R, Kaya K, Aslan A, et al. Does sodium nitroprusside decrease the incidence of atrial fibrillation after myocardial revascularization?: a pilot study. *Circulation.* 2008; 118(5): 476-481.
17. Klein AL, Grimm RA, Murray RD, et al. Use of transesophageal echocardiography to guide cardioversion in patients with atrial fibrillation. *N. Engl. J. Med.* 2001; 344(19): 1411-1420.
18. Stern JD, Rolnitzky L, Goldberg JD, et al. Meta-analysis to assess the appropriate endpoint for slow pathway ablation of atrioventricular nodal re-entrant tachycardia. *Pacing Clin. Electrophysiol.* 2011; 34(3): 269-277.
19. Otomo K, Nagata Y, Uno K, Fujiwara H, Iesaka Y. Atypical atrioventricular nodal reentrant tachycardia with eccentric coronary sinus activation: electrophysiological characteristics and essential effects of left-sided ablation inside the coronary sinus. *Heart Rhythm.* 2007; 4(4): 421-432.
20. Anon. Stroke Prevention in Atrial Fibrillation Study: Final results. *Circulation.* 1991; 84(2): 527-539.
21. Hongo RH, Themistoclakis S, Raviele A, et al. Use of ibutilide in cardioversion of patients with atrial fibrillation or atrial flutter treated with class IC agents. *J. Am. Coll. Cardiol.* 2004; 44(4): 864-868.
22. Camm AJ, Savelieva I. Advances in antiarrhythmic drug treatment of atrial fibrillation: where do we stand now? *Heart Rhythm.* 2004; 1(2): 244-246.
23. Latini R, Tognoni G, Kates RE. Clinical pharmocokinetics of amiodarone. *Clin. Pharmacokinet.* 1984; 9(2): 136-156.
24. Torp-Pedersen C, Møller M, Bloch-Thomsen PE, et al. Dofetilide in patients with congestive heart failure and left ventricular dysfunction. Danish Investigations of Arrhythmia and Mortality on Dofetilide Study Group. *N. Engl. J. Med.* 1999; 341(12): 857-865.
25. Wazni OM, Beheiry S, Fahmy T, et al. Atrial fibrillation ablation in patients with therapeutic international normalized ratio: comparison of strategies of anticoagulation management in the periprocedural period. *Circulation.* 2007; 116(22): 2531-2534.
26. González-Torrecilla E, Almendral J, García-Fernández FJ, et al. Differences in ventriculoatrial intervals during entrainment and tachycardia: a simpler method for distinguishing paroxysmal supraventricular tachycardia with long ventriculoatrial intervals. *J. Cardiovasc. Electrophysiol.* 2011; 22(8): 915-921.
27. Hwang C, Fishbein MC, Chen P-S. How and when to ablate the ligament of Marshall. *Heart Rhythm.* 2006; 3(12): 1505-1507.
28. Dixit S, Marchlinski FE. How to recognize, manage, and prevent complications during atrial fibrillation ablation. *Heart Rhythm.* 2007; 4(1): 108-115.
29. Katritsis DG, Becker AE, Ellenbogen KA, et al. Right and left inferior extensions of the atrioventricular node may represent the anatomic substrate of the slow pathway in humans. *Heart Rhythm.* 2004; 1(5): 582-586.
30. Michaud GF, Tada H, Chough S, et al. Differentiation of atypical atrioventricular node re-entrant tachycardia from orthodromic reciprocation tachycardia using a septal accessory pathway by the response to ventricular pacing. *J. Am. Coll. Cardiol.* 2001; 38(4): 1163-1167.
31. Ho RT, Mark GE, Rhim ES, Pavri BB, Greenspon AJ. Differentiating atrioventricular nodal re-entrant tachycardia from atrioventricular re-entrant tachycardia by DeltaHA

values during entrainment from the ventricle. *Heart Rhythm*. 2008; 5(1): 83-88.
32. Feldman A, Voskoboinik A, Kumar S, et al. Predictors of acute and long-term success of slow pathway ablation for atrioventricular nodal re-entrant tachycardia: a single center series of 1,419 consecutive patients. *Pacing Clin. Electrophysiol.* 2011; 34(8): 927-933.
33. Kerr CR, Gallagher JJ, German LD. Changes in ventriculoatrial intervals with bundle branch block aberration during reciprocating tachycardia in patients with accessory atrioventricular pathways. *Circulation*. 1982; 66(1): 196-201.
34. Fox DJ, Klein GJ, Skanes AC, et al. How to identify the location of an accessory pathway by the 12-lead ECG. *Heart Rhythm*. 2008; 5(12): 1763-1766.
35. Zhang L-P, Hui B, Gao B-R. High risk of sudden death associated with a PRKAG2-related familial Wolff-Parkinson-White syndrome. *J. Electrocardiol.* 2011; 44(4): 483-486.
36. Tan HL, Wittkampf FHM, Nakagawa H, Derksen R. Atriofascicular accessory pathway. *J. Cardiovasc. Electrophysiol.* 2004; 15(1): 118.
37. Tchou P, Lehmann MH, Jazayeri M, Akhtar M. Atriofascicular connection or a nodoventricular Mahaim fiber? Electrophysiologic elucidation of the pathway and associated re-entrant circuit. *Circulation*. 1988; 77(4): 837-848.
38. Sternick EB, Cruz FFS, Timmermans C, et al. Electrocardiogram during tachycardia in patients with anterograde conduction over a Mahaim fiber: old criteria revisited. *Heart Rhythm*. 2004; 1(4): 406-413.
39. McClelland JH, Wang X, Beckman KJ, et al. Radiofrequency catheter ablation of right atriofascicular(Mahaim) accessory pathways guided by accessory pathway activation potentials. *Circulation*. 1994; 89(6): 2655-2666.

◉ 自己評価問題の解答 ◉

5.1　心房粗動

1. 正解は C
   この患者は通常型心房粗動（2：1 房室伝導）の心電図を示し，150 bpm の頻拍が 6 カ月間持続し最初は無症状であったが，頻拍誘発性心筋症に伴う心不全症状が進行し呼吸不全が増悪してきていると考えられる。発作性または慢性心房粗動では，抗凝固療法を考慮したうえで，峡部の高周波アブレーション治療を選択する。
2. 正解は C
   患者の血清カリウム値は 3.9 mEq/L（<4.0 mEq/L）で，心房粗動の薬理学的除細動に使用した III 群薬のイブチリド（1 mg）により QT 間隔延長をきたし，TdP 型多形性心室頻拍による失神が発生したことが推察される。イブチリド静脈投与（1 mg を 10 分間以上かけて）後は，この薬物半減期の 4〜6 時間は患者をモニタすべきである。
3. 正解は B
   アブレーション中の心房粗動停止や停止後の心房粗動誘発不能は，アブレーション成功の指標ではなく，低位右房外側と冠静脈洞よりページングして，峡部間での二方向性ブロックを証明すべきである。
4. 正解は A
   心房細動に対する抗不整脈薬治療により心房粗動になる場合は，心房粗動に対するアブレーション治療と抗不整脈薬の継続により洞調律維持が有効になる。
5. 正解は C
   動悸を伴う通常型心房粗動（2〜4：1 房室伝導）の高齢患者で，心機能（左室駆出率）と腎機能が不良であるため，薬物治療より高周波アブレーション治療を考慮する。
6. 正解は C
   待機的手術前に発見された 6 カ月以内の通常型心房粗動（4:1 房室伝導）であり，最近軽度の運動耐容能低下がみられる。4 週間の抗凝固療法後に待機的除細動を施行し，除細動後も 3 週間の抗凝固療法を行う。
7. 正解は C
   4：1 房室伝導の通常型心房粗動であるが，IC 群薬の使用により心房粗動レートが遅くなり，そのため 1：1 房室伝導をきたし幅広い QRS 波の頻拍となり，血行動態が不安定になることがある。

5.2　心房頻拍

1. 正解は B
   幅狭い QRS 波の頻拍（長い RP の頻拍）で第 2 度房室ブロックを伴う。P 波間に等電位線があり逆行性 P 波がみられることから下位右房，三尖弁輪，冠静脈洞，右下肺静脈起源の心房頻拍が考えられる。
2. 正解は C

治療は心房頻拍起源の高周波アブレーションで，成功率は90%である。

3. 正解はA
最早期心房興奮部位はアブレーションカテーテルの位置（分界稜中間領域）で，A-His-Vの興奮順序であることから，巣状起源の心房頻拍が考えられる。

5.3 心房細動

1. 正解はC
基礎疾患として僧帽弁疾患があり，2〜4時間持続し自然停止する発作性心房細動である。
2. 正解はB
心房細動は無症状のこともあるが，最も一般的な症状は易疲労感，運動耐容能低下，呼吸困難，動悸である。
3. 正解はA
ワルファリンによる抗凝固療法を考慮するCHADS2スコア（≧2点）には，年齢75歳以上（1点）が含まれている。
4. 正解はC
48時間以上持続した心房細動患者の除細動後には，経食道心臓超音波検査施行の結果にかかわらず3週間の抗凝固療法が必要である。これは心房気絶による収縮不全が残存するためである
5. 正解はB
初回の直流カルディオバージョンが無効で心機能が不良（左室駆出率25%）の心房細動患者では，アミオダロンが電気的除細動の成功率を向上させる。
6. 正解はA
洞調律維持目的に使用するIII群薬のうち，ソタロールは腎排泄であり肝機能障害があるときでも用量変更を必要としない。
7. 正解はD
3年間持続した頻脈性慢性心房細動の高齢（76歳）患者で，高血圧と気管支喘息の合併症がある。すでに心拍数コントロール目的で房室伝導抑制薬は十分量投与されており，左室駆出率35%と左心機能不全があり，左房径は6.0 cm（>5.5 cm）で拡大が著明である。房室結節アブレーションと恒久性心室ペースメーカ植込みの適応を考える。
8. 正解はD
基礎疾患として高血圧性心疾患があり，心不全はなく左房径は4.2 cmの症候性発作性心房細動の患者であり3回の入院歴がある。カテーテルによる肺静脈隔離術の適応を考える。

5.4 自動能性接合部頻拍

1. 正解はA
自動能性接合部頻拍とAVNRTの鑑別法は，中隔A波が記録されたときに遅伝導路領域に心房早期刺激を与え，興奮がHis束に進行する（AVNRT）か進行しない（自動能性接合部頻拍）かを確認する。
2. 正解はC

カテコラミンやジゴキシンなどの強心薬は，自動能性接合部頻拍を誘発させる可能性がある。

5.5 AVNRT

1. 正解はB
二重房室結節伝導生理特性の定義は，A1A2間隔の10 ms短縮に対しA2H2間隔が50 ms延長することである。
2. 正解はC
速伝導路が房室接合部の遠位部にまで進入している説明として，速伝導路は減衰伝導特性が乏しく，房室結節遮断薬への反応が少なく，ナトリウムチャネル遮断薬への反応が大きいことがあげられる。
3. 正解はB
遅伝導路をアブレーション後にA2H2ジャンプとエコービートが認められる場合は，別の遅伝導路の存在が考えられる。しかしこの遅伝導路は頻拍の原因になることはない。
4. 正解はA
通常型AVNRTにおいてHA間隔は速伝導路を介した逆行性伝導時間から下部共通路を介した順行性伝導時間を引いた値になる。一方，右室ペーシング時のHA間隔は下部共通路と速伝導路を介した逆行性伝導時間を反映している。
5. 正解はC
頻拍中にHA間隔の変動がみられる場合は，心房頻拍または非典型的AVNRTが考えられる。
6. 正解はA
右房ペーシングでエントレインメントし停止後も頻拍が再開し，最初のVA間隔がつぎのVA間隔と等しく変化がみられないことからAVNRTが考えられる。
7. 正解はC
幅の狭いQRS波の頻拍であり，右室心尖部（RVA）ペーシング（エントレインメント）停止時の心内電位図所見（V-A-Vパターン）から非通常型AVNRTが考えられ，アブレーション部位は房室結節の遅伝導路である。
8. 正解はD
妊娠後期の女性にみられた発作性で幅の狭いQRS波の頻拍で，普段の心電図と心臓超音波検査が正常なことからAVNRTまたは順方向性AVRTが考えられる。頻拍時に血行動態は安定し自然停止することから，経過観察と再評価を実施し，発作時には迷走神経刺激法で対処する。
9. 正解はC
幅の狭いQRS波で短いRPの頻拍を示し頻拍中に脚ブロックがみられ，電気生理検査で二重房室結節伝導特性が認められることから通常型AVNRTが考えられる。頻拍に伴う血行動態の不安定が認められ，最近発作頻度と重症度が増加している症例であり，房室結節遅伝導路のアブレーションの適応を考慮する。
10. 正解はA
幅の狭いQRS波の頻拍で，His束が不応期のときに与えた遅い心室刺激により，高位心房に逆行性興奮が進行せずに頻拍が停止しているので，副伝導路を介した

AVRTが考えられる。

5.6 AVRT

1. 正解はB
順方向性AVRTで周期長（基本周期）が変動する場合は，二重房室結節伝導生理特性または2つ以上の副伝導路の存在が考えられるが，前者ではVA間隔は一定である。
2. 正解はD
長いRPの頻拍の鑑別診断には，非典型的AVNRT，緩徐逆伝導する副伝導路を介したAVRT，心房頻拍，洞房リエントリー性頻拍があげられる。
3. 正解はC
上室頻拍停止時にA（P）ではなくV（QRS）で終わるものは心房頻拍である。
4. 正解はD
上室頻拍中にHis束が不応期のときに与えた心室刺激または心室期外収縮で頻拍が停止し心房が逆行性興奮しなければ，副伝導路を介したAVRTが考えられる。
5. 正解はA
右脚は右室心尖部に進入しているためHis-Purkinje−房室結節を介した逆行性伝導時間が短いため，右室心尖部ペーシング時は右室基部ペーシング時に比較してVA間隔が短くなる。
6. 正解はB
傍His束ペーシング中にHis束の捕捉の有無にかかわらずVA間隔が一定の場合には，副伝導路の存在が示唆される。
7. 正解はD
AVRT中にVA間隔が変動する場合は，同側性脚ブロック，逆行性伝導する複数の副伝導路，逆行性減衰伝導する副伝導路があげられる。
8. 正解はA
上室頻拍をエントレインメントしていた右室ペーシングを中止したときに，VAAV反応を示すのは心房頻拍である。
9. 正解はB
右室ペーシングで上室頻拍がエントレインメント中にVペーシングを停止したとき，PPI−TCL＞115 msかつSA−VA間隔＞85 msの場合には，非典型的AVNRTの診断が考えられる。
10. 正解はC
心房頻拍中に順行伝導するバイスタンダー副伝導路が存在する場合には，副伝導路の心室侵入部位に与えた心室刺激により早期興奮は消失するが，心房頻拍による幅の狭いQRS波の頻拍は持続する。
11. 正解はC
心房と心室がリエントリー回路の必須であるのはAVRTで，幅広いQRS波の頻拍なら逆方向性頻拍であり，逆行性心房興奮が求心性なら房室結節を介し，偏心性なら別の副伝導路を介した副伝導路間頻拍が考えられる。
12. 正解はC
幅広いQRS波の頻拍中に与えた心房刺激（心房期外収縮）で心室興奮が生じ，

つぎに心房興奮が生じ心房興奮順序に変化がない場合には AVRT の逆方向性頻拍が考えられ，バイスタンダー副伝導路を用いた AVNRT や心房頻拍は除外できる。

13. 正解は A
幅広い QRS の頻拍で HV 間隔が短い場合は，AVNRT または AVRT（順方向性頻拍）にバイスタンダー副伝導路による心室早期興奮が伴う場合を考える。

14. 正解は C
早期興奮症候群のある患者に合併した頻脈性心房細動（心室応答が 130～170 bpm）では，房室結節伝導を抑制する薬剤はさらに頻脈をきたし血行動態を悪化させる可能性があるため使用すべきでない。

15. 正解は A
左脚ブロック型を示しており副伝導路は右室側にあると考えられる。つぎに Δ 波の極性に着目して，I 誘導で陽性・II 誘導で陽性・V1 誘導で陰性であることから中隔副伝導路が考えられ，さらに aV$_F$ 誘導で陽性かつ III 誘導で R>S であることから右室前中隔副伝導路が考えられる。

16. 正解は B
幅狭い QRS 波（短い RP）の頻拍であり心房興奮は偏心性である。心室ペーシングによる逆行性心房興奮順序が頻拍中の心房興奮順序に一致すれば，AVRT の順方向性頻拍が考えられる。

17. 正解は A
幅広い QRS 波の頻拍で His 束電位は QRS 波に先行せず，AVRT（逆方向性頻拍）が考えられる。右脚ブロック型を示し冠静脈洞（FCS-7）が早期興奮部位であることから，副伝導路は左室側壁僧帽弁輪が考えられる。

18. 正解は C
記録 A では，CS-His-HRA の逆行性で偏心性心房興奮順序がみられ，冠静脈洞遠位部（DCS-1）が最早期興奮することから，左室側壁副伝導路を介した AVRT が考えられる。一方記録 B では，右室心尖部からのペーシング停止後は V-A-V の興奮順序に変化はなく，典型的 AVNRT が考えられる。

19. 正解は D
心電図は洞調律で間歇性 WPW 症候群を示しており，失神の原因は上室頻脈によるものではなく，血管迷走神経性が考えやすく再評価が必要である。迷走神経緊張により房室伝導が抑制され副伝導路を介した伝導が一過性に顕性化した可能性がある。

20. 正解は C
動悸発作のある患者で数分の間隔のうちに 2 種類の頻拍発作が記録されている。記録 A は幅広い QRS 波の頻拍で，記録 B は幅狭い QRS 波の頻拍である。AVRT で，おのおの逆方向性頻拍（A）と順方向性頻拍（B）が考えられる。

第6章
幅広いQRS波の頻拍の鑑別診断

◉ 自己評価問題 ◉

1. 3年前に合併症のない下壁心筋梗塞を起こした52歳の男性が，4カ月前に動悸を自覚するようになった。動悸は数時間持続したが，動悸以外に症状はない。動悸発作時に患者が救急外来を受診した。動悸は3時間持続している。血圧は106/70 mmHg。患者は意識清明で苦痛はない。心電図記録を以下に示す。

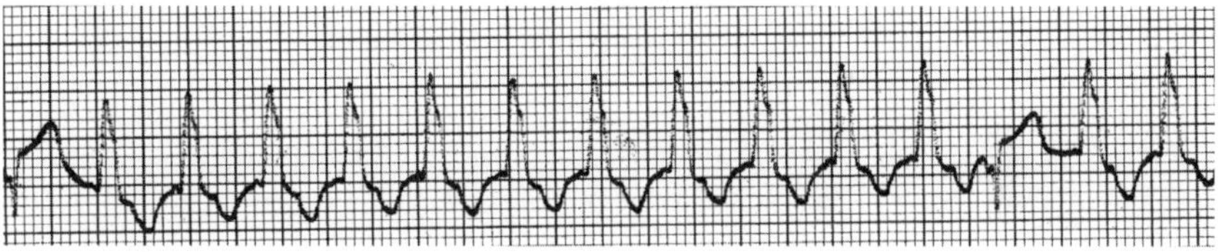

つぎに行うことはどれか？

A. アデノシン静注
B. フレカイニド200 mg経口投与と，維持量を継続投与
C. カルディオバージョン
D. Valsalva手技

2. 67歳の女性。普段の心電図がPR時間延長，右脚ブロック，陳旧性心筋梗塞を示し，動悸を主訴に救急外来を受診した。12誘導心電図を以下に示す。

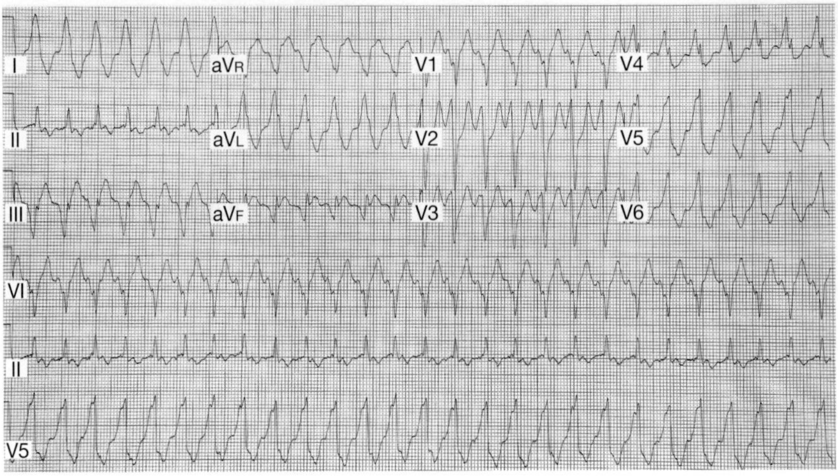

診断はつぎのどれが考えられるか？

A. 変行伝導を伴う上室頻拍
B. 心室頻拍
C. 早期興奮性頻拍
D. 副伝導路がバイスタンダーの上室頻拍

6.1　幅広い QRS 波の頻拍

幅広い QRS 波の頻拍の原因

1. 心室頻拍：すべての幅広い QRS 波の頻拍（WCT）のうち 80％は，心室頻拍によるものである。
2. 上室頻拍：機能的または持続的脚ブロック，電解質異常，抗不整脈薬が存在するとき。
3. 前胸部誘導での QRS 波の極性がすべて陽性のパターンを伴う，早期興奮性頻拍。
4. 心室ペーシング調律。

鑑別診断[1~6]（表 6.1）

臨床的特徴

- 心筋梗塞の既往がある WCT は，心室頻拍による可能性がある。

心電図の特徴[7]

- 房室解離，捕捉収縮，融合収縮が存在すれば，心室頻拍が強く示唆される。
- V1 誘導で右脚ブロック型の 3 相性波形や，QRS の初期部分が洞調律時のものと類似している場合には，上室頻拍が考えられる。幅広い単相性波形は心室頻拍が示唆される。
- V1 誘導が左脚ブロック型で QRS の初期 r 成分が幅狭く（＜30 ミリ秒），鋭角でなめらかな下降を示せば，変行伝導を伴う上室頻拍による可能性が高い。
- QRS の下降勾配がノッチ化し，QRS の開始から S 波の最下点までの時間が 60 ミリ秒の場合は，心室頻拍が示唆される。
- 左脚ブロック型で右軸偏位の場合は，例外なく心室頻拍によるものである。
- 右脚ブロック型で正常軸の場合は，上室頻拍が考えられる（心室頻拍ではまれ）。
- 前胸部誘導での QRS 波の極性が一致するパターンは，上室頻拍にはまれである。陽性一致のパターンは，早期興奮性頻拍でみられることがある。
- I，II，III 肢誘導での QRS 波の極性がすべて陰性のパターン（北西軸）は，心室頻拍を示唆する。
- WCT 時に Q 波が存在するか残存する場合には，心室頻拍が示唆される。偽性 Q 波は房室結節リエントリー性頻拍（AVNRT）でみられることがある。
- 前胸部誘導で RS 波がない場合（QRS 波がすべて陽性または陰性で一致するパターン）は，心室頻拍が示唆される。RS パターンが存在する場合に，R 波開始から S 波の最下点までの時間が＞100 ミリ秒なら，心室頻拍が示唆される。
- 頻拍中の QRS 幅が洞調律時の QRS 幅より狭い場合には，心室頻拍が考えられる[7]。
- 洞調律時と反対側の脚ブロックが WCT 中に起きれば，心室頻拍が強く示唆される。もし洞調律時に右脚ブロックがあり上室頻拍時に左脚ブロックに変化したとすれば，脚ブロックパターンが末梢の伝導遅延によるものでなければ，完全心ブロックになると考えられる。
- QRS 交互脈は，WCT の鑑別には役立たない。
- 洞調律時にすでに脚ブロックが存在する場合には，鑑別診断の基準のうち信頼性が落ちるものがある。
- 既に右脚ブロックが存在する場合には，房室解離，前胸部誘導の QRS 波の極性が

表 6.1　幅広い QRS 波の頻拍（WCT）の鑑別診断[1]

	変行伝導を伴う上室頻拍	心室頻拍
臨床的特徴		
心筋梗塞の既往	可能性は低い	可能性が高い
大砲（Cannon）波，S1 の変動		存在すれば房室解離が考えられる
頸動脈洞圧迫 Valsalva, アデノシン	頻拍の停止	房室解離を起こす
心電図の特徴		
QRS 幅	＜140 ミリ秒	＞140 ミリ秒
前額面での QRS 軸	正常軸	右上方軸なら
右脚ブロック形態		
V1 の QRS	三相性	単相性または 2 相性
V6 の QRS	R/S 比＞1	R/S 比＜1
左脚ブロック形態		
V1 の QRS	狭い R，鋭い下降	ノッチ化，R から S＞60 ミリ秒
V6 の QRS	RS	QR，QS
左脚ブロック右軸偏位	可能性は低い	心室頻拍の可能性が高い
右脚ブロック正常軸	上室頻拍の可能性	可能性は低い
V 誘導で極性が一致するパターン	まれ	一般的
WCT 時に Q 波残存	可能性は低い	一般的
房室解離，融合，捕捉，V 数＞A 数	可能性は低い	心室頻拍と診断
V 誘導で RS パターン	可能性は低い	心室頻拍を示唆
V 誘導で RS パターンのときには	RS＜100 ミリ秒	RS＞100 ミリ秒
洞調律時より頻拍中のほうが QRS が狭い	可能性は低い	可能性がある
WCT 中に反対側脚ブロック	可能性は低い	心室頻拍を示唆
洞調律時からの軸変化	＜40°	＞40°
洞調律と WCT で QRS が類似	上室頻拍を示唆	まれ
aV_R での R	可能性は低い	心室頻拍を示唆
aV_R の初期 R 波または Q 波の幅＞40 ミリ秒	可能性は低い	心室頻拍を示唆
心室興奮到達–速度比（V_i/V_t）	＞1	＜1

すべて陽性または陰性で一致，右上方軸，V1 誘導の単相性 R 波は心室頻拍を強く示唆する所見である。

- もし WCT が変行伝導のどのパターンにもあてはまらない場合には，心室頻拍による可能性が高い。

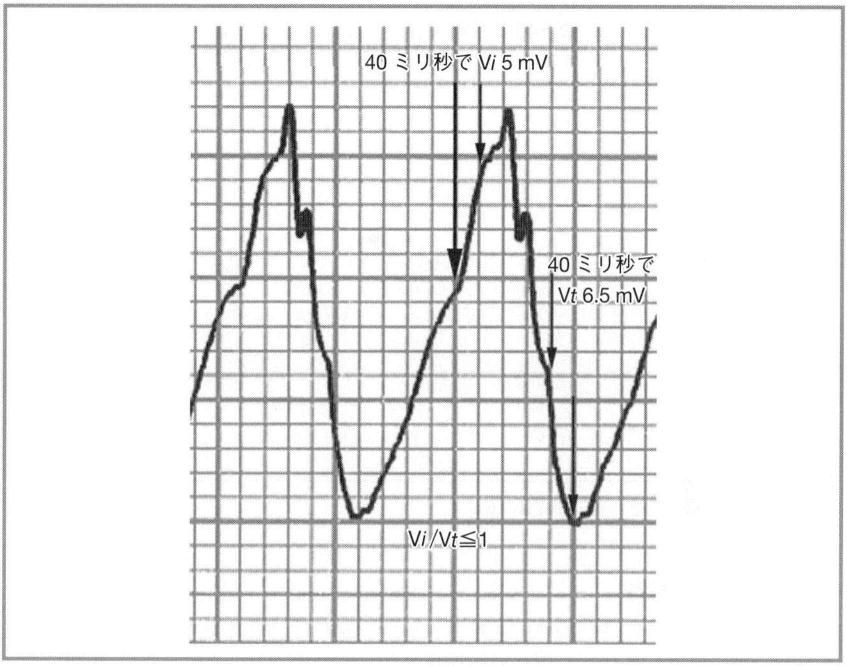

図 6.1　Vi/Vt 比の評価。

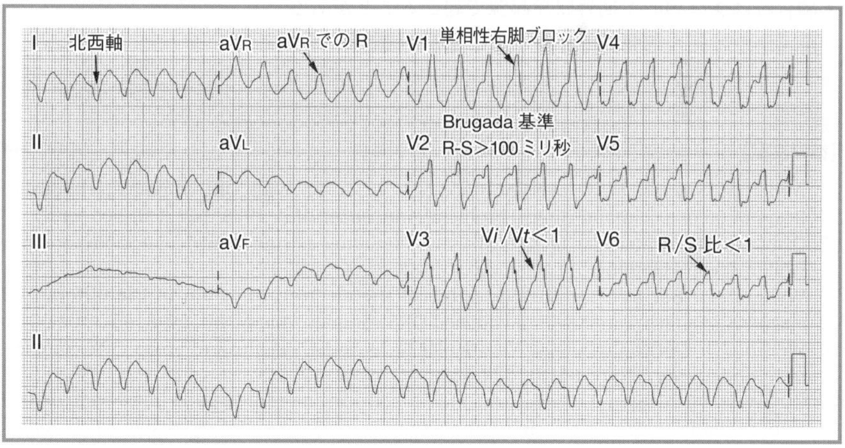

図 6.2　心室頻拍の基準。

- aVR 誘導にて，（1）初期 R 波の存在，（2）初期 R 波幅または初期 Q 波幅＞40 ミリ秒，（3）陰性優位の QRS 波の初期下降脚がノッチ化，（4）心室興奮到達−速度比（Vi/Vt），ただし QRS 波の初期 40 ミリ秒間（Vi）と終末 40 ミリ秒間（Vt）に記録される垂直偏位（mV）から，Vi/Vt＞1 なら上室頻拍が示唆され，Vi/Vt ≦ 1 なら心室頻拍が示唆される（**図 6.1**）。
- いずれかの基準が存在すれば，心室頻拍が示唆される（**図 6.2，6.3**）。

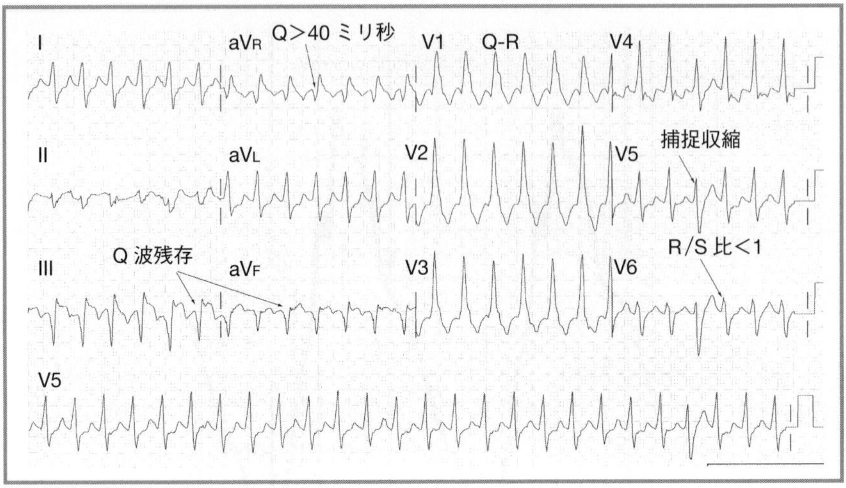

図 6.3　心室頻拍の基準。捕捉収縮に注意。

心室頻拍基準の例外

- 脚枝間リエントリー性頻拍は，左脚変行伝導形態を伴う上室頻拍に類似することがある。房室解離の存在が正確な診断に役立つ。
- 心室頻拍は最初の 30 秒間は不規則なことがある。
- 幅狭い QRS 波の心室頻拍は，中隔または束枝から発生しやすい。
- 融合波は 2 つの心室期外収縮起源で起こることがある。
- 房室解離は接合部頻拍で存在することがある。

【参考文献】

1. Akhtar M, Shenasa M, Jazayeri M, Caceres J, Tchou PJ. Wide QRS complex tachycardia. Reappraisal of a common clinical problem. *Ann. Intern. Med.* 1988; 109(11): 905-912.
2. Olshansky B. Ventricular tachycardia masquerading as supraventricular tachycardia: a wolf in sheep's clothing. *J. Electrocardiol.* 1988; 21(4): 377-384.
3. Wellens HJ, Bär FW, Lie KI. The value of the electrocardiogram in the differential diagnosis of a tachycardia with a widened QRS complex. *Am. J. Med.* 1978; 64(1): 27-33.
4. Wellens HJ. Electrophysiology: Ventricular tachycardia: diagnosis of broad QRS complex tachycardia. *Heart.* 2001; 86(5): 579-585.
5. Kindwall KE, Brown J, Josephson ME. Electrocardiographic criteria for ventricular tachycardia in wide complex left bundle branch block morphology tachycardias. *Am. J. Cardiol.* 1988; 61(15): 1279-1283.
6. Vereckei A, Duray G, Szénási G, Altemose GT, Miller JM. Application of a new algorithm in the differential diagnosis of wide QRS complex tachycardia. *Eur. Heart J.* 2007; 28(5): 589-600.
7. Arias MA, Domínguez-Pérez L, Pachón M, Rodríguez-Padial L. Wide QRS tachycardia complexes narrower than baseline: an uncommon electrocardiographic clue for ventricular tachycardia. *Europace.* 2008; 10(11): 1356.

◉ 自己評価問題の解答 ◉

1. 正解は C

   下壁心筋梗塞の既往がある患者にみられた幅広い QRS 波の頻拍である。1 拍目と 13 拍目は洞調律の捕捉（幅狭い QRS 波）がみられ QRS 軸に変化がみられることから単形性心室頻拍が考えられる。

2. 正解は B

   下壁心筋梗塞の既往があり，普段の心電図で右脚ブロックと PR 延長がみられる患者の動悸時の心電図は，QRS 波幅の広い（160 ミリ秒）頻拍で左脚ブロック型を示している。V1 誘導で QRS の下行脚にノッチがあり R-S 120 ミリ秒（>60 ミリ秒），V1〜3 誘導は RS パターンで R-S>100 ミリ秒（Brugada 基準），aVR 誘導で Q 波幅 100 ミリ秒（>40 ミリ秒）の所見から総合して単形性心室頻拍が考えられる。

第7章 心室頻拍と心室細動

◉ 自己評価問題 ◉

1. 心臓突然死の危険因子でないのはどれか？
   A. 聾唖
   B. 左室肥大
   C. ナトリウム，カルシウム，カリウムチャネル異常
   D. 交感神経緊張亢進や副交感神経緊張低下のような自律神経機能障害

7.1 冠動脈疾患における心室頻拍

1. 83 歳の男性が，4 時間前から続く動悸のため救急外来に搬送されてきた。胸痛や呼吸困難はない。意識は清明だが苦悶状である。血圧は 120/70 mmHg。患者は 7 年前に心筋梗塞を起こしている。

   心電図を以下に示す。

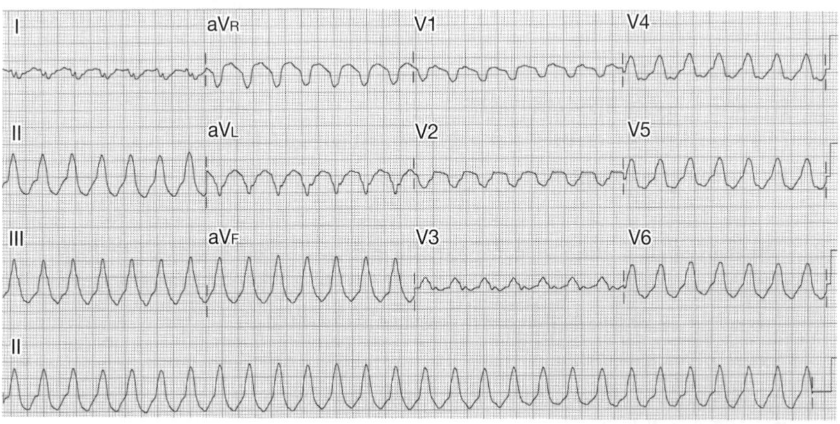

   最も考えられる診断はどれか？
   A. 1：1 の房室変行伝導を伴う心房粗動

B. 心室頻拍
C. 心房束枝副伝導路を介した房室リエントリー（回帰）性頻拍
D. 右側副伝導路を介した逆方向性頻拍

2. 数年間に及ぶ脈拍結滞の病歴がある 52 歳の男性が，8 カ月前に下後壁心筋梗塞を起こした。回復期には臨床的に明らかな心不全を認めなかった。

心臓超音波検査では下壁の無収縮を認め，推定左室駆出率は 42％であった。Holter 心電図記録では，3 連発の非持続性単形性心室頻拍の発作が頻回に認められた。

この患者には心血管系の症状はない。患者はアスピリン 81 mg/日のみ内服している。

現時点で最も適切なのはどれか？

A. 電気生理検査
B. アミオダロン
C. βアドレナリン遮断薬
D. 植込み型除細動器（ICD）

3. 56 歳の男性が，心臓リハビリテーション中に動悸を訴えた。6 週前に心筋梗塞を起こしている。狭心症や失神の病歴はない。心臓超音波検査では左室駆出率が 30％であった。

つぎの段階で最も適切なのはどれか？

A. 経過観察
B. 24 時間 Holter 心電図検査
C. ICD
D. 電気生理検査

7.3 肥大型心筋症と拡張型心筋症における心室不整脈

1. 特発性肥大性大動脈弁下狭窄症（IHSS）患者における心臓突然死の危険因子はどれか？

A. 年齢＞50 歳
B. 頻発する心室期外収縮の病歴
C. トロポニンやトロポミオシンをコードする遺伝子異常
D. 左室壁厚＞30 mm

2. 心臓超音波検査で IHSS が発見された 28 歳の無症候性運動競技者の弟に関して，専門的意見を求められた。この 21 歳の男性は無症状で，心臓超音波検査は正常であった。12 誘導心電図では ST-T 変化が認められた。

適切なのはどれか？

A. 保因者または症状発現前の状態を示唆している
B. おそらく若年型である
C. この患者は運動競技への参加を許可すべきでない
D. この心電図の変化は冠動脈起始異常による可能性があるため，冠動脈造影検

査を施行すべきである

3. 心臓超音波検査所見がIHSSの存在を示唆する可能性が低い状態はどれか？
   A. Freidreich失調症
   B. Noonan症候群
   C. アミロイドーシス
   D. Addison病

4. IHSSの診断を受けた17歳の高校生男子の診察を依頼された。患者の主症状として，動悸と非労作時の胸痛がときどきある。24時間Holter心電図記録では，頻発する心室期外収縮と3〜4連発の非持続性心室頻拍が認められた。失神または持続性心室頻拍の病歴はない。さらなるリスク層別化のために推奨される検査はどれか？
   A. 電気生理検査
   B. 加算平均心電図
   C. 負荷試験
   D. 心臓カテーテル検査と血管造影検査

5. この患者は高校のフットボールチームへの加入を希望している。治療上推奨されるのはどれか？
   A. β遮断薬を開始して，患者に接触競技への参加を許可する
   B. ジソピラミドを開始して，患者に接触競技への参加を許可する
   C. ジゴキシンを開始して，患者に接触競技への参加を許可する
   D. この患者は接触競技への参加を禁止すべきである

6. 肥大型心筋症がある患者で，心臓突然死リスクが増加する最も有力な指標はつぎの所見のうちどれか？
   A. 軽度の労作時呼吸困難
   B. 安静時の心室内圧較差
   C. 非持続性心室頻拍
   D. 心臓超音波検査で僧帽弁逆流

7.4 脚枝間リエントリー性心室頻拍

1. 電気生理学的検査中に幅広い QRS 波の頻拍（WCT）が誘発された。

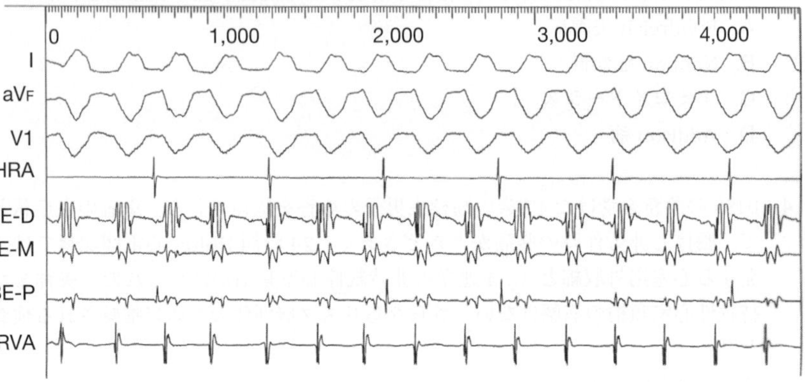

頻拍を停止させて誘発不可能にさせる可能性が高いのはどれか？

A. 房室結節アブレーション
B. 右室流出路内にある起源のアブレーション
C. 右脚のアブレーション
D. 心房束枝副伝導路のアブレーション

2. 脚枝間リエントリー性心室頻拍が存在する可能性が低いのはどれか？

A. 筋強直性ジストロフィ
B. 肥大型心筋症
C. Ebstein 奇形
D. Brugada 症候群

3. 脚枝間リエントリー性心室頻拍が存在する可能性が低いのはどれか？

A. 体表面 QRS の開始から測定した場合に，洞調律時の HV 時間に比較して心室頻拍中の HV 時間が短い
B. 洞調律時に His-Purkinje 系の伝導異常
C. 左脚ブロック型 QRS の心室頻拍
D. His 束電位が右脚電位に先行する

7.5 チャネル病

QT 延長症候群とトルサード・ド・ポアント（TdP）

1. てんかん発作の既往がある聾唖のない 22 歳の女性が来院した。脳波の記録中に，短時間のてんかん発作を起こした。そのとき，以下に示す心電図調律が記録された。血清カリウム値は 3.6 mEq/L。心臓超音波検査は正常であった。

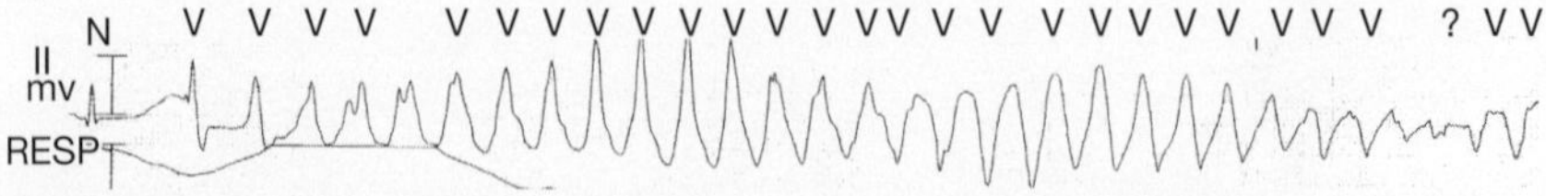

推奨されるのはどれか？

A. ダイランチン

B. メキシレチン

C. 血清カリウム値を＞4.0 mEq/L に維持する

D. ICD の植込み

2. 活動電位持続時間を延長させるチャネル電流の活性はどれか？

A. I_{to} の増加

B. I_{Na} の遮断

C. I_{Kr} の減少

D. $I_{K, ATP}$ の遮断

3. QT 時間を延長させる可能性が低い薬剤はどれか？

A. 塩酸セフェピム

B. ケトコナゾール

C. ハロペリドール

D. サルファトリメトプリム（ST 合剤）

4. 46 歳の男性が，高血圧症の治療をヒドロクロロサイアザイドとフェロジピンで，糖尿病の治療を持効型インスリンで受けている。患者に微熱と咳が出現した。エリスロマイシンとベナドリルが処方された。2 日後患者は 30〜40 秒間の一過性意識消失を起こし，その際強直性間代性痙攣が認められた。血清カリウム値は 3.7 mEq/L。3 週間前に施行した心電図は正常であった。心臓超音波検査は正常であった。

この出来事で最も考えられるのはどれか？

A. 低血糖

B. トルサード・ド・ポアント（TdP）

C. 神経心原性失神

D. てんかん性疾患

5. 19 歳の女性で，QTc が 480 ミリ秒ある患者の診察を依頼された。3 カ月前に，先天性 QT 延長症候群と最近診断された 25 歳の母方のおばが突然死した。患者には失神または他の心臓症状の既往はない。患者の母親と 15 歳の弟は無症状である。聾唖の家族歴はない。

推奨されるのはどれか？

A. 恒久性ペースメーカの植込み

B. β 遮断薬の開始

C. ICD の植込み

D. 経過観察

6. 27 歳の女性が定期検診で心電図をとった（以下に示す）。無症状である。失神，心臓突然死，聾唖，QT 時間延長の家族歴はない。心臓超音波検査は正常である。

血清カリウム値は 4.0 mEq/L である。内服薬は特にない。

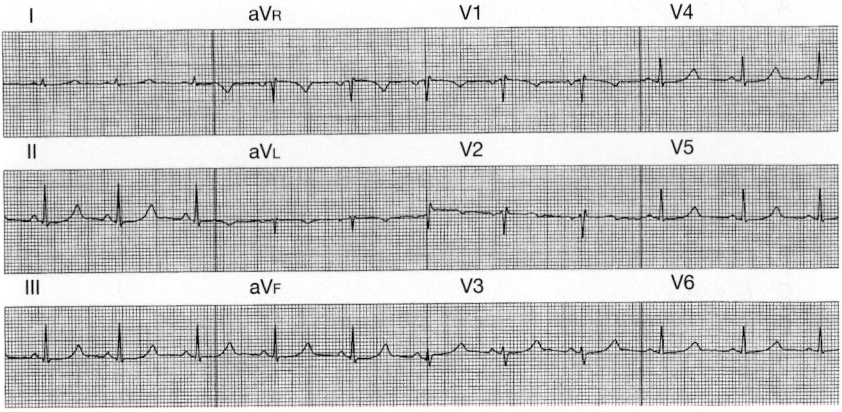

推奨されるのはどれか？

A. 経過観察

B. β 遮断薬

C. 電気生理検査

D. 恒久性ペースメーカの植込み

7. QT 延長症候群の患者において，失神，心停止からの生還，心臓突然死のリスクが最も高いのはどれか？

A. 妊娠第 1 三半期

B. 妊娠第 3 三半期

C. 分娩直後の時期

D. 分娩後最初の 9 カ月間

不整脈原性右室異形成症（不整脈原性右室心筋症）（ARVD/C）

1. 17 歳の男性が，失神の病歴で救急外来を受診した。心電図モニタでは心室期外収縮の頻発がみられたが，心室頻拍は認めなかった。心臓超音波検査では軽度の右室拡張が認められた。心臓 MRI 検査は確定的でなかった。チルト試験，右室造影検査，加算平均心電図検査は正常であった。

推奨されるのはどれか？

A. ICD の植込み

B. ソタロール

C. アミオダロン

D. 上記のいずれでもない

2. 40 歳のセールスマンが増悪する呼吸困難，疲労感，足関節周辺に重度の浮腫があり受診した。患者は 5 年前に繰り返す心室頻拍発作を起こした。ARVD/C の診断を受けた。ICD が左胸部に植込まれた。植込み当初は R 波高は 6 mV で，ペーシング閾値はパルス幅 0.5 ミリ秒で 0.6 V であった。本日の検査では R 波高は 1.5 mV で，ペーシング閾値はパルス幅 0.5 ミリ秒で 2.5 V であった。最近の 4

週間で胸水穿針を４回施行し，各回 700〜1,000 mL の胸水をとった。心臓超音波検査では右室の拡大と運動低下を認めた。

この患者は過去 14 カ月間心室不整脈を認めていない。推奨されるのはどれか？

A. 右側に新規 ICD の植込み
B. ソタロールの開始
C. 心臓移植の考慮
D. 右室を外科的に隔離

3. ARVD の存在が最も考えられるのはどれか？
A. 心筋の線維化を伴わない脂肪浸潤領域がある
B. 家族の心臓検査の結果が正常
C. 加算平均心電図での遅延電位
D. プログラム電気刺激で不整脈が誘発されない

Brugada 症候群

1. 国境なき医師団のボランティア医師としてカンボジアに配属された。17 歳の男性で，失神発作を１回起こした患者の診察を依頼された。心臓突然死の家族歴がある。心電図は１型の Brugada 症候群パターンを示す。

推奨されるのはどれか？
A. フレカイニド
B. キニジン
C. β遮断薬
D. 抗不整脈薬なしで，頻回に経過観察

2. 24 歳の無症状の患者が，心電図で Brugada 症候群の診断を受け来院した。家族歴に特記するものはない。推奨されるのはどれか？
A. ICD の植込み
B. 心臓電気生理検査
C. 経過観察
D. β遮断薬

3. 30 歳の男性が，失神発作後に救急外来を受診した。救急外来にいる間に，患者は心室細動発作を３回起こしたが蘇生に成功した。心電図を示す。

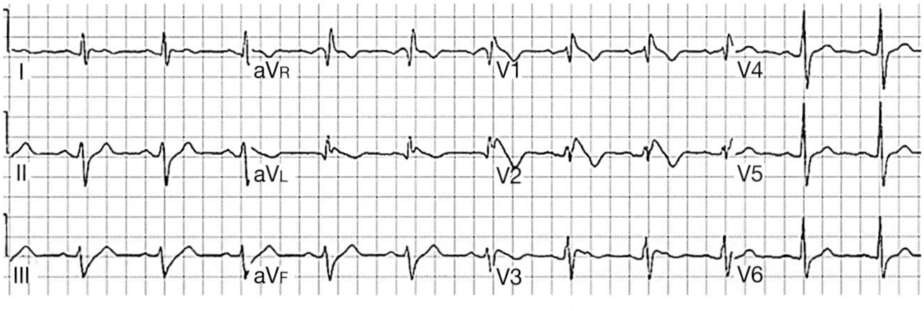

推奨されるのはどれか？

A. アミオダロン静注
B. イソプロテレノール静注
C. メトプロロール経口投与
D. マグネシウム静注

カテコラミン感受性多形性心室頻拍

1. 21 歳の男性が，運動誘発性の動悸がみられ救急外来を受診した。心臓所見は正常である。心臓超音波検査は正常である。負荷試験中の心電図を示す。

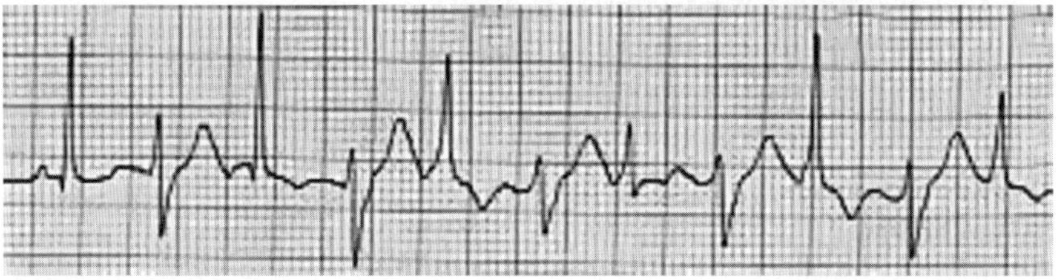

A. QT 延長症候群
B. Brugada 症候群
C. カテコラミン感受性多形性心室頻拍
D. 脚枝間リエントリー性心室頻拍

2. 16 歳の男性が，腹痛で救急外来を受診した。急性虫垂炎と診断され，手術をすすめられた。

動悸，失神，てんかんの既往はない。患者のおじが 19 歳で突然死した。

患者の母親の情報では，患者は *RyR2* 変異の保因者であることがわかった。全身麻酔が悪性高熱を誘発するかもしれないことを母親は心配している。心臓所見と心臓超音波検査は正常である。

推奨されるのはどれか？

A. 患者は全身麻酔で安全に手術を行える
B. 手術施行以前に ICD の植込みを行うべきである
C. アミオダロン静注を手術前に開始し，手術後も継続すべきである
D. 電気生理検査を実施して，心室頻拍が誘発されるリスクを評価すべきである

7.6 器質的に正常な心臓における心室頻拍

1. 50歳の男性医師が，1時間前にはじまった速い動悸のために救急外来に来院した。過去に複数回の動悸発作がある。患者の血行動態は不安定でない。脈拍数は180 bpm，血圧は110/70 mmHgである。心電図を示す。

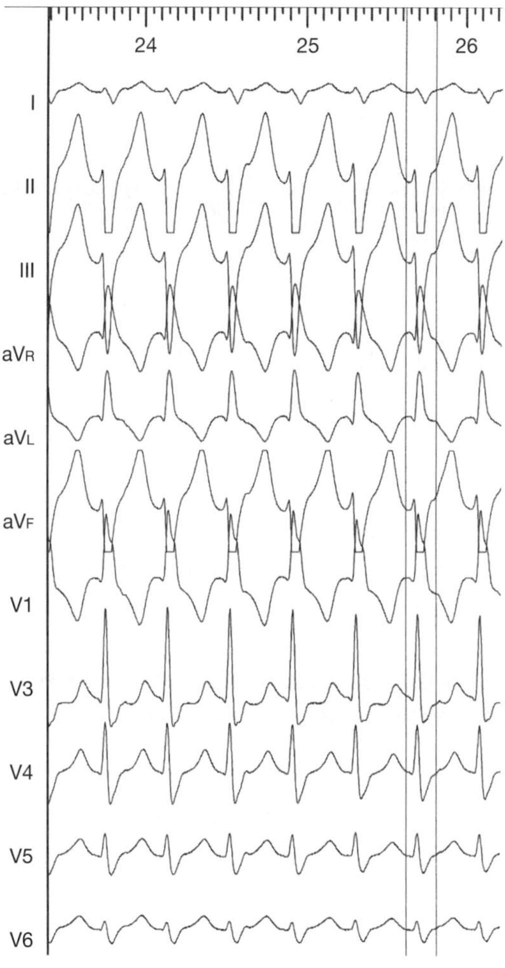

アデノシン6 mgを静注したが無効であった。頻拍は15分後に自然停止した。血算，血清電解質，甲状腺刺激ホルモン，胸部X線，心臓超音波検査，心臓MRIは正常であった。心筋血流撮影法は正常であった。

この患者の頻拍に関して最も正しいのはどれか？

A. 左室流出路起源である
B. 右室流出路起源である
C. 左室中隔心尖部のPurkinje系起源である
D. 左外側房室副伝導路を介している

2. 18 歳の女性が，テニス中に受傷した右膝の疼痛と腫脹のために救急外来を受診した。救急外来で以下に示す心電図が記録された。患者には動悸，胸痛，失神はない。身体診察は正常である。血清電解質，血算は正常範囲内である。心臓超音波検査と心臓 MRI は正常である。

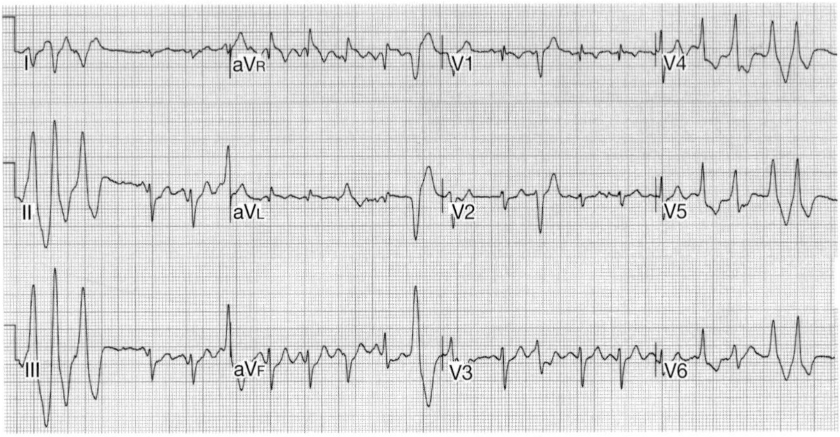

推奨されるのはどれか？

A. リドカイン 50 mg ボーラス静注と毎分 2 mg の持続点滴
B. フレカイニド経口投与開始
C. 患者を入院させて，電気生理検査の計画を立てる
D. これ以上の診断と治療の介入をせずに，再評価のために経過観察する

3. 36 歳の男性が，頻発する動悸のために受診した。先週も動悸発作のために救急外来を受診した。発作時に記録した心電図を示す。

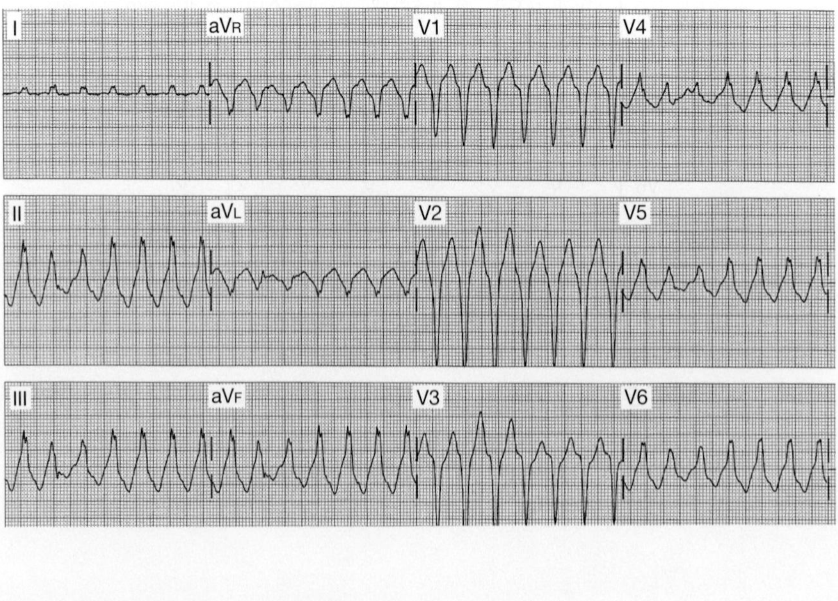

この不整脈を治癒させる可能性が最も高いアブレーション部位はどこか？

A. 右室流出路の後自由壁
B. 右室流出路の左中隔壁
C. 左室流出路の側壁
D. 左室の中隔基部

4. 元来健康であった 30 歳の男性が，サッカー中に突然の動悸発作と眩暈を起こした。脈拍数は 190 bpm で，血圧は 100/58 mmHg であった。不整脈は自然停止し，患者は病院へ搬送された。心筋逸脱酵素，心電図，心臓超音波検査，トレッドミル運動負荷試験での心電図は正常であった。電気生理検査中に得られた記録を以下に示す。

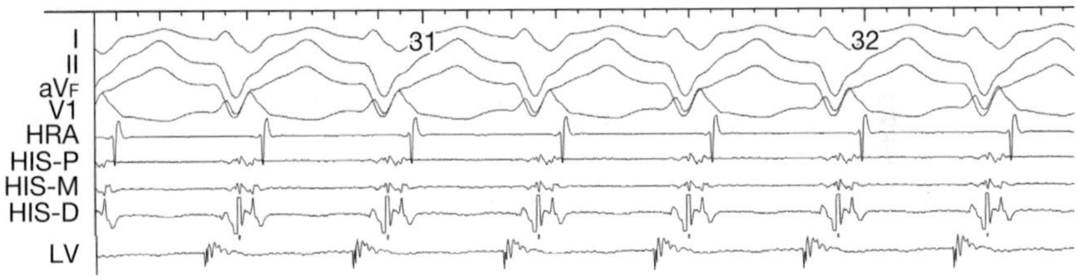

この病態に関して最も正しいと考えられる記述はどれか？

A. ベラパミル静注は血行動態の破綻をきたす
B. 頻拍は左後束枝領域起源である
C. 左外側副伝導路のアブレーションで頻拍は停止する
D. ペースマッピングで一致させることが，高周波カテーテルアブレーションの成功に必要である

7.7 分類不能の心室不整脈

1. 二方向性心室頻拍が存在する可能性が低い状態はどれか？

A. ジギタリス中毒
B. ハーブのアコニチン中毒
C. 家族性低カリウム血症性周期性四肢麻痺
D. 低カルシウム血症

2. 50 歳の男性が，頻発する有症候性の期外収縮で短時間の動悸がときどきするため来院した。患者に失神の病歴はない。聴診上の期外収縮以外に，身体診察でめだった所見はない。心臓超音波検査で駆出率は 40％であった。心電図を示す。高周波カテーテルアブレーションが成功する可能性が最も高い部位はどこか？

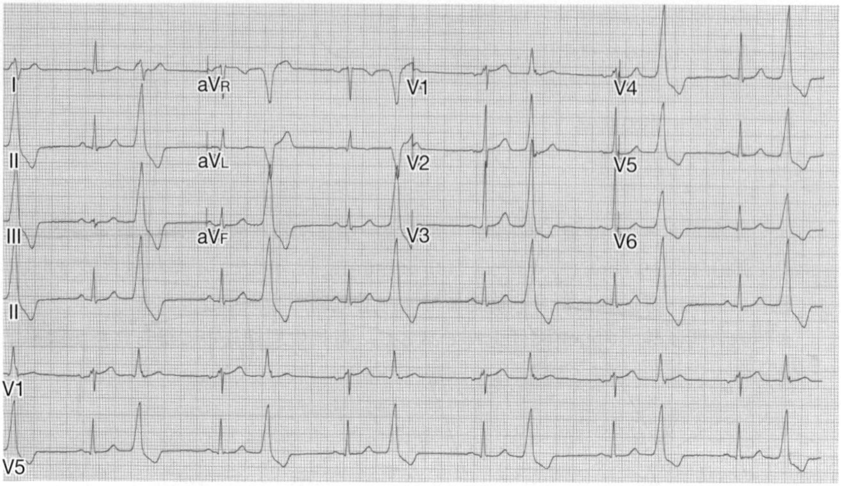

A. 右室流出路

B. 大動脈弁の無冠尖

C. 左冠尖

D. 僧帽弁輪外側

7.0　心室不整脈

- 心血管病は依然として心臓突然死の主要な原因である。
- すべての心臓死の 50%は突然死である。心臓突然死の大多数は心室不整脈が原因で起こる。その発生率は年齢とともに増加する。
- 高リスク群には低駆出率，心不全の既往，院外心停止からの蘇生後，心筋梗塞の既往のある患者が含まれる。
- 心室不整脈は高率に心臓突然死を引き起こすが，絶対数は少ない。
- 全人口における心臓突然死の発生率は低く 0.1～0.2%であるが，絶対数は多く（米国では）年間 30 万件の心臓突然死がある。
- 少数の死亡を避けるために，全人口のうち多数の患者が治療を受ける必要がある。
- 心筋梗塞や最近の心不全発症のようなイベント指標後，最初の 6～18 カ月間に突然死のリスクが最も高い。突然死のリスクは，冠動脈疾患の危険因子数の増加に比例している。
- 心筋梗塞，拡張型心筋症，左室肥大のような心臓の器質的異常は，致死性心室不整脈の発生素因になる。心臓突然死のリスクが個人にあるかを同定するのに，これらの危険因子を使用するには限界がある。
- 心室不整脈による心臓突然死の発生率は全死亡率としてみた場合に，NYHA 心機能分類 II 度と III 度のうっ血性心不全患者で高い傾向がある。しかしながら，心機能分類クラス IV の患者では徐脈性不整脈，心静止，無脈性電気活動が死亡原因となりうる。

心臓突然死の危険因子

1. 心筋虚血。
2. 左室肥大。
3. ナトリウム，カルシウム，カリウムチャネルの異常。
4. 低カリウム血症，アシドーシスなどの代謝異常，およびイオンチャネルの伸展関連性調節。
5. 交感神経緊張亢進や副交感神経緊張低下のような自律神経機能障害。
6. 再分極を変化させトルサード・ド・ポアント（TdP）を引き起こす可能性がある薬剤。

心臓突然死罹病者の 80%には，急性心筋梗塞が認められない。誘因の機序は虚血の可能性がある。

心室細動[1]

- 心室細動は院外心停止患者に認められる一般的な不整脈である。
- 心室細動発症初期の速いレート後に心室細動レートが緩徐になるのは，虚血，酸塩基平衡異常，電解質異常によるものと考えられる。
- 冠動脈疾患が心室細動患者の最も一般的な基質である。心室細動心停止患者の 20%に急性心筋梗塞が認められ，これらの患者における 1 年間の心室細動再発率は 2%未満である。急性心筋梗塞がなくて心室細動を起こす場合には，再発率は 30%である。
- リエントリー性心室頻拍や心室細動の基質となる心筋梗塞治癒後の瘢痕組織で，伝導遅延が発生すると考えられる。
- 心筋症の患者の 25%が，最初の 1 年以内に心室細動心停止を発症する。
- 高リスク群の患者を同定することは困難である。肥大型心筋症の患者では，突然死の家族歴や心臓電気生理検査で心室頻拍が誘発される危険因子があれば高リスク群と同定できる。駆出率が 35%未満の場合には，虚血性または非虚血性心筋症の患者における主要な危険因子とされているが，この指標の感度は低い。
- 代謝性アシドーシスでは心室細動の閾値が低下し，代謝性アルカローシスでは反対に上昇しやすい。
- 血清のアルカリ化により，I 群抗不整脈薬に関連した催不整脈性が抑制させると考えられる。
- 心筋梗塞後の患者に対して，リドカインの予防的投与はすべきでない。
- 除細動器植込みが治療選択である。
- 治療選択にかかわらず，5 年間死亡率は依然として 40%である。

7.1　冠動脈疾患における心室不整脈[2]

心室頻拍

- 伝導遅延（瘢痕，異方向性），不応期の不均一性のような基質，心室期外収縮のような電気的誘因（引き金），虚血，電解質異常，低酸素，催不整脈薬剤のような生理的な修飾因子が存在すると，不整脈が容易に発生しやすくなる。
- 持続性単形性心室頻拍は心筋梗塞治癒後の瘢痕から発生する。
- 心室頻拍の分類と定義を**図 7.1** に概説する。

定義

臨床的特徴にもとづいて

1. **臨床的心室頻拍**：自然発症した心室頻拍で，12 誘導心電図での QRS 形態とレートの分析にもとづく。血行動態的に不安定な心室頻拍は血行動態の破綻をきたすため，迅速な停止が必要である。

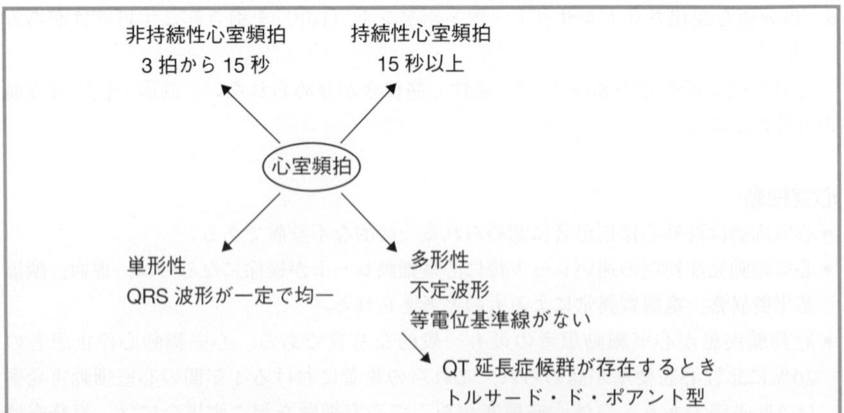

図 7.1　心室頻拍の分類と定義。

2. **特発性心室頻拍**：臨床的に明らかな器質的心疾患が存在せずに発生する。心室固有調律とは，心室起源のレート＜100 bpm の 3 個以上連続する興奮で，心房または房室結節の伝導とは独立している。
3. **インセサント（頻発）型心室頻拍**：停止のための治療を繰り返しても，数時間にわたってすぐに再発する継続的な持続性心室頻拍。
4. **非臨床的心室頻拍**：プログラム心室刺激で誘発されるが，以前に認めたことがないもの。この用語は避けるべきである。以前に観察されたことがない QRS 形態をもつ誘発性心室頻拍は，「認めたことのない心室頻拍形態」と呼ぶべきである。
5. **非持続性心室頻拍**：30 秒以内に自然停止するもの。
6. **推定される臨床的心室頻拍**：植込み型除細動器（ICD）の応答信号から得られた，レートおよび心電図または電位図のデータにもとづき自然発症の心室頻拍に類似するが，12 誘導心電図では，誘発性心室頻拍または自然発症心室頻拍が証明されていない。
7. **反復性単形性心室頻拍**：自然停止する非持続性心室頻拍の持続的な反復性発作。
8. **持続性心室頻拍**：≧ 30 秒間持続する心室頻拍，または停止のため治療（例えばカルディオバージョン）が必要な心室頻拍。
9. **心室頻拍**：心室から発生する 3 個以上連続興奮する頻拍（レート＞100 bpm）で，心房または房室結節の伝導とは無関係である。
10. **心室頻拍ストーム**：24 時間以内に持続性心室頻拍発作が別々に 3 回以上起きるときと考えられ，各発作は治療による停止が必要である。

心電図形態にもとづいて

1. **単形性心室頻拍**：一拍一拍同様の QRS 波形である。発生開始時には QRS 形態に変動がみられることはまれではなく，その後 QRS 形態が一定化（安定）する。
2. **多発単形性心室頻拍**：形態的に区別できる 2 つ以上の単形性心室頻拍のことで，別々の発作で発症するか，別々の時期に誘発される。多形性心室頻拍では一拍一拍連続的に QRS 波形が変化し，心室興奮順序の変化が示唆される。
3. **複数の多形性心室頻拍**：同一の心室頻拍発作中に形態的に区別できる 2 つ以上の QRS 波があるが，QRS 波は連続的に変化しない。
4. **右脚ブロック様，左脚ブロック様心室頻拍波形**：V1 誘導で優位な偏位を表すのに用いる用語で，R 波が優位なら「右脚ブロック様」波形と呼び，S 波が優位なら「左脚ブロック様」波形と呼ぶ。心室頻拍は他（V1 以外）の誘導で同脚ブロック様形態に特徴的な性質を示さないため，この命名は本質的に誤解を生じる。
5. **トルサード・ド・ポアント（TdP）**：QT 延長症候群を伴う多形性心室頻拍である。

機序にもとづいて

1. **瘢痕関連性リエントリー**：リエントリーが特徴の不整脈で，電位図特性または心筋画像により同定される心筋瘢痕領域から発生する不整脈である。数 cm 以上の範囲が明らかな大きなリエントリー回路は，一般に「マクロリエントリー」と呼ばれる。
2. **巣状（局所的）心室頻拍**：最早期心室興奮起源が 1 点であり，この部位からあらゆる方向へ興奮が広がる。この機序は自動能または撃発活動またはミクロリエントリーである。

心筋梗塞時の心室不整脈発生に関連する因子

1. 広範な心筋梗塞。
2. 中隔病変をもつ心筋梗塞。
3. 左室機能障害。
4. 心筋梗塞進展（増悪）時の低血圧。
5. 心筋梗塞早期の心室細動。
6. 伝導異常。

- 血行動態の安定した持続性心室頻拍の患者では，初発症状が心臓突然死であった患者に比較すると，心筋梗塞による瘢痕，左心室瘤，左室機能障害を伴う傾向がある。

心室頻拍中の臨床症状

- 心室頻拍中の心拍数が血行動態を決定する主要因子である。
- 他の因子としては収縮機能障害や拡張機能障害，虚血，僧帽弁閉鎖不全の程度がある。

心室頻拍の起源を同定するための心電図の特徴

心室頻拍の発生起源の部位同定には，以下の点を考慮すべきである。

1. **QRS 幅**：中隔起源の心室頻拍の QRS 時間（幅）は，自由壁起源の心室頻拍よりも狭い。
2. **QRS 軸**：右上方軸なら心尖部中隔または心尖部外側領域から発生する心室頻拍が考えられる。I，II，III 誘導で QS パターンがみられ，V5 と V6 誘導で QS または rS パターンがみられる。

   下壁誘導で QS 波が存在するのは，興奮が下壁から広がるためである。前胸部誘導で QS パターンなら，興奮が前壁から離れていくと考えられる。

   下方軸の心室頻拍は心基部領域，右室流出路，左室中隔上部，または左室側壁基部起源である。心室頻拍が右室自由壁上部または左室中隔上部から発生すると，下方軸は左方を向く。

   下壁梗塞があるときに心室頻拍の出口部位が中隔近傍なら左軸偏位がみられる。心室頻拍の起源が後方・側方に移動すると，軸は上方・右方に偏位する。
3. **脚ブロックパターン**：脚ブロックパターンは右室興奮と左室興奮の順序の結果として生じる。左脚ブロック形態は，右室起源または中隔の左室側起源の心室頻拍でみられる。
4. **一致性**（前胸部誘導の極性）：前胸部誘導での極性が陽性一致する場合は，興奮方向が前方かつ心尖方向に向いているときにみられ，一般的に心臓の後壁基部領域起源の心室頻拍でみられる。

   下壁梗塞の瘢痕から発生する心室頻拍では，後方から前方に興奮し前胸部誘導（V2～V4）で R 波を生じる。右脚ブロックがあるとこのパターンは V6 までみられる。

   前壁心尖部心筋梗塞後に生じる心尖部中隔起源の心室頻拍では，陰性一致がみられる。
5. **QS または QR パターンの存在**：V4～V6 で QS パターンがみられれば，心尖部起源の心室頻拍が考えられる。

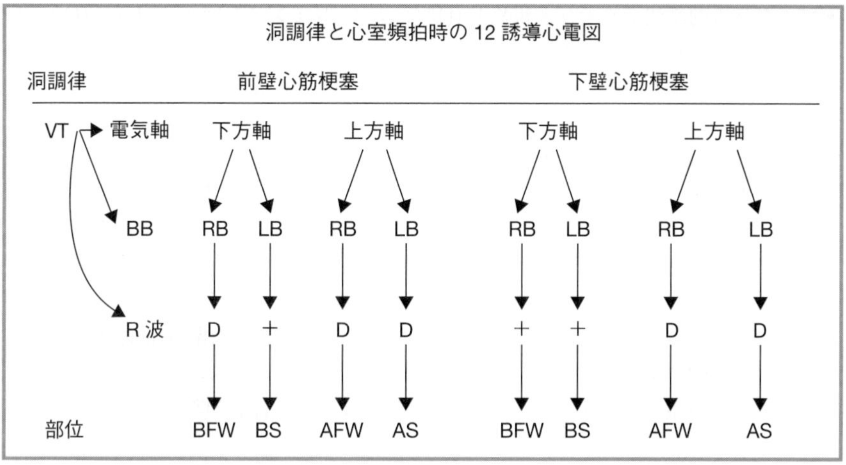

図 7.2　心室頻拍（VT）の起源を同定するための心電図アルゴリズム。AFW：心尖部自由壁，AS：心尖部中隔，BB：脚ブロック，BFW：心基部自由壁，BS：心基部中隔，D：R 波漸高遅延，LB：左脚ブロック波形，RB：右脚ブロック波形，＋：前胸壁誘導で R 波存在

- 前額面電気軸と QRS 形態は，心室頻拍回路の局在部位と出口部位を同定するのに役立つ（**図 7.2**）。

  左上方軸を示す心室頻拍には，以下のものがある。

  1. 後中隔下壁心筋梗塞から発生する心室頻拍。
  2. 左後束枝心室頻拍。
  3. 束枝間リエントリー性心室頻拍。
  4. 自動能性束枝心室頻拍。
  5. 後乳頭筋心室頻拍。
  6. 僧帽弁輪後部心室頻拍。
- 僧帽弁輪後部心室頻拍の波形は，心交差起源の心室頻拍に類似している。

機序[3]

- 瘢痕関連性心室頻拍の機序はリエントリーであり，プログラム刺激で誘発させ停止させることができる。
- 拡張中期電位または前収縮期電位の存在は，リエントリーを起こしやすくする緩徐伝導を示唆している。
- 期外刺激の連結期と心室頻拍の最初の興奮までの時間は逆相関し，これは緩徐伝導が存在することを示唆している。
- 自然発症する心室頻拍のうち大部分は誘発が可能である。
- すべての心室頻拍のうち 20％は，心尖部刺激で誘発されない場合に右室流出路から誘発される。
- 催不整脈薬に対し遺伝子変異がある状態で発生するような心室頻拍は，撃発活動によるものと考えられる。
- 器質的心疾患が存在しない状態で発生する心室頻拍は，局所性（巣状）機序によると考えられる。

- プログラム刺激法でリセット現象と潜伏性エントレインメントが証明されれば，リエントリー性が考えられる。
- リエントリー性心室頻拍は高頻度過駆動ペーシングで停止できる。

電気生理学的特徴

- QRS 波に先行する His 束電位は通常みられない。His 束電位が存在する場合でも，HV 時間は洞調律時の HV 時間よりも短い。
- 一定であるが短い HV 時間が存在し，AH 時間が変化する場合は，His 束が心室頻拍により逆行性に興奮していることが示唆される。
- もし His 束が心室頻拍中に逆行性に興奮すれば，右脚電位が His 束電位に先行してみられる（**図 7.3**）。
- もし His 束が順行性興奮に関与していれば，His 束電位は右脚電位に先行してみられる。
- 心房ペーシングにより頻拍がエントレインメントされ，HV 時間と QRS 幅が正常なら，高率に心室頻拍が考えられる（**図 7.4**）。
- 心室頻拍中の HV 時間を洞調律時の HV 時間と比較するべきである。心室頻拍中の HV 時間は一見正常であるが，洞調律時の延長した HV 時間よりも短い。
- 洞調律時の HV 時間より短い HV 時間が出現する場合には，His 束の逆行性興奮が

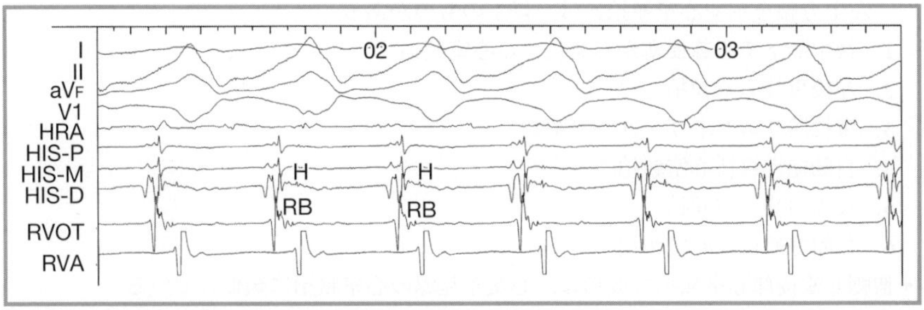

図 7.3　中隔起源の心室頻拍で His-Purkinje 系の逆行性興奮を伴う。右脚電位が His 束電位に先行する。背景の心房調律は心房細動である。

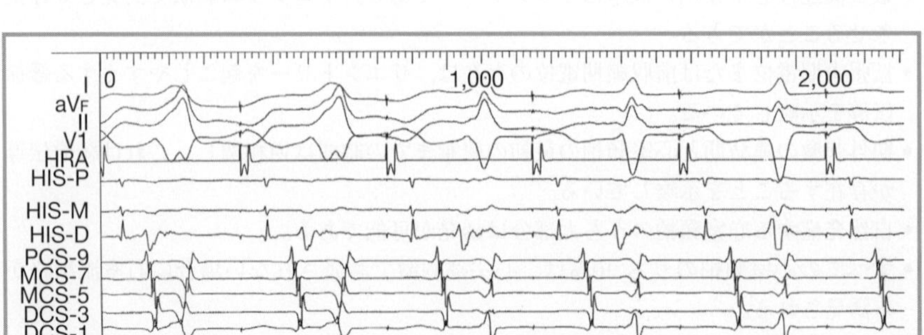

図 7.4　心室頻拍中の心房ペーシングで，心室頻拍がエントレインメントされると QRS が正常化する。

考えられ，His 束までの伝導時間が残りの心室筋までの順行性伝導時間よりも短い。また，これは発生起源が Purkinje 系の近位部であることも示唆している。

- 心筋梗塞後の単形性心室頻拍の患者におけるリエントリー性回路の一部に Pirkinje 系があると考えられるため，束枝心室頻拍に類似した比較的幅狭い QRS 波の心室頻拍型を生じる。
- 脚枝間リエントリー性頻拍時は心室頻拍中の HV 時間が，洞調律時の HV 時間に比較して同じまたは長い（図 7.7，7.8 を参照）。
- 脚枝間リエントリーでは逆行性伝導は左脚を介して起こり，順行性伝導は右脚を介して起こるので，His 束電位は右脚電位に先行する。
- 脚枝間リエントリー性頻拍では，VV 時間の変化が HH 時間の変化に追従して起こる。右室興奮が左室興奮に先行する。
- 虚血による心室細動心停止を起こした患者では，電気生理検査から得られる有益な情報は少ない。
- 心室頻拍は瘢痕内の残存心筋から発生する。この組織を介する伝導は緩徐で不均一なため，体表面 QRS 波の開始に先行する低電位（<0.5 mV）の分裂電位（持続時間>130 ミリ秒）が認められる。
- 心筋梗塞後の心室頻拍の基質は最初の 2 週間で形成され, その後は永遠に存続する。
- もし心室頻拍が心筋梗塞後 2 週間で誘発されれば，1 年後も再現性をもって誘発される。
- 心室頻拍が発生するリスクは心筋梗塞後最初の 1 年以内が最大（3～5%）になるが，15～20 年後でも起きることがある。冠動脈疾患の進行や左室機能の悪化がトリガー（引き金）として作用すると考えられる。
- His 束近傍で発生する心室頻拍は，アブレーション部位が右室内であれ大動脈洞であれ，心電図的特徴と電気生理学的特徴が類似している。なぜならこれらの構造は解剖学的に密接な関連があり，経中隔伝導が速いからである。右室マッピングで心室頻拍中の最早期心室興奮が His 束領域で認められる場合には，右冠尖と無冠尖のマッピングも追加して，発生起源を正確に同定すべきである。
- 幅広い QRS 波の頻拍（WCT）の場合に，体表面心電図の QRS 波が His 電位の後に生じ H-V-A の順序が記録されれば，心室頻拍と逆方向性リエントリー性頻拍は除外できる。
- 機能的左脚ブロックを伴う上室頻拍時には，（前胸部誘導 QRS 極性の）陰性一致性が生じる。
- 前胸部誘導 QRS の陰性一致性は，WCT が心室頻拍であることを必ずしも意味しない。
- 頻拍時に房室解離があり His 束電位が明確にみられ各 QRS に先行して認められれば，2 つの可能性を考慮すべきである。
  1. 脚枝間リエントリー性心室頻拍。
  2. His 束が受動的に逆行性興奮する心室頻拍。
- これらの可能性に関しては，His と V 間の連結と興奮順序を評価する必要がある。
  1. HH 時間の変動が VV 時間の変化に先行し，頻拍停止時に最後の V の後に His がなければ，心室頻拍による受動的な逆行性興奮の可能性は低い。
  2. 房室解離を伴う WCT 時に His 束が上方から興奮する場合は，考えられる診断として以下のものがある。

i. 上部共通伝導路のブロックを伴う，房室結節リエントリー性頻拍。
ii. His 束内リエントリーで，His 電位が分裂している。
iii. 巣状（局所性）接合部頻拍。
iv. 脚枝間リエントリー性心室頻拍。

- 幅狭い QRS 波の心室頻拍の鑑別診断として，特に心筋梗後の状態では His-Purkinje 系近傍から発生する心室頻拍がある。
- 洞調律時に比較すると QRS 波形態にはわずかな相違がみられることがある。
- 心室頻拍の既往がある患者の 90%以上でプログラム刺激により心室頻拍が誘発される。
- 誘発された心室頻拍のレートと QRS 波形態は，自然発症時の頻拍でみられるものと異なることがある。
- 心室頻拍の誘発は一定の解剖学的基質が存在することを意味しており，将来自然発症発作（イベント）が起きる可能性が高いことに関連している。
- 持続性心室頻拍の発作は，除細動器を植込まれた患者における死亡率の増加と QOL の低下に対する指標である。

治療[5, 6]

- 血行動態の不安定な患者には，カルディオバージョンをすべきである。
- プロカインアミド静注はリドカインより優れていると考えられる。
- 頻発（インセサント）型心室頻拍または再発性心室頻拍の患者は，アミオダロン静注に反応することがある。この患者群では 30 日間死亡率は依然として高い（30～50%）。
- 長期的な治療選択は ICD である。
- AVID 試験において，血行動態が安定し駆出率が 40%以上ある患者は試験からは除外されたが，登録して経過観察された。この患者群で死亡率が低いことがわかった。
- 心筋梗塞の既往，駆出率が 35%，自然発症の非持続性心室頻拍，心室頻拍が誘発される患者において，ICD 植込みにより 1 年間の生存率が 20%改善した。
- 非持続性心室頻拍または電気生理検査中の誘発性の有無にかかわらず，駆出率が低い患者には予防的 ICD 植込みが生存に有利であることが示された。
- 抗不整脈薬治療で ICD 治療（ショック）の頻度を減少させることはできるが，有効性は低く副作用がある。
- 再発性心室頻拍患者の治療では，心室頻拍に対するカテーテルアブレーションを早期に考慮すべきである。

心室頻拍のカテーテルアブレーションが適応になる場合

- 症候性の持続性単形性心室頻拍で，ICD により停止する心室頻拍を含み，抗不整脈薬治療をしても再発する場合，または抗不整脈薬に忍容性がないか希望しない場合。
- 一過性の可逆的原因によらないインセサント型持続性単形性心室頻拍または心室頻拍ストームをコントロールする場合。
- 頻発性心室期外収縮，非持続性心室頻拍，心室頻拍が心室機能障害の原因と考えられる場合。
- 脚枝間リエントリー性心室頻拍または束枝心室頻拍。
- 抗不整脈薬治療に抵抗性の再発性持続性多形性心室頻拍および心室細動で，各発作は電気生理学的特性に一致する心室期外収縮が引き金（トリガー）になっている場合。ここでアブレーションの標的はトリガー心室期外収縮である。
- 抗不整脈薬治療が無効でない場合でも，左室駆出率が保たれている（>35%）心筋梗塞の既往による，血行動態的に耐えられる持続性単形性心室頻拍の場合。
- 特発性心室頻拍。

心室頻拍のカテーテルアブレーションが適応でない場合

- 可動性の心室内血栓が存在する場合（心外膜アブレーションは考慮してもよい）。
- 無症候性心室期外収縮や非持続性心室頻拍で，心室機能障害が発生していない場合，または関与していないと考えられる場合。
- 急性虚血，高カリウム血症，薬剤誘発性 TdP のような一過性の可逆的原因による心室頻拍。

アブレーション部位選択のための電気生理学的基準[2]

電位図記録

- 興奮エントレインメントとペースマッピングが最も有用である。
- 双極記録のほうが低振幅の局所電位を識別しやすい。
- 単極信号での速い内因性電位は，双極信号の高い頂点に一致している。
- アブレーションエネルギーは電極先端のみから放出されるため，電極近位部ではなく電極遠位端直下にアブレーション標的を位置決めしなくてはならない。各電極から単極電位を同時に記録すればこの識別ができる。
- 比較的長い持続時間で複数成分がある電位を分裂電位と呼ぶ。これは隣接した心筋細胞の脱分極と緩徐伝導を表していると考えられる。
- 2 つのスパイク間に長い等電位期間のある電位（ここでは>30～50 ミリ秒と定義する）は分離電位と呼ばれる。分離電位は，ブロック部位周辺の興奮を伴うブロック，または異なる時間に同一方向または反対方向に移動する 2 つの興奮波前面を表している考えられる。
- 電極間距離が 1～2 mm の双極記録と，10～400 Hz のフィルタを考慮すべきである。
- 心室頻拍中の電気興奮順序マッピングに加え，基質マッピング，エントレインメントマッピング，ペースマッピングを組み合わせることができる。
- 巣状心室頻拍では，最早期興奮部位によりアブレーションの標的となる頻拍起源を同定する。マッピングのための簡便な基準点は QRS から得られる。発生起源の興奮は QRS 開始より先行する。
- 単極信号（ハイパスフィルタ設定<1 Hz）は典型的には QS 波形を示し，これは心室頻拍起源からあらゆる方向に興奮が離れて伝搬することに矛盾しない。
- 瘢痕関連性リエントリーでは，興奮マッピングには限界がある。
- 「発生起源」の名称は巣状心室頻拍に対してあてはまると考えられ，瘢痕関連性マクロリエントリーでは誤った名称である。「最早期点」がみられない連続的リエントリー回路がある。

- 瘢痕の境界領域に沿った出口に興奮が到達し，周囲の心筋に伝搬するときに QRS が開始する。QRS 直前に出口部位からの電位が記録される。
- 出口部位より近位で記録される電位は，QRS 波間に拡張期電位として出現する。
- 瘢痕領域における伝導異常により，電気的拡張期に脱分極するバイスタンダー領域を生じることがあり，峡部のタイミングに類似する。
- 個々の部位における電位のタイミングは，理想的アブレーション標的部位の確かな指標にはならず，アブレーション部位を選択するにはエントレインメント法が役立つ。
- 興奮順序マッピングにエントレインメントマッピングおよび収縮前興奮領域と孤立性電位領域を組み合わせて，アブレーションの誘導に用いる。

興奮到達時間

- マッピングカテーテルで持続性電位または孤立性電位である局所最早期心室分裂電位から QRS 波開始までの時間が，心内膜興奮到達時間の定義である。興奮到達時間が＞−70 ミリ秒の場合には，マッピング・アブレーションカテーテルが緩徐伝導領域に近接していると考えられる。
- 再設定（リセット）には以下の特性がある。
  1. 心室頻拍中に与えた期外刺激では代償性休止より短くなる。
  2. 期外刺激後最初の心室頻拍波形（回復周期）は，それに続く心室頻拍波形と形態的に一致する。
  3. 期外刺激から最初の心室頻拍波開始までの回復周期は，頻拍周期長（TCL）と一致する。
- リセットは安定した（周期長 270 ミリ秒以上）心室頻拍の 85％以上に起きる。
- 瘢痕関連性心室頻拍はリエントリーによる。適切なタイミングのペーシング期外刺激により，リエントリー回路に進入し頻拍をリセットできる。
- 期外刺激は心室頻拍回路中の興奮間隙に遭遇する。期外刺激は直前の頻拍興奮と逆行性に衝突するが順行性には存続するため，つぎの頻拍興奮に早期刺激時間で進行する。
- リセットを示すことができても，リエントリーの証明にはならない。自動能や撃発活動でもリセットされることがありうる。
- 撃発活動性調律は一定の回復周期長を示し，心室頻拍周期長の 100〜110％である。
- 融合を伴うリセット現象はリエントリーを示唆する。この現象は撃発活動にはみられない。
- リセット現象はアブレーション成功部位の同定には役立たない。

ペーシング後間隔（時間）

- 頻拍をエントレインメントしたペーシングを中止した際，ペーシング部位での最後のペーシング刺激から最初の自発的脱分極までの時間は，ペーシング後間隔（PPI，復元周期）と呼ばれる。もしペーシング部位がリエントリー回路内であれば，PPI は TCL と等しい。バイスタンダー部位からのペーシングなら，PPI は TCL より長い。PPI はアブレーション標的部位選択のための唯一の基準にすべきではない。
- PPI が TCL に一致すれば，ペーシング部位は記録部位に一致すると推定でき，最後のペーシング刺激によるリエントリー回路周囲の旋回は，心室頻拍中の自発的旋回に一致する。広い分裂電位が存在するときには，局所興奮到達時間を正確に決定することは困難である。

潜伏性エントレインメント

- エントレインメントは，頻拍中に高頻度過駆動したときにリセットされるのと同じ生理学的特性による。
- エントレインメント時に最初のペーシング刺激は頻拍回路に影響するが，その後のペーシング刺激はその前にリセットされた頻拍回路に影響する。
- 心室頻拍の基本周期より速いペーシングにより回路が持続的にリセットされ，頻拍がペーシング周期長まで加速し，ペーシング中止時に頻拍がもとに回復（復元）すれば，エントレインメントの基準が満たされる。
- 体表面心電図または心内電位図で融合所見が認められないエントレインメントは，潜伏性エントレインメントと呼ばれる。この現象は一般的に頻拍回路の峡部からペーシングした場合に発生する。
- 潜伏性エントレインメント時にペーシング部位が峡部の出口部に近ければ，刺激から QRS までの時間は短くなり，入口部の近位にあれば最長になる。
- 潜伏性エントレインメントは心室頻拍回路の峡部からペーシングされたことを示唆する。しかしアブレーション成功部位が同定できる適中率は約 50%である。

刺激から QRS までの時間と電位から QRS までの時間

- 潜伏性エントレインメントが得られる部位で，刺激–QRS 時間と電位–QRS 時間の相違が 30 ミリ秒未満であることが，アブレーション成功の最も有用な基準に他ならない。刺激–QRS 時間と電位–QRS 時間が一致する場合には，カテーテルがリエントリー回路内の緩徐伝導部位に接していると考えられる。

孤立性電位

- 低周波数の連続的分裂電位または孤立性電位が，マッピングカテーテル先端から記録されることが多い。
- 心室頻拍から解離できない孤立性電位でも，アブレーション成功部位と考えられる領域を同定できる。

全体的捕捉を伴わない心室頻拍の停止

- QRS を生じない単発ペーシング刺激により心室頻拍が停止する場合は，リエントリー回路内にペーシング刺激されたと考えられる。
- 心室ペーシングまたは期外刺激により全体的に捕捉せずに心室頻拍が停止する部位では，アブレーションが成功する可能性が高い。この現象から期外刺激が心室頻拍回路内で順方向伝導するリエントリー興奮に衝突して頻拍が停止したと考えられる。
- 潜伏性エントレインメントがあり，刺激–QRS 時間が電位（孤立性拡張期電位）–QRS 時間と一致し，PPI が心室頻拍周期長と一致すれば，心室頻拍アブレーションの成功率が上昇する[4]。

- エントレインメントマッピングは，血行動態が悪化しない心室頻拍に限られる。
- 心筋梗塞後心室頻拍のほとんどで血行動態が悪化する。これらの心室頻拍をマッピングしてアブレーションするために，別の方法が用いられてきた。以下にそれを示す。
  1. 非接触マッピング。
  2. 心室頻拍の出口部位を同定するためにペースマッピング。
  3. 基質マッピングと瘢痕組織内にあるチャネルの同定。
  4. 血行動態を維持しながら心室頻拍マッピング。
  5. 非興奮性組織の同定。
  6. 梗塞後心室期外収縮を標的にする。

ペースマッピング

- ペーシング中の12誘導心電図の記録による最早期興奮部位から，ペースマッピングを実施する。ペーシングによるQRS波形が心室頻拍波形と重なる部位が巣状心室頻拍の起源近傍の可能性，または瘢痕関連性リエントリーの出口領域の可能性がある。
- 至適部位であるためには，主要偏位のみならず個々のノッチを含め，頻拍のQRSと正確に一致する必要がある。
- 目的とする不整脈が誘発困難な場合には，ペースマッピングが役立つ。
- 瘢痕関連性心室頻拍では，出口領域でペースマッピングすると心室頻拍のQRSに一致する。
- 大きなリエントリー回路と異常伝導があると，出口外部の正常領域からのペーシング中に心室頻拍と類似したQRS波形が生じることがある。
- 基質マッピング中の電位マッピングを組み合わせてペースマッピングすると，可能性のある出口を同定できる。
- 緩徐伝導領域からペーシングする場合には，刺激からQRSまでの時間が40ミリ秒をこえる。
- リエントリー回路部位を同定し，安定した心室頻拍におけるバイスタンダー部位を識別するのにエントレインメントマッピングが役立つ。
- 心室頻拍より速いペーシングによりエントレインメントを行う。
- リエントリー性心室頻拍において，ペーシングを中止すると頻拍が再開し安定したQRS波形がみられれば，各ペーシング刺激興奮波前面がリエントリー回路をリセットし，頻拍をエントレインメントしていたことが示唆される。
- 一定融合，進行性融合，または頻拍を停止させる伝導ブロックの証拠がみられれば，エントレインメントを確認することができる。
- ペーシングは心室頻拍周期長より10〜30ミリ秒短い周期長を用い，かつ遠隔心筋の捕捉を避けるため閾値直上のペーシング出力を用いて実施すべきである。
- リエントリー回路内でペーシングするときには，ペーシング後間隔はTCLに近くなる。
- ペーシング部位と回路間の伝導時間が増加すると，ペーシング後間隔が延長する。
- ペーシングにより回路の伝導が緩徐になると，ペーシング後間隔が延長することがある。

- エントレインメント中の QRS 波が心室頻拍中の QRS 波と同一（潜伏性エントレインメントと呼ばれる）の場合，潜伏融合を伴うエントレインメント，または厳密なエントレインメントの場合には，ペーシング部位が峡部にある可能性が高い。
- この峡部においては，ペーシング部位から出口までの伝導時間を示す刺激（S）-QRS 時間が，電位から QRS までの時間と同一になる。
- リエントリー回路の峡部に隣接したバイスタンダー部位では，QRS 融合を伴わずにエントレインメントが起きるが，PPI は心室頻拍周期長より長くなり，S-QRS 時間は電位から QRS までの時間より長くなる。
- 潜伏融合を伴い PPI＝TCL（部位が回路内にあることを示唆）を示し S-QRS 時間が長い（心室頻拍周期長の＞70％）場合の部位は，峡部領域の近位部（内側回路）であると考えられ，高周波アブレーションにより心室頻拍が停止する可能性は低い。
- 瘢痕境界に沿ったリエントリー回路の外側回路内の部位では，心室頻拍周期長に近いペーシング後間隔を示すが，エントレインメント中に QRS 波の融合を伴う。
- 外側回路の部位の中には，出口部位または内側回路と誤って同定されるものがある。

心室頻拍アブレーションの標的部位を選択するための基質にもとづいた方法[4]

- 血行動態不安定な心室頻拍中に長時間かかるマッピングの必要性が，この方法により減少するか不必要になる。
- 心筋の瘢痕が同定される場合には以下のものがある。
  1. 心室電位マッピングにおける低電位領域。
  2. 分裂電位がみられる領域。
  3. ペースマッピング中の非興奮性。
  4. 心筋撮像法による瘢痕の証拠。
  5. 既知の外科切開創領域。

瘢痕の同定

- 瘢痕組織は双極電位の振幅により同定できる。先端 4 mm の電極を用い 10～400 Hz でフィルタをかけると，正常の左室心内膜電位は，頂点から頂点までの振幅＞1.53～1.55 mV である。
- 低電位領域（＜0.5 mV またはさらに低値）は「重度瘢痕」と称せられ，この領域にも生存心筋細胞が残存し，リエントリー回路の狭部になる。
- 振幅が 0.5～1.5 mV の信号は中間低電位と称せられ，瘢痕の境界領域の近傍に認められる。
- 一般的に高周波傷害は低電位領域内に制限して，機能している心筋への障害を少なくする。
- 電気的に興奮しない瘢痕領域は，高いペーシング閾値（2 ミリ秒間の単極ペーシングで＞10 mA）にもとづいて定義され区分することができる。
- 瘢痕関連性心室頻拍の原因には以下のものがある。
  1. 心筋梗塞の既往。
  2. 不整脈原性右室心筋症（ARVC）。
  3. サルコイドーシス。
  4. Chagas 病。

5. 拡張型心筋症。
6. 先天性心疾患（特に Fallot 四徴症）の心臓外科手術後，または弁置換術後。

- 瘢痕関連性リエントリーを支持する基質の特徴には以下のものがある。
  - 緩徐伝導領域。
  - 一方向性伝導ブロック。
- リエントリーは生存心筋束を介して発生し，一般に心内膜下の位置にあるが，心筋中間層や心外膜側で発生することもある。
- 生存心筋束は通常は心内膜下にあるが，心筋中間層と心外膜側にもあり，境界を横断し瘢痕を貫通している。
- 安定した洞調律時またはペーシング調律時の解剖学的特徴や電気生理学的特徴にもとづき，リエントリーを支持する可能性がある領域を同定するために基質マッピングを実施する。この方法により，複数の心室頻拍，複数の多形性心室頻拍，血行動態が不安定のためマッピングできない心室頻拍，または再現性をもって誘発できない心室頻拍をアブレーションすることが容易になる。
- 血行動態が安定している心室頻拍では，基質マッピングに興奮順序マッピングまたはエントレインメントマッピングを組み合わせることで，関心領域をみつけることができる。
- 基質マッピングは瘢痕の同定にかかわり，電気解剖学的分布図（マップ）における電位図の電位にもとづいている。
- リエントリー回路の出口，チャネル（狭部），緩徐伝導領域に対する指標は，ペースマッピングと電位特性にもとづいて同定され，アブレーションの標的になる。
- 瘢痕内の比較的広い領域に及ぶ，かなり広範なアブレーションが必要になることがある。
- 心室における心臓線維化により心室筋細胞束の解離，連結の減少，緩徐伝導が生じる。
- この線維化のため伝導ブロックが発生しやすくなり，梗塞や心筋症から生じた心室瘢痕領域におけるリエントリーが起きやすくなる。
- 伝導性の心筋細胞束を解離させる線維化は分裂電位の原因にもなり，この分裂電位はカテーテルアブレーション可能な標的になる。
- 心室の線維化領域は低振幅の双極電位の存在から同定でき，心室リエントリー回路を含む可能性がある領域を同定するための電気解剖学的「電位分布図」を使用することができる。
- 左心室において双極電位の平均振幅は 4.8 mV である（双極電極間距離 2 mm，10～400 Hz フィルタでの記録）。電位振幅が＜1.55 mV まで 60％減少することで，梗塞性瘢痕領域が正確に識別される。
- 大量のコラーゲンと結合組織が心筋束間に存在している。活動電位特性の変化よりはむしろこの特性が，相対的に隔絶された瘢痕内の緩徐伝導チャネルの形成に関与している。
- 瘢痕の検出は双極電位＜1.5 mV で定義されており，さらに低電位（0.1～0.5 mV で定義はさまざま）の場合はかなり重度の瘢痕が示唆される。
- 体表面 QRS の終了後に出現する遅延した低電位拡張期電位を検出すると，瘢痕内にある生存心筋束の部位を同定できる。

- 解剖学的に（線維化により）隔絶された，または機能的（不均一な不応期，または伝導が方向や心拍により異なる）に隔絶された緩徐伝導チャネルが，回路において最も不安定な構成部位と考えられる。
- 刺激から QRS までの時間および電位から QRS までの時間が長いほど，緩徐伝導チャネルのより近位部と考えられ，一方これらの時間が短いほど，正常心筋への出口付近で，体表面 QRS の開始に一致する部位と考えられる。
- 遅延拡張期電位が検出され，洞調律時のペースマッピングで心室頻拍波形が正確に再現され，刺激から QRS までの時間が長い場合には，緩徐伝導チャネルが同定されている確率が高くなる。
- 安定でも不安定でもすべての誘発性心室頻拍に対し，出口部位を決定するために洞調律時のペースマッピングが用いられる。
- ペースマッピングでの一致で決定した出口部位の中心に，瘢痕境界に対し平行な線状傷害（3〜4 cm）を作成する。1.5 mV の等電位線の 1〜2 cm 内側に，この傷害を作成する。
- 進行した虚血性心筋症患者における安定心室頻拍と不安定心室頻拍，および頻発性の多剤抵抗性心室頻拍の両方を消失させるには，この方法が有効と考えられる。
- 梗塞後心室期外収縮は通常は梗塞性瘢痕から発生し，その発生起源はリエントリー性心室頻拍の出口部位に一致することが多い。したがって心室期外収縮へのカテーテルアブレーションにより，心室頻拍が誘発されなくなることがある。
- この心筋束の特徴として，ギャップ結合の密度が減少しており，同時にギャップ結合の分布，構成成分，機能が変化している。

電気解剖学的マッピング[4]

- 電気解剖学的マッピングとは，おのおののマッピングポイントの位置を三次元空間に表示できる機能と組み合わせて，1 点ずつ逐一接触マッピングすることをいう。
- 関心のある心腔内の解剖学的部位に関連した心内電気興奮を電気解剖学的マッピングにより記録する。
- 電気解剖学的マッピングシステムにより，3 つのおもな機能が統合される。
  1. 心臓内におけるアブレーションカテーテルの透視されない位置を決める。
  2. 解剖学的位置に関連づけて，電位の特徴（最も一般的に興奮到達時間または電位）を表示する。
  3. 1 点ずつ逐一データ抽出，心腔内超音波検査，CT，MRI から得られた心臓の三次元画像と電気解剖学的情報を統合する。
- 患者の下方にある 3 つの離れたコイルから発散する低レベルの電磁場を活用するシステムでは，マッピングカテーテル先端に埋め込んだ位置センサーにより計測する。
- これにより関心のある心腔の三次元的再構成が可能となり，心内膜または心外膜マッピングのために，さまざまな電気生理学的変数を色彩信号化して表示させることができる。
- 垂直投射的に配置した 3 対の皮膚貼付片から送電した高周波電流の測定値にもとづいて，電極の位置を決定する別の技術もある。
- 心腔内心臓超音波検査（ICE）が電気解剖学的マッピングに組み込まれるようになっ

た。位置センサーが埋め込まれたICE探触子をマッピングシステムで追跡すると，関心のある心腔の三次元的凹凸構造をマッピングの前に再構成することができ，乳頭筋のような不規則な解剖的特徴を明確化するのに役立つことがある。

マッピングシステムの限界

- 心臓と呼吸の動きにより解剖学的精度が低下する。
- 位置信号または基準原点に対し患者が動くと，解剖学的マッピングが無効になる。
- データを1点ずつ逐一採取することから，完全に興奮順序を決定するには安定した頻拍または血行動態の維持が必要である。
- 1点ずつ逐一マッピングするためには，カテーテル操作の技術が必要になる。
- カテーテルが引き起こす機械的外傷により，心室頻拍が停止したり異所性興奮が誘発されたりすることがある。
- 非接触性マッピングシステムは，膨張型バルーン上にMEA 64（微小64電極配列）単極電極がついたカテーテルで構成されている。
- 細長い薄板（スプライン）上に血栓形成する可能性があるため，手技中は注意深い抗凝固療法が必要である。
- MEAと心内膜間の距離が増加すると正確性が低下するために，大きい心室では注意して使用すべきである。

心室頻拍に対する高周波アブレーション（表7.1）

- 温度が49℃をこえると，永久的組織損傷が発生する。
- 高周波電極が組織に接触すると過熱する。
- 電極温度が70℃以上になると，電極に接した蛋白質が凝固するため，加熱には限界がある。
- 典型的には30〜50 Wの電力を温度管理モードで供与し，電極温度が55〜70℃になるように，またインピーダンスが10〜15 Ω低下するように調節する。
- 温度とインピーダンスと電力に十分注意を払うことが重要である。
- 低電力（例えば<15 W）で加熱が急上昇する場合には，電極位置が低灌流領域に

表7.1　高周波アブレーションの適応を考慮する心室頻拍

心室頻拍の発生部位	QRS形態
右室流出路心室頻拍	左脚ブロックで下方軸
特発性左心室頻拍	右脚ブロックで左上方軸または右上方軸
脚枝間リエントリー性心室頻拍	左脚ブロック，ときに右脚ブロック
瘢痕関連性心室頻拍	
右室異形成症	左脚ブロック
Fallot四徴症	左脚ブロック
心筋梗塞の既往	
サルコイドーシス	
Chagas病	

あり，電極が過熱しても作成される傷害には限界があることが示唆される。

- インピーダンスが急速に＞18 Ω 低下する場合には，組織が相当過熱されたことが示唆され，測定温度が＜60℃であっても水蒸気発砲を避けるために電力を下げなければならない。
- アブレーションカテーテルを灌流すると，凝固形成点まで温度が上昇する前により大量の電力供与ができ，高周波傷害のサイズを拡大させることができる。
- 2種類の異なる電極灌流が利用できる。
- 内部灌流カテーテルでは，電極先端を通る閉鎖回路内を5%ブドウ糖溶液が室温で循環している。
- 開放灌流カテーテルでは，アブレーション電極の穴から流出する生食を注入することで，電極が冷却され組織電極接触面が冷却させる。
- 開放灌流では凝固形成のリスクが低い。
- 外部灌流では血管内に生食投与することになり，うっ血性心不全を増悪させることがある。
- 電極を灌流すると電極内部で記録される温度と組織温度との格差が増大する。組織温度が100℃をこえると，組織内で水蒸気爆発が発生し「ポン」と発砲音が聴こえる。この発砲により穿孔が生じることがある。
- 外部灌流つき3.5 mm電極で，10〜25 mL/分の灌流は30 Wまでの電力が，30 mL/分では＞30 Wの電力が通常は使用される。
- 心内膜アブレーションに対しては，30〜35 Wの電力で開始し電極温度を＜40〜45℃に維持しながら，インピーダンスが10〜15 Ω 低下するまで電力をあげるのが合理的である。
- 器質的心疾患がる患者に左心カテーテル法を施行すると，脳卒中や血栓塞栓症のリスクが1%程度ある。

アブレーション中の抗凝固療法

- 特に長時間の手技で複数の静脈カテーテルが必要な場合，または広範囲のアブレーションが必要な場合には，手技中に抗凝固療法を考慮したほうがよい。
- 以前に静脈血栓塞栓症の既往がある患者，血栓症の危険因子（例えば第V因子ライデン変異）をもつことがわかっている患者，奇異性塞栓症のリスクがある右左心内シャントをもつ患者に対しては，抗凝固療法をしなくてはならない。手技後には長期的抗凝固療法は必要ない。
- 器質的心疾患がある患者に対しては，手技中にヘパリン静脈投与による全身的抗凝固療法が推奨される。この患者における心室頻拍は，通常は少数の局所傷害によるアブレーションを行う。アブレーション後には，抗凝固療法は必要ない。
- 器質的心疾患がある患者における左室心内膜マッピングに先立ち，左室内血栓の存在を評価する撮像法を必ず実施しなくてはならない。
- 可動性の左室内血栓がある場合には，左室心内膜マッピングとアブレーションは禁忌である。薄層化血栓が認められる場合は，アブレーションの禁忌ではない。
- 薄層化血栓が認められるときには，待機的アブレーションに先立ち4〜6週間ワルファリンによる抗凝固療法を考慮してもよい。
- 血栓形成しやすい電極配置の場合には，活性化全血凝固時間＞300秒にする必要がある。心外膜マッピングとアブレーションに対しては，抗凝固療法は必要ない。
- 最初の経過観察中は，アスピリン（1 日量 75〜325 mg）またはワルファリン 6〜12 週間の抗血栓（凝固）療法が推奨される。

アブレーション中の麻酔

- 小児のアブレーション手技には，通常全身麻酔が必要である。成人では気道閉塞や他の呼吸器系悪化や血行動態不安定のリスクがある患者，また他の重大な併発病態がある高リスク患者である。
- 全身麻酔の重要な欠点は，心室頻拍の誘発性が抑制される可能性である。イソフランは上室リエントリー性不整脈の誘発性に影響しない。
- ハロセンとプロポフォールは心室頻拍の誘発性を低下させることがある。
- 全身麻酔により血管拡張が生じ，誘発性心室頻拍時の低血圧に対する反射が障害されることがあるが，これに対しては輸液投与と血管収縮薬で対処できることが多い。
- 横隔神経の近位部でアブレーションするときには，筋弛緩薬は高出力ペーシングによる横隔神経の同定を困難にすることがあるため，筋弛緩薬の使用は避けるべきである。
- 抗不整脈薬（β 遮断薬を含む）は手技前に半減期の 4〜5 倍の期間，中止する必要がある。
- 特発性心室頻拍のアブレーション後は，ほとんどの患者が抗不整脈薬なしで退院できるが，β 遮断薬は徐々に漸減するほうが賢明と考えられる。
- カテーテルアブレーションが成功した後は，アミオダロンは中止してよい。
- 手技の約 1％に心タンポナーデが報告されている。
- 左室機能へのアブレーションの有害作用は証明されていない。

アブレーション前または最中の撮像法

- 瘢痕関連性心室頻拍が疑われるときは，心室頻拍の基質を含む可能性がある心筋瘢痕の部位と範囲を描写するために，画像イメージングを用いることができる。
- 遅延ガドリニウム造影パルス系列を用いた MRI を使用すると，良好な空間分解能で瘢痕を同定できる。
- 恒久性ペースメーカまたは除細動器が植込まれている患者が多数いるため，心室頻拍患者では MRI の検査に限界がある。
- ペースメーカまたは除細動器（ペースメーカ依存性の患者ではペーシングモードを「デマンド」のみまたは「非同期」のいずれかに変更後，さらに磁気反応と頻脈性不整脈機能を無効にした後）の植込み患者において，1.5 T 磁石による撮像が実例報告されている。
- 心腔内心臓超音波検査を用いると，心室腔の三次元的構造が明確になり，カテーテル先端と下にある組織間の接触面が観察でき，乳頭筋のような不規則な構造のアブレーション時に役立つことがある。
- 左室流出路または大動脈弁尖のアブレーション時には，アブレーションカテーテル先端が隣接する冠動脈に近接しているかを可視化するために，心腔内心臓超音波検査が使用されている。
- アブレーションカテーテルに冠動脈が近接しているかを可視化するためには，冠動脈造影法を用いることができる。
- 血行動態が破綻するか不安定なときには，手技後の撮像を施行する適応がある。
- 経胸壁心臓超音波検査を実施して，心嚢液やタンポナーデ，弁損傷，心室機能の悪化があるかどうかを評価する。

冠動脈と末梢血管疾患の評価

- 瘢痕関連性心室頻拍に対して心室頻拍アブレーションに先立ち，閉塞性冠動脈疾患が存在するかどうかの評価を，冠動脈造影法または運動負荷試験か薬物負荷試験により考慮すべきである。その理由は以下である。
- 瘢痕関連性心室頻拍の最も一般的な原因は，心筋梗塞の既往である。
- 興奮マッピングとエントレインメントマッピングが可能となるのに必要な遷延した心室頻拍発作では，その間に低血圧と心筋虚血を生じるリスクの可能性がある。
- 血行再建術により転帰が改善する。急性心筋虚血による再発性持続性単形性心室頻拍はまれである。
- カテーテルアブレーションを施行する前に，持続性心室頻拍か非持続性心室頻拍かの分類と重症度を判定し定量化する必要がある。心室頻拍形態により示唆される出口領域に関し焦点を絞るために，この情報を用いることができる。
- 血管への穿入路または手技後の血管合併症の問題をすべて予測するために，末梢血管疾患の評価を考慮する必要がある。問題がある場合には，左心への到達は経中隔的方法を考慮してもよい。

経冠動脈的エタノールアブレーション

- 重篤な症状で薬剤抵抗性心室頻拍のコントロールに心内膜と心外膜アブレーションの両方が無効の場合には，経冠動脈的エタノールアブレーションを考慮してもよい。
- アルコールアブレーションにはいくつかの限界がある。広範な心筋障害および心ブロック，心不全の増悪，心室破裂，死亡を含む合併症の可能性が非常に高い。申し分のない標的血管が常に同定でき，またカニューレ挿入できるわけではない。

アブレーションの転帰（エンドポイント）

- 心室頻拍に対するアブレーションのエントポイントには3つある。
  1. 臨床的心室頻拍が誘発されない。
  2. 誘発性心室頻拍の周期長が修飾される（自然に記録された心室頻拍または目的の心室頻拍の周期長に等しいか長い周期長をもつすべての心室頻拍が消失する）。
  3. いかなる心室頻拍も誘発されない（心室粗動と心室細動を除く）。
- 12誘導心電図上のQRS波形態が自然発症心室頻拍と同一で，周期長が近い誘発性心室頻拍が臨床的心室頻拍である。
- それ以外の心室頻拍は，推定される臨床的心室頻拍形態または以前に記録されていない心室頻拍形態と分類するべきである。
- アブレーション手技直後に臨床的心室頻拍が誘発されない場合には，心室頻拍再発リスクは低い。
- 経過観察中に心室頻拍発生が＞75％減少する場合を臨床的成功と定義する。

- 多形性心室頻拍または心室細動の再発患者では，自然発生の引き金となることが証明されている同一形態の心室期外収縮に限定してアブレーションするだけでも，長期経過観察中に再発がかなり減少する。

心室期外収縮の頻発に伴う心室機能低下

- 24 時間 Holter 心電図モニタで洞結節興奮の 20％以上頻発する心室期外収縮は，可逆的な心筋症を生じることがある。
- 心筋症を引き起こすのに必要な心室期外収縮の臨界数と時間経過は不明である。
- 撃発活動と自動能が，巣状心室期外収縮の機序と考えられる。
- 心筋梗塞の既往がある場合の心室期外収縮は瘢痕領域から発生し，梗塞後心室頻拍と同様の QRS 波形態となり，リエントリーが機序であると考えられる。
- アブレーションは興奮マッピング誘導下に行う。心室期外収縮の頻度が低い場合は，ペースマッピングが使用できるが正確性は劣る。
- 心室期外収縮の発生起源には，右室流出路，左室，冠尖，肺動脈がある。
- 右室流出路心室期外収縮のみが存在する場合は成功率が高い。
- アブレーション後に心室機能が改善する。
- 心室期外収縮の抑制により左室機能が改善するかどうかをみるために，抗不整脈薬を短期間使用してもよい。
- 心室期外収縮の形態が複数あると手技の成功率が低下する。
- 心室期外収縮で心筋症が発生する機序は不明である。可能性としては以下がある。
- 心室期外収縮では大動脈弁が開かないため相対的徐脈が生じ，心筋灌流が無効になる。
- 需要の増加と供給の欠乏による慢性虚血が起きる。
- 右室ペーシングと同様に心室期外収縮は興奮を変化させるが，非同期的心室興奮の程度は発生起源に依存している。

除細動器植込み患者における心室頻拍アブレーション

- 反復する ICD ショックまたは抗頻拍ペーシング治療がアブレーション適応のときには，心室頻拍の 12 誘導心電図が使えないことがある。
- このような場合には，保存されている心内電位で心室頻拍周期長が測定できる。
- 高周波アブレーションにより心筋の心室頻拍基質と，ICD のペーシング機能と感知機能が影響を受ける。
- プログラム電気刺激と高周波電流を ICD は感知するため，アブレーション手技の前にデバイスを再設定して，過剰感知と抗不整脈治療の予想外放電を予防しなくてはならない。
- 頻脈検出域を「オフ」にプログラムする必要がある。
- それでも ICD は過駆動ペーシングで中断しない心室頻拍を停止させるため，指令ショックの放電に使用することができる。
- ペースメーカに依存している患者では，高周波電流を通電する前に ICD のノイズ復帰反応を非同期モードに設定する必要がある。
- ペースメーカに依存していない患者では，ICD は通常は遅いペーシングレートの非同期ノイズ復帰モードへ設定する。

- アブレーション前後で刺激閾値と心内電位の振幅を測定して，ICD によるペーシングと感知が適切かどうかを確認すべきである。
- アブレーシン後には，頻脈検出を「オン」に再設定しなくてはならない。
- アブレーションによりすべての心室頻拍が非誘発性になった場合ですら，再発率はかなりあるため二次予防の適応が依然として残る。

7.2　心外膜心室頻拍の心電図の特徴

- 偽性 Δ 波は≧ 34 ミリ秒である。
- 前胸部最大効果指数は≧ 0.55 である。
- 左室下壁基部からの心外膜心室頻拍の特徴は, II, III, aVF 誘導における Q 波である。
- 後中隔下壁心筋梗塞の治癒後に発生する心室頻拍は，左上方軸を示し V2～V6 誘導で QRS 波が陽性で一致し，V1 誘導ではさまざまな QRS 波形となる。
- この心室頻拍の心電図形態は，後中隔の副伝導路による最大早期興奮に類似している。
- 心電図形態により, 心交差起源の心室頻拍（左上方軸）を流出路起源の心室頻拍（下方軸）から鑑別できる。
- 左心室頻拍に関して心外膜起源であるかを予測する心電図の特徴には以下のものがある。
  1. 前胸部誘導における最早期急速偏位までの時間（偽性 Δ 波)≧ 34 ミリ秒。
  2. V2 誘導における R 波の頂点までの時間（近接効果時間)≧ 85 ミリ秒。
  3. 前胸部誘導における最早期 QRS 最下点までの時間（最短 RS 波)≧ 121 ミリ秒。
- 心交差起源の心外膜心室頻拍を心内膜起源で類似の QRS 波形態を示す他の心室頻拍から鑑別するのに役立つ特徴を以下にあげる。
  1. 下壁誘導で深い陰性の Δ 様波形。
  2. V2 誘導で顕著な R 波。
  3. 最大効果指数≧ 0.55。

心外膜アプローチのアブレーション[6]

- 非虚血性心筋症では心外膜からのアプローチが必要なことがある。
- 心外膜からの穿入を試みても，約 10%の患者で失敗する。
- 心外膜脂肪のため傷害作成に限界がある。
- 開放回路灌流または閉鎖回路灌流により，25～50 W の電力設定でエネルギー放電でき，脂肪組織が存在しても有効な深い傷害（5 mm 以下）を作成できる。
- 約 30%の症例で，ある程度の心外膜出血が認められる。
- 軽度または中等度の出血は通常回復し，手技継続中は心膜腔を繰り返し吸引しながら注意深く監視すればよい。
- 外科的治療が必要な重度の出血も起きる可能性がある。
- 冠動脈への高周波損傷により急性血栓症が発生することがある。報告データと経験にもとづき，アブレーションカテーテルと心外膜血管との間の距離＞5 mm が一般に受け入れられている。
- 左横隔神経は左室側壁に近接した走行に沿って損傷を受けやすい可能性がある。ペーシングにより（典型的には 10 mA 以上の刺激強度で）横隔膜刺激を直接検出することで，横隔神経に近接しているか検出することができるため，三次元分布図（マップ）上にその走行が表記できる。
- 全身麻酔中に筋弛緩薬を使用すると，ペーシングによる検出が阻害される。横隔神経の近傍部位でのカテーテルアブレーションは避けるべきである。心膜腔内の空気で除細動閾値が増加することがあるため，除細動が必要なときはすぐに脱気が必要になる。
- この手技後には心膜炎の症状がよくみられ，約30％の症例で発生する。この症状は消炎剤の投与で通常は数日以内に改善する。
- 冠動脈疾患患者では，前壁梗塞起源の心室頻拍よりも下壁梗塞起源の心室頻拍のほうが心外膜アブレーションを必要とする頻度が高い。
- Chagas 病では心外膜リエントリー回路がよくみられる。

7.3 肥大型心筋症と拡張型心筋症における心室不整脈

心不全と心肥大

- 死亡率は4年間で40％である。そのうち半数は突然死による。
- 線維化，アポトーシス，肥大，不応期の不均一性，神経内分泌系活性化，電解質異常，薬剤は不整脈が発生しやすい一般的要因である。
- 左室肥大で活動電位持続時間が延長するのは I_{to} の減少による。このため再分極が不均一になり，早期後脱分極が発生しやすくなる。
- 肥大心筋細胞ではカルシウム負荷の増加により，遅延後脱分極が生じることがある。
- 左室肥大ではペースメーカ電流（I_f）の異常が報告されている。I_f 電流量は β アドレナリン刺激で増加する。
- 左室肥大では I_{to} 密度が減少している。I_{CaL} 密度と I_K 密度には変化がなく，I_f 密度は増加している。
- 血行動態的過負荷により，T型カルシウムチャネルのような胎児性チャネル蛋白が再発現している。
- 不全心では I_{K1}（内向き整流）が40％減少している。I_{K1} は再分極の終末相に関与しており，静止膜電位を規定している。I_{K1} の減少により再分極の終末相が延長する。

伸展活性化イオンチャネル

- 伸展によりクロライドチャネルと I_{Ks} が活性化する。
- 伸展により静止膜電位が減少し（浅くなり），内向き脱分極性ナトリウム電流が活性化して早期脱分極が誘発される。
- 前負荷の持続的増加により，活動電位持続時間と不応期が短縮する。
- 伸展活性化イオンチャネルはガドリニウム，ストレプトマイシン，クモ毒ペプチドにより遮断される。
- 左心室全体に均一に配分される心室内圧とは異なり，壁張力は円周，壁厚，コンプライアンスの局所的差違に応じて異なる。そのため活動電位持続時間の短縮が不均一になると考えられる。
- 不応期が短縮し緩徐伝導が存在すると，心室細動が起きやすくなる。
- 不応期を短縮させる心臓拡張と伝導速度を減少させる低カリウム血症が合併すると，重篤な不整脈が発生することがある。

- 心室拡張により速い心拍時には不応期の短縮が生じるが，遅い心拍時には生じない。不応期が短縮すると不整脈が起きやすくなる。
- うっ血性心不全における β 遮断薬の有効性は，心拍数の減少と不応期の回復によると考えられる。
- I_{Ks} は機械的伸展により増加する。これにより頻度依存的に活動電位持続時間が短縮し不応期が短くなる。
- 拡張により除細動閾値が上昇する。
- レニン–アンギオテンシン系は，アンギオテンシン変換酵素（ACE）が中心的役割を果たしており，カリクレイン–キニノーゲン経路とアンギオテンシン変換酵素 2（ACE2）経路がある。
- レニン濃度が高いほど心血管疾患による死亡率のリスクが上昇する。これらの経路を ACE 阻害薬，アンギオテンシン受容体拮抗薬またはアルドステロン阻害薬で遮断すると，心臓突然死のリスクが低下する。

頻拍誘発性の心筋変化

- 有効不応期とカルシウム負荷の変化は，数週間を要する自律神経の変化よりも早期に起こる。
- 頻拍誘発性の心室筋細胞内マグネシウムの低下は，うっ血性心不全における再分極異常に関与している。
- 頻脈により再分極性カリウム電流も減少する。
- β 受容体の減少により心筋交感神経刺激が不均一になると不整脈が生じることがある。
- 短期間の頻脈は $I_{K,\ ATP}$ チャネルの活性化を引き起こし，頻脈後の活動電位持続時間の短縮に関与すると考えられる。
- 高頻度ペーシングにより I_{to} が減少する。
- 細胞質カルシウムの長期的増加または減少により，ナトリウム電流がそれぞれ増加または減少する。

心不全患者にみられる心室不整脈

- うっ血性心不全の発病率は患者の年齢に伴い増加する。NYHA 心機能分類 IV 度のうっ血性心不全患者では，死亡率が 50％近くになる。心不全の重症度が増すと，死亡の機序が頻脈性不整脈から徐脈性不整脈に移行する。
- 不全心において心室不整脈に対し受攻性が増加する機序には以下のものがある。
  - 虚血により虚血領域における活動電位持続時間の短縮と伝導遅延が生じ，リエントリーが起こりやすくする。
  - 左室肥大により活動電位持続時間が延長する。
  - イオンチャネルとイオン電流の変化が生じる。
  - うっ血性心不全における活動電位持続時間の延長は，I_{to} と I_K の減少による。I_f 電流が増加して自動能が亢進する。
  - Na^+，K^+-ATPase 活性は減少し，そのためジゴキシン誘発性不整脈の感受性が亢進する。
  - うっ血性心不全ではギャップ結合の変化がみられコネキシン 43 の密度が減少し，

そのため伝導遅延が生じる。

- ◦ 交感神経活性の亢進により，自動能性不整脈とリエントリー性不整脈が起こりやすくなる。
- ◦ ノルエピネフリン値の上昇は，予後不良に相関する。
- ◦ 低カリウム血症や低マグネシウム血症のような電解質異常により，遅延後脱分極が誘発されることがある。

- ピペラジン誘導体のラノラジンは慢性狭心症の治療に用いる抗虚血薬で，心筋細胞の遅延 I_{Na} を選択的に阻害することが示されている。
- 不全心では遅延 I_{Na} が増加しており，心筋細胞内に Na^+ 蓄積が生じる。
- Na^+ 濃度の増加によりナトリウム–カルシウム交換体のモード方向が逆転し，細胞内の Ca^{2+} 過負荷に関与する。
- 拡張期 Ca^{2+} が増加すると，弛緩が障害され拡張機能不全が生じる。ラノラジンは遅延 I_{Na} の阻害により，心筋細胞内のナトリウム蓄積を防止（減少）することが予想される。これはナトリウム–カルシウム交換体を介したカルシウム排出を改善させるはずで，それにより心筋の弛緩が改善して拡張機能不全が減少すると考えられる。

肥大型心筋症にみられる心室不整脈[7〜10]

- 肥大型心筋症は β ミオシン重鎖，α トロポミオシン，心筋トロポニン T と I，心筋ミオシン結合蛋白 C, 調節ミオシン軽鎖のいずれかの遺伝子変異が原因で起こる（**表7.2**）。
- 肥大型心筋症患者のうち 35〜50％で心筋主要組織適合性複合体（MHC）遺伝子変異があり，15〜25％がミオシン結合蛋白 C の変異，15〜20％が心筋トロポニン T 遺伝子変異，5％未満がトロポミオシン遺伝子変異によるものである。
- 肥大型心筋症患者の第一度近親者における説明不能な心電図異常は，キャリア（保因者）または潜在的状態を示唆すると考えられる。
- トロポニン T 遺伝子変異は軽度から中等度の肥大を生じるが，予後は不良で突然死の高リスクに関連している。
- これら変異は常染色体優性遺伝形式で症状発現する。浸透性と発現性はさまざまで，年齢に関連している。
- 変異があると肥大反応を生じる異常な遺伝性をもたらす。

表 7.2　心筋蛋白質に対する遺伝子の染色体部位

染色体	コード蛋白質
1q32	トロポニン T
19p13	トロポニン I
15q22	α トロポミオシン
11p11	ミオシン結合蛋白 C
3p21，12q23-p21	ミオシン軽鎖
15q14	アクチン

- 肥大型心筋症の有病率は低く，一般人口の約 0.2%である。
- 肥大は通常思春期と身体成長が速い時期に発生する。老年期の発生も認められている。
- 心筋肥大は血行動態的負荷に比例していない。
- 持続性心室頻拍の発生はまれであるが，非持続性心室頻拍は頻発する。
- 肥大型心筋症の基本的な組織学的特徴は心筋線維の配列異常（乱れ）であり，病理組織ブロックの少なくとも 1 つに 20%以上の配列異常が認められる。
- 小児期に診断された患者における肥大型心筋症の年間死亡率は約 6%で，成人期に診断された患者では約 3%である。

画像による肥大型心筋症の分類

1. 非対称性中隔肥大（ASH）：中隔がおもに影響を受ける（肥大する）。
2. 心尖部肥大：左室の心尖部が肥大する（日本人型）。左室造影検査で狭小化した心尖部が認められ，前胸部誘導心電図で巨大陰性 T 波が認められる。心室内圧較差はなく，症状は軽度である。良好な経過で死亡率は低い。心房細動が発生することがある。
3. 特発性肥大性大動脈弁下狭窄（IHSS）：中隔肥大により閉塞をきたす。
4. 肥大と閉塞が左室の中間分節に限局する。

- 肥大型心筋症は心臓超音波検査の所見にもとづき診断されるが，小児や思春期では 1 回の心臓超音波検査が正常であっても肥大型心筋症は否定できない。

肥大型心筋症を示唆する心肥大が認められる疾患

1. アミロイドーシス，糖原病，中隔への腫瘍浸潤。
2. Friedreich 失調症。
3. 全身脂肪異栄養症。
4. 副甲状腺機能亢進症。
5. 母親が糖尿病の新生児。
6. 黒子症。
7. 神経線維腫症。
8. Noonan 症候群。
9. 褐色細胞腫。

持続性心室不整脈と突然死の危険因子（BOX 7.1）

- 肥大型心筋症患者における突然死の頻度は約 2～4%である。
- 非持続性心室頻拍は心臓突然死のリスク増加に関連する。非持続性心室頻拍の存在は，陽性適中率が低く陰性適中率が高い。非持続性心室頻拍がなければ，予後は比較的良好と考えられる。非持続性心室頻拍がある場合は，さらにリスク層別化をする必要がある高リスク群の可能性が考えられる。
- 心臓突然死の家族歴，非持続性心室頻拍，著明な心肥大，著明な左房拡大，運動時血圧の異常反応がみられる場合には，高リスク群と同定される。
- 肥大型心筋症における心臓突然死の最も一般的な原因は心室頻拍である。
- 心室不整脈の機序はリエントリーで (1) 肥大心筋細胞の不規則な配列と線維化，(2)

BOX 7.1　肥大型心筋症における心臓突然死の危険因子

- 失神
- 年齢＜30 歳
- 持続性心室不整脈の既往
- 心臓突然死の家族歴
- 運動に対する血圧異常反応
- 左室壁厚＞30 mm
- トロポニンやトロポミオシンのコード遺伝子変異
- 非持続性心室頻拍

虚血，によると考えられる。

- 虚血の主要原因を以下に示す。
  1. 壁内冠動脈の肥厚と狭窄による血管拡張予備能の障害。
  2. 肥大と流出路閉塞による酸素需要の増加。
  3. 充満圧の上昇により心内膜下虚血が生じる。
- 副伝導路の高い有病率が報告されている。
- 特に男性では，突然死を起こしやすい時期は思春期である。
- 肥大型心筋症の 25％に運動中血圧の異常反応がみられる。これは運動中の不適切な血管拡張によると考えられる。これらの患者では左室内腔が小さい傾向がある。左室内腔の C 線維または圧受容体の刺激が，不適切な血管拡張に関与していると考えられる。異常血圧反応は突然死のリスク増加に関連している。
- 心臓突然死の 40％が運動中または運動直後に発生する。
- 左室壁厚が 30 mm 以上の患者では，心臓突然死のリスクが増加する。
- 心臓突然死の家族歴は重要な危険因子である。これは特定な家系にみられる悪性度の高い変異によるものと考えられる。
- 労作関連性失神は，若年の肥大型心筋症患者にみられる（心臓突然死の）前兆症状である。
- 非持続性心室頻拍があると，突然死のリスクが増加するが，陽性適中率は低い。
- 肥大型心筋症患者では一般に PR 時間の短縮が認められ，房室結節伝導の亢進を反映している。このため心房不整脈時には速い伝導が起こりやすくなる。
- 肥大型心筋症では伝導系疾患や房室ブロックが起きることがある。
- QT 時間の不均一性，加算平均心電図，心拍変動解析，プログラム刺激は陽性適中率が低いため，リスク層別化には役立たない。
- 心臓突然死の既往（生還者）と持続性心室頻拍は，重要な危険因子である。
- 低リスク患者の特徴は，症状がない，心臓突然死の家族歴がない，運動中の血圧反応が正常，心室不整脈がないことである。
- プログラム刺激による電気生理検査は，高リスク患者を同定する方法として有用でない。
- 生命予後は肥大の程度に相関する。著明な肥大（＞30 mm）がある患者では，突然死のリスクが年間 2％ある。
- 発症年齢のピークが 3 つ提唱されている。すなわち，思春期，40 歳代前半，60 歳代前半である。

- 肥大型心筋症が思春期に発症する場合には，肥大型心筋症の臨床症状（失神，心臓突然死，重度の労作性胸部不快感，呼吸困難）がより一般的に起きやすい。
- 肥大型心筋症は 50〜75%の症例が常染色体優性遺伝形式で遺伝する。その有病率は米国の一般人口の 500 人に 1 人と考えられ，アフリカ系米国人では有病率がこれより高い。
- 肥大型心筋症では心停止から蘇生が成功した後に，30 年までの長期生存がみられることがある。
- 不整脈原性イベントは，心不全の出現や外科的心筋切除術や中隔アブレーションなど，他の有害臨床転帰の予告にはならない。
- 運動時の異常血圧反応は肥大型心筋症症例の 3 分の 1 までに生じ，特に若年者では死亡リスクの増加に関連している。肥大型心筋症における心臓突然死に対する異常血圧反応の陽性適中率は 15%である。
- 若年男性で心臓突然死のリスク増加に関連している心筋トロポニン T 遺伝子（*TNNT2*）の R92W 変異の保因者，心筋 β ミオシン重鎖遺伝子（*MYH7*）変異の保因者および非保因者の親族の中でも，運動に対する血圧反応性に相違がみられる。
- 運動に対する血圧反応は，肥大型心筋症患者の遺伝子型と性別により影響される。
- 肥大型心筋症における一般的変異は，心筋 β ミオシン重鎖（*MYH7*），心筋トロポニン T（*TNNT2*），ミオシン結合蛋白 C をコードする遺伝子である。
- これらの遺伝子欠損から生じる表現型は非常に異なり，*TNNT2* 変異は心臓突然死を高頻度に発症することが多く，心臓肥大が軽度またはなくても心臓突然死がみられることが多い。
- 運動に反応して適切に血圧上昇がみられないことが，非発現型肥大型心筋症患者の 8〜33%に認められる。
- 血圧の異常反応の定義は，つぎのいずれかである。
    - 収縮期血圧が初期に上昇しその後最大運動時の血圧値に比較し＞20 mmHg 低下する，または安静時血圧に比較し収縮期血圧が運動負荷試験中進行性に＞20 mmHg 低下する（低血圧反応と呼ばれる）。
    - 安静状態から最大運動時まで収縮期血圧の増加が＜20 mmHg（平坦反応と呼ばれる）。

1. 若年の運動競技者でみられる心電図の著明な異常は，背景にある心筋症の初期の発現を表すことがあり，その後何年間も発病しないが有害転帰に関連している。そのような心電図パターンがある運動競技者には，継続的に臨床的経過観察する価値がある。
2. 左室流出路閉塞の有無は，予後とは関連がないと考えられる。

肥大型心筋症にみられる心房不整脈

- 患者の 30%までに上室頻拍や心房細動が発生し，これは左房拡大によると考えられる。
- 左房拡大は左室拡張機能不全，僧帽弁逆流，または心房筋線維化による。
- 持続性心房細動または発作性心房細動の患者には，抗凝固療法を施行すべきである。
- アミオダロンまたはソタロールが洞調律維持目的に用いられる。もしこれで成功しない場合には，カルシウムチャネル遮断薬またはβ遮断薬を，心拍数コントロール達成目的に用いることができる。

治療[11〜13]

- すべての肥大型心筋症患者では，たとえ症状がなくても激しい身体活動を禁止すべきである。
- 突然死した若年の競技運動選手の剖検で，偶然に肥大型心筋症が発見されることが最も多い。
- 運動競技に参加する前に心血管系スクリーニング検査をすることにより，無症状の肥大型心筋症がある無症候性患者を同定し，予期せぬ突然死を予防できると考えられる。
- ジギタリスは使用すべきでない。
- 肥大型心筋症患者のほとんどが内服薬治療のみですむ。
- β遮断薬は陰性変時作用を発揮し，心筋酸素需要を減少させることで虚血を解消する。
- ベラパミルは心筋収縮能を抑制し，左室流出路圧格差を減少させて拡張期充満を改善する。
- ジソピラミドはカルシウム動態を変える抗不整脈薬で収縮能を低下させ，圧格差を減少させて症状を改善させると考えられる。
- 高リスクの患者にアミオダロンを予防的に投与すると，心臓突然死の発生が減少する。
- アミオダロンは上室性と心室性の頻脈性不整脈の両方に有効である。
- 二腔 DDD ペースメーカ植込みは，特に高齢者で流出路圧格差と強い症状がある患者に有効なことがある。
- 内服薬治療抵抗性の肥大型心筋症に対する治療として，ペーシングは現在 ACC/AHA ガイドラインではクラス IIb の適応である。
- 肥大型心筋症患者にペーシングを適用する際には，ペーシング刺激による心室脱分極が起きるように房室間隔を十分短くする必要がある。しかし房室間隔を最短にしても最適な血行動態が得られないことがある。ペーシングにより心室が確実に脱分極するためには，房室結節アブレーションが推奨されている。
- ペーシングは肥大型心筋症患者の 10%に有効である。症状が改善し圧格差が 20〜25%減少する。
- 有意な圧格差がある有症候性患者には，外科的手術または化学的（アルコール）中隔アブレーションを考慮できる。
- 経皮的手技の合併症には（1）右脚ブロックの発生と（2）完全心ブロックがある。
- ICD は高リスク患者における治療選択である[12, 13]。
- 心臓突然死の一次予防のため ICD 植込みを受けた高リスク群の患者では，年間 5%が適切作動を経験する。
- 初回 ICD 植込み後最初に適切作動（ショック）するまでの期間は非常にさまざまで，10 年をこえることもある。
- 適切作動の確率は，リスク指標が 1 つ，2 つ，または 3 つ以上の患者で同等である。
- 突然死の高リスク指標が 1 つあれば，選ばれた肥大型心筋症患者に除細動器の予防的植込みを考慮する理由は十分にある。

拡張型心筋症[14]

- 拡張型心筋症では，原因にかかわらず心室不整脈がよく認められる。
- 拡張型心筋症の原因には冠動脈疾患，心臓弁膜症，高血圧性心疾患，妊娠，感染，アルコールがある。
- 拡張型心筋症患者の35%は，常染色体優性遺伝の家族性疾患である。
- 乳児や小児ではX染色体連鎖型遺伝がみられる。これはラミンA/C遺伝子の変異によると考えられる。これは伝導障害やさまざまな骨格筋障害を合併し，成人までの生存率は低下する。女性の遺伝子保因者は軽症型の拡張型心筋症のことがある。
- この疾患に関与する遺伝子は，筋細胞膜網を形成し心筋細胞を構造的に支持する細胞骨格蛋白のジストロフィンをコード（翻訳）している。
- 心内膜下の瘢痕化は不整脈基質となり，低カリウム血症，低マグネシウム血症，循環血中カテコラミンは不整脈の修飾因子と考えられる。
- 駆出率35%未満は，単独で死亡率の最大予測因子となる。
- 死亡率の他の指標として血清ナトリウム値低下，血漿中のノルエピネフリン，レニン，脳性ナトリウム利尿ペプチド（BNP）値上昇がある。
- 左脚ブロックと房室ブロックの存在は，転帰不良の指標である。
- 心室不整脈がよくみられるが，陽性適中率は低い。
- プログラム電気刺激は，拡張型心筋症における心臓突然死の信頼できる予測因子とはいえない。
- 頻発する心室期外収縮により頻拍誘発性心筋症が発生することがある。

遺伝学

- 拡張型心筋症は遺伝性疾患として，「特発性」拡張型心筋症患者のうち3分の1までに発生する。
- ラミンA/C遺伝子変異は，家族性拡張型心筋症と房室伝導疾患と関連がある。
- ホスホランバン（PLN）は，心筋Ca^{2+}トランジェントと心筋収縮能に不可欠な調節因子である。ホスホランバンをコードする遺伝子における14番アルギニンのヘテロ接合性欠失（*PLN-R14Del*）により，家族性拡張型心筋症が発生することがある。
- *PLN-R14Del*変異による家族性拡張型心筋症では，心電図の早期発現型としてR波振幅の低下が明らかにされた。

カルシウム，心不全，不整脈

- 不整脈の原因には広範囲に及ぶ病態生理があり，瘢痕，心不全の神経性，ホルモン性，代謝性病態，収縮機能不全が含まれる。
- カルシウムハンドリングの異常が，収縮機能不全と不整脈原性の両者の中心にある。
- 収縮期には筋小胞体からのカルシウム放出が興奮収縮連関を惹起し，一方，拡張期にはナトリウム–カルシウム交換系によりカルシウムが排出され，筋小胞体カルシウムアデノシン三リン酸ホスファターゼ（SERCA2a）を介し，カルシウムは再取り込みを受ける。

- 収縮機能不全ではSERCA2aの発現が低下し，ナトリウム–カルシウム交換系の発現が変化するため，拡張期のカルシウム濃度が上昇する。
- 心不全と心房細動においては，CaMKIIの発現と遅延I_{Na}活性が増加している。
- CaMKIIは遅延I_{Na}を増加させると考えられる。
- 遅延I_{Na}の増加は，心房不整脈のみならず心室不整脈にも関与する。
- CaMKIIと遅延I_{Na}の阻害により，抗不整脈作用が生じる。
- ラノラジン（特異的遅延I_{Na}阻害薬）は，遅延I_{Na}を減少させる。
- 拡張機能不全とナトリウム依存性カルシウム過負荷により誘発される自発性心室期外収縮は，ラノラジンで改善する。
- 遅延I_{Na}の増加は，拡張機能不全にも役割を果たすと考えられる。

拡張型心筋症の死亡原因（BOX 7.2）

- 拡張型心筋症の全死亡のうち50%は突然死で，その大部分は心室頻拍によるものと考えられる。
- 進行した心不全患者の大部分で突然死の原因は，頻脈性不整脈ではなくむしろ徐脈性不整脈と無脈性心臓電気活動であると考えられる。
- 虚血と心筋梗塞も拡張型心筋症患者における死亡率に関与している。

死亡率の予測因子[15]

- 非持続性心室頻拍の発生率はうっ血性心不全の増悪に伴い増加する。
- 拡張型心筋症患者のリスク層別化におけるプログラム刺激の役割は明確でない。心室頻拍または心臓突然死を発症した患者ですら，プログラム刺激をしても発端不整脈が誘発できないことがある。多形性心室頻拍が誘発されることがあるが，これも予後における重要性はない。
- 左室駆出率低下や失神がある拡張型心筋症患者には，電気生理検査が陰性であっても，予防的にICD植込みを考慮すべきである。
- 加算平均心電図，心拍変動解析，QT時間の不均一性，T波交互脈は，拡張型心筋症患者の転帰を予測するのに役立たない。
- 腫瘍壊死因子αの血漿中濃度の上昇を伴っている。

BOX 7.2　拡張型心筋症の死亡原因

- 駆出率＜35%
- NYHA心機能分類のIII度またはIV度
- III音
- 失神
- 血清ナトリウム低値
- 血漿ノルエピネフリン上昇
- 血漿レニン高値
- 心房性利尿ペプチド高値
- 左脚ブロック，第1度と第2度房室ブロック，心房細動の存在
- 心室期外収縮頻発，非持続性心室頻拍
- 周産期心筋症が認められた患者のその後の妊娠

治療

- うっ血性心不全の最適薬物治療には，ACE 阻害薬，アドレナリン受容体遮断薬，ジギタリス，利尿薬，アルドステロン拮抗薬がある。
- ACE 阻害薬と β 遮断薬の使用で，死亡率が 30%低下する。
- 虚血と電解質異常を同定し治療することを考慮すべきである。
- 変力作用薬としてのホスホジエステラーゼ阻害薬の使用は死亡率を増加させる。
- アミオダロンは拡張型心筋症患者における症候性の心室不整脈をコントロールして，心臓突然死を減少させるのに有効と考えられる。アミオダロンの有効性と忍容性は，駆出率が低下し治療期間が長いと低下する。
- 両室ペーシングは心室収縮を再同期化し伝導性を改善させることで，拡張期僧帽弁逆流を減少させて左心不全症状を改善し生存率を向上させる。
- 拡張型心筋症患者における ICD 植込みの最近の適応は，心停止からの生還者または失神を伴う心室頻拍，または自然発症性の持続性心室頻拍や駆出率＜35%の症例である。
- 持続性単形性心室頻拍は非虚血性拡張型心筋症では多くなく，発生する持続性単形性心室頻拍の 80%は瘢痕関連性リエントリーによるもので，残りが脚枝間リエントリー性または局所性起源によるものである。
- 瘢痕はおそらく進行性の線維化による。
- 梗塞後心室頻拍と比較すると瘢痕領域は小さいが，持続性単形性心室頻拍を発症する患者には典型的に複数形態の誘発性心室頻拍がみられる。
- MRI の遅延ガドリウム造影と電位マッピングにより，瘢痕が弁輪に隣接していることが多いことが証明される。
- 貫壁性瘢痕はまれで，壁内瘢痕が一般的である。この特徴からすると，心筋梗塞後の患者における心室頻拍と比較しこの心室頻拍のアブレーションが難しいという一般的理解が説明しやすい。
- 心内膜アブレーションが成功しないとき，心外膜マッピングをすると通常心外膜側により広範な瘢痕が存在することが示される。
- 脚枝間リエントリーを除外した後に，瘢痕関連性心室頻拍に対する手法を用いてカテーテルアブレーションを施行する。

7.4　脚枝間リエントリー性心室頻拍[16]

- 順行性伝導が右脚か左脚を介するかによって，頻拍はそれぞれ左脚ブロック型または右脚ブロック型を示す。左脚ブロック型が一般的である。
- これはマクロリエントリー性頻拍で，不可欠な要素として His 束，右脚枝，左脚枝，経中隔心筋伝導が含まれる。
- リエントリー波前面は逆行性に片方の脚枝（左脚が最も一般的）を上行し，別の脚枝（右脚が最も一般的）を下行し旋回して心室頻拍が発生し，通常は典型的左脚ブロック波形を示し，洞調律時の QRS 波形と同じになる。
- 短い連結期での右室早期興奮が起きると，右脚で逆行性ブロックが生じる。中隔間の伝導遅延と左脚の短い不応期のために，興奮は左脚に進む。もし右脚が不応期から回復すれば興奮は順行性に右脚を伝導して，リエントリー性頻拍が開始する（**図 7.5**）。

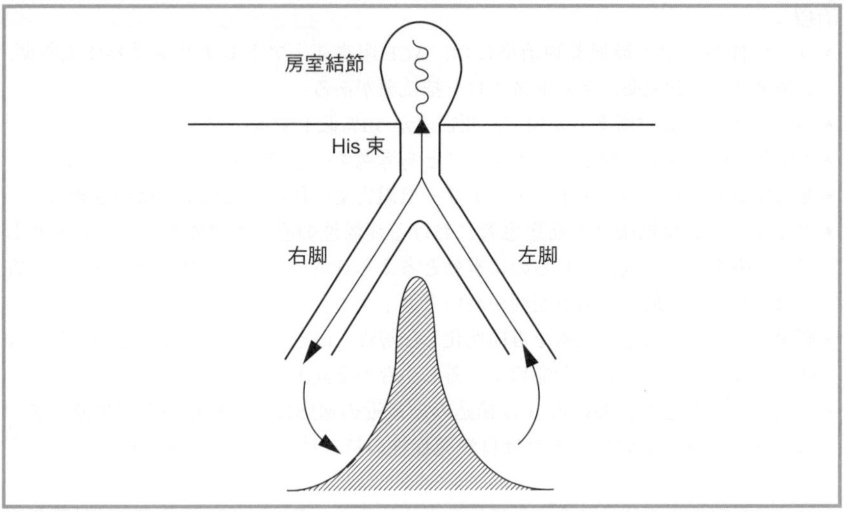

図 7.5 右脚を介した順行性伝導と左脚を介した逆行性伝導を図式化した脚枝間リエントリー性心室頻拍。

- 通常はプログラム右室刺激により心室頻拍が誘発される。さらに左室刺激，短–長–短の期外連続刺激，イソプロテレノール静注，ナトリウムチャネル遮断薬，心房刺激，心房細動または心房粗動による不規則な調律により，心室頻拍が誘発されることもある。
- 右室心尖部からのエントレインメント中は，ペーシング後間隔—心室頻拍周期長の差は典型的には 30 ミリ秒またはそれ未満である。
- 左脚を介した逆行性伝導の遅延と右脚を介した順行性伝導の回復との間には逆相関が存在する。
- 頻拍中に His 束と脚枝の興奮順序を記録して分析することが，脚枝間リエントリー性心室頻拍の診断に必須である。
- 短い周期長から長い周期長の期外刺激を入れると，His-Purkinje 系の不応期が変化してリエントリーが発生する。
- 脚枝間リエントリー性心室頻拍は通常，左脚ブロック型を示す。左脚の不応期が右脚より長い場合には，逆のリエントリー回路が生じることがある。
- 左室のペーシングや期外刺激では，右脚ブロック型の脚枝間リエントリー性心室頻拍は起きにくい。
- 器質的心疾患がない患者における脚枝間リエントリー性心室頻拍は，逆行性経路（左脚）で自然にブロックが生じるために，自然停止する傾向がある。
- His-Purkinje 系に伝導障害が存在すると，脚枝間リエントリー性心室頻拍が起きやすい。
- 重度の左室機能不全や His-Purkinje 系の伝導障害を伴う拡張型心筋症のような器質的心疾患が存在する場合には，脚枝間リエントリー性心室頻拍が発生することが多い。
- 右脚ブロック型の頻拍が発生する場合は，左脚が順行性に用いられるとき，または束枝間リエントリー性頻拍によるものがあり，後者の場合は左側 Purkinje 系の両束枝（前枝と後枝）が関与し，脚枝間リエントリーが同時に存在することがある。

- 束枝間リエントリーにおける右軸偏位は，順行性伝導が左脚前枝を介し逆行性伝導が左脚後枝を介していると考えられる。一方回路が逆方向に旋回する場合には，左軸偏位が生じる。TCL は通常＜300 ミリ秒であり，前失神状態，失神，心停止が一般的な症状である。

臨床的特徴

- 脚枝間リエントリー性心室頻拍は前失神や失神や突然死の原因となる。
- 一般的に器質的心疾患があり駆出率の低下を伴っている。
- 拡張型心筋症の存在下に発生する心室頻拍では，この機序を考慮すべきである。
- 脚枝間リエントリー性心室頻拍は以下の状態でもみられる。

1. 筋強直性ジストロフィ。
2. 肥大型心筋症。
3. Ebstein 奇形。
4. 弁膜症の術後。
5. ナトリウムチャネル遮断薬による催不整脈。

電気生理学的特徴（BOX 7.3，7.4）

- 普段の心電図は洞調律または心房細動を示す。左脚ブロック型の非特異的心室内伝導障害と PR 時間延長が一般的所見である。

BOX 7.3　脚枝間リエントリー性心室頻拍の電気生理学的特徴

- 頻拍時の QRS 形態は，一般に左脚ブロック型である
- 房室解離
- His 束電位はそれぞれの V に先行する
- 頻拍時の HV 時間＞普段の HV 時間
- HH 時間が変化した後に VV 時間が変化する
- His-Purkinje 系の伝導遅延は誘発を促す
- 脚枝または His-Purkinje 系におけるブロックで頻拍が停止する
- 右脚のアブレーションで頻拍が誘発されなくなる

BOX 7.4　脚枝間リエントリー性心室頻拍を示唆する所見

- 特発性拡張型心筋症
- 洞調律時における His-Purkinje 系の伝導障害
- 左脚ブロック形態の心室頻拍
- HV 時間を H から QRS 開始までで測定した場合，心室頻拍中の HV 時間は洞調律時と同じまたは長い
- H 電位が右脚電位に先行する
- A ペーシングでエントレインメントされた場合，その QRS 形態は心室頻拍中の QRS 形態に類似する

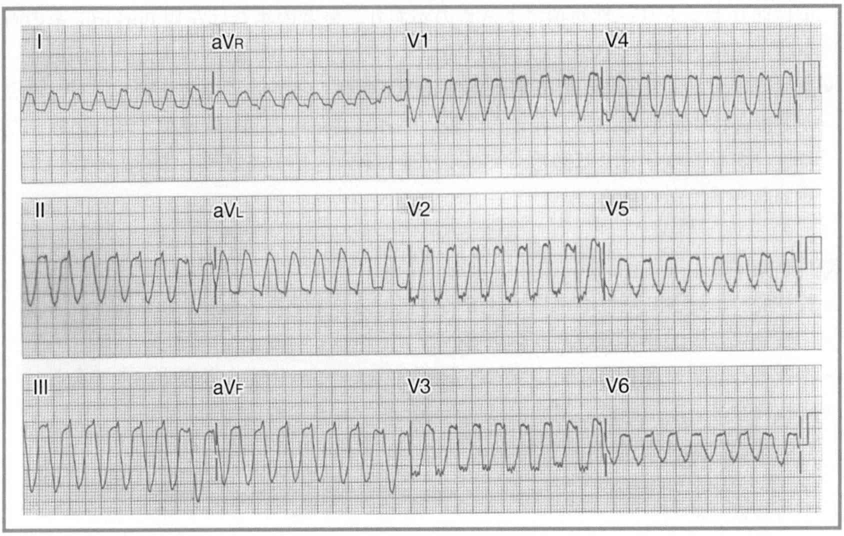

図 7.6 脚枝間リエントリー性心室頻拍の 12 誘導心電図で，左脚ブロック型と左軸偏位を呈する。

- 頻拍時には右脚ブロックまたは左脚ブロックパターンと，房室解離が存在する（**図 7.6**）。
- 心内電位図では HV 時間の延長（平均 80 ミリ秒）が認められる。
- 誘発できるすべての心室頻拍のうち 6％は，脚枝間リエントリーが機序である。
- 頻拍は右室プログラム刺激で誘発される。短い周期長から長い周期長の期外刺激を入れる必要がある。
- イソプロテレノール静注により，頻拍が誘発されやすくなる。
- プロカインアミド静注により His-Purkinje 系の伝導遅延が増加して，頻拍が誘発されやすくなる。
- 左脚ブロック型の頻拍中 HV 時間は，洞調律中の HV 時間と同じまたは長い傾向がある。頻拍時の HV 時間は，反対側の脚枝の伝導特性に依存する（**図 7.7，7.8**）。
- His 束と脚枝の興奮順序は心室頻拍の型を診断するのに必須である。左脚ブロック型の頻拍時には，左脚興奮の後に His 束が興奮しその後に右脚が興奮する。右脚ブロック型心室頻拍では興奮順序が逆になる。
- 頻拍は His-Purkinje 組織でブロックされて停止する（最後の QRS の後に左脚や His 束の電位はない）。
- 頻拍中 HH 時間の変化は，VV 時間の変化に先行する。これは偶発的な His-Purkinje 系の興奮による心筋起源の心室頻拍から脚枝間リエントリー性心室頻拍を鑑別するのに役立つ。
- 頻拍中に期外刺激を入れると，回路が逆転することがある。
- 心房ページングによるエントレインメント時の QRS 形態は，脚枝間リエントリー性心室頻拍の形態と一致する。しかしながら，右室ページング時の QRS 形態は異なる。
- PPI と TCL の差は，30 ミリ秒未満のことが多い。

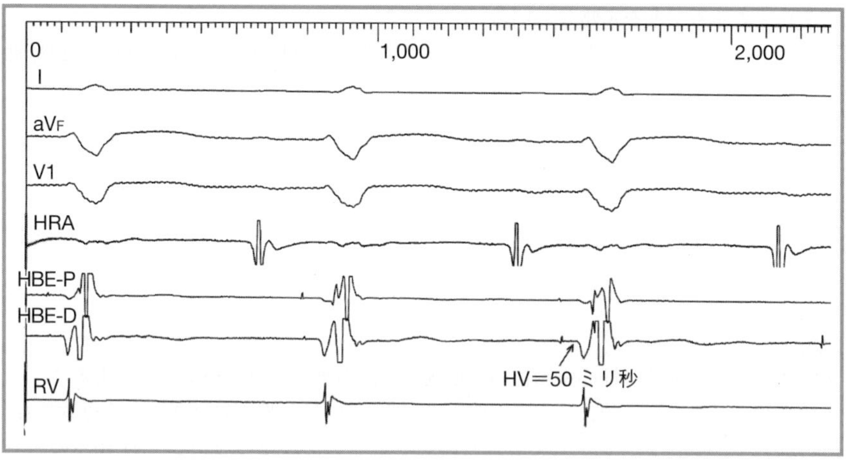

図 7.7　洞調律時の心内電位。左脚ブロック型。

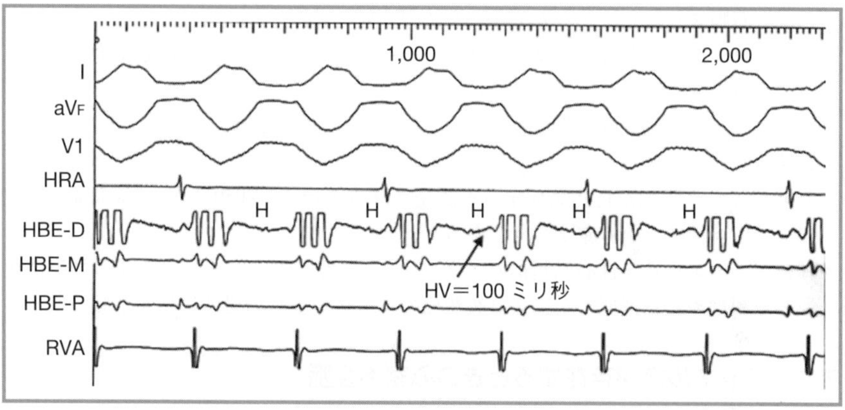

図 7.8　脚枝間リエントリー性心室頻拍。H が各 QRS に先行する。HV は洞調律時の HV より長い。

脚枝間リエントリー性心室頻拍の鑑別診断

- 心筋起源の心室頻拍は QRS に先行した His-Purkinje 系の偶発的な興奮で発生するが，VV 周期長の変動が HH 時間の変動を決定する。この型の頻拍中には，H はしばしば識別できないことが多い。
- 変行伝導を伴う上室頻拍は，特に 1：1 の逆行性伝導が存在する場合には脚枝間リエントリー性心室頻拍と間違われることがある。上室頻拍では His 束と脚枝間興奮は順行性であり，洞調律時の興奮に類似している。
- 心房束枝リエントリー性頻拍では左脚ブロック形態を示す。しかし，この頻拍では右脚枝の興奮は His 束の興奮に先行するので，左脚ブロック形態を示す脚枝間リエントリー性心室頻拍を除外できる。1：1 の房室関係が存在し，心房期外収縮により右室が早期興奮する。
- VV 周期長の変化に先行して，HH 時間が変化するが，これは機序が脚枝間リエントリーであることを示唆している。
- 頻拍中の心房解離所見と長い房室ブロック周期長の所見から，心房束枝房室回帰性頻拍を含む上室頻拍は除外できる。
- 長い VH 時間により，逆行性結節束枝頻拍は除外できる。
- 右室心尖部からのエントレインメント中にみられる短い PPI 所見から，接合部頻拍は除外できる。
- 右脚ブロック波形の脚枝間リエントリー中には，左脚は順行性に興奮し右脚は逆方向性に興奮する。

治療
- 脚枝間リエントリー性心室頻拍の治療選択は，右脚のアブレーションである[16]。
- アブレーションの標的には右脚が優先される。すでに左脚ブロックがある患者でも，右脚のアブレーションをしても通常は心ブロックにはならないが，約 30％の患者で徐脈に対するバックアップペーシングが必要になる。
- 洞調律時に左脚ブロックが存在するときは，左脚のアブレーションを考慮してもよいが，右脚より難しく左心カテーテル法のリスクを伴う。
- 右脚ブロックより左脚ブロックのほうが心室機能に有害作用を及ぼしやすいという心配がある。長期的転帰は基礎心疾患に依存する。
- アブレーション後の HV 時間が 100 ミリ秒以上の場合には，恒久性ペースメーカを植込むべきである。
- 心筋起源心室頻拍が自然発症するか誘発される場合や，駆出率が 35％未満の場合には，ICD 植込みを考慮すべきである。
- 脚枝間リエントリー性心室頻拍のアブレーションが成功しても，併存する瘢痕関連性心室頻拍や左室機能不全による突然死のリスクが多くの患者に依然として残る。

7.5　チャネル病が存在するときの心室不整脈

心筋活動電位
- 活動電位は心筋細胞の膜電位の変化を構成する。
- 筋細胞膜を横切り荷電イオンが不均等に分布（電気化学勾配）し，筋細胞膜に伝導性イオンチャネルが存在するために膜電位が形成される。
- イオンチャネルの開口と閉口（ゲート機構）により，膜イオン電流が生成され活動電位が形成される。
- イオンチャネルは孔形成 α サブユニットと，修飾 β サブユニットから構成されている。
- α および β サブユニットは，類似したアミノ酸配列をもつ大きな蛋白質ファミリーで構成されている。
- これにはサブユニットとその遺伝子の名前が反映されている。例えば，心筋ナトリウムチャネルの α サブユニットをコード（翻訳）する遺伝子は，*SCN5A*（ナトリウムチャネル，5 型，α サブユニット）と呼ばれる。α サブユニットチャネルは Nav1.5（ナトリウムチャネルファミリー，サブファミリー 1，メンバー 5）と命名され，「v」はチャネルゲート機構が膜電位変化により制御される（電位依存性）ことを表している。これが生み出す電流を I_{Na} と呼ぶ（**表 7.3**）。

表 7.3　心臓イオン電流の遺伝子的および分子的背景

電流	βサブユニット	遺伝子	βサブユニット/修飾蛋白質	遺伝子	遮断薬剤
I_{Na}	Nav1.5	*SCN5A*	β_1	*SCN1A*	テトロドトキシン
			β_2	*SCN2B*	
			β_3	*SCN3B*	
			β_4	*SCN4B*	
$I_{to,f}$	Kv4.3	*KCND3*	MiRP1	*KCNE2*	4-アミノピリジン
			MiRP2	*KCNE3*	*Heteropoda* クモ毒
			KChIP	複数の遺伝子	
			DPP6	*DPP6*	
$I_{to,s}$	Kv1.4	*KCNA4*	Kvβ_1	*KCNB1*	4-アミノピリジン
			Kvβ_2	*KCNB2*	
			Kvβ_3	*KCNB3*	
			Kvβ_4	*KCNB4*	
I_{CaL}	Cav1.2	*CACNA1C*	Cavβ_2	*CACNB2*	陽イオン（Mg^{2+}，Ni^{2+}，Zn^{2+}）
			Cav$\alpha_2\delta_1$	*CACNA2D1*	ジヒドロピリジン
					フェニールアルキラミン
					ベンゾシアゼピン
I_{CaT}	Cav3.1	*CACNA1G*			I_{CaL} と同じ（力価は異なる）
	Cav3.2	*CACNA1H*			
I_{Kur}	Kv1.5	*KCNA5*	Kvβ_1	*KCNAB1*	4-アミノピリジン
			Kvβ_2	*KCNAB2*	
I_{Kr}	Kv11.1	*KCNH2*	MiRP1	*KCNE2*	E-4031
I_{Ks}	Kv7.1	*KCNQ1*	MinK	*KCNE1*	クロマノール-293B
I_{K1}	Kir2.1	*KCNJ2*			Ba^{2+}
I_f（ペースメーカ電流）	HCN1〜4	*HCN1 4*			Cs^+

- イオン電流の方向〔細胞内へ（内向き），または細胞外へ（外向き）〕は，該当するイオンの電気化学勾配により決定される。
- 電流の振幅（I）は，膜電位（V）と責任イオンチャネルの伝導性（G）に依存する。
- この関係を方程式で表現すると，$I=V\times G$〔抵抗（R）は伝導性の逆数ため $I=V/R$（オームの法則)〕となり，電流の振幅は膜電位の変化にしたがって直線的（「オームの法則的」）に反応することを示している。

- オームの法則にしたがわない電流もある（いわゆる整流電流）。このような電流を運ぶチャネルの伝導性は一定ではなく，膜電位が異なると変化する。
- 心臓の整流電流には内向き整流電流（I_{K1}）と外向き整流電流がある。
- 外向き整流電流を運ぶチャネルは，脱分極〔K^+平衡電位（−90 mV）より陽性〕中にK^+イオンを優先的に運び，電流は外向きになる。
- I_{K1}を運ぶチャネルは，K^+平衡電位より陰性の電位でK^+イオンを優先的に運び，電流は内向きになる。
- またI_{K1}チャネルは−40〜−90 mV間の膜電位で，相当の外向き電流を伝える。この電位域内では，電位が陰性ほど外向きのI_{K1}は大きい。心筋細胞では，膜電位はK^+平衡電位より陰性にはならないため，外向きI_{K1}のみが活動電位の形成に役割を果たしている。
- 活動電位の4相(静止相)における心房筋細胞と心室筋細胞の静止膜電位は，I_{K1}チャネルのK^+に対するコンダクタンスが高いために，安定しており陰性（約−85 mV）である。
- 隣接細胞からの電気的刺激により興奮すると，ナトリウムチャネルが活性化（開口）し内向きNa^+電流（I_{Na}）が流れ，0相脱分極（初期立ちあがり）が生じる。
- 0相の後には，一過性外向きK^+電流（I_{to}）で形成される1相（早期再分極）が続く。
- 2相（プラトー相）では，脱分極させる内向きL型Ca^{2+}電流（I_{CaL}）と，再分極させる超急速活性化（I_{Kur}）と急速活性化（I_{Kr}）と緩徐活性化（I_{Ks}）遅延整流外向き電流の均衡がとれていることを表している。
- 3相（再分極相）では，L型カルシウムチャネルが不活性化（閉口）した後に遅延整流外向き電流が主体であることを反映している。3相における最終的再分極は，I_{K1}チャネルを介したK^+流出による。
- 心房筋細胞や心室筋細胞とは対照的に，洞房結節や房室結節の筋細胞では4相において静止電位の緩徐脱分極が認められる。
- I_{K1}が存在しないため，内向き電流〔例えばペースメーカ電流（I_f）〕により膜電位が脱分極する。
- 4相における緩徐脱分極によりほとんどのナトリウムチャネルが不活性化し，0相における利用度が減少する。
- 洞房結節と房室結節の筋細胞では，活動電位の脱分極はおもにI_{CaL}とT型Ca^{2+}電流により起こる。
- I_{Na}は心房と心室とPurkinjeの活動電位における0相脱分極を発生させることにより，心臓の興奮性と電気的伝導速度を決定している。
- 心筋ナトリウムチャネルのαサブユニット（*SCN5A*でコードされるNav1.5）は，4つの連続的に関連した相同性ドメイン（領域：DI〜DIV）を包含し，イオン伝導孔の周囲を取り巻いている。
- 各ドメインは6つの膜貫通セグメント（分節：S1〜S6）を含む。S4セグメントは電位依存性活性化に関与している。
- 0相の終了時にはほとんどのチャネルは不活性化し，4相において不活性化から回復した後でしか再活性化できない。

- 2 相と 3 相において開口し続けるまたは再開口するチャネルもあり，少さい遅延 Na^+電流（I_{NaL}）を運ぶ。
- ナトリウムチャネル機能不全が，遺伝性不整脈症候群に関連しているものがいくつかある（**表 7.4**）。
- QT 延長症候群は，QT 時間延長と TdP 型心室頻拍と心室細動のリスク増加を伴う再分極異常である。
- QT 延長症候群 3 型（LQT3）は *SCN5A* の変異であり，おもに I_{NaL} が増強することにより再分極が遅れる。
- 再分極の遅延は早期後脱分極の引き金となる（早期後脱分極は L 型カルシウムチャネルの再活性化による 2 相または 3 相中の異常脱分極である）。
- 早期後脱分極が TdP を惹起すると考えられている。
- I_{NaL} を遮断する薬剤（例えばラノラジン，メキシレチン）は，LQT3 患者において再分極を効果的に短縮すると考えられる。
- ナトリウムチャネル調節蛋白をコードしている遺伝子の変異は，QT 延長症候群の原因になる。

QT 延長症候群[17〜19]

- QT 延長症候群は先天性であるにもかかわらず，診断される平均年齢は 30 歳である。
- 生後 1 年以内に診断される症例は約 4％である。新生児の QT 延長症候群は，QT 延長症候群に関連する一般的な 3 つのイオンチャネルの変異によるものであるが，それより年長の QT 延長症候群患者に比較して罹患率と死亡率がかなり高い。
- 生後 1 年以内に心臓の症状がある QT 延長症候群患者は，きわめて高リスク群に相当する。
- QT 延長症候群のうち 20％は遺伝子がまだ決定されていない。
- 臨床的に明確な QT 延長症候群の約 75％の原因は 3 つの遺伝子変異，*KCNQ1*（LQT1），*KCNH2*（LQT2），*SCN5A*（LQT3）であり，おのおの高分子チャネル複合体 Kv7.1（I_{Ks}），Kv11.1（I_{Kr}），Nav1.5（I_{Na}）の重要な孔形成 α サブユニットをコードしている。
- QT 延長症候群の 1 型と 2 型の変異は，心筋の遅延整流イオン電流の基礎をなす α サブユニット（*KCNQ1* または *KCNH2*）にあり，生物物理学的性質が修飾され α サブユニットの細胞膜へのトラフィッキングが欠損するために機能喪失が生じる。
- 臨床的にこれらは心電図の T 波パターン，臨床経過，心事故（イベント）の引き金，交感神経刺激への反応，β 遮断薬治療の有効性と限界において相違がみられる。
- 先天性 QT 延長症候群の発病率は，1：5,000 と推定されている。
- 心電図を規準にした分子スクリーニングでは，QT 延長症候群の有病率はこれより高くなり，少なくとも 1：2,000 である。
- Jervell and Lange-Nielsen 症候群の発病率は，先天性聾唖の患者で 1：500 と推定される。
- 18 歳までに失神，心停止，突然死を経験する患者の 90％はより重症で，内服治療をしても死亡率は 25％をこえる。
- 治療をしないと QT 延長症候群患者の 13％，また失神後は 36％が，40 歳までに心停止または突然死を起こす。

表 7.4　遺伝性心疾患の遺伝的背景

型	頻度（または表現型の%）	遺伝子	蛋白質	蛋白質の機能	影響される電流
QT 延長症候群					
1	42〜54%	*KCNQ1*	Kv7.1	α サブユニット I_{Ks} チャネル	I_{Ks} 減少
2	35〜45%	*KCNH2*	Kv11.1	α サブユニット I_{Kr} チャネル	I_{Kr} 減少
3	1.7〜8%	*SCN5A*	Nav1.5	α サブユニット Na^+チャネル	I_{NaL} 増加
4	＜1%	*ANK2*	アンキリンB	調整蛋白質	なし
5	＜1%	*KCNE1*	MinK	β サブユニット I_{Ks} チャネル	I_{Ks} 減少
6	＜1%	*KCNE2*	MiRP1	β サブユニット I_{Kr} チャネル	I_{Kr} 減少
7	まれ	*NCNJ2*	Kir2.1	α サブユニット I_{K1} チャネル	I_{K1} 減少
8	まれ	*CACNA1C*	Cav1.2	α サブユニット Ca^{2+}チャネル	I_{CaL} 増加
9	まれ（1 研究で 1.9%）	*CAV3*	カベオリン 3	小胞の成分（筋細胞膜にある Nav1.5 と共存）	I_{NaL} 増加
10	＜0.1%	*SCN4B*	β_4	β サブユニット Na^+チャネル	I_{NaL} 増加
11	まれ（1 研究で 2%）	*AKAP9*	Yatiao	I_{Ks} チャネルのリン酸化を調節	β アドレナリン刺激時に不十分な I_{Ks} 増加
12	まれ（1 研究で 2%）	*SNTA1*	α_1 シントロフィン	Na^+チャネル機能を制御	I_{NaL} 増加
QT 短縮症候群					
1	3 家系	*KCNH2*	Kv11.1	α サブユニット I_{Kr} チャネル	I_{Kr} 増加
2	2 症例報告	*KCNQ1*	Kv7.1	α サブユニット I_{Ks} チャネル	I_{Ks} 増加
3	1 家系（2 人）	*KCNJ2*	Kir2.1	α サブユニット I_{K1} チャネル	I_{K1} 増加
Brugada 症候群					
—	10〜30%	*SCN5A*	Nav1.5	Na^+チャネル（I_{Na}）	I_{Na} 減少
—	まれ（1 家系）	*GPD1L*	GPD1L	細胞内 Nav1.5 トラフィッキングの制御	I_{Na} 減少

—	<1%	*SCN1B*	β_1	β サブユニット Na^+ チャネル	I_{Na} 減少
—	<1%	*SCN3B*	β_3	β サブユニット Na^+ チャネル	I_{Na} 減少
—	<1%	*KCNE3*	MiRP2	β サブユニット $I_{to,f}$ チャネル	$I_{to,f}$ 増加
—	<8.5%	*CACNA1C*	Cav1.2	α サブユニット Ca^{2+} チャネル	I_{CaL} 減少
—	<8.5%	*CACNB2*	Cavβ_2	β サブユニット Ca^{2+} チャネル	I_{CaL} 減少
家族性心房細動					
—	1（小）家系	*KCNE3*	MiRP2	β サブユニット $I_{to,f}$ チャネル	$I_{to,f}$ 増加
—	3家系	*KCNA5*	Kv1.5	α サブユニット I_{Kur} チャネル	I_{Kur} 増加
—	1家系	*KCNH2*	Kv11.1	α サブユニット I_{Kr} チャネル	I_{Kr} 増加
—	2家系	*NCNE2*	MiRP1	β サブユニット I_{Kr} チャネル（I_{Ks} チャネル調節の可能性）	I_{Ks} 増加
—	1家系	*KCNQ1*	Kv7.1	α サブユニット I_{Ks} チャネル	I_{Ks} 増加
—	1家系	*KCNJ2*	Kir2.1	α サブユニット I_{K1} チャネル	I_{K1} 増加

- 遺伝子変異が陽性症例のうち90%は単一遺伝子型があり，残りは2つ以上の変異がある。
- 高リスクの家族メンバーに対し遺伝子スクリーニングを行うと，QT延長症候群保因者の診断と治療に役立つと考えられる。
- QT延長症候群保因者の高リスク親族は，予防的に内服治療をすることができる。
- β 遮断薬がQT延長症候群における致死性不整脈の予防に役立つ。
- QT時間は心室脱分極開始から心室再分極終了までの時間を，体表面から表したものである。
- 脱分極（例えば脚ブロック）または再分極（例えば活動電位持続時間の延長またはその不均一性）のいずれかが偏位するか不均一になるとQT時間が延長する。

QT時間の測定

- II誘導または最長QT時間を示す誘導（一般にV3またはV4誘導）を用いて，QT時間を測定する。
- QT時間の測定には，さまざまな計算式が利用されている（**BOX 7.5**）。

BOX 7.5　QT 時間を測定する計算式

Bazett	$QTc = QT/(RR/1{,}000)^{1/2}$
Fridericia	$QTc = QT/(RR/1{,}000)^{1/3}$
Framingham	$QTc = QT + 0.154 \times (1{,}000 - RR)$
Hodges	$QTc = QT + 1.75 \times (60{,}000/RR - 60)$

- Bazett と Fridericia の補正式は，心拍数の変化に伴い QT 時間の変化を過大評価することがある。
- 成人集団では補正 QT 時間（QTc）の正常値は男性が 350〜450 ミリ秒で，女性が 360〜460 ミリ秒である。遺伝的研究で決定した QT の正常境界域は，住民研究から得られた正常境界域と異ならない。
- プロゲステロンは活動電位持続時間を短縮する。この現象が生じる理由は，プロゲステロンは基本状態では緩徐活性化遅延整流カリウム電流（I_{Ks}）を増加させ，cAMP による刺激状態では L 型カルシウム電流（I_{CaL}）を阻害することによると考えられる。
- 内皮細胞の一酸化窒素合成酵素の非遺伝的活性化を介して放出される一酸化窒素により，プロゲステロンの作用が調節されている。
- QTc 時間は変異保因者と非保因者の間でかなり重複している。
- 単一の QTc 値で QT 延長症候群患者すべてを健康対象者から区別することはできない。たとえ無症状で家族歴がない場合でも，QTc ≧ 470 ミリ秒の男性と QTc ≧ 480 ミリ秒の女性は，QT 延長症候群がある可能性を考慮に入れるべきである。
- Bazett 式は QTc を計算（すなわち心拍数で QT を補正）するのに用いるが，心拍数が速いと補正不足になり，心拍数が遅いと補正過剰になる。
- Fridericia 式（$QT_C = QT/RR^{1/3}$）は，平方根関数を使用しない。
- 心拍数が 60〜70 bpm のときに健常人では QTc 値＞470 ミリ秒はみられないが，健康成人の 2%（小児ではさらに多い）は，心拍数が 90 bpm 以上のときに QTc ≧ 480 ミリ秒である。
- 洞頻脈時に「QTc 延長」が認められるときは，心拍数が遅くなったときに心電図を必ず再検査すべきである。
- 心拍数の変化に反応した QT 短縮は瞬時ではないため，生理的な洞不整脈があると QTc の判定が困難なことがある。瞬時的変化でないため，呼吸により RR 時間が短縮と延長するときに未補正 QT 時間の変化はほとんどみられない。しかし洞レートが速くなるときは QTc が「長く」なり，遅くなるときは正常 QTc になる。
- U 波は I，aVR，aVL 誘導でみられることは少ないため，これらの誘導で QT を決定することができる。
- 最短の RR 時間で QTc ≧ 460 ミリ秒の場合，または洞不整脈時に未補正 QT 時間が著明に変動（＞40 ミリ秒）する場合は，QT 延長症候群の診断が考えやすい。
- 一般人の大多数では，QTc は 400〜450 ミリ秒の間である。
- この範囲であっても QT 延長症候群の可能性があるため，病歴から QT 延長症候群を除外する必要があるときには，常にさらなる検査が必要である。

- QT 延長症候群患者の QTc は日差変動が著明にみられるため，第一段階は安静時心電図を定期的に繰り返しとることである。
- QT 延長症候群患者の 40％は長期経過観察中に少なくとも一度は QTc＞500 ミリ秒がみられるが，初期評価時にそれほど（＞500 ミリ秒）QT 延長がみられるのは 25％にすぎない。
- 第二段階は家族全員の心電図を詳しく調べることであり，QT 延長症候群は優性遺伝のため家族の中には著明な QT 延長を示すものがいるからである。
- T 波の形態に注意を払うべきで，これは QT 延長症候群の遺伝子型に応じて異なる。
- Holter 心電図記録ではごくまれにしか自然発生の不整脈が認められないが，睡眠中または期外収縮後一時的休止（ポーズ）の後に，特徴的な T 波の変化が認められることがある。
- 24 時間 Holter 心電図記録で，洞ポーズの影響を含め QT 時間を動的に評価することができる。
- エピネフリンまたはアデノシンいずれかの静注による誘発試験により，さらなる情報が得られる。
- エピネフリン誘発試験は，LQT1 の患者を同定するのに役立つ。
- LQT1 が最も一般的な遺伝子型で，よく見過ごされることが多い。他の QT 延長症候群の遺伝子型では異常 T 波がみられ，LQT1 では正常と解釈される幅広い T 波が認められることがある。
- QTc 時間には予後に関する重要な情報がある。

エピネフリン QT 負荷試験[20, 21]

- エピネフリン静注に対する健常人の正常反応は顕著な U 波の出現で，QTc 時間の延長はみられない。
- 低用量エピネフリン注入中に，未補正 QT 時間の 30 ミリ秒以上の延長およびノッチ化 T 波の出現（T2＞T1）がみられれば，おのおの LQT1 および LQT2 の診断を考慮することができる。
- 低用量エピネフリン注入中に，LQT1 では未補正 QT 時間が奇異的に延長する。
- エピネフリン QT 負荷試験には，25 分間注入法（0.025～0.3 μg/kg/分）がある。エピネフリン≦ 0.1 μg/kg/分の注入中に QT 時間が≧ 30 ミリ秒延長する場合を，奇異性 QT 反応と定義する。
- 低用量エピネフリン注入中の QT 時間変化の中間値は，遺伝子変異陰性群で－23 ミリ秒，LQT1 で 78 ミリ秒，LQT2 で－4 ミリ秒，LQT3 で－58 ミリ秒の範囲である。
- 概して奇異性 QT 反応の LQT1 に対する感度は 92.5％，特異度 86％，陽性適中率 76％，陰性適中率 96％である。
- エピネフリン QT 負荷試験により，潜在性 LQT1 を高水準で正確に明らかにすることができる。
- 洞調律時にアデノシンを注入すると，常に短時間の徐脈が突然生じ，その後洞頻脈がみられる。この急速な心拍数の変化には，著明な QT 変化を伴う。
- アデノシン注入は LQT2 の診断に有用な検査であるが，QT 延長が境界域の患者ではまだ判定値が決定していない。

- 不整脈を生じることがある再分極障害には，逆頻度依存性，遅い心拍数で QT 時間延長を生じるソタロールのような薬剤がある。
- 催不整脈は再分極障害に限らない。伝導速度や不応期や自動能の異常も再不整脈の原因になる。
- 遅い伝導速度（CV）と短い有効不応期（ERP）の組み合わせは有害で，心臓波長（λ＝CV×ERP）の短縮が生じて，リエントリーを起こしやすくなる。
- 心拍数で補正した QT 時間が最小 4 分位（＜446 ミリ秒）の変異保因者では，40 年間のイベント発生率が 20％未満であるが，一方，最大 4 分位（＞499 ミリ秒）ではほぼ 80％のイベント発生率である。
- 急性心筋梗塞から回復した患者，糖尿病，高齢者，慢性心不全，自律神経障害，肥大型心筋症，筋ジストロフィの患者では，QT 延長がその後の死亡率の予測因子になる。
- QT 延長症候群の患者には，少なくとも 11 個の遺伝子に 600 以上の変異が同定されている。
- これら遺伝子のほとんどが心筋イオンチャネルを構成している蛋白質をコードしており，その中で変異の 90％以上が 5 つの遺伝子（*KCNQ1*，*KCNH2*，*SCN5A*，*KCNE1*，*KCNE2*）に認められる。
- QT 延長症候群を発生しやすい遺伝子は全部で 12 個ある。
- LQT4〜LQT12 は，QT 延長症候群症例の 5％未満を占める。
- *CAV3*（LQT9），*SCN4B*（LQT10），*SNTA1*（LQT12）は，ナトリウムチャネル関連性蛋白（ChIP）として部分的に機能する蛋白質をコードしている。
- カベオリン 3 変異，ナトリウムチャネル β_4 サブユニット変異，α シントロフィン変異があると，他は正常なナトリウムチャネル α サブユニットと共発現する場合は，Nav1.5 ナトリウムチャネル複合体が遅延ナトリウム電流に変換してしまう。
- 同様に，*AKAP9* 変異は I_{Ks}，ChIP，yotiao を障害し，LQT1 類似の機能欠損を生じる。
- QT 延長症候群の変異保因者は QT 時間の延長がないために臨床的に診断されないが，もし未治療のままの場合には，40 歳までの主要心イベントのリスクが 10％ある。
- QT 延長症候群は常染色体劣性と常染色体優性の両方の遺伝形式を示す。聾唖を伴うまれな常染色体劣性疾患（Jervell and Lange-Nielsen 症候群）は，緩徐活性化遅延整流カリウムチャネル（*KCNQ1* と *NCNE1*）をコードする 2 つの遺伝子の変異が原因である。
- Romano-Ward 症候群として知られている一般的な常染色体優性型は，10 の異なる遺伝子の変異が原因である。
- 10 遺伝子の中 6 つは心筋カリウムチャネルをコードしている。
- 後天性 QT 延長症候群は先天型に類似した症候群であるが，心室の活動電位持続時間を延長する薬剤投与が原因となるものをいう。
- 拡張型または肥大型心筋症を含む心筋症に続発して QT が延長する。
- 異常な QT 延長は徐脈や電解質異常に伴うことがある。
- 後天型の病態は先天型より有病率がはるかに高く，遺伝的な起こりやすさがあると考えられる。
- 低カリウム血症，左室肥大，I_{Kr} 遮断とチトクローム P450 酵素の CYP2D6 や CYP3A の遺伝的要因による活性低下などの危険因子が複数合併すると，QT 時間延長が生じることがある。

M 細胞

- QT 延長症候群では M 細胞の活動電位持続時間が優先的に延長するため，貫壁性再分極不均一性が増加するのみならず QT 時間が延長し，これが刺激誘発性 TdP のみならず自発性 TdP 発生に関与する。
- 心拍数低下に反応し，また活動電位持続時間を延長させる薬剤に反応して，M 細胞の活動電位は心外膜側や心内膜側の活動電位よりも延長する。
- 最も活動電位持続時間が長い M 細胞は，典型的には前壁の心内膜下深部から心筋中層にみられる。
- また M 細胞は乳頭筋の深層，肉柱，心室中隔にも同定されている。
- M 細胞の活動電位持続時間が長い理由は，心外膜側と心内膜側の細胞に比較して，緩徐活性化遅延整流電流 I_{Ks} が弱く，遅延 I_{Na} とナトリウム–カルシウム交換電流が強いためと考えられる。
- このイオン電流特性のため，M 細胞はさまざまな薬剤の作用を受けやすくなる。
- 急速活性化遅延整流電流 I_{Kr} または I_{Ks} を遮断する薬剤，またはカルシウムチャネル電流 I_{Ca} または遅延 I_{Na} を増加させる薬剤は，一般に心外膜側細胞または心内膜側細胞に比較し，M 細胞の活動電位持続時間をさらに大きく延長させる。
- 主要な 3 つの心筋細胞型における再分極の時間経過の相違が，心電図の T 波の記録に関与している。
- 3 つの細胞型において 2 相と 3 相の再分極の時間経過に相違があるために電位勾配が生じ，M 領域の両側に対立する電位勾配が発生し，これが T 波の記録に一部関与している。
- 直立した T 波の場合には，心外膜側が最早期に反応して再分極し，M 細胞の活動電位が最後に再分極する。
- 心外膜側活動電位の再分極終了が T 波の頂点に一致し，M 細胞の再分極終了が T 波の終末に一致する。
- したがって QT 時間は M 細胞の活動電位持続時間で決まり，一方，QT 頂点時間は心外膜側の活動電位持続時間で決まる。
- 前胸部心電図誘導で T 波の頂点から終了までの時間（T_{peak}-T_{end} 時間）は，貫壁性再分極不均一性の指標となることが示唆されてきた。
- QT ではなくむしろ貫壁性再分極不均一性が，TdP 発生に対する主要な基質の基盤をなしている。
- I_{Kr} や I_{Ks} の減少により，または I_{Ca} や遅延 I_{Na} の増加により正味の再分極電流を減少させる薬剤は，貫壁性再分極不均一性を増加させる。
- I_{Kr} の減少または遅延 I_{Na} の増加により，M 細胞の活動電位が選択的に延長し，QT 時間の延長と貫壁性再分極不均一性の増加が生じ，早期後脱分極が発生しやすくなる。
- QT 時間を延長させる薬剤のすべてが貫壁性再分極不均一性を増加させるわけではない。アミオダロンの慢性投与により心外膜側と心内膜側の活動電位持続時間が大きく延長するが，M 領域での延長は少ないため貫壁性再分極不均一性が減少する。
- ナトリウムペントバルビタールは QT 時間を延長させるが，貫壁性再分極不均一性は減少させるもう1つの薬剤である。ペントバルビタールは用量依存性にQT時間を延長させるが，貫壁性再分極不均一性の減少を伴っていることが示されている。

- これらの状態ではTdPは認められず，またプログラム電気刺激によりTdPは誘発できない。
- アミオダロンとペントバルビタールは共通して I_{Ks}，I_{Kr}，遅延 I_{Na} を遮断する作用がある。この組み合わせにより心外膜側と心内膜側の活動電位持続時間が選択的に延長し，そのためQT時間が延長するが，貫壁性再分極不均一性は実際に減少しTdPは発生しない。
- シサプリドは内向き電流と外向き電流を両方とも遮断する。
- クロマノール293Bで起きる I_{Ks} の遮断により，QTは延長するが貫壁性再分極不均一性は増加しない。これは3種類の細胞の活動電位持続時間を均一に延長させ，貫壁性再分極不均一性の増加はみられない。
- したがって，TdPは発生しない。
- イソプロテレノールなどのβアドレナリン作動薬により，心外膜側と心内膜側の活動電位持続時間は短縮するが，M細胞の活動電位持続時間は短縮しないため，貫壁性再分極不均一性が著明に増強してTdPが発生するようになる。
- このことからQT延長症候群，特にLQT1の患者は，交感神経刺激に対し非常に敏感なことが理解でき，QT延長症候群に関連したリスクはQT時間延長によるのではなく，むしろ常にではないが通常はQT時間延長を伴う，再分極の空間的不均一性の増加によるものであるという仮説が支持される。

T_{peak}-T_{end} 時間

- QT時間は心室再分極の測定値として認められているが，T波の頂点から終了までの時間（T_{peak}-T_{end} 時間）は再分極異常のより感度のよい指標とみなされ，再分極の不均一性を反映していると考えられる。
- 運動またはエピネフリンによるβアドレナリン刺激は，潜在性LQT1患者を同定するのに役立つ。
- エピネフリンの急速静注（定常状態のエピネフリンではない）により，LQT2患者の T_{peak}-T_{end} 時間が延長する。
- QT延長症候群で観察される表現型と遺伝子型の不一致を説明できるものとして，再分極予備能仮説がある。これは，臨床的にQT延長が発生するためには，細胞の再分極にかかわる複数の要因が必要であることを示唆している。例えば，I_{Kr} を遮断する薬剤を投与された患者は，低カリウム血症または背景に再分極の遺伝子異常が合併した場合のみにQT延長が認められることがある。
- エリスロマイシンは I_{Kr} 受容体を競合的に遮断して，濃度依存的に再分極の延長をきたす。
- 正常の T_{peak}-T_{end} 時間は<100ミリ秒である。普段の状態で100ミリ秒をこえる T_{peak}-T_{end} 時間は，対照患者群ではまれである。
- T_{peak}-T_{end} 時間は再分極の貫壁性不均一性に対する非侵襲的代替指標と考えられてきた。
- 貫壁性不均一性の基準としての T_{peak}-T_{end} 時間の役割に関しては依然として議論はあるが，異常で不均一な再分極の基準としては容認されている。

QT延長症候群の分類[17, 22, 23]

- 遺伝性QT延長症候群は今までに12型が同定され，イオンチャネルまたその関連蛋白質をコードしている遺伝子の変異を伴っている。
- 電位依存性カリウム，ナトリウム，カルシウムチャネルのαサブユニット（LQT1，LQT2，LQT3，LQT7，LQT8）をコードしている遺伝子の変異，カリウムとナトリウムチャネルの補助サブユニット（LQT5，LQT6，LQT10）をコードしている遺伝子の変異，細胞骨格膜適合蛋白のアンキリンB（LQT4），*AKAP9*（LQT11）と骨格蛋白カベオリン3（LQT9），細胞骨格蛋白シントロフィン（LQT12）をコードしている遺伝子の変異が同定されている。
- 活動電位における外向き再分極（カリウム）電流の減少（機能欠損型変異）により，または脱分極させる（ナトリウムまたはカルシウム）イオンの持続的流入または遅延した流入（機能獲得型変異）により，再分極の延長が発生する。
- QT延長症候群は早期後脱分極が引き金になるTdPが原因で起こる心臓突然死を伴う。
- ナトリウム–カルシウム交換系は$3Na^{+}:1Ca^{2+}$の化学量比をもち，前方モードではカルシウムが細胞から汲み出されるため内向き脱分極電流が生まれる。ナトリウム–カルシウム交換系は活動電位プラトーを維持する役割があると考えられている。
- 心筋活動電位に不可欠なイオンチャネルの孔形成サブユニット（*KCNQ1*，*KCNH2*，*SCN5A*，*KCNJ2*，*CACNA1C*），またはβサブユニット（*KCNE1*，*KCNE2*，*SCN4B*）をコードしている遺伝子における一次的変異がQT延長症候群には同定されていることから，QT延長症候群を心臓チャネル病と定義している。
- 20〜30%の症例では，すべてのイオンチャネルのサブユニットを遺伝子解析しても，罹患患者のQT延長症候群の表現型に関与している遺伝子が同定できない。
- 骨格蛋白（*CAV3*），適合蛋白（*ANK2*，*AKAP9*）細胞骨格蛋白（*SNTA1*）をコードしている遺伝子の遺伝子欠損が発見され，これらはチャネル相互作用蛋白（ChIP）として作用し，イオンチャネルのトラフィッキング，転写後の修飾，動態に影響を与える。
- Aキナーゼ固定蛋白（AKAP）はシグナリング分子を補充し，それを下流の標的に供与して，そのリン酸化状態が空間的かつ時間的に有効になるように制御を行っている。
- 心臓においてβアドレナリン受容体（βAR）の活性化を介した心筋活動電位持続時間の交感神経系の制御には，AKAP9（Yotiao）をI_{Ks}カリウムチャネルのαサブユニット（*KCNQ1*）と配列させる必要がある。
- この配列複合体を妨害する*KCNQ1*変異は，QT延長症候群1型（LQT1）の原因である。
- チャネルの変異により，機能獲得または機能欠損のいずれかが発生する。例えば，SQT1とLQT2はI_{Kr}の機能獲得と機能欠損が，SQT2とLQT1はI_{Ks}の機能獲得と機能欠損が，SQT3とAndersen-Tawil症候群（LQT7）はI_{K1}の機能獲得と機能欠損が，Timothy症候群（LQT8），QT短縮症候群，Brugada症候群はL型カルシウムチャネルの機能獲得と機能欠損が原因である。
- C末端の位置にあるミスセンス変異は，孔形成領域にある変異に比較すると臨床的に良性な表現型になる傾向がある。

- 優性阻害効果（すなわち，チャネル機能が>50%低下を生じる変異）を及ぼす *KCNH2* と *KCNQ1* の変異は，ハプロ不全（すなわち，チャネル機能が≦50%低下を生じる変異）を生じやすい孔形成領域以外の変異に比べ，悪性の転帰になると考えられる。
- LQT1 患者は，KCNQ1 蛋白の膜貫通領域に位置している *KCNQ1* 変異の保因者であり，不良な転帰をたどる傾向がある。
- 家族は同一変異を保有することがあるが，さまざまな臨床症状を伴いこの病気が発症する。
- 心筋再分極に深く影響する QT 延長症候群遺伝子上にある多型性と，一次性変異の作用があるために，さまざまな臨床症状が生じると考えられる。QT 延長症候群の発端者のうち 5～7%は 2 つ以上の変異を保有している。このために家族間において，臨床症状の発現の重症度に影響がでると考えられる。
- これらの遺伝性チャネル病の中には，互いに鏡面像にみえるものがある。
  - SQT1 と LQT2，I_{Kr} の機能獲得と機能欠損が原因。
  - SQT2 と LQT1，I_{Ks} の機能獲得と機能欠損が原因。
  - SQT3 と Andersen-Tawil 症候群（LQT7），I_{K1} の機能獲得と機能欠損が原因。
  - Timothy 症候群（LQT8）と，QT 短縮症候群と Brugada 症候群を包括する新しい臨床分類，L 型カルシウムチャネルの機能獲得と機能欠損が原因。

マイクロ RNA

- マイクロ RNA とは，22 個と 61 個のヌクレオチドからなる RNA の小断片である。
- 34 個の異なるマイクロ RNA が心臓に特異的にみられる。
- イオンチャネルのサブユニットの転写に対する RNA の利用度を低下させることにより，マイクロ RNA の作用がイオンチャネルを制御することができる。このサブユニットが消失すると機能するチャネルが急速に消失し，これが生理的または病的ストレスによる分子変化の機序である。
- マイクロ RNA-1（miR-1）の標的は 2 つある。1 つは内向き整流 K^+電流（I_{K1}）に関与するチャネルの Kir2.1 であり，もう 1 つは心室の主要なギャップ結合蛋白のコネキシン 43（Cx43）である。miR-1 の増加がみられる場合には，心臓の伝導速度を維持しているこれらのチャネルは心室組織で減少し，伝導が緩徐になり不整脈が起こりやすくなる。
- 心室不整脈に比較し，心房細動では miR-1 が減少し，反対に Kir2.1 が増加する。
- 症候性 QT 延長症候群変異の保因者における収縮持続時間は，心内膜側のほうが心筋中層より長い傾向があり，貫壁性機械的不均一性を示しているが，これは無症候性の患者と健康人にはみられない。
- *NOS1AP*（一酸化窒素）遺伝子は，正常な生理的範囲内で心筋再分極に影響を与える。

T 波と U 波

- 複数の構造的，代謝的，遺伝子的，自律神経的，精神的，薬理的因子が T 波の波形に影響する。
- 類似した T 波の波形が異なる状態で生じることがあり，区別が困難なことが多い。
- 比較的特異的な T 波のパターン（例えば QT 延長症候群の遺伝子型に一致した T 波

のパターンや，左前下行枝近位部閉塞の T 波パターン）で識別されるものもあるが，顕著でない T 波の変化のほとんどが，非特異的という名称で包括されている。

- T 波は心室の再分極を反映している。
- T 波の終了は，通常は大動脈弁の閉鎖と機械的収縮の終了に一致している。
- U 波は T 波に続き，生理的状態では別の波形であり，心室弛緩開始時の第 II 心音とともに開始する。
- 通常，U 波は単相性の陽性で，心拍数 50～100 bpm の範囲内で最もよく観察でき，振幅は 0.2 mV をこえることはほとんどない。
- T 波終了から U 波頂点までの時間は，QT 時間とは異なりほぼ心拍非依存性である。
- 心房細動中に周期長が突然増加した後または期外収縮後には，U 波のタイミングは変化せずに，U 波は T 波の中に入り込む。
- QT 延長症候群のような病態生理的状態では，U 波を T 波から区別することが困難な場合が多い。
- U 波の起源に関してはいまだに論争が多く，電気的現象または機械電気的的現象の可能性がある。
- U 波の起源に関する 3 つの主要な仮説があり，U 波の原因としては以下のものがある。
  1. His-Purkinje 系の再分極。体表面心電図上に記録されるには組織容積が少なすぎるため，この可能性は低い。さらに，T 波終了から U 波頂点までの時間は，異なる心拍数で一定であるが，Purkinje の活動電位持続時間と心室筋の活動電位持続時間との間の相違は，心拍数が遅いと増加し，心拍数が速いと減少する。
  2. 乳頭筋または M 細胞の再分極。M 細胞は T 波の第 2 成分に関与しているため可能性は低く，U 波増強または陰性 U 波として混同することが多い。2 つの連続した再分極波または二峰性 T 波を表すには，T1 および T2 という名称が用いられ，これは U 波とは区別される。T 波と U 波は異なる偏位であり，急性心筋虚血患者でみられることがあるように，単相性変換した心室波は U 波の波形とタイミングとは無関係である。
  3. 拡張期に心室壁が伸展され生じる伸展誘発性遅延後脱分極，すなわち機械電気的作用。後電位としての U 波の起源は，左室の全周性筋層が伸展され発生することが示唆されている。U 波は心室弛緩に一致している。
- T 波の終了は第 II 心音に一致する。
- QT 短縮症候群患者では再分極が劇的に加速するにもかかわらず，機械的機能は変化しない。駆出時間，等容性収縮，等容性弛緩は QT 短縮症候群群と対照群との間で有意差がみられなかった。
- これらの結果から，心室活動電位が著明に短縮しても，カルシウムトランジェントの時間経過，細胞短縮，心室の機械的収縮にはほとんど影響がないと考えられる。
- このように機械的収縮は再分極効果の変化と無関係であることは，QT 延長症候群の患者においても明確であり，機械的収縮の時間経過は対照患者と同様である。
- QT 短縮症候群患者では，U 波は T 波から＞100 ミリ秒離れている。
- 大動脈弁閉鎖と等容性弛緩開始のタイミングは，U 波の開始に一致している。
- U 波は心電図上の心室波形の成分にすぎず，心室活動電位に由来するものではない。
- 交感神経刺激により心室弛緩が加速する場合でも，U 波の最大振幅（通常 V2～V3

誘導で）はT波高の3～24％の範囲で，0.2 mVをこえることはほとんどない。
- U波が陽性となるべき誘導で陰性U波がみられる場合は，心筋が病的である指標になる。

QT延長症候群1型（LQT1）

- 染色体11番上にある*KCNQ1*遺伝子の変異による。これが最も一般的な変異型である。
- Kv7.1カリウムチャネルをコードしている*KCNQ1*遺伝子における機能欠損型変異が原因で，QT延長症候群1型（LQT1）が発生する。
- KCNQ1チャネル（Q1）はKCNE1 βサブユニット（E1）とともに組み立てられ，緩徐活性化遅延整流K^+電流I_{Ks}を生成するチャネルを形成している。
- LQT1におけるT波は基部が広い（**図7.9**）。
- QT延長症候群の対立遺伝子は，息子より娘に遺伝しやすい。
- *KCNQ1*と*KCNE1*の変異は，Jervell and Lange-Nielsen症候群を引き起こす。これは聾唖を合併する。この症候群のQT延長は常染色体優性遺伝で，聾唖は常染色体劣性疾患として遺伝する。
- Romano-Ward症候群はQT延長を示すが，聾唖を伴わない。
- Jervell and Lange-Nielsen症候群の表現型は両親から*KCNQ1*遺伝子変異を引き継いだ子孫に発症し，したがってホモ接合体である。このため聾唖になる。両親はヘテロ接合体であり，聾唖はみられない。
- アラニンがバリンまたはグルタミン酸に置換するような単一残基の置換によるものである。そのためアミノ酸に変化が生じ，機能欠損を引き起こす。
- LQT1患者では交感神経刺激によりQT時間が延長し，TdPの原因になる。交感神経刺激により心外膜側と心内膜側の活動電位持続時間は短縮するが，M細胞の活動電位持続時間は短縮しないため貫壁性の不均一性が生じる。
- アドレナリン刺激に対して3種類の細胞間で異なる反応を示すのは，I_{Ks}増強の程度に関連しており，I_{Ks}の増強の程度は心外膜側と心内膜側で強くM細胞では弱い。
- 心外膜側と心内膜側のI_{Ks}増強は活動電位持続時間の短縮を起こし，再分極の不均

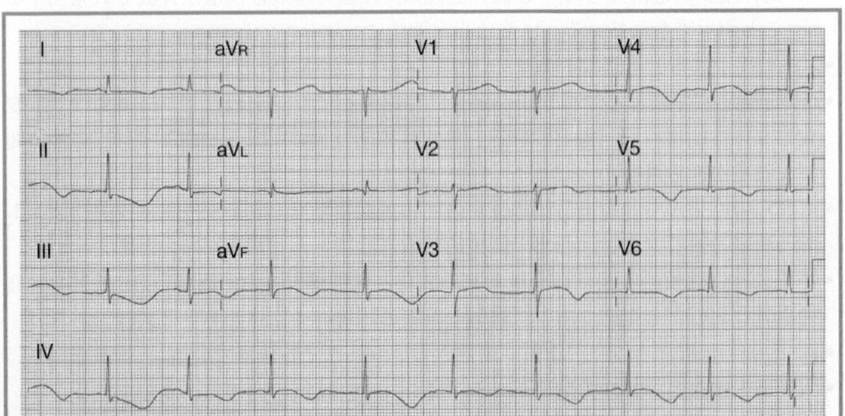

図7.9　基部の広いT波。QT延長症候群1型におけるT波交互脈。

一性と基部の広いT波を生じる。
- カリウムチャネル開口薬は，LQT1のQT時間を（短縮）改善させる。
- β遮断薬はイソプロテレノールが誘発する再分極の貫壁性不均一性を抑制するため, LQT1患者の治療に有用と考えられる。β遮断薬はLQT2患者にも有用であるが, LQT3患者には有用でない（表7.4）。
- *KCNQ1*でコードされるKv7.1は, I_{Ks}に関与するチャネルのαサブユニットである。
- MinKをコードする*KCNE1*とKCNQ1が共発現すると，I_{Ks}に類似した電流が生成される。
- プロテインキナーゼA〔Aキナーゼ固定蛋白（AKAP）が必要〕とプロテインキナーゼC（MinKが必要）によるチャネルのリン酸化を介し，I_{Ks}はβアドレナリン刺激により著明に増強する。
- 特にβアドレナリン刺激がある場合に，I_{Ks}は再分極に関与する。
- I_{Ks}を遮断すると基本状態では活動電位持続時間の延長は最小限であるが，βアドレナリン刺激があると活動電位持続時間の延長は著明になる。
- KCNEファミリーにはKCNE2～KCNE5まであり，MinK関連性ペプチドまたはMiRP1～MiRP4としても知られている。
- 非相同性発現では，KCNQ1はKCNE2～KCNE5サブユニットのいずれかを伴うことがある。
- p.Arg231Cys（R231C-Q1）と表されるミスセンス変異がLQT1で報告されており，*KCNQ1-A341V*変異は悪性変異である。
- I_{Ks}電流は心筋活動電位の再分極に対し重要な関与をしている。
- このチャネルの機能欠損により活動電位持続時間とQT時間の延長が生じ，QT延長症候群1型と5型の原因になる。
- I_{Ks}の機能獲得型変異では活動電位持続時間が短縮し，心室と心房のQT時間が短縮する。
- KCNQ1における140番目のアミノ酸がセリンからグリシンに置換（S140G）して発生する家族型心房細動では，I_{Ks}電流の機能獲得が起きている。
- 罹患している家族では，奇異的にQT時間の延長が認められる。
- 特にβアドレナリン性緊張が亢進しているとき，または急速活性化遅延整流電流（I_{Kr}）が抑制されているときには，I_{Ks}は心筋活動電位の再分極に対し非常に重要である。

QT延長症候群2型（LQT2）[24～26]

- 染色体7番上にある*KCNH2*遺伝子の変異による。これはHERG蛋白の発現に関与し，急速活性化遅延整流カリウム電流であるI_{Kr}チャネルのαサブユニットをコードしている。
- LQT2の特徴は，低振幅のノッチ状T波である（**図7.10**）。
- I_{Kr}遮断薬である*d*−ソタロールは，LQT2に類似した後天性QT延長症候群を引き起こす。M細胞の活動電位持続時間をより延長させ，全細胞層で3相再分極を遅らせる。このためにQT時間が延長して低振幅のT波が生じる。
- 低カリウム血症とI_{Kr}遮断により再分極が著明に遅延して，低振幅でノッチ化したT波が生じる。

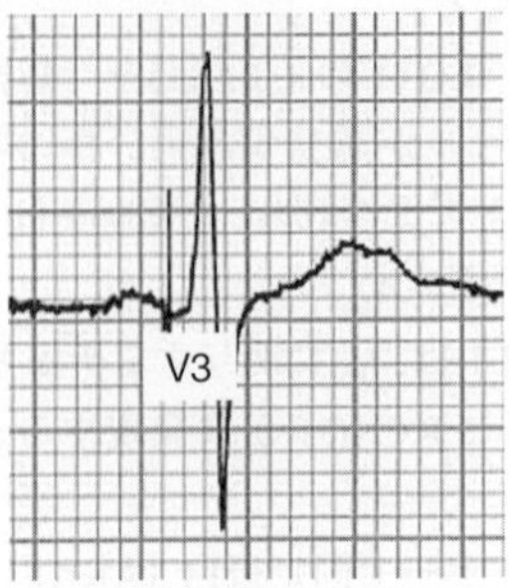

図 7.10　QT 延長症候群 2 型におけるノッチ化した T 波。

- T 波の開始は心外膜側活動電位プラトー相の開始に相当する。心外膜側心筋の再分極が終末すると，T 波の第 2 成分の頂点が生じる。M 細胞の再分極終了が T 波の終了を決定している。
- カリウムの投与により，LQT2 と後天性 QT 延長症候群における再分極異常が補正されることがある。
- カリウムチャネル開口薬のニコランジルは延長した QT 時間を短縮し，I_{Ks} の減少による LQT1 と I_{Kr} の減少による LQT2 における貫壁性不均一をおのおの減少させる。
- *KCNH2*（LQT2）に変異をもつ女性では，出産後 40 週の間に QT 延長症候群に関連した心イベントが起きることがある。
- ether-a-go-go（ERG）カリウムチャネルファミリーに含まれるチャネルが，内分泌細胞と神経系に発現している。下垂体前葉細胞には ERG チャネルが発現しており，III 群抗不整脈薬である E-4031 によるこのチャネル遮断で，細胞膜が脱分極し興奮性が亢進する。これにより，この細胞からのプロラクチン分泌に異常をきたす。
- 先天性 QT 延長症候群における症状の引き金（トリガー）は，遺伝子に特異的である。
  - LQT1 では，持続的な身体的運動（水泳）の後が多い。
  - LQT2 では，聴覚刺激での驚きが引き金になる。
- QT 延長症候群においては，α_1 アドレナリン刺激により His-Purkinje 線維の活動電位持続時間の延長が起きる。β 遮断薬に反応しない LQT2 患者では，α_1 遮断薬兼 β 遮断薬（例えばラベタロール）に反応することがある。
- 薬剤誘発性 QT 延長症候群患者には潜在性の遺伝子変異が背景にあり，QT を延長させる薬剤で治療を受けたときに臨床的に発症する。
- QT 延長症候群の疑いがあるが確定診断されていない患者を含むすべての QT 延長症候群患者に対し，QT を延長させる薬剤投与は避けるべきである。
- 新規開発の薬剤は「トルサード発現性」の検査を受けるが，これらの薬剤の「Brugada 発現性」に関する収集データは限られている。
- 麻薬常用癖の治療には，ほぼ 50 年間メサドンが使用されてきた。これは I_{Kr} チャネル遮断薬で，TdP を誘発することがある。
- I_{Kr} チャネルを遮断する薬剤，またはこれと同一の代謝経路（CYP3A4）を用いる薬剤は，親化合物の血清中濃度を上昇させ QT 延長を生じることがある。

QT 延長症候群 3 型（LQT3）

- 遺伝子型が陽性の QT 延長症候群患者のうち 10%が，主要な心筋電位依存性ナトリウムチャネル Nav1.5 をコードする *SCN5A* の変異を保有しており，LQT3 病型を発生する。
- QT 延長症候群関連性 *SCN5A* 変異の性質は，不活性化が障害され持続性ナトリウム電流が増加する特徴をもつ機能獲得である。
- Nav1.5 と相互作用する蛋白質をコードしている *CAV3*，*SCN4B*，*SNTA1* の変異により，持続性ナトリウム電流が増加し QT 時間が延長することがある。
- *CAV3* の変異では遅延ナトリウム電流が 2〜3 倍増加し，LQT3 関連性 *SCN5A* 変異に伴う遅延ナトリウム電流の増加と類似している。
- 染色体 3 番上にある心筋ナトリウムチャネル遺伝子 *SCN5A* の変異である。この変異により再分極時に持続性内向き電流が生じ，M 細胞で機能獲得して活動電位持続時間の延長が起こり，QT 時間が延長し T 波が遅れて出現する（**図 7.11**）。M 細胞には大きな遅延ナトリウム電流がみられる。
- これと同じナトリウムチャネルの変異で機能獲得がないものは，Brugada 症候群の原因になる。
- *SCN5A* の 1,623 番目の残基の単一アミノ酸置換が LQT3 を引き起こすが，一方 1,620 番目の同様な変異で Brugada 症候群が発生する。
- メキシレチンは M 細胞の I_{Na} を遮断し，LQT3 において活動電位持続時間と QT 時間を短縮させる。この効果は LQT1，LQT2，LQT3 の治療に有益と考えられる。
- 自発的にまたはペースメーカにより心拍数が増加すると，遅延ナトリウム電流の緩徐な動態が減弱し，LQT3 での QT 時間が短縮する。
- 徐脈は自発的（睡眠中）であれ薬剤誘発性（β 遮断薬）であれ，LQT3 患者において活動電位持続時間と QT 時間を延長させる。
- メキシレチンや他のナトリウムチャネルを遮断する薬剤は，持続性ナトリウム電流を抑制して，LQT3 患者における QT 時間を是正すると考えられる。
- プラトー相での生理的ナトリウム電流の遮断薬であるラノラジンは，特定の LQT3 変異に対し持続性ナトリウム電流を抑制することが示された。
- LQT3 の状態でナトリウムチャネルを遮断すると，Brugada 症候群の心電図の変化を惹起することがある。
- 機能獲得を生じる *SCN5A* 変異は，心房細動において役割をもつことがある。フレカイニドは両方の状態を治療するのに役立つことがある。
- β アドレナリン受容体拮抗薬は，LQT3 では効果が少ない。
- LQT3 患者は不整脈イベントの頻度は少ないが，β 遮断薬で治療しても死亡傾向が高いようである。

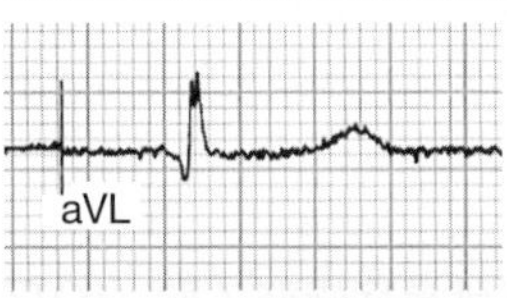

図 7.11　ST 部分が延長し，正常にみえる T 波が出現する QT 延長症候群 3 型。

- 突然死が初発症状のことがある。
- LQT3 患者ではβ遮断薬は禁忌ではなく，むしろ有効性が低いと考えられる。
- *SCN5A* 変異のあることが自動的に病気の原因であるという意味ではない。
- したがって，無症候性 LQT3 患者は Brugada 症候群の症例のように予後は良好である。
- すべての LQT3 患者に対し ICD 治療を推奨すべきではない。しかし，T 波交互脈，長い洞ポーズ，心臓突然死の濃厚な家族歴，機能的に有意な *SCN5A* 変異のような，心イベントの可能性がある他の指標があり，かつ著明な QT 延長がみられる無症候性の LQT3 患者に対しては，ICD 治療を考慮してもよい。
- 40 歳以上の LQT3 遺伝子型保因者は，LQT1 または LQT2 と比較し致死性イベントの累積発生率が高いと考えられる。
- ナトリウムチャネル遮断薬のメキシレチンは，QT 時間を平均 90 ミリ秒短縮する。
- メキシレチンに対する反応は一定ではなく，変異に特異的であると考えられる。フレカイニドに関しても同様の結果が報告されている。
- ラノラジンは遅延ナトリウムチャネル電流を減少させるが，LQT3-ΔKPQ 変異をもつ患者において QTc 時間を短縮させる。
- 心電図での反応は臨床的有効性とは相関しない。

QT 延長症候群 4 型（LQT4）[27]

- LQT4 は，構造蛋白アンキリン B をコードしている *ANK2* の変異に関連しており，この変異がある場合にはイオンチャネルの局在と発現に変化が生じる。
- *ANK2* 変異がある患者では，一様に QT 時間が延長しているわけではない。
- *ANK2* 変異は QT 延長症候群の非チャネル型を発現する。
- *CAV3* 変異も QT 延長症候群の非チャネル型を発現する。
- LQT4 は「徐脈を伴う洞不全症候群」を発症することがある。

QT 延長症候群 5 型（LQT5）

- 染色体 21 番上にある *KCNE1* 遺伝子の変異が原因である。この遺伝子が，I_{Ks} を形成するため KvLQT1 蛋白と集結している MinK 蛋白の発現に関与している。
- 電位依存性 KCNQ1 に関連している，129 個のアミノ酸単一膜貫通ペプチドのβサブユニットである *KCNE1* の変異により，緩徐活性化遅延整流電流（I_{Ks}）の機能欠損が生じ，これが LQT5 の原因となる。
- この Y81C 変異の位置は，KCNE1（MinK）チャネルの膜貫通ドメイン領域の後にあり，他の 3 つの LQT5 変異（S74L，D76N，W87R）と非常に近接している。

QT 延長症候群 6 型（LQT6）

- 染色体 21 番上にある *KCNE2* 遺伝子の変異による。MiRP1 蛋白の発現に関与している。これは I_{Kr} チャネルのβサブユニットをコードしている。この欠損により I_{Kr} 電流の急速な脱活性化が生じる。

Andersen-Tawil 症候群〔QT 延長症候群 7 型（LQT7）〕[28, 29]

- Andersen-Tawil 症候群（LQT7）は常染色体優性で，その特徴は骨格筋周期性四肢麻痺，特有の顔貌，期外収縮は頻発するが TdP の発作は比較的まれである。Andersen-Tawil 症候群は *KCNJ2* における機能欠損型（優性阻害）変異により生じ，*KCNJ2* は内向き整流電流 I_{K1} を運ぶチャネル Kir2.1 をコードしている。

- Andersen-Tawil 症候群患者のうち 30%は *KCNJ2* に変異が同定できない。
- *KCNJ2* に変異がある患者とない患者とで，区別できる表現型の明らかな相違はみられない。
- *KCNJ2* 変異をもつ患者は *KCNJ2* 変異が陰性の患者に比較して，致死性不整脈のリスクが高いか低いか同等かに関しては不明である。
- Andersen-Tawil 症候群は浸透性に相違があり（すべての患者が 3 つすべての表現型を現すわけではない），発現性にも相違がある（現れた表現型の重症度が非常に異なる）点が注目される。Andersen-Tawil 症候群における神経筋の表現型には間歇性脱力があり，進行性の発作性脱力状態になることが多い。
- 特有の身体的特徴には，低位耳介，小顎症，合指症，彎指症，低身長，側彎症がある。
- Andersen-Tawil 症候群の心臓徴候には QT 時間と QU 時間の延長，顕著な U 波，頻発性心室期外収縮，多形性心室頻拍，二方向性心室頻拍がある。
- 心室異所性興奮は高頻度に発生するが，致死性不整脈に変化することは比較的まれである。
- 心室異所性興奮が高頻度であるが安定している患者と，心臓突然死リスクのある患者を区別することはいまだ困難である。
- Andersen-Tawil 症候群では心筋興奮と骨格筋興奮の両方に障害が生じる。Andersen-Tawil 症候群はチャネル病の中でも独特で，両方の組織でイオンチャネルの発現が欠損していることを示唆している。
- 表現型がさまざまであることが Andersen-Tawil 症候群に典型的で，古典的三徴のいずれか，またはいずれも発現しない *KCNJ2* 変異の保因者がいる。
- 失神や心臓突然死のような症状はまれである。
- 多形性心室頻拍や二方向性心室頻拍の発作が頻発するにもかかわらず，Andersen-Tawil 症候群患者は無症候性のことが多く，背景の調律障害に気づかない患者が多い。
- 薬物治療は心室異所性興奮の頻度を減少させるには有効でない。
- Andersen-Tawil 症候群患者の多くは頻拍の大問題に直面しても無症状であるが，致死性イベントのリスクがある患者もいる。これらの患者には ICD 植込みが有効である。
- Kir2.1 電流の減少が，Andersen 症候群における遅延後脱分極と心室不整脈の発生に関与している。
- I_{K1} 振幅の増加または減少に相当した I_{K1} の増加または減少のいずれかにより，U 波が調節される。
- 活動電位の終末部分は，おもに内向き整流再分極電流 I_{K1} により調節されている。

Timothy 症候群〔QT 延長症候群 8 型（LQT8）〕[30]

- Timothy 症候群は LQT8 とも呼ばれ，多臓器機能障害が特徴であるまれな先天性疾患で，QT 時間延長，致死性不整脈，手指と足趾の水掻き形成，先天性心疾患，免疫不全，間歇性低血糖，認知障害，自閉症を伴う。
- カルシウムチャネルのαサブユニットであるCaV1.2をコードする遺伝子*CACNA1C*の変異による電位依存性不活性化の消失に，Timothy症候群が関連している。
- L型カルシウムチャネルをコードしている*CACNA1C*の変異のために，緩徐不活性化によるI_{Ca}の「機能獲得」が生じ，QT延長症候群の他型と同様にQT時間が直接延長する。

QT延長症候群9型（LQT9）
- *CAV3*遺伝子はカベオリン3をコードし，*SCN4B*はNavB4をコードし，NavB4は心筋ナトリウムチャネルの補助サブユニットである。
- カベオリン3は細胞膜を2回貫通し，表面でヘアピン構造を形成しており，細胞膜にある小さい陥入部である小胞の主要構成要素である。
- *CAV3*の変異と*SCN4B*の変異は両方とも遅延I_{Na}の機能獲得をもたらし，LQT3様の発現型の原因となる。
- *SCN5A*がコードする心筋ナトリウムチャネルは小胞内に局在し，横紋筋における小胞の主要な要素はカベオリン3である。
- *CAV3*の変異でQT延長症候群が発生することがある。
- *CAV3*がコードするカベオリン3には4つの変異がある。*CAV3*変異により遅延ナトリウム電流が野生型*CAV3*に比べ2〜3倍増加する。
- これはLQT3を伴う*SCN5A*変異による遅延ナトリウム電流の増加に類似している。
- カベオリンは癌，動脈硬化症と血管増殖性疾患，心肥大と心不全，筋ジストロフィ，糖尿病の病因とみなされている。

臨床症状の発現[32]
- 3,000〜5,000人に1人がQT延長症候群遺伝子の保因者である。遺伝子保因者の60%が10歳代初期に失神を発症する。毎年3,000〜4,000人の小児や若年成人が突然死する[15]。
- 再発性失神や心停止からの蘇生例は，高リスク群患者の指標である。突然死がQT延長症候群の初発症状のことがある。
- 心停止からの生還者の30%は経過観察中に再発を起こし，失神を起こした患者の19%はβ遮断薬の使用にもかかわらず症状を持ち続ける[15]。
- 遺伝子保因者の中には正常QTcの者もいるが，それでも失神や心停止を起こすことがある。
- QT時間が440ミリ秒未満のQT延長症候群患者の家族のうち10%が心停止を起こす。
- 患者はTdPによる失神または心停止を起こす。通常は失神，QT延長，突然死の家族歴がある。QT延長症候群症例の30%は家族歴のない孤発例である。
- 幼児突然死はQT延長症候群によることがありうる。
- LQT1患者では恐怖，激怒，突然の覚醒のような交感神経活動亢進時，または運動や感情的ストレスのような身体活動時に心臓突然死が発生する。しかしながらLQT3患者では睡眠中に心臓突然死が発生する。
- QTを延長させる薬剤や低カリウム血症により，症状が起きたり増悪したりすることがある。

- 安静時または睡眠中の心事故（イベント）発生は，一般に LQT2 と LQT3 でみられる。
- LQT1 と LQT2 は症候性になりやすい。LQT3 のほうが致命的になりやすい。LQT4 患者は発作性心房細動を起こすことがある。
- *KvLQT1* 変異と *NCKE1* 変異のホモ接合体は，先天性聾唖（Jervell and Lange-Nielsen 症候群）を伴う。
- 背景有病率 0.1％に比較すると，遺伝的に証明された QT 延長症候群患者のほぼ 2％に心房細動の早期発症が起きる。
- 心房細動が診断される平均年齢は 25 歳（4〜46 歳の範囲）である。
- QT 延長症候群患者では，心房細動の早期発症（50 歳未満）が一般によくみられる。

心電図の特徴[32]

- 心電図の特徴としては，心拍数で補正しⅡ誘導で測定した QT 時間の延長がある。
- LQT1 患者における T 波は，平滑で幅広い傾向がある（図 7.10）。しかし LQT2 での T 波は低振幅でノッチ化している。LQT3 では正常にみえる T 波が遅れて出現する。
- 心拍数で補正した QT 時間は，男性が 440 ミリ秒，女性が 460 ミリ秒で異常と判断される。QT 時間は女性では思春期以降に延長する。
- QT 時間延長の程度は症状に相関しない。著明な QT 時間の延長（600 ミリ秒以上）は TdP を合併する。
- T 波の異常は前胸部誘導でより顕著である。
- QT 延長症候群患者では運動後の回復期にノッチ化した T 波の出現がみられるが，正常人ではみられない。
- QT 延長症候群患者では一般に QT 時間の不均一性がある。
- 再分極の不均一性は抗アドレナリン作動性治療後に改善する。
- β 遮断薬での治療後も QT 時間の不均一性が持続する場合は，高リスク患者と同定される。
- T 波交互脈は電気的不安定性の指標である。一般に T 波交互脈は QT 延長症候群患者において感情的または身体的ストレスがあるときにみられる。高リスク患者の同定になる。
- QT 延長症候群患者には洞ポーズと徐脈がみられることがある。これらの変化は TdP 発生に先行する。
- 心臓超音波検査所見では収縮早期に壁肥厚速度が増加し，収縮後期には壁肥厚が緩徐化しプラトーになる。
- ベラパミルで収縮が正常化するが，これは細胞内カルシウム減少と早期後脱分極減少のためである。
- エピネフリンを 0.025〜0.3 μg/kg/分で 5 分間かけて静注投与した際に，QT 時間が＞30 ミリ秒奇異的に延長すれば，QT 延長が他では境界域であった患者を同定できる。感度と陰性適中率は高い[20]。

分子遺伝学とリスク層別化[33, 34]

- 遺伝子変異のスクリーニングは，QT 延長症候群の臨床診断が明確または疑診される患者およびその家族に限定される。
- 遺伝子検査が異常であれば確定診断されるが，しかし検査が陰性であっても QT 延長症候群は除外できない。
- 無症候性保因者のスクリーニングは，特定の薬剤使用，麻酔，出生前計画に関してのカウンセリングに有用である。
- ナトリウムチャネル遮断薬であるメキシレチンは，LQT3 における QT 時間を短縮するが，LQT1 と LQT2 においては短縮の程度が少ない。
- LQT1 患者の 3%と LQT3 患者の 61%で，睡眠中に心事故（イベント）が起こる。
- LQT1 患者の 97%は身体的または感情的ストレス時に心イベントを起こすが，一方 LQT3 患者では 33%がストレス時に心イベントを起こす。
- LQT2 患者は LQT3 に症状が類似している。これら両群では I_{Ks} は正常である。
- QT 延長症候群遺伝子保因者のうち，14〜33%しか表現型が現れない。
- 無症候性保因者では，QT を延長させる薬剤や低カリウム血症のような特定の引き金に曝されると心室不整脈が起こる。
- QT 延長症候群に関与する可能性があるすべての遺伝子が判明しているわけではないため，分子学的方法による遺伝子型同定の成功率は 30〜50%である。
- 遺伝子型発端者の罹患家族においては，分子学的診断の感度と特異度は 100%である。
- 無症候性保因者は子どもに遺伝するリスクと特定の薬剤投与を受けるリスクに関して，カウンセリングを受けることが必要と考えられる。
- 失神または心停止がほとんどの遺伝子型発端者に発現する症状である。
- QT 延長症候群は一般的に女性に多い。
- 一酸化窒素合成酵素 1 調節蛋白（NiOS1AP）遺伝子は，QT 時間の相違に関連していると考えられる。
- C 末端にあるミスセンス変異は，孔形成領域にある変異に比較すると臨床的に良性の表現型を生じる。
- *KCNH2* 遺伝子における孔形成領域の変異は，孔形成領域以外に変異がある患者に比較して，不整脈に関連した心イベントのリスクが増加する。
- チャネル蛋白の膜貫通部分にある *KCNQ1* 変異を保有している LQT1 患者の予後は不良である。
- QT 延長症候群発端者の 5〜7%に 2 つ以上の変異があり，予後が不良である。
- 優性阻害効果（すなわちチャネル機能が＞50%低下を生じる変異）を及ぼす *KCNH2* 変異と *KCNQ1* 変異は，ハプロ不全（すなわちチャネル機能が≦ 50%低下を生じる変異）を生じやすい孔形成領域以外の変異に比較して悪性の転帰になる。
- 家族は同一変異をもっていると考えられるが，発現する臨床症状には相違がある。

QT 延長症候群における心臓突然死の危険因子[34]

1. 心臓突然死から生還した本人の病歴。
2. T 波交互脈。
3. 長い洞ポーズ。

4. 550〜600ミリ秒をこえるQTc。
5. 失神。
6. 女性。
7. 同一患者に2つ以上の変異。
8. 年齢。生後1年以内にイベントが発生する。
9. 家族歴で同胞の死は，失神のリスク増加を伴う。心停止からの生還または死亡のリスク増加とは関連がない。
10. QTc ≧ 0.53は，心停止からの生還や死亡を含むいかなる心イベントのリスク増加にも強い関連がある。
11. 特に最近の失神の場合，失神の病歴は心停止からの生還または死亡と関連がある。

- β遮断薬により心停止からの生還または死亡のリスクが減少する。家族内における遺伝子変異の浸透度ではなく，QT延長症候群の特徴が本人に発現しているかどうかがリスク評価に重要である。
- 遺伝性チャネル病が疑われる，または確認された家族各個人に対して，同胞間の症状の重症度に関係なく，リスクを臨床的に評価しなくてはならない。

QT延長症候群の治療選択肢[35, 36]

QT延長症候群の遺伝子特異的治療（表7.4）[37]

- カリウムチャネル開口薬はLQT1のQT時間を短縮させる。
- β遮断薬はアドレナリンが誘発する再分極の貫壁性不均一性を抑制することにより，先天性LQT1患者の失神と心臓突然死の頻度を減少させる[18]。
- LQT1のイベントは運動中や感情興奮時に起こり，この患者群にはβ遮断薬が有効な見込みがある。
- 外からのカリウム投与と細胞外カリウムの増加が，LQT2と後天性QT延長症候群の再分極異常を是正する。
- β遮断薬はLQT2患者の治療には有用と考えられる。
- カリウムチャネル開口薬であるニコランジルは，おのおのI_{Ks}とI_{Kr}の減少により生じるLQT1とLQT2の延長したQT時間を短縮させ，貫壁性の不均一性を減少させる。
- 運動負荷試験中にQTが短縮すれば，身体活動を制限する必要はない。
- ナトリウムチャネル遮断薬であるメキシレチンは，ナトリウムチャネルの遅延再開口を抑制することによりLQT3のQT時間を短縮する。
- ニフルミン酸はI_{Ks}活性薬で，LQT1とLQT5のQT時間を短縮させることが示された。
- M細胞には大きな遅延I_{Na}電流がある。メキシレチンはM細胞のI_{Na}を遮断して活動電位持続時間を短縮させる。この作用はLQT1，LQT2，LQT3の治療に有益であると考えられる。
- 心拍数が速いと遅延ナトリウム電流の緩徐な動態が短くなりQT時間が短縮するため，ペースメーカはLQT3に有効と考えられる。恒久性ペースメーカは安静時や睡眠時の徐脈の予防に有用と考えられる。
- この患者では運動中の失神のリスクは低い。β遮断薬はLQT3には有効性が低く，むしろ禁忌と考えられる。

- 未治療患者における最初1年間の死亡率は20%で，5年間死亡率は50%である。β遮断薬で治療した患者における年間死亡率は0.9%である。
- 初発イベントとしての心臓突然死の発生率は7%である。
- プロプラノロール2〜3 mg/kg投与が，症候性患者に対する最初の治療選択となっている。
- ナドロールも半減期が長いため，QT延長症候群患者に有効なことがある。
- 自発的徐脈患者（LQT3）または薬剤誘発性の徐脈患者では，ペースメーカの植込みが有益である。
- 心停止を起こした患者ではβ遮断薬で治療しても，再発が13%みられる。これらの患者にはICDが有効と考えられる。
- β遮断薬を投与しても失神の再発がみられる患者には，ICDを考慮すべきである。
- 徐脈の患者にはペースメーカを考慮すべきである。しかし，QT延長症候群に対する唯一の治療とみなすべきではなく，β遮断薬と併用しなくてはならない。
- 安静時に徐脈になるLQT3患者には，ペースメーカが有益である。
- QT延長症候群患者の20%にペースメーカが必要となる。
- 自然停止するTdPに対しての頻回ショックを回避するため，ICDの検出時間を長く設定すべきである。心拍スムージング性能で心拍休止（ポーズ）が回避されることがある。
- 除細動後のペーシングは速いレートに設定して，TdPを再誘発させるポーズと徐脈を回避すべきである。
- QT延長症候群1型（LQT1）の患者では，運動中にほとんどの心イベントが発生する。不整脈発生のわずか3%が，安静時または睡眠時に起きる。
- β遮断薬がこの患者群には有効である。
- β遮断薬で治療されたLQT1患者の90%は，不整脈の再発がない状態が続く。
- LQT3の患者における心イベントは安静時または睡眠中（65%）に発生し，運動時にときどき（4%）起こる。この患者群にはβ遮断薬の有効性が低く，治療しても32%以上の患者で症状が発生する。
- β遮断薬はLQT1ではきわめて有効である。
- β遮断薬の不履行とQT時間を延長させる薬剤の使用が，ほとんどすべての致死的な「β遮断薬不全」に関与している。
- 無症候性の患者と心停止三つ組みがない患者に対しては，β遮断薬が適切な治療である。
- このような患者に対し心臓除細動器を慣例的に植込むのは，適切でないと考えられる。
- 糖尿病とQTcに影響する薬剤はQTc延長を規定し，冠動脈疾患における心臓突然死の予測因子と考えられる。
- 特発的な異常QTc延長により，心臓突然死の尤度比（オッズ）が5倍増加する。
- T波交互脈，長い洞ポーズの出現，または550〜600ミリ秒以上のQTcと失神がみられる高リスク患者では，予防的ICD植込みや左心臓交感神経除神経を考慮すべきである。
- 心停止を起こす患者にはICD植込みを考慮し，β遮断薬を開始または継続して，その後にショックの確率を最小限にするため，左心臓交感神経除神経を実施すべきである。

無症候性 QT 延長症候群患者の管理（表 7.5）

- QT 延長症候群患者の 7〜9%で突然死が初発症状となる。このリスクは LQT1 より LQT3 のほうが高い傾向がある。
- すべての QT 延長症候群患者は，β 遮断薬で治療すべきである。
- QT 延長症候群患者において，先天性聾唖，新生児と 1 年目の乳児，近親者に突然死の既往，T 波交互脈，600 ミリ秒以上の QTc，家族からの希望がある場合には，β 遮断薬を強く考慮すべきである。
- 家族には心肺蘇生法を教育すべきである。
- QT 時間を延長させる可能性がある薬剤の一覧表を，患者に提供しておくべきである。
- LQT1 と LQT2 の症候性患者と無症候性小児のすべてに対し，β 遮断薬で治療すべきであるが，LQT3 患者には使用すべきではない。
- 血清カリウム値を上昇させると，LQT2 の QT 時間が短縮する。
- LQT3 患者ではナトリウムチャネル遮断薬であるメキシレチンが有効である。

左心臓交感神経除神経

左心臓交感神経除神経を考慮してもよい患者には以下のものがある。

- β 遮断薬のみでの治療にもかかわらず失神がある。外科的抗アドレナリン作動性治療は薬物治療を有効に補完し，ほとんどの患者で十分になる。
- 既に ICD を植込んだ患者で，複数回の適切ショック作動を受ける。
- ショックの頻度を減少させるため心室頻拍検出時間を長くすると，短時間で自然停止する TdP の発生を自然停止させることができ，心拍休止（ポーズ）を回避するため速いレートでショック後ページングを長時間するように設定する。
- 片側性である。
- 星状神経節アブレーション（右または左）による結果は以下のとおりとなる。
    - 心室細動に対する閾値は 70%増加する。
    - 除神経後感受性亢進は確認できない。
- したがって，左心臓交感神経除神経後には細動化しにくくなり，節前神経除神経後は再神経支配しないために効果は永続する。
- 左星状神経節の下半分を第 1〜4 胸部神経節とともに除去する。Horner 症候群を避けるために，星状神経節の上半分は正常にしておく必要がある。

表 7.5　QT 延長症候群の治療選択肢

心電図	症状	家族歴	治療
QTc 延長	無症状	なし	無治療
QTc 延長	無症状	QT 延長症候群による心臓突然死，失神	β 遮断薬
QTc 延長	失神	QT 延長症候群による心臓突然死，失神	β 遮断薬，ICD
QTc 延長	心臓突然死		β 遮断薬，ICD

トルサード・ド・ポアント（TdP）[39]

- 仮想軸のまわりでQRS波形がねじれるものとして，最初にDessertenneが報告した。Dessertenneは「tantôt la pointe en haut et tantôt la poiunte en bas」のみられる心室不整脈としてトルサード・ド・ポアント（torsade de pointes：TdP）を記載し，これは心電図学的用語でQRS波のねじれを意味している。
- TdPは，QT延長症候群を伴う多形性心室頻拍である（**図7.12**）。
- キニジンと低カリウム血症で早期後脱分極と撃発活動が生じ，TdPが発生する（**表7.6**）。
- TdPの最初の事象は，早期後脱分極誘発性の撃発活動（トリガードアクティビティ）である。
- TdPは短–長–短の周期長に続いて発生することが多い。
- TdPはQT延長症候群に合併した多形性心室頻拍に関してのみ用いるべきである。
- QT延長症候群がない場合には，多形性心室頻拍という名称を用いるべきである。
- QRS波のねじれに加えて振幅の変化がみられる。
- QT延長症候群はカリウム電流とナトリウム電流の異常によるものである。その結果，再分極の延長と不均一性が生じ，His-Purkinje系において早期後脱分極誘発性撃発活動が発生する。
- 内向き（ナトリウム，カルシウム，ナトリウム–カルシウム交換）電流と外向き（カ

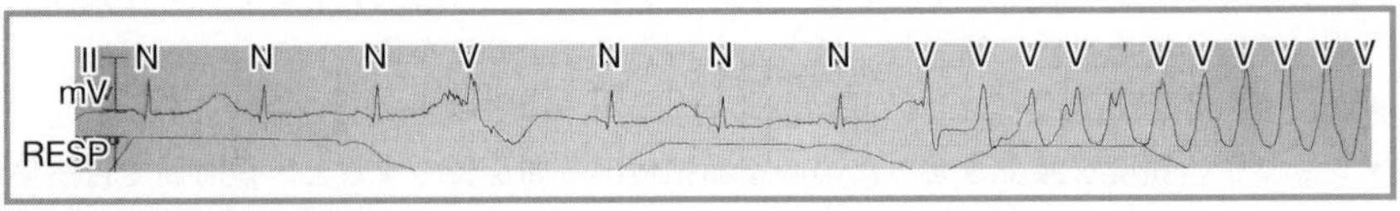

図7.12 QT時間の延長，T波交互脈，心拍休止（ポーズ）依存性のTdPを示した心電図の記録。

表7.6 QT延長とトルサード・ド・ポアント（TdP）の原因薬剤[38]

抗不整脈薬	ジソピラミド，プロカインアミド，キニジン，アミオダロン，ブレチリウム，ソタロール
抗菌薬	エリスロマイシン，トリメトプリム–サルファ（ST合剤）
抗ヒスタミン薬	アステミゾール，テルフェナジン
抗真菌薬	フルコナゾール，イトラコナゾール，ケトコナゾール
抗原虫薬	クロロキン，ペンタミジン，キニーネ，メフロキン，ハロファントリン
向精神薬	抱水クロラール，ハロペリドール，リチウム，フェノチアジン，ピモザイド，三環系抗うつ薬
消化管機能改善薬	シサプリド
その他	インダパミド，プロブコール，アマンタジン，タクロリムス，バゾプレッシン
低カリウム，低マグネシウムを誘発	利尿薬，ステロイド，下剤，蛋白流動食

表 7.7　チトクローム P450 酵素に影響する薬剤

抗真菌薬	フロコナゾール，イトラコナゾール，ケトコナゾール，メトロニダゾール
セロトニン再取り込み阻害薬	フルオキセチン，フルボキサミン，セルトラリン
HIV プロテアーゼ阻害薬	インディナビル，リトナビル，サクイナビル
ジヒドロピリジン	フェロジピン，ニカルジピン，ニフェジピン
抗菌薬	エリスロマイシン
その他	グレープフルーツジュース，肝機能障害

リウム）電流のバランスにより，再分極持続時間が決まる。

- 後天性 QT 延長症候群は，以下にあげる機序により起きる[35]（表 7.6，7.7）。
  - キニジン，プロカインアミド，ソタロール，セシウム，ブレチリウムによる I_{Ks} または I_{Kr} チャネルの遮断。これらの遮断作用は，ピナシジル，クロマカリムのようなカリウムチャネル開口薬により帳消しにできる。
  - M 細胞における I_{to} チャネルの抑制。
  - I_{Ca} 活性の増加。
  - 再分極中の I_{Na} の持続的活性化でも QT 時間の延長が生じる。これはリドカインにより遮断できる。
- QT 時間の延長には 2 つ以上の機序が関与していることがある。
- 徐脈と低カリウム血症は再分極の延長と TdP の誘発に関して相乗作用がある。
- 高用量またはクリアランス低下により薬剤の血漿中濃度が高くなると，TdP の発生リスクが増加する。クリアランスの減少はチトクローム P450 酵素の阻害により起こると考えられる。
- 徐脈，短–長の周期長，T 波交互脈，肥大により，不応期の不均一性が生じるため，TdP が発生しやすくなる。
- 徐脈性不整脈時の心室レートや QRS 幅からは，TdP のリスクが予測できない。QTc と T_{peak}-T_{end} 時間が TdP のリスクと相関する。T_{peak}-T_{end} 時間＞120 ミリ秒の場合は，TdP のリスクが高いと考えられる。
- LQT2 様の「ノッチ化 T 波」が，TdP の患者で発生することがある。

多形性心室頻拍と正常 QT 時間

- これは器質的心疾患や虚血が存在し，QT 時間が正常の場合に発生する。
- 多形性心室頻拍は Brugada 症候群のように器質的心疾患が存在しない場合でも発生し，Brugada 症候群の特徴は右脚ブロック型，V1～V3 誘導で ST 部分上昇，QT 時間は正常である。
- 遺伝子異常がナトリウムチャネル *SCN5A* の変異にあり，ナトリウムチャネルの機能が不活性化から急速に回復する（LQT3 とは反対）か，またはナトリウムチャネルが機能しなくなる。

後天性（二次性）QT 延長症候群

- 徐脈，低カリウム血症，QT を延長させる薬剤により，TdP が起こりやすくする。
- TdP の最初の事象は，再分極の不均一性が存在し早期後脱分極が起きることである。
- 硫酸マグネシウム静注，薬剤またはペーシングで心拍数を増加させると，多形性心室頻拍が抑制される。

QT 短縮症候群[31, 39, 40]

- QT 短縮症候群の診断は QTc＜360 ミリ秒の患者が心停止，悪性の失神，または若年で心房細動を発症する場合に考慮すべきである。
- QT 時間短縮のカットオフ値は，320 ミリ秒（非常に短い）および 340 ミリ秒（短い）と定義されている。
- QT 時間＜320 ミリ秒の有病率は 0.08％で，QT 時間＜340 ミリ秒の有病率は 0.3％である。
- QTc＜330 ミリ秒はまれである。
- 「QT 短縮」の診断を明確にするには，QT 時間と T 波の形態を評価するために異なる心拍数で心電図を繰り返し記録すべきである。
- QT 短縮症候群患者では QTc-RR 関係（勾配）が平坦である。この患者では心拍数 80 bpm 以上で QTc 時間が正常域低値で，心拍数がこれより低下しても適切に延長しない。
- 異なる心拍数で異なる QT 時間を示す安静時心電図を繰り返し記録することにより，徐脈時に無害な QTc 短縮がある患者と，平坦な QTc-RR 関係があるまれな QT 短縮症候群患者を区別することができる。
- 健康男性は健康女性に比較して T 波が高く ST 部分が短く，心拍数が低下すると T 波高が増加するが，この性質は QT 短縮症候群でより著明である。
- 症候性の QT 短縮症候群患者では高い尖鋭化 T 波があり，J 点から T 波頂点までの時間（J_{point}-T_{peak} 時間）が非常に短く，平坦な ST 部分はない（**図 7.13**）。

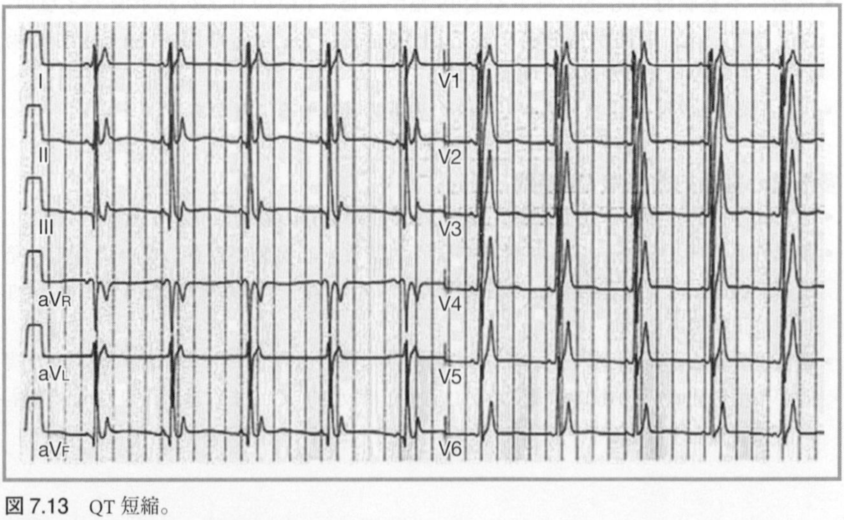

図 7.13　QT 短縮。

- J_{point}-T_{peak} 時間は，心拍数で補正しない場合に QT 短縮症候群患者では短い傾向がある。
- T_{peak}-T_{end} 時間の増加は，貫壁性再分極不均一性の増加によると考えられる。
- 外向き再分極電流が増加すると，おもに心内膜側と M 細胞の活動電位が短縮し，これにより貫壁性再分極不均一性が増加しリエントリーの基質が生まれる。
- プログラム電気刺激により，多形性心室頻拍を誘発することができる。
- 貫壁性再分極不均一性の増加がイソプロテレノールで増強され，心室頻拍や心室細動が誘発されやすくなり持続しやすくなる。
- QT 短縮症候群患者では，T 波と U 波が明確に分離している。
- QT 短縮症候群患者では，U 波は T 波から＞100 ミリ秒離れている。
- 正常の（T_{peak}-T_{end}）/QT 比は 0.13〜0.21 である。この比率が増加すると，心室頻脈性不整脈が発生しやすくなる。
- 標準 12 誘導心電図における（T_{peak}-T_{end}）/QT 比の増加は，貫壁性再分極不均一性の増加を反映し，心室頻脈性不整脈がより発生しやすくなる。
- QT 時間が短縮していても，早期再分極の短縮を伴わず正常の（T_{peak}-T_{end}）/QT 比の患者には，重症不整脈のリスクはないと考えられる。
- 同じ関係が QT 延長症候群でも観察され，（T_{peak}-T_{end}）/QT 比の閾値 0.28 により，症候性患者と無症候性患者を区別できる。
- 正常の J_{point}-T_{peak} 時間は＞150 ミリ秒である。
- QT 短縮症候群患者では再分極が劇的に加速しているにもかかわらず，機械的機能（収縮能）は変わらない。QT 短縮症候群群における駆出時間と等容性収縮と等容性弛緩は，対照群と比較して有意な差がない。
- QT 短縮症候群は遺伝性の症候群で，その特徴は QTc ≦ 360 ミリ秒で，幼児や小児や若年成人で心室頻拍や心室細動の発生率が高いことである。

QT 短縮症候群の分類（表 7.8）

- QT 短縮症候群 1 型（SQT1）は *KCNH2* における機能獲得型変異が原因で，I_{Kr} の増加が生じる。
- QT 短縮症候群 2 型（SQT2）は *KCNQ1* におけるミスセンス変異が原因で，I_{Ks} の機能獲得が生じる。
- QT 短縮症候群 3 型（SQT3）は *NCNJ2* の変異が原因で，Kir2.1 の過剰発現が生じ I_{K1} が増強する。これは QT 時間＜330 ミリ秒を伴うが，SQT1 や SQT2 ほど短くない。

表 7.8　QT 短縮症候群

型	機能	染色体	電流	影響される遺伝子/チャネル
SQT1	機能獲得型	7q35	I_{Kr}	*KCNH2*
SQT2	機能獲得型	11p15	I_{Ks}	*KCNQ1*
SQT3	機能獲得型	17q23.1-24.2	I_{K1}	*KCNJ2*，Kir2.1
SQT4	機能欠損型	12p13.3	I_{Ca}	*CACNA1C*，Cav1.2
SQT5	機能欠損型	10p12.33	I_{Ca}	*CACNB2b*，Cavβ_{2B}

I_{K1} が抑制されると QT 時間が延長する。Kir2.1 の発現増加は家族性心房細動と関連がある。

- SQT4 は Cav1.2 カルシウムチャネルをコードしている α_1-*CACNA1C* 遺伝子の機能欠損型変異が原因である。
- SQT5 は β-*CACNB2b* の変異が原因である。
- カルシウムチャネルの α と β サブユニットにおける変異でも ST 部分の上昇が生じ，Brugada と QT 短縮症候群の組み合わせが生まれる。
- SQT1，SQT2，SQT3 では 3 相再分極が加速するため，心電図で通常は頂点が高い対称性 T 波が現れる。
- QT 短縮症候群は一般に男性のほうが多い。男性は女性より心拍数が少なく QTc が短い傾向がある。
- 特発性心室細動患者では QT 時間は正常で，洞徐脈時に延長がみられない。
- QT 時間が非常に短縮または短縮している患者と QT 時間が正常（360〜450 ミリ秒）の対照者との間では，全原因死亡率または心血管死亡率に差がみられない。
- Fridericia 補正 QT 時間（QTfc）＜340 ミリ秒の患者において，心臓突然死，心臓突然死からの生還，心室頻脈性不整脈の記録はみられなかった。
- 中年層の個人においては，QT 時間の短縮は全原因死亡率または心血管死亡率に対するリスクの増加を示していないと考えられる。

不整脈原性右室異形成症（不整脈原性右室心筋症：ARVD/C）[41〜44]

- 不整脈原性右室心筋症（ARVC）は常染色体優性遺伝疾患で，その特徴は右室心筋が線維脂肪組織に進行性に置換し，心室不整脈，心不全，心臓突然死を起こすことである。
- ARVC は男性が不均等に罹患し，特に運動中に突然死するリスクが増加する。

発病率と有病率

- 一般人口におけるこの疾患の有病率は 0.02〜0.1%，すなわち 5,000 人に 1 人と推定される。男女比は 2.7：1.0 である。
- イタリア（パドヴァ，ヴェネツィア）とギリシャ（ナクソス島）では，有病率が 0.4〜0.8%と報告されている。
- イタリアのヴェネツィア地域での不整脈原性右室異形成症（不整脈原性右室心筋症，ARVD/C）の発症は，家族内集積があり Venetian 心筋症という名前を生んだ。
- ARVD/C は，心筋細胞間の機械的連結に必須な介在板の成分である心筋デスモゾーム蛋白の変異に関連している。
- Naxos 病の患者では，デスモゾーム骨格の一部を形成するプラコグロビン蛋白の劣性変異が原因で，心筋ギャップ結合の完全な状態の崩壊が発生する。
- Naxos 病の特徴は掌蹠角化症と羊毛状毛髪で，プラコグロビンを制御している染色体 17q21 の位置にある。
- Carvajal 症候群は，デスモゾームや付着接合索の骨格の一部である蛋白質のデスモプラキンを切断する遺伝子の劣性変異が原因である。
- デスモゾームは細胞骨格の中間線維系に連結して，心臓組織の構造における機械的結合を維持している。

- Carvajal 症候群と Naxos 病の両者における分子変化により，心筋細胞間を低抵抗で連結しているギャップ結合チャネルの主要蛋白質である Cx43 が有意に減少する。

不整脈原性右室異形成症/不整脈原性右室心筋症の遺伝学と分類[44]

- 遺伝は常染色体優性である（**表 7.9**）。
- ARVD/C 家系の 50%では，同定されている染色体座との関連性がみられない。
- 心筋と骨格筋の筋線維には，3 つの主要な型がある。すなわち，太い線維，細い線維，中間線維である。
- 太い線維はミオシンからなり，細い線維はアクチンからなる。中間線維はデスミンで構成されている。
- 中間線維は相互に Z 板に連結し，細胞表面でデスモゾームと付着接合に連結し，核膜にも連結している。
- 筋原線維（サルコメア）の太い線維と細い線維により張力が生成されるときに，張力は中間線維により伝わり筋収縮が発生する。
- デスモゾームは隣接細胞間を堅固に連結しているため，機械的張力に耐えることができる。
- この構造において，デスモゾームのカドヘリンの細胞外部分が細胞縁を横切る細胞接合を調節し，その細胞内構成部分がプラーク蛋白であるプラコグロビンとプラコフィリンに結合し，プラコグロビンとプラコフィリンはデスモプラキンに結合している。
- デスモプラキンは中間線維と関連があり，細胞間の機械的連続性が確立される。
- デスモゾーム遺伝子における変異が心疾患で生じることがあり，これには ARVC，皮膚疾患（掌蹠角化症），複数組織症候群（例えば Naxos 病）がある。
- 適切なギャップ結合を構成し細胞相互間接合部位を維持するためには，デスモゾームの接合は欠くことができない。
- Cx43 は心室の主要なギャップ結合蛋白であり，隣接する心筋細胞間での電気的連結が確保されている。Cx43 の変化が *PKP2* 変異を保有する ARVC 患者で認められている。
- この疾患は臨床的に不均一であり，家族間や家族内での相違があり，良性型から心臓突然死リスクが高い悪性型まで範囲は広い。遺伝形式はほとんどが常染色体優性で，浸透性が不完全である。
- デスモゾーム蛋白をコードしている 8 つの異なる遺伝子に変異が同定されている。
  - デスモプラキン（*ARVD8*）
  - プラコフィリン 2（*ARVD9*）
  - デスモグレイン 2（*ARVD10*）

表 7.9　不整脈原性右室異形成症（ARVD）の型とその染色体部位

ARVD 型	ARVD1	ARVD2	ARVD3	ARVD4	ARVD5	ARVD6	ARVD7	ARVD8
染色体部位（座）	14q23-q24	1q42-q43	14q12-q22	2q32	3p23	10p12-14	10q22, 6p24	12p11

- ○デスモコリン2（*ARVD11*）
- ○プラコグロビン（*ARVD12*）
- ○TGFβ_3（*ARVD1*）
- ○TMEM43（*ARVD5*）
- ○RyR2（*ARVD2*）

1. プラコグロビンとデスモプラキンの変異は劣性遺伝するARVCの原因で，掌蹠角化症と羊毛状毛髪が出現し，おのおのNaxos病とCarvajal症候群と呼ばれている。
2. 心筋リアノジン受容体遺伝子RyR2は，若年性心臓突然死と労作誘発性多形性心室頻拍で特徴づけられる，明らかな臨床的実在の原因となる。これがARVC/Dの亜型か否かに関してはいまだ議論されている。

- *DES*遺伝子はデスミンをコードし，デスミンは骨格筋と心筋の主要な中間線維蛋白であり，機械的ストレスの伝搬，器官の配置，筋原線維の構成と組立て，シグナル変換，アポトーシスを調整することにより，構造的かつ機能的な保全を司っている。
- *DES*遺伝子の変異はさまざまな臨床的表現型を伴い，デスミン関連性筋症と呼ばれる。
- その臨床的表現型としては，「孤立性」筋症，純粋な心臓発現型〔拡張型心筋症と拘束型心筋症を含む〕，心臓伝導障害，およびこれら病態の組み合わせが含まれる。
- 心臓徴候と神経徴候が発生する。心臓徴候は全身性神経筋疾患に先行するか，同時に発症するか，遅れて発症することがある。
- 40個以上の*DES*変異が同定されている。
- 大多数の変異の位置が，遺伝子のα螺旋桿状領域（ドメイン）内にある。
- デスミンの2B分節（セグメント）にある変異には骨格筋疾患が含まれるが，1B分節と尾部ドメインにある変異では心疾患が発生する。
- 心筋症と筋ジストロフィの両方の遺伝型には，著明な遺伝的不均一性があることが注目される。
- *DES*のp.S13F変異で生じる表現型の範囲は広く，孤立性心臓疾患から孤立性骨格筋疾患および心臓病変と骨格筋病変のさまざまな組み合わせまでみられる。
- 拡張型心筋症，肥大型心筋症，拘束型心筋症，ARVD/Cは，異なる*DES*変異により発生することが報告されているが，左室肉柱過剰症には報告がない。
- これらの構造的心筋症はすべて，同一の*DES*のp.S13F変異をもつ患者に同定されている。
- 心筋機能障害が骨格筋機能障害よりも急速に進行する理由は，デスミンが骨格筋（0.35%）より心筋（2%）に豊富にあるためと考えられ，デスミンは左室より右室のほうが顕著な役割を果たしていると考えられる。このことからp.S13F *DES*変異の保因者で，ARVD/Cが発生する理由が理解できる。
- この疾患をもつ患者の50%に，心筋デスモゾームの構成成分の変異がみられる。
- ARVD/C患者における*DES*変異は，デスモゾームから中間線維に至るまで広い範囲でのARVD/Cに関連がある。
- デスミン変異をもつ患者では，一般的に不整脈が発症する。
- 変異保因者のすべてに伝導ブロックが存在し，進行性で年齢に依存して重症化する。右脚ブロックが初発症状である。心臓突然死が起きることがある。

- 変異保因者のほとんどが死亡するか，心臓移植を受けるか，若年時に ICD が適切作動する。
- 心不全の重症度は ARVD/C を上回り，*LMNA* 変異をもつ患者における高い心臓死亡率の所見と非常に類似している。
- Purkinje 線維にはデスミンで構成される中間線維が豊富にあり，それが心ブロックや不整脈が一般的に発生する理由と考えられる。
- デスミン変異では，一般に下肢の脱力がみられる。

病理学的特徴[45, 46]

- 右室心筋細胞が断片的に消失し線維脂肪組織に置換され，正常心筋組織が間隙を埋めて残存する。これにより緩徐伝導領域が生じ，リエントリー性心室不整脈が発生する。
- 右心室壁が非薄化する。
- 線維化は緩徐伝導に関与し，不整脈の基質になる。
- 線維脂肪への置換は心外膜下または壁中間層からはじまり，心内膜下に進展する。線維脂肪化は右室流出路，心尖部，漏斗部に及ぶ。
- また線維脂肪化は心室中隔や左室の後中隔壁や後側壁に及ぶこともある。
- まれに，左室病変が最初に発生することがある。
- リンパ球浸潤を伴う炎症性変化が認められることがある。
- Cx43 の発現が減少し，これが ARVC に典型的な心筋伝導遅延の理由と考えられる。
- 心臓伝導速度は機能的ギャップ結合の存在により一部決定される。コネキシンの不均一な分布があると伝導速度の不均一性が増加し，リエントリー性電気的興奮が促進され心臓の催不整脈性に関与する。

診断[47]

- 国際特別調査委員会（タスクフォース）から提案されている大診断基準と小診断基準が存在するかにもとづいて，ARVD の診断を行う。
- 大基準 2 つ，大基準 1 つと小基準 2 つ，または小基準 4 つで診断が確定する。
- 4 つの基準すべてを満たした場合に，ARVD が確定診断される。大基準 1 つと小基準 1 つ，または小基準 3 つのように満たす基準が少ない場合には，ARVD の可能性ありと診断される（**表 7.10**）。
- MRI，血管造影法，心臓超音波検査のような画像所見は，タスクフォースの推奨には組み込まれておらず，右室形態や右室機能を検査し程度を評価するために，優先すべき画像診断法も特に指定されていない。

心電図[48, 49]

- 心電図では規則的な洞調律を示す。
- V1 誘導での QRS 幅は＞110 ミリ秒であり，30％の患者で V1〜V3 誘導の QRS 波内または QRS 波終末部に，ε 波と呼ばれる終末偏位を認める。
- 右側前胸部誘導（V1〜V3）における QRS 幅は，V6 誘導に比較して長い。
- 右側前胸部誘導での T 波陰転化が，50％の患者に認められる（**図 7.14**）。
- 加算平均心電図では異常を示しやすい。

表 7.10　不整脈原性右室異形成症（ARVD）のタスクフォース診断基準

大基準	小基準
著明な右室拡張，右室駆出率の減少，局所性右室瘤	軽度の右室拡張や駆出率の減少
心筋生検で証明された心筋の線維脂肪置換	V1～V3 誘導，またはそれ以上で T 波の陰転化（図 7.14 参照）
V1～V3 誘導で ε 波，または局所性 QRS 延長（＞110 ミリ秒）	加算平均心電図で遅延電位
死後生検または外科生検で確認された家族歴	左脚ブロック型の心室頻拍（持続性および非持続性），または心室期外収縮頻発（＞1,000/24 時間）
	若年（＜35 歳）突然死の家族歴，またはこの基準にもとづいた臨床診断の家族歴

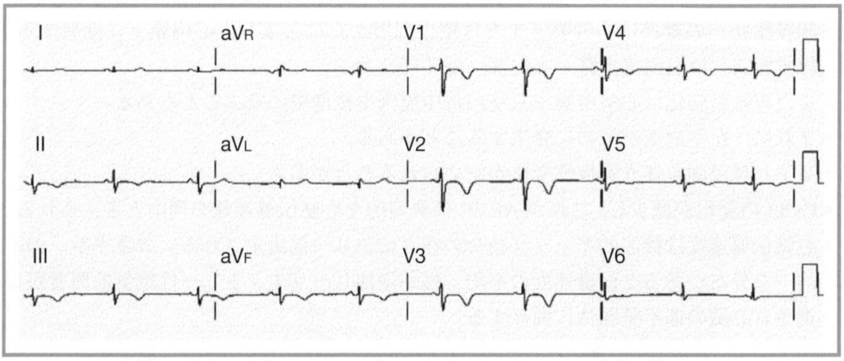

図 7.14　低電位の心電図。前胸部誘導において T 波陰転化。

- Holter 心電図では，頻発する心室期外収縮や非持続性心室頻拍がみられることがある。
- 負荷試験中に，右側前胸部誘導で ST 部分の変化がみられることがある。
- 電気生理学的検査では，プログラム刺激で心室頻拍が誘発される。
- 特発性右室流出路心室頻拍が ARCD/C の重要な鑑別診断であり，MRI が 2 つの病態を鑑別するのに用いられてきた。
- 右室流出路心室頻拍患者の 20％に MRI で微妙な器質的異常がみられ，確定診断が不可能になる。
- 画像所見（MRI を含む）の解釈は操作者に依存している。MRI で最初 ARVD/C と診断された患者を再評価すると，実際にタスクフォース基準を満たす患者はその中わずか 27％にすぎず，「誤診」の主要原因は MRI での心筋内脂肪または壁の非薄化の存在であった。
- 原典のタスクフォース基準における心電図の特徴には，右側前胸部誘導 V2 と V3 で陰転化 T 波，ε 波，右側前胸部誘導 V1～V3 で局所的に QRS 波幅の延長（＞110 ミリ秒）が含まれている。
- ε 波は右心室における興奮遅延の指標で，ARVD/C の特徴的性質であり，大基準と考えられる。
- ε波の感度は高いが特異度は低く，標準心電図で評価した場合に ARVD/C 患者の25〜33%にみられるにすぎない。
- 高振幅（20 mV）の前胸部誘導と修飾肢誘導を用いると，ε電位の検出率が 75%に増加する。
- ARVD/C の指標として，他の心電図の特徴が報告されている。
  - (V1＋V2＋V3 の QRS 幅)/(V4＋V5＋V6 の QRS 幅）比≧ 1.2。
  - V1〜V3 誘導の QRS 幅が V6 誘導の QRS 幅より 25 ミリ秒広いことで定義される頭頂ブロック。
  - V1〜V3 誘導における S 波の立ちあがり≧ 55 ミリ秒。
  - V1〜V3 誘導において，S 波の最下点から全脱分極偏位終了までの最大値として定義される終末興奮時間が≧ 55 ミリ秒延長。
  - QRS 波分裂。
- QRS 波の分裂は，構造的錯乱のために心筋の電気的興奮が変化する指標である。
- 冠動脈疾患が除外された場合の T 波の陰転化，右側前胸部誘導における局所的 QRS 幅の延長，ε電位とともに，QRS 波の分裂を ARVD/C の診断のために用いることができる。

心筋生検

- 病理学的変化は右室自由壁がより顕著であるため，組織を心室中隔から採取する心筋生検の感度は低い。

右室造影法

- 右室流出路，心尖部，漏斗部にみられる奇異性運動膨隆，異形成による解剖学的三角形，他の領域での肥大肉柱の存在が右室造影で認められる。

心臓超音波検査

- 右室拡大，右房拡張，右室流出路の限局性拡大，モデレーターバンド反射力の増加，限局性瘤，右室短縮率の減少が心臓超音波検査により認められる。下壁や右室心尖部に奇異性運動がみられる。
- 肥満患者や肺気腫の患者では，右心室を描出するために経食道心臓超音波検査が優れている。
- 放射線核種血管造影法で右室機能異常が示されることがあるが，ARVD/C に最適な画像診断法ではない。

CT

- 拡張した右室の運動低下，豊富な心外膜脂肪，心筋内脂肪蓄積，希薄化の乏しい著明な肉柱形成が認められる。
- マルチスライス（多層）CT は，ICD がある ARVD/C 患者の経時的評価に有用である。

心血管 MRI[50, 51]

- 心筋の脂肪置換を示唆する高信号強度の領域が特徴の心筋内脂肪蓄積，局所的な壁の非薄化や壁肥厚，肉柱の錯綜配列，右室流出路の拡大や拡張，奇異性運動膨隆が特徴の右心室瘤，右室機能低下，右房拡大が認められる。
- 脂肪浸潤のみに頼ると，ARVD/C を不適切に診断し過ぎる結果になる。
- 線維化のほうが心筋内脂肪蓄積よりも特異的と考えれれる。造影増強（コントラスト強調）した信号集積により，線維化を示すことができる。
- 特発性右室流出路頻拍では，心血管 MRI は正常である。
- 脂肪浸潤が認められた場合，他の右室の形態学的異常や機能的異常を示すことにより ARVD/C の診断を確定すべきである。心臓超音波検査や心血管造影法のような他の撮像技術により，これらの所見を確定すべきである。
- ARVD/C の診断と治療決定は構造的異常のみに頼らず，タスクフォース基準にもとづいて行わなくてはならない。
- 心臓超音波検査が最初の診断手技である。

加算平均心電図（SAECG）[52]

- 加算平均心電図の 3 要素すべてが，ARVD/C の診断に関連している。これに含まれるのは以下のものである。
- フィルタをかけた QRS 幅（120 ミリ秒未満が正常）。
- 低振幅信号持続時間（20 ミリ秒未満が正常）。
- QRS 波最終 40 ミリ秒の振幅の平均平方根（40 μV 以上が正常）。
  1. 加算平均心電図を用いた ARVD/C の診断に対する感度は 50～70％で，特異度は 95％である。
  2. 加算平均心電図の異常は臨床症状の発現で異なることはなく，自然発性心室頻拍または誘発性心室頻拍の予測に信頼性があり，心電図所見とは相関に限界がある。

免疫組織化学的分析

- 心筋生検の免疫組織化学的分析では，Cx43 に対する免疫染色の非特異的低下，接合部プラコグロビン（γ カテニン）に対する染色の低下が認められ，これは ARVD/C とよく相関し，感度は 91％で特異度は 82％である。

鑑別診断[53]

- Uhl 病は紙のように薄い右室が特徴である。アポトーシス過程により心筋線維が消失する。
- Uhl 病では性差がなく（男女比は 1.3），また心臓突然死の家族歴もない。小児期の初期に発症し，一般にうっ血性心不全が初発症状である。
- 心筋炎や特発性心筋症も鑑別診断に考慮すべきである。
- 左脚ブロック形態で下方軸の心室頻拍が ARVD/C で発生するが，特発性右室流出路心室頻拍，サルコイドーシス，先天性心疾患と誤診することがある。
- 右室流出路心室頻拍とは対照的に，ARVD/C の心室頻拍では複数形態のリエントリーと分裂電位を認める。

- 右室に病変をもつ心サルコイドーシスは，ARVD/C に類似することがある。
- 非虚血性心筋症と心筋梗塞も，右室瘢痕関連性心室頻拍の原因となる。

高リスク群[54]

- 以下に示す特徴がある患者では，心室不整脈と心臓突然死のリスクが高いと考えられる。
  1. タスクフォース基準により確定診断された ARVD/C。
  2. 重度の器質的右室病変，びまん性の右室病変。
  3. V1～V3 誘導で QRS 幅の延長と T 波の陰転化。
  4. 非持続性心室頻拍または持続性心室頻拍。
  5. 失神。
  6. 電気生理検査で持続性心室不整脈が誘発される。
  7. デスモプラキン変異。
  8. 加算平均心電図指標の異常，または加算平均心電図異常の急速な進行。
  9. 心臓突然死から蘇生生還。
  10. 左室機能不全。
  11. 浸透度がさまざまなため，現在のところ家族歴は同定された危険因子ではない。
- ARVD の可能性があるが電気生理検査で陰性の患者は，低リスク群と考えられる。
- ARVD/C 患者における心臓突然死の一次予防には，ICD 治療が重要な役割を果たす。
- 3p25 に関連した ARVC は悪性の疾患で，特に男性では成人早期に高頻度で突然死する。
- 心臓突然死がこれら高リスク群の初発症状である。
- 3p25 に関連した家族性 ARVC には，一次予防治療として ICD を考慮すべきである。

臨床症状の発現[41]

- ARVD/C 患者は典型的には 10～40 歳代の間に心室頻拍に伴う動悸，失神，心臓突然死の症状が発現する。
- これらの患者には非特異的胸痛を示すものもいる。
- 潜在型 ARVD/C では，通常は運動時の突然死が初発症状になることがある。
- 症候性心室不整脈が運動中に発生する。50～60％の患者は左脚ブロック形態の単形性心室頻拍を発症する。
- 多形性心室頻拍も発生する。
- 心室頻拍時の QRS が下方軸なら右室流出路が発生起源であることを反映し，上方軸なら右室下壁が発生起源であることを反映している。
- ARVD/C による不整脈心停止の発生は，運動競技者で有意に増加する。ARVD/C の診断が確定している患者には，競技スポーツや中強度から高強度のレクリエーション活動に参加させるべきではない。
- イタリアの特定の地域では，運動競技者における運動誘発性心臓死の最も高頻度の原因が，ARVD/C であることが示されている。
- 進行した病態の患者では，不整脈の有無によらず右室不全がみられる。これらの患者には心臓移植の適応資格がある。

予後

- 男女とも同等の死亡率があり，30 歳代に死亡率のピークが現れる。
- ARVD/C は米国の若年成人における突然死の 5%を占め，イタリアのヴェネト州では運動関連性死亡の 25%を占める。
- 心臓突然死を起こさない場合には進行性の心機能障害が生じるために，右室不全または両室不全が通常 4～8 年で発症する。

治療[55, 56]

- 臨床検査または遺伝子検査にもとづき ARVC と確定診断された無症候性小児に対しては，競技スポーツを禁止しレクリエーションスポーツを調整し，心臓超音波検査，加算平均心電図，Holter 心電図を含む評価を毎年実施するようにすすめるべきである。
- ARVC による死亡の 10%が思春期またはそれ以前に発生し，過度な運動は不整脈イベントの引き金になることがわかっており，持久性運動は病気の進行を促すと考えられる。

抗不整脈薬

- 心臓突然死を予防する抗不整脈薬の使用を支持するデータはない。
- 不整脈による苦痛や除細動器によるショック反復を減らすために，ソタロール，アミオダロン，β 遮断薬を用いることができる。

高周波アブレーション

- 抗不整脈薬が無効または副作用がでる場合には，高周波アブレーションを考慮することができる。
- アブレーションのみで心臓突然死の予防に有効であることを示したデータはない。
- 三次元マッピング法や低振幅分裂電位と最早期電位を示す心内膜電位が，心室頻拍の発生起源を同定するのに有効である。
- 病気の本体が進行性でびまん性のため，複数の催不整脈起源と複数形態の心室頻拍が発生し，これを消失させることは困難なため，アブレーションの長期的成功率は低い。
- アブレーションの初期成功率は 60～80%で，再発率が約 30～80%ある。
- アブレーション中の最も一般的な合併症は心穿孔（10%）で，おそらく右室壁の菲薄化によるものである。
- 心室頻拍再発がない累積生存率は，手技の成功やマッピング技術や手技の反復で相違がみられない。
- 心室期外収縮が＞20%発生すると，左室機能障害が生じることがある。

ICD 植込み[56]

- 失神，持続性心室頻拍，心停止生還例の患者では ICD が治療選択である。
- 二次予防目的で ICD の植込みを受けた患者では，適切 ICD 治療の頻度が高い[5]。
- 一次予防患者群において，ICD 適切作動（ショック）を受けるかに関し電気生理検査で予想することは不可能である。

- ARVD/C 患者における心臓突然死の一次予防に，ICD 治療は重要な役割を果たす。
- ARVD/C 患者における ICD 使用で可能性のある問題は，リード線埋め込み時または経過観察中の右室穿孔や，ペーシング感知電極先端部の線維化によるペーシング閾値の上昇がある。また線維化のため R 波の振幅が減少し，不整脈の感知が不良になる。
- 除細動に必要なエネルギー量が増加することがある。
- 病態が進行し左心室に及ぶとうっ血性心不全が起きる。利尿薬，ACE 阻害薬，β遮断薬による治療を考慮すべきである。
- 難治性心不全は心臓移植を必要とする。
- 悪性の家族歴がある無症候性 ARVC 患者には ICD の適応がある。
- 失神または持続性心室頻拍に対して ICD を植込んだ患者では，経過観察中に ICD の適切作動を受けることがある。
- 失神は救命のための ICD 治療の重要な予測因子である。

Brugada 症候群[57～59]

- この遺伝形式は常染色体優性遺伝である。
- Brugada 症候群は，染色体 3 番上にあるナトリウムチャネル SCN5A のαサブユニットの変異が原因である。この変異で機能欠損が生じる。
- *SCN5A* の 1,623 番目の残基の単一アミノ酸置換で LQT3 が起こる一方，1,620 番目の残基における同様な変異で Brugada 症候群が起こる。
- 臨床的に診断された Brugada 症候群患者のわずか 18～30％に，*SCN5A* 変異が関与している。
- Brugada 症候群は突然死全体の 4％に関与し，器質的心疾患がない患者における突然死の少なくとも 20％に関与していると推測される。
- 心内膜側でなく心外膜側における活動電位ドーム（プラトー）の消失により，Brugada 症候群に認められる ST 上昇または早期再分極パターンが生じる。
- ドームの消失が起きる結果として，カルシウムの細胞内流入が著減し，筋小胞体のカルシウム貯蔵が枯渇するために収縮不全が発生する。
- 活性化が遅延するために，心室遅延電位が記録されると考えられる。
- 活動電位の 1 相終末における I_{Na} の減少，I_{Ca} の阻害や I_{to} の活性化により，プラトー相における外向き電流が強力になるため活動電位持続時間の短縮が生じる。
- アセチルコリンは I_{Ca} を抑制または I_{to} を増加させ，プラトー相の短縮を促進する。βアドレナリン作動薬は，I_{Ca} を増加させることでこの変化を回復させる。
- ナトリウムチャネル遮断薬は 1 相が開始する電位を変位させ，プラトー相の短縮を促進する。
- 変異または薬剤による遮断でナトリウムチャネル機能が消失すると，内向き電流が減少し外向き電流が対抗しなくなるために活動電位持続時間が短縮する。
- Brugada 症候群では迷走神経刺激法または I 群薬で ST 上昇が増強し，βアドレナリン作動薬で ST 上昇が減弱するが，これは上記の現象に合致している。
- 右側前胸部誘導で ST 上昇が起きるのは，I_{to} が最も顕著な右室心外膜側でプラトー相が短縮するためである。この変化は Brugada 症候群における ST 上昇，2 相リエントリー，心室細動の発生にも関与している。

- 4-アミノピリジン（4-AP），キニジン，ジソピラミドのような I_{to} を阻害する薬剤は，活動電位プラトー相や電気的均一性を回復させて不整脈を消失させる。
- I_{Na} を遮断するが I_{to} を遮断しないプロカインアミドやアジマリンのようなIA群薬は，Brugada症候群の電気生理学的異常を増悪させる。
- リチウムは強力なナトリウムチャネル遮断薬であることが示されており，Brugada様心電図変化を顕性化させる。
- 活動電位の初期相において I_{to} や $I_{K, ATP}$ の電流量と動態を増加させる遺伝子変異や I_{Ca} の電流量や動態を減少させる遺伝子変異により，Brugada症候群を示唆する心電図変化が生じる。
- 自律神経受容体や $I_{K, ATP}$ を調節する遺伝子の異常発現でも，Brugada様心電図変化が生じる。
- 右側前胸部心電図誘導におけるST部分上昇，正常より短いQT時間≦360ミリ秒，心臓突然死の既往歴は，心筋L型カルシウムチャネルをコードしている遺伝子の機能欠損ミスセンス変異が関与している。Brugada症候群の表現型は，正常より短いQT時間を伴う。
- キニジンはQT時間を正常化し，刺激誘発性心室頻拍を予防する。
- 血清低カリウム濃度は，Brugada症候群で心室細動を起こしやすくする因子である。
- *SCN5A* 変異で機能欠損を生じる理由は以下のものである。
  1. ナトリウムチャネルが発現しない。
  2. ナトリウムチャネル電流（I_{Na}）の活性化，不活性化，再活性化における電位依存性および時間依存性が変位する。
  3. ナトリウムチャネルが不活性化の中間状態に入り，そこからの回復が遅い。
  4. ナトリウムチャネルの不活性化が加速される。
  5. ナトリウムチャネル蛋白の機能的特性（ゲート機構）が変化する。
  6. 筋細胞膜における発現（トラフィッキング）がない。
- ミスセンス変異は単一のアミノ酸が異常型アミノ酸に置換したもので，チャネルのゲート機構を障害することが最も多い。
- 一方，切断変異では早期停止コドンが存在するためにナトリウムチャネル蛋白が打ち切られ，通常は筋細胞膜に挿入されずハプロ不全を生じる。
- ゲート機構異常がある変異ナトリウムチャネルは，正常のナトリウムチャネルに対し優性阻害効果をもたず，切断変異はミスセンス変異よりも強力に I_{Na} を減少させ，最も重症の表現型を生じる。
- Brugada症候群患者のうち30%に *SCN5A* 変異がある（**表7.11**）。
- *SCN5A* に近いが区別される染色体3番上の第2の遺伝子座は，進行性伝導疾患を伴う症候群に関連しており，プロカインアミドに感受性が低く，予後は比較的良好である。
- グリセロール三リン酸脱水素酵素1様酵素をコードしている *GPD1L* 遺伝子の変異により，Brugada症候群が発生する。
- *GPD1L* の変異で I_{Na} の減少が生じることが示されている。
- Brugada症候群に関連した第3と第4の遺伝子は，心筋L型カルシウムチャネルの α_1（*CACNA1*）と β（*CACNB2b*）サブユニットをコードしている。
- カルシウムチャネルの α サブユニットと β サブユニットの変異でも，QT時間は正

表 7.11　遺伝子変異と Brugada 症候群

型	染色体 遺伝子座	遺伝子	蛋白質	影響される 電流	チャネル機能 への作用	頻度 （%）
BR1	3p21	*SCN5A*	Nav1.5	I_{Na}	機能欠損	20
BR2	3p24	*GPD1L*	GPD1L 蛋白	I_{Na}	機能欠損	1
BR3	12p13.3	*CACNA1C*	Cav1.2	I_{CaL}	機能欠損	7
BR4	10p12.33	*CACNB2b*	Cavβ_{2B}	I_{CaL}	機能欠損	5
BR5	19q13.1	*SCN1B*	Navβ_1	I_{Na}	機能欠損	1
BR6	11q13-q14	*KCNE3*	MiRP2	I_{to}	機能獲得	1

常より短くなり，Brugada と QT 短縮症候群の合併からなる新しい臨床分類を生成している。

- 機能欠損ナトリウムチャネル病は常染色体優性で，Brugada 症候群と進行性心臓伝導障害（PCCD）を引き起こす。
- PCCD と Brugada 症候群は有意に重複して発症し，同一家族内や同一個人においても共存することがある。
- Brugada 症候群の特徴は，心電図の右側前胸部誘導でコブド（coved）型 ST 上昇と陰性 T 波である。
- ナトリウムチャネル遮断薬により，心電図異常が誘発されたり増強される。
- 再分極の貫壁性勾配が逆転すると特徴的な心電図が生じ，活動電位の貫壁性不均一性により 2 相リエントリー，早期心室興奮，頻脈性不整脈が発生する。
- 若年のアジア人における自然死で最も一般的な原因である。若年男性成人を含め，不整脈の最初の発現は平均年齢 40 歳で起こり，典型的には突然死は睡眠中に発生する。
- 心臓突然死全体の約 4%を占め，器質的心疾患がない場合における予期せぬ突然死の 20%を占める。
- Brugada 症候群は小児期早期に発症することがあり，2 日齢の幼若新生児で診断されている。新生児突然死症候群の原因になることが考えられる。
- Brugada 症候群は体温に敏感で，T 波交互脈や心室頻拍や突然死を引き起こすことがある。高熱により活動電位が短縮し，リエントリーと頻脈性不整脈が起こりやすくなる。
- 一過性外向き電流 I_{to} の遮断により，活動電位の不均一性が減少し Brugada 症候群モデルにおける不整脈が抑制される。
- 心外膜側の興奮遅延により，Brugada 症候群の予後のリスク指標である QRS 波の分裂が生じる。
- Brugada 症候群はおもに成人男性で発生し，心拍数や自律神経活動や発熱や薬剤により影響される。
- 多形性心室頻拍や心室細動が夜間に自然発生する。
- この不整脈はプログラム電気刺激，ナトリウムチャネルの薬理的遮断またはアセチルコリン投与が引き金になることがある。

- 1 相ノッチの主要原因である I_{to} の膜密度は左室より右室で高く，心内膜側より心外膜側で高く，心室の心尖部近傍より心基部近傍で高い。
- ナトリウムチャネル，L 型カルシウムチャネル，一過性外向きカリウムチャネルに影響するいくつかの遺伝子変異が，Brugada 症候群の患者で同定されている。
- 遺伝子型と表現型との関係は常に予測できるわけではない。異なる遺伝子の変異でも Brugada 症候群に類似した表現型を発現することがある。逆に，同じ遺伝子の変異で異なる症候群を生じることもある。
- ナトリウムチャネル（*SCN5A*）の α サブユニットをコードしている遺伝子の変異は，チャネルの開口を阻害（機能欠損）し，Brugada 症候群 1 型（BS1）の 18～30％の患者に同定されており，また進行性心臓伝導系疾患の患者にも同定されている。
- また *SCN5A* の変異ではナトリウムチャネルの閉鎖も阻害（機能獲得）され，LQTS3 が発生する。
- 染色体 3p22-25 上にあるグリセロール三リン酸脱水素酵素 1 様遺伝子 *GPD1L* の変異（BR2）と，ナトリウムチャネルの β サブユニットをコードしている染色体 19q13.1 上にある *SCN1B* の変異（BS5）でも，ナトリウムチャネルの機能障害が起こり，I_{Na} が減少して Brugada 症候群が発生する。
- これらの蛋白質はナトリウムチャネルの巨大分子複合体の構成要素であるため，ナトリウムチャネルの機能を調節している。*SCN5A* のプロモーター（発現制御）領域のハプロタイプ（半量体遺伝子型）でも，Brugada 症候群患者の心電図で PR 時間と QRS 幅が延長する。
- カルシウムチャネル遺伝子の α サブユニットと β サブユニットにおける機能欠損型変異によりおのおの BR3 と BS4 が生じ，QT 時間短縮と家族性心臓突然死を合併した Brugada 症候群の発現型が発生する。
- Ca^{2+} 電流と Na^{+} 電流を調節するアンキリン B の変異と，遅延整流カリウムチャネル遺伝子（*KCNH2* と *KCNQ1*）の変異が，Brugada 症候群の患者で報告されている。
- Kv4.3 チャネルの β サブユニットをコードしている *KCNE3* の変異により I_{to} が増強し，BS6 が生じることもある。
- 遺伝子変異は不整脈原性の基質になるが，臨床的発現は成人男性に多いことから，性別と年齢に関連した因子（例えば性ホルモン）が，Brugada 症候群における不整脈の引き金であることが示唆される。
- *SCN5A* 変異がない患者に比較し *SCN5A* 変異がある患者では，進行性でより強い伝導遅延（PQ，QRS，HV 時間）があり，分裂 QRS 波と右室流出路以外からの起源の心室不整脈がより高頻度に発生することが，遺伝子型と表現型の相関から示された。
- 一方，Brugada 症候群で *SCN5A* 変異がない患者のほとんど（約 80％）に右室流出路起源の心室不整脈がある。
- カルシウムチャネルの遺伝子変異がある患者では，QT 時間短縮がみられる。
- 心室細動発作や *SCN5A* 変異がある Brugada 症候群の患者では，分裂 QRS 波が生じる頻度が高い。

臨床的特徴と心電図の特徴[60～62]

- Brugada 症候群は遺伝性不整脈症候群で，虚血や器質的心疾患や QT 延長がみられ

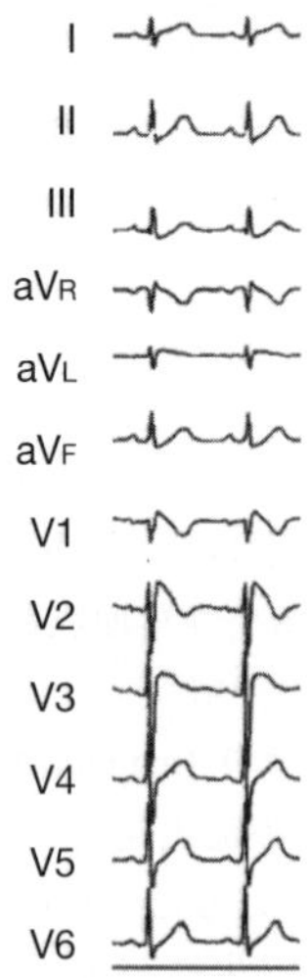

図 7.15　Brugada 症候群を示す典型的コブド型 ST。

ず，多形性心室頻拍による失神または心臓突然死を発症する。

- 陰性 T 波を伴う J 点上昇と ST 部分上昇（「コブド型」または 1 型 Brugada 様心電図パターン）の特徴的な心電図パターンが，右側胸部誘導 V1～V3 で自然発生的に観察される場合，または，重症の心室不整脈イベントの病歴か家族歴があり，かつ 1 型心電図パターンを示す血縁者がいることに加え，ナトリウムチャネル遮断薬（アジマリン，フレカイニド，プロカインアミド）投与後に特徴的な心電図パターンが認められる場合に，Brugada 症候群の診断がくだされる。
- 1 型 Brugada パターンの検出に関しては，右室流出路の上部にある高位 V1～V3 誘導（第 3 または第 2 肋間から）のほうが，従来の V1～V3 誘導よりも感度が高い。
- 陽極がほぼ心基部上（例えば V2）で，陰極が心尖部領域（例えば V4 または V5）にある双極前胸部誘導を用いると，診断的できる 1 型 Brugada 様心電図パターンを検出することがある。
- Brugada 症候群の診断に右脚ブロックの存在は必要ないが，軽度から中等度の QRS 幅増大が認められることが多い。
- この症候群には ST 部分上昇の特徴的な 2 つの型〔コブド型とサドルバック（saddleback）型〕が観察され，ST 部分上昇のパターンと振幅は変動することがある。コブド型 ST 部分上昇は心室細動発作の直前直後に生じることがあり，心室細動と心臓突然死の高い発生率に関連している。
- 1 型 ST 部分上昇とは，終末陰性 T 波の有無を問わず，J 点でコブド型 ST 部分上昇 0.2 mV 以上と定義され，Brugada 症候群の診断に必要である（**図 7.15**）。
- 2 型と 3 型 ST 部分上昇はサドルバック型であり，Brugada 症候群の診断にはならない。
- 一過性外向きカリウム電流（I_{to}）が関連する活動電位 1 相のノッチは，ヒトを含む多くの動物種において，心内膜側に比べ心外膜側のほうが大きい。

- 活動電位の1相終末で活性化している電流〔おもに I_{to} とL型カルシウム電流(I_{CaL})〕が正味で外向きに変化すると，活動電位ノッチの振幅が増大し，心外膜側で活動電位ドームが消失（全か無かの再分極）するが心内膜側では消失せず，そのため心室壁を横断する有意な電位勾配に寄与し，心電図でST部分上昇が発生する。
- コブド型ST部分上昇の場合には，活動電位ドームの消失が心外膜側において均一ではなく（ドーム消失領域とドーム残存領域が共存する），心外膜側で再分極の著明な不均一性が生まれ，2相リエントリーによる早期収縮が発生し，突然心室細動を引き起こす。
- Brugada症候群は心外膜側細胞における全か無かの再分極と，隣接した心外膜側細胞間における2相リエントリー誘発性早期収縮を機序とする臨床的病型と考えられる。
- V1〜V2誘導より高位での記録によりBrugada症候群の心電図診断の感度が高くなるのは，異常な心外膜側細胞が右室流出路領域により多くまた広く分布しているものがBrugada症候群患者の中にはいるためと考えられる。
- 一般に平均年齢40歳で突然死の発生率が高い。これらの患者には器質的心疾患がない。器質的心疾患がない患者における心臓突然死の20%が，Brugada症候群によるものである。
- 有病率は10,000人に対し5人と推定されている。
- 突然死は通常，安静時と夜間に発生する。
- 低カリウム血症は心臓突然死に関与する。特定のアジア諸国では多量の炭水化物食が低カリウム血症に関与している。ブドウ糖インスリン注入により，Brugada様心電図パターンが顕性化することがある。
- 体温上昇で*SCN5A*が早期に不活性化することが知られている。発熱性疾患や熱い浴槽の使用で心室細動が起きやすくなる。
- 発熱でチャネルのトラフィッキングが障害されることがあり，これは温度依存性であることが知られている。
- 温度は I_{to} の電流密度を増加させ，活性化と不活性化を加速することにより I_{to} を調節することが知られており，そのためBrugadaパターンが増加すると考えられる。
- 迷走神経緊張の亢進で，Brugadaパターンが顕性化することがある。
- Brugada症候群患者の約20%で心房細動を含む上室不整脈が発生する。これらの不整脈により不適切ICDショックが起きることがある。
- Brugada症候群の心電図の特徴は変動的で潜在性のことが多いが，アジマリン，フレカイニド，プロカインアミド，ジソピラミド，プロパフェノン，ピルジカイニドのような強力なナトリウムチャネル遮断薬により顕性化することがある。
- 心外膜側の活動電位が心内膜側の活動電位より先に再分極し続ける場合には，T波は陽性のままでサドルバック型波形のST部分上昇が生じる。心外膜側の活動電位が延長して心内膜側の後に再分極を生じると，ノッチがさらに増強してT波が陰転化する。
- Brugada症候群における心室細動の発症に関しては，春から初夏にかけての季節的ピークと，深夜から早朝にかけて有意な日内ピークがある。
- 他の心電図異常としてはPR時間，QRS波幅，P波幅の延長と，I，II，III誘導におけるS波の存在がある。

- 右側前胸部誘導において QT 間隔がより延長している。これは右室心外膜側での活動電位持続時間が選択的に延長しているためである。
- ナトリウムチャネル遮断薬，発熱性疾患，迷走神経緊張作用を有する薬剤により，潜在的な心電図が顕性化することがある。
- 1 型心電図変化のある無症候性の患者では，薬剤誘発試験の必要はない。
- ナトリウムチャネル遮断薬の有無によらず，1 型 ST 部分上昇がありかつ以下のいずれか 1 つが存在する場合に，Brugada 症候群の診断を考慮すべきである。
  1. 心室細動や多形性心室頻拍が記録される。
  2. プログラム電気刺激で心室頻拍が誘発される。
  3. 失神。
  4. 夜間の死戦期呼吸。
  5. 若年（＜45 歳）で心臓突然死した家族歴。
  6. 家族に前胸部誘導で ST 上昇と T 波陰転がある。
- 2 型心電図変化の特徴は，2 mm 以上のサドルバック型 ST 部分上昇と，谷間を伴う陽性 T 波または二相性 T 波である。
- 3 型心電図パターンは，サドルバック型またはコブド型の ST 部分上昇が＜1 mm の場合に考慮する。
- 2 型，3 型心電図パターンでは，Brugada 症候群の診断にはならない。
- 同一患者からの経時的心電図で異なる時間に，自発的または特定薬剤投与後に，3 パターンがすべて認められることがある。
- 2 型または 3 型心電図パターンがナトリウムチャネル遮断薬投与後に 1 型パターンに変化した場合には，Brugada 症候群の診断を考慮すべきである。
- 上述した臨床的基準の 1 つまたはそれ以上が存在する必要がある。
- ナトリウムチャネル遮断薬投与後に 3 型から 2 型に変化した場合には，Brugada 症候群の診断は確定できないとみなされる。
- 円型や上行傾斜型 ST 上昇または早期再分極パターンは，Brugada 症候群を示唆しない。
- Brugada 症候群患者のうち 60〜70％で，加算平均心電図で検出される緩徐遅延電位が認められる。
- Brugada 症候群型心電図パターンが存在する場合に，aV_R 標識（aV_R 誘導で R 波≧ 3 mm または R/Q 比≧ 0.75）は，右心室ほど伝導が遅延するため電気的不均一性がより大きいことを反映しており，これは不整脈リスクが高いことに関与している。aV_R 標識の定義は，aV_R 誘導で R 波≧ 0.3 mV または R/Q ≧ 0.75 である。
- ナトリウムチャネル遮断薬による誘発試験後にのみ 1 型心電図が出現する無症候性の患者では，不整脈リスクが低い。
- *SCN5A* 変異と心室細動による失神がある患者では，分裂 QRS 波がより高頻度にみられる。
- V1〜V3 誘導における J 波（Brugada パターン）の存在と，I，aV_L，II，III，aV_F，V4〜V6 誘導における J 波（相澤パターンで Brugada パターンの亜型）の存在は，器質的心疾患がない患者における速い多形性心室頻拍，心室細動，突然死の発生に関連した心電図の指標として十分に確立している。

Brugada 様心電図パターンを顕性化させる誘発試験[63, 64]

- ナトリウムチャネル遮断薬であるプロカインアミド 10 mg/kg を 10 分間で静注，フレカイニド 2 mg/kg を 10 分間で静注または 400 mg を内服，アジマリン 1 mg/kg を 5 分間で静注，ピルジカイニド 1 mg/kg を 10 分間で静注のいずれかの投与で誘発試験を実施する。
- 誘発試験は持続的心電図記録の監視下で実施すべきで，診断的 1 型 Brugada 様心電図の変化が明確になるか，心室期外収縮や他の不整脈が出現するか，QRS 幅が検査前の＞130％延長したら中止すべきである。
- 背景に伝導障害のある患者では，房室ブロックが発生することがある。
- 高齢者またはすでに伝導障害がある（P，PR，QRS の延長）患者では，誘発試験開始前に一時的ペースメーカの挿入が有用である。
- ナトリウムチャネル遮断薬の影響を相殺するために，イソプロテレノールと乳酸ナトリウムを用いることがある。
- 2 型または 3 型の心電図変化がある患者で，誘発試験後に 1 型に変化せず，電気生理検査で誘発されない場合は，予後が良好である。
- 自然に診断的パターンが出現する患者は，誘発試験のみで診断的パターンが誘発される患者に比較して，心イベントの発生リスクが 2 倍高い。
- 2 型または 3 型心電図パターンから，1 型心電図パターンに変化しない患者の予後は良好である。
- 自然に診断的パターンが出現する無症候性の患者のリスク層別化に，心臓電気生理検査が有益であるという証拠はない。
- 誘発試験結果が陰性で Brugada 症候群の家族歴がない 2 型または 3 型パターンの患者に対しては，リスク層別化のために心臓電気生理検査は考慮すべきでない。
- 心臓電気生理検査には高い陰性適中率（ほぼ 100％）があるが，陽性患者における心臓電気生理検査の役割に関しては議論がある。
- 無症候性の患者から心臓突然死後の蘇生生還患者に至るまで，臨床症状の発現には大きな相違があり，心電図パターンは同一患者で正常から典型的 1 型まで変動があり，数時間の経過で変化することがある。
- 誘発試験実施に至る状況はさまざまである。疑わしい心電図または Brugada 症候群や心臓突然死の家族歴がある無症候性の患者から，心臓突然死や予期せぬ失神を発症した正常心電図または疑わしい心電図がある患者まで含まれる。
- 予期せぬ失神発作がある患者では，誘発試験で Brugada 症候群が同定されれば，ICD を植込むことになる。
- 無症候性の患者で Brugada 症候群と診断された場合は，たとえ電気生理検査を考慮しても，患者の管理には影響しない。
- 無症候性の患者における誘発試験の目的は，診断を確定することおよびその後に家族のスクリーニングができることである。誘発試験を実施する前にこの点を患者に対し明確に説明しておかなくてはならない。なぜなら心臓突然死が起こる可能性のある疾患を同定することは，患者のみならず患者家族にとっても精神的苦悩に繋がるからである。
- 誘発試験には不整脈を起こすリスクがある。
- 1 型 Brugada 様心電図が出現するか，不整脈が出現するか，QRS 幅が検査前の

130％以上延長したら，誘発検査は中止すべきである。

鑑別診断[65]

- Brugada 症候群患者のほとんどは器質的心疾患がない。
- ARVD の患者の中には，Brugada 症候群を示唆する ST 変化を示すものがいる（**表 7.12**）。
- **BOX 7.6** に，Brugada 症候群の心電図パターンに類似する状態を示した[65, 69]。
- **BOX 7.7** に，Brugada 症候群（Brugada 様心電図パターン）に関与する薬剤を示した。

リスク層別化[66]

- 現在，Brugada 症候群患者のリスク層別化は以下にもとづいている。
  1. 自然発生のコブド型 ST 部分上昇。
  2. 男性。
  3. 失神の既往歴，または突然死からの生還者。
  4. プログラム心室刺激で，心室頻脈性不整脈が誘発される。
  5. リスク層別化，再発，電気生理検査で悪性不整脈の誘発に関して最も重要な非侵襲的指標は，遅延電位であることがわかった。

治療[67, 68]

- Brugada 症候群における心臓突然死の予防治療で，唯一有効性が証明されているのは ICD である。
- 有症候性患者への ICD 植込みの推奨を，**図 7.16** に概説する。
- ナトリウムチャネル遮断薬で 1 型パターンが誘発される患者への ICD 植込みの推奨を，**図 7.17** に概説する。

表 7.12　不整脈原性右室異形成症/不整脈原性右室心筋症（ARVD/C）と Brugada 症候群の特徴の比較

	Brugada 症候群	ARVD/C
遺伝子の特徴	*SCN5A* の欠損	10 染色体座上の 3 遺伝子
心電図の変化	1. 時間的に変化 2. ナトリウムチャネル遮断薬で誘発される	持続性で進行性 1. T 波陰転化 2. ε 波 3. R 波高の減少 4. ナトリウムチャネル遮断薬の影響なし
右室の画像	器質的異常なし 伝導異常による壁運動異常が存在	器質的異常と壁運動異常が存在
心室不整脈	1. 多形性心室頻拍 2. 迷走神経刺激薬や β 遮断薬で促進される 3. 睡眠中に発生	1. 左脚ブロック形態の単形性心室頻拍 2. カテコラミンで促進される 3. 運動中に発生

BOX 7.6 Brugada 症候群の心電図パターンに類似する状態

急性心筋虚血または心筋梗塞
急性心膜炎
不整脈原性右室異形成症
非定型的右脚ブロック
中枢神経系や自律神経系の異常
解離性大動脈瘤
Duchenne 型筋ジストロフィ
早期再分極
高カルシウム血症
高カリウム血症
低体温
大量の心膜液貯留
左室肥大
右室流出路を圧迫する縦隔腫瘍
漏斗胸
Prinzmetal 狭心症
肺塞栓症
サイアミン欠乏症

BOX 7.7 Brugada 症候群に関与する薬剤

1. 抗不整脈薬
   フレカイニド，プロパフェノン，アジマリン，プロカインアミド，ジソピラミド
2. カルシウムチャネル遮断薬
   ベラパミル，ニフェジピン，ジルチアゼム
3. β 遮断薬
   プロプラノロール，ナドロール
4. 硝酸薬
   硝酸イソソルビド，ニトログリセルン
5. カリウムチャネル開口薬
   ニコランジル
6. 三環系抗うつ薬
   アミトリプチリン，ノルトリプチリン，デシプラミン，クロミプラミン
7. 四環系抗うつ薬
   マプロチリン
8. フェノチアジン
   ペルフェナジン，シアメマジン
9. 選択的セロトニン再取り込み阻害薬
   フルオキセチン
10. 麻酔薬
    ブピバカイン
11. 分類不能
    コカイン，アルコール中毒

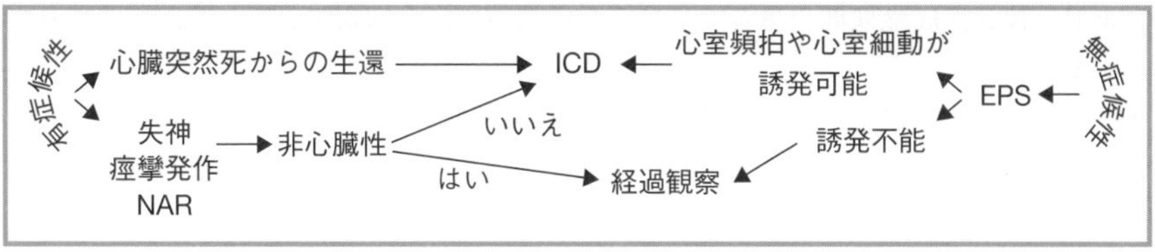

図 7.16　自然発生の 1 型心電図パターンへの対処。EPS：心臓電気生理検査，NAR：夜間死戦期呼吸

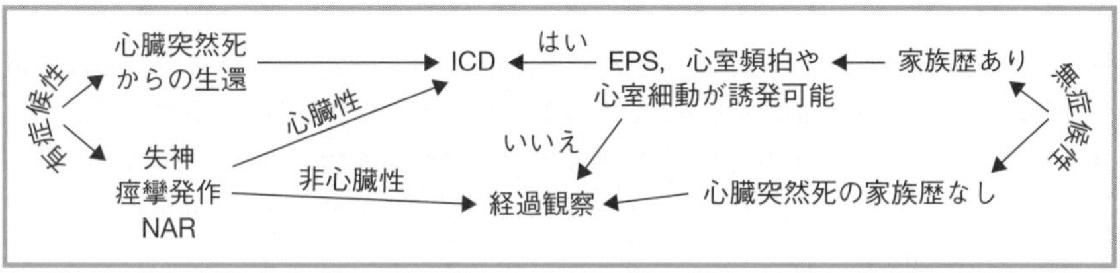

図 7.17　ナトリウムチャネル遮断で誘発された 1 型心電図パターンへの対処。EPS：心臓電気生理検査，NAR：夜間死戦期呼吸

- 不整脈や心臓突然死は徐脈に関連しているが，変時作用薬やペースメーカの有効性はまだ未確定である。
- Brugada 症候群において心室細動/心室頻拍の引き金（トリガー）になる心室期外収縮のアブレーションは，不整脈の頻度と ICD ショックの頻度を減少させる。
- 「心室細動が誘発される無症候性 Brugada 症候群」に対して予防的 ICD 植込みを実施した患者における自発性心室細動の発症は，年間わずか 1%と考えられる。

Brugada 症候群における心室細動の電気的ストームに対する急性期管理と慢性期管理

- イソプロテレノール（0.002 μg/kg/分）の持続静注により，J 点の振幅が減少し V2 誘導においてコブド型 ST 部分上昇がサドルバック型に変化する。イソプロテレノールの増量（0.004 μg/kg/分）により，V2 誘導における ST 部分上昇が正常化し，心室細動の反復性発作が完全に抑制される。
- イソプロテレノール静注は，10〜20 日継続する必要がある。
- その後は，静脈投与を以下の経口投与に切り替えることができる。
  - デノパミン（30 mg/日）
  - キニジン（400 mg/日）
  - イソプロテレノール（45 mg/日）
  - シロスタゾール（200 mg/日）
  - ベプリジル（200 mg/日）
- β アドレナリン作動薬であるイソプロテレノールは，I_{CaL} を強力に増強することにより ST 部分上昇を減少させ心室細動を抑制する。
- α と β アドレナリン刺激薬であるデノパミンは，おそらく I_{CaL} を増加させることにより，慢性治療として有効である。
- IA 群ナトリウムチャネル遮断薬であるキニジンは，I_{to} 遮断の比較的強力な作用があり，Brugada 症候群の患者で自発性心室細動発作を抑制する有効性が証明されている。

- シロスタゾールはホスホジエステラーゼ III 阻害薬で，I_{CaL} を増加させる。
- キニジンとテジサミル（III 群抗不整脈薬）は I_{to} を遮断するため，活動電位持続時間を回復させて治療効果を発揮する。
- キニジンは心外膜側活動電位のドームを回復させることが示されているので，ST 部分を正常化して 2 相リエントリーと多形性心室頻拍を予防する。1,200〜1,500 mg の高用量が推奨されている[67]。
- カテコラミンも I_{CaL} を増加させることにより，活動電位のドームを回復させる。
- I_{to} 遮断薬や I_{Ca} 刺激薬は ST 部分上昇を正常化し，Brugada 症候群患者における再発性心室不整脈（電気的ストーム）をコントロールすることが示されている。
- ホスホジエステラーゼ III 阻害薬であるシロスタゾールは，カルシウム電流（I_{Ca}）を増加させ，かつ変時作用により I_{to} を減少させることにより ST 部分を正常化させる。
- テジサミルは強力な I_{to} 遮断薬である。キニジンと異なり内向き電流を遮断しない。
- 心臓電気生理検査が陰性の患者における心停止リスクは，わずか 1〜2%である。
- Brugada 症候群は，ナトリウム，カルシウム，カリウムチャネルのサブユニットに影響する変異を伴っている。
- イオンチャネルが関与しているにもかかわらず，顕著な I_{to} が催不整脈性の主要な役割を果たしている。
- したがって I_{to} チャネルの遮断が論理的方法であり，これはキニジンにより可能である。
- Brugada 症候群における不整脈死の一次予防目的でキニジンを使用することは，以下のエビデンスで支持される。
- *in vitro* で Brugada 症候群を模擬した楔状標本において，キニジンは 2 相リエントリーと心室細動を予防する。
- キニジンで心電図が正常化する患者がいる。
- ヒトでの心臓電気生理検査中に心室細動の誘発を防止するのに，キニジンはきわめて有効である。
- 心室細動ストームの停止に対し他剤が無効のときに，キニジンは非常に有効である。
- Brugada 症候群の高リスク患者の長期経過観察中に，キニジンは自然発生の不整脈を予防する。
- キニジンによる TdP のリスクは 2〜8%である。これは器質的心疾患がある患者のリスクを反映している。
- 薬剤誘発性の TdP のリスクは男性では低いが，Brugada 症候群の大部分の患者は男性である。
- キニジン誘発性の TdP は治療開始直後に発生するため，治療開始後最初の 3 日間は厳重に監視して，催不整脈性合併症を予防すべきである。
- 治療開始後長期間経ってからの TdP の発生は，薬物相互作用または低カリウム血症が原因であることが多く，このような危険因子を注意深く回避し，Brugada 症候群の患者でキニジンによる TdP のリスクを最小限にすべきである。

早期再分極と特発性心室細動[69〜71]

- 明らかな器質的心疾患がなく，Brugada 症候群や QT 延長症候群や他の判明しているチャネル病が存在しない患者で発生するものが特発性心室細動である。
- QRS 波終末部のノッチ化は J 波としても知られており，特発性心室細動の発生と関連があると考えられている（**図 7.18**）。
- 一般に J 波は V1〜V3 誘導で認められ，下壁誘導でも出現する。
- 心内膜側でなく心外膜側における一過性外向き電流（I_{to}）に関連した活動電位の顕著なノッチのために，電位勾配が生じ J 波として出現する。
- プロカインアミドやジソピラミドのようなナトリウムチャネル遮断薬の静脈投与により，V1〜V3 誘導で J 点上昇または ST 上昇は誘発されない。
- 顕著な J 波とその結果生じる心室細動は徐脈依存性である。J 波と心室細動はシロスタゾールで消失する。
- 自発的または薬剤誘発性の心拍数減少で I_{to} が増強する。
- ベラパミル誘発性の J 波の増強は，I_{Ca} の減少または徐脈によると考えられる。
- イソプロテレノールによる J 波の消失は，I_{Ca} の増加と心拍数増加による I_{to} 減少のためと考えられる。
- 心房ペーシングにより J 波が抑制されるのは，心拍数増加に関連した I_{to} の阻害による。
- プロカインアミドはなんら影響がないため，ナトリウムチャネル遮断は J 波の出現や増強に関連がないと考えられる。
- ジソピラミドで J 波が消失するのは，I_{to} に対する抗コリン作用または抑制作用によるものと考えられる。
- シロスタゾール 300 mg/日の用量で，J 波と心室細動が抑制される。この作用は心拍数増加による I_{to} 抑制や I_{Ca} 増加のためであると考えられる。シロスタゾールによりホスホジエステラーゼ活性が阻害され，細胞内の環状 AMP 濃度が上昇して I_{Ca} が増加すると考えられる。

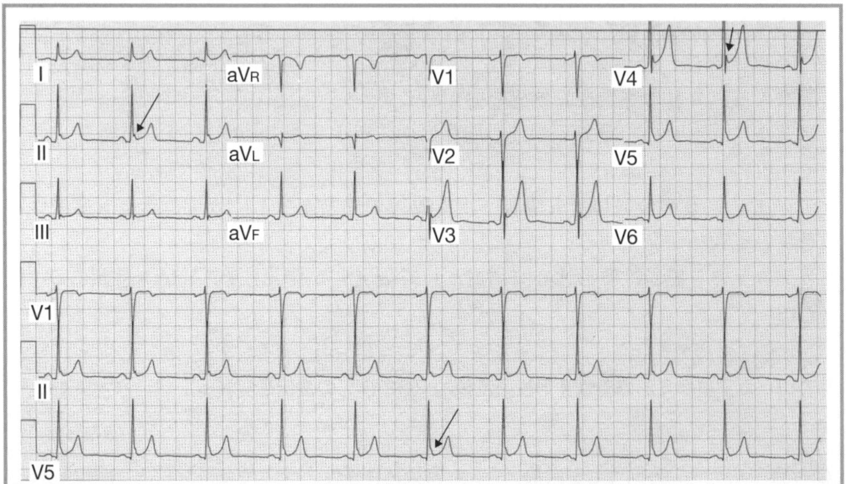

図 7.18　J 波（矢印で示した）。

カテコラミン感受性多形性心室頻拍[72~74]

- カテコラミン感受性多形性心室頻拍は遺伝性疾患で，その特徴は器質的心疾患がなくQT時間が正常の若年者が，失神や心停止や心臓突然死を引き起こすアドレナリン関連性の心室不整脈である。
- 症状発現の平均年齢は8歳であるが，失神の初発は成人になってから起こることもある。
- 罹患している患者の約30%は10歳以前に症状があり，60%近くの患者で40歳以前に少なくとも1回の失神発作がある。

遺伝子異常[75~78]

- 推定される原因遺伝子は染色体1番上にある。心筋リアノジン受容体（*RyR2*）遺伝子の変異は常染色体優性遺伝形式と考えられ，一方，カルセクエストリン（*CASQ2*）遺伝子の変異は劣性遺伝形式でみられる。
- アンキリンBの変異が，カテコラミン感受性多形性心室頻拍の症例に同定されることがある。
- アンキリンB遺伝子の変異は，QT延長症候群4型に関連している。
- 心筋RyR2は筋小胞体に存在し，細胞内カルシウムの放出や心筋収縮を制御している。
- RyR2は筋小胞体からのカルシウム誘発性カルシウム放出に関与している。
- 骨格筋のリアノジン受容体であるRyR1の変異は，悪性高熱に関与している。
- 心筋RyR2受容体は心不全に合併した心臓不整脈にも関係しており，その理由は不整脈や心不全が交感神経過緊張とカテコラミン過剰で影響されるためである。
- カルスタビン2はRyR2複合体の安定化サブユニットである。この変異によりカルスタビン2のRyR2への結合が減弱し，運動中のカルシウム放出に異常が生じ，心室不整脈と心臓死の引き金になる。
- RyR2変異はARVDの亜型（ARVD2）患者にも同定されている。
- 筋小胞体にあるカルシウム結合蛋白のヒト心筋CASQ2の変異は，カテコラミン感受性多形性心室頻拍の劣性遺伝型に関連している。
- *CASQ2*変異は，筋小胞体のカルシウム貯蔵とカルシウム誘発性カルシウム放出を障害する。これは遅延後脱分極を引き起こす。
- アンキリンBは，心筋細胞の筋小胞体にあるナトリウム–カルシウム交換系，Na^+，K^+-ATPase，イノシトール三リン酸（IP3）受容体の組成に必要である。
- アンキリンBの変異によりカルシウム動態の異常が生じ，カテコラミン感受性多形性心室頻拍が発生する。
- カテコラミン感受性多形性心室頻拍として発現する遺伝子変異には4種類ある（**表7.13**）。

表7.13　カテコラミン感受性多形性心室頻拍（CPVT）の遺伝子変異

型	不整脈	遺伝	部位	遺伝子
CPVT1	二方向性心室頻拍	常染色体優性	1q42-43	*RyR2*
CPVT2	二方向性心室頻拍	常染色体劣性	1p13-21	*CASQ2*

1. RyR2 変異。
2. カルスタビン 2 変異。
3. CASQ2 変異。
4. アンキリン B 変異。

カテコラミン感受性多形性心室頻拍における不整脈機序

- 心室不整脈が運動中または負荷試験中に発生し，安静中に消失する。仕事量と心拍数が増加するにつれ，不整脈が頻回に起こり複雑化して，多形性心室頻拍または二方向性心室頻拍が発生するようになる。
- 遅延後脱分極誘発性撃発活動が，カテコラミン感受性多形性心室頻拍における典型的多形性心室頻拍が開始する機序である。
- 安静時心電図において，この症候群の心電図指標としてわかっているものはない。
- *RyR2* 変異をもつ患者の心電図には，遅延後脱分極に一致して遅く出現する U 波が認められるため，U 波は不整脈が起きやすい心電図の指標である可能性が考えられる。遅く出現する U 波は，同一患者で同時にみられる二重 T 波とは区別される。
- よく似た二重 T 波または T 波のコブ（パンプ）は QT 延長症候群でみられ，T1 と T2（T と U ではなく）という名称が推奨される。
- T2 波は早期後脱分極に相当する心電図部分であり，QT 延長症候群における不整脈の開始機序としての撃発活動に影響する。しかし，二重 T 波は RyR2 変異の患者で認められ，再分極の貫壁性不均一性がカテコラミン感受性多形性心室頻拍における心室不整脈に関与していると考えられる。
- T_{peak}-T_{end} 時間が，貫壁性再分極不均一性に関する心電図の評価として役立つ。

カルシウム動態[78]

- 心臓における正常な制御は，細胞内 Ca^{2+} の秩序ある周期に依存している。
- 一拍一拍を基本に Ca^{2+} は活動電位のプラトー相において電位依存性 L 型カルシウムチャネルを介して細胞内に流入し，カルシウム感受性カルシウム放出チャネル（心筋リアノジン受容体 RyR2 としても知られている）を介し，筋小胞体からの Ca^{2+} 放出の引き金になる。
- この過程はカルシウム誘発性カルシウム放出として知られており，初期 Ca^{2+} 流入信号を増幅して細胞質内 Ca^{2+}（$[Ca^{2+}]_i$）の上昇を生じ，これによりアクチン–ミオシン線維が活性化し，心筋細胞が短縮して心収縮期が発生する。
- 弛緩時（拡張期）には細胞質内で上昇した Ca^{2+} は，筋小胞体のカルシウムアデノシンホスファターゼ（SERCA）により筋小胞体に再取り込みされ，この活性はリン蛋白のホスホランバンにより制御されている。
- Ca^{2+} の一部はナトリウム–カルシウム交換により細胞から放出され，I_{Ca} により流入する Ca^{2+} と均衡を保っている。
- 筋小胞体の Ca^{2+} 貯留の増加を伴う病的状態（すなわち Ca^{2+} 過負荷）では，興奮収縮連関の一部としてではなく自発的に筋小胞体の Ca^{2+} 放出が生じ，不適切な時相で Ca^{2+} トランジェントと収縮が発生する。
- 自発的に放出する筋小胞体の Ca^{2+} 貯蔵の性質は，カルシウム誘発性カルシウム放出が自己永続的である本質と，少量の Ca^{2+} でもより多くの放出を誘発する性質があることに由来する。

- 局所的に発生する（Ca^{2+}スパーク）カルシウム誘発性カルシウム放出の自己伝播的な波形様式で，自発的Ca^{2+}放出が発生し，その後は拡散に共役したカルシウム誘発性カルシウム放出を介して細胞全体に波及する。
- 自発的Ca^{2+}波は不整脈原性である。これはナトリウム–カルシウム交換系と遅延後脱分極の活性化によりCa^{2+}依存性の脱分極性膜電流を誘発する。大きな遅延後脱分極は期外収縮性活動電位を惹起し，撃発活動性不整脈を発生させる。
- 内腔のCa^{2+}によるRyR2の調節には，CASQ2，トリアジン，RyR2と内腔側で結合しているジャンクチンを含む補助蛋白群が関与している。
- 心筋RyR2は，非常に大きな複合体蛋白で，カルシウム伝導チャネルとして作用している。
- CASQ2は低親和性で高容量のカルシウム結合蛋白である。
- 優性遺伝型は*RyR2*の変異に関連し，劣性遺伝型は*CASQ*の変異に関連している。
- *RyR2*変異がカテコラミン感受性多形性心室頻拍症例の大部分を占めており，*CASQ2*変異は一般的でない。
- ジギタリス中毒，代謝阻害，虚血再灌流，慢性心不全では，筋小胞体からの異常なCa^{2+}放出が発生する。
- Ca^{2+}過負荷が存在する場合に，異常なRyR2の作用は筋小胞体のCa^{2+}濃度上昇によるものである。
- Na^+，K^+アデノシン三リン酸ホスファターゼ（Na^+，K^+-ATPase）を阻害する配糖体が投与されていると，細胞内Na^+の蓄積が増加しナトリウム–カルシウム交換系を介したCa^{2+}汲み出しが減少するため，筋小胞体のCa^{2+}蓄積が増加する。筋小胞体内Ca^{2+}が上昇するとRyR2活性を刺激し，自発的Ca^{2+}放出と遅延後脱分極が発生する。
- カテコラミン感受性多形性心室頻拍においては，自発的Ca^{2+}放出と遅延後脱分極がCa^{2+}過負荷なしでも発生し，筋小胞体Ca^{2+}が減少していても発生することがある。
- 筋小胞体のCa^{2+}負荷が減少時にも生じる催不整脈性Ca^{2+}放出は，内腔Ca^{2+}に対しRyR2の反応性が亢進しているためである。
- 内腔Ca^{2+}への感作によりCa^{2+}過負荷様状態が発生し，自発的Ca^{2+}放出を促進するが，この現象は筋小胞体Ca^{2+}が異常高値になるためではなく，むしろ自発的Ca^{2+}放出に対する筋小胞体Ca^{2+}の閾値が正常基準値以下に低下する（Ca^{2+}過負荷を「知覚した」）ためである。
- 心不全や虚血性心疾患でみられる撃発活動性不整脈の背景にも同様な機序があると考えられ，RyR2チャネル複合体の要素が後天的に欠損するため，筋小胞体のCa^{2+}制御が障害されている。
- RyR2とCASQ2の変異はカテコラミン感受性多形性心室頻拍症例のうち半数しか占めていないため，他のCa^{2+}制御蛋白が関与していると考えられる。
- 筋小胞体Ca^{2+}が一定の閾値濃度に達したときに自発的Ca^{2+}放出が発生し，これがRyR2を促進させ，CASQ2による阻害を解除する。
- カテコラミン感受性多形性心室頻拍では筋小胞体Ca^{2+}濃度は上昇しておらず，むしろ低下している。

- 筋小胞体 Ca^{2+} が減少すると，自発的 Ca^{2+} 放出を刺激せずにむしろ阻害すると予測される（「Ca^{2+} 過負荷」逆説として知られている）。
- CASQ2 変異があると，RyR2 チャネルが筋小胞体 Ca^{2+} の感知または反応様式が変化する。
- RyR2（R4496C）変異で不整脈が起きる可能性は，RyR2（R4496C）の Ca^{2+} 感受性の亢進によるもので，このため拡張期の Ca^{2+} 放出が誘発され，撃発活動に対する閾値が低下する。
- 70 以上の異なる *RyR2* 変異が報告されている。
- CASQ2 は筋小胞体における Ca^{2+} 緩衝性蛋白で，その役割はジャンクチンおよびトリアジンとともに，内腔 Ca^{2+} に対する RyR2 の反応性を調節することである。*CASQ2* の変異は，カテコラミン感受性多形性心室頻拍患者の 1～2%にみられる。
- ホモ接合型 *CASQ2* 変異保因者の（ヘテロ接合型変異が潜在する）両親は，通常は臨床的に発症しない。
- したがって，明確な家族歴またはカテコラミン感受性多形性心室頻拍の臨床徴候がみられない場合に生じるアドレナリン誘発性特発性心室細動の症例は，*CASQ2* 変異が原因である可能性が考えられる。
- 二方向性心室頻拍はジギタリス中毒で発生することがある。Ca^{2+} 過負荷により遅延後脱分極誘発性撃発活動が起きる。
- カテコラミン感受性多形性心室頻拍不整脈は特殊伝導系から発生すると考えられる。
- カテコラミン感受性多形性心室頻拍不整脈の起源が遅延後脱分極であることは，心室収縮の連結期と先行する RR 時間との相関（撃発活動性不整脈の典型的特徴）の臨床的エビデンスにより支持される。
- 低い内腔 Ca^{2+} では CASQ2 は RyR2 活性を阻害するが，Ca^{2+} が上昇するときは RyR2 活性の増加に伴いこの阻害は軽減する。
- 筋小胞体にある細胞内 Ca^{2+} 放出チャネル RyR2 の変異には常染色体優性様式が関連しており，筋小胞体にある CASQ2 カルシウム貯蔵蛋白の変異は常染色体劣性様式で起こる。
- 前者の場合には，「機能獲得型」変異により細胞内への Ca^{2+} 漏入が起きる。後者の場合には，「機能欠損型」変異により筋小胞体の遊離 Ca^{2+} の利用度が高まる。
- I，aV_R，aV_L 誘導で，U 波を認めることは少ない。
- Ca^{2+}/カルモジュリン依存性プロテインキナーゼ II（CaMKII）は，興奮収縮連関を調節している。
- CaMKII を介した Ca^{2+} 周期のリン酸化。
- 病的心臓において CaMKII が慢性的に活性化すると，細胞内 Ca^{2+} 調節が異常になり，心臓不整脈が起こりやすくなる。
- 確実な Ca^{2+} トランジェントにより心筋細胞の収縮が発生し，筋小胞体の Ca^{2+}-ATPase（SERCA2a）を介した筋小胞体の Ca^{2+} 再取り込みにより細胞質から Ca^{2+} が除去され，ナトリウム–カルシウム交換系を介して汲み出されると，収縮は速やかに終了する。
- 健康な心臓では RyR2 はつぎの収縮期 Ca^{2+} 放出まで拡張期には閉じたままで，筋小胞体の再充満が促進される。一方，心不全では RyR2 が拡張期に自発的に開き，

筋小胞体の Ca^{2+} 負荷が阻害され，収縮期 Ca^{2+} 放出が減少し心収縮能が低下する。

- 不整脈が典型的には特定の閾値心拍数以上でのみ発生する（かつ CaMKII 活性は心拍数依存性である）ため，CaMKII 活性化がカテコラミン感受性多形性心室頻拍患者の不整脈リスクを増加させることが臨床所見から示唆される。
- RyR2 の調節障害は，心房不整脈の患者における撃発活動と不整脈原性にも関与している。
- 慢性心房細動では，筋小胞体の Ca^{2+} 放出不足が生じている。

自然歴

- 不整脈イベントのほとんどが小児期に発生する。
- 罹患した患者の 60％以上が，20 歳までに最初の失神発作または心停止を起こす。
- 患者の 13％は，病気の初発症状が心停止である。
- 患者の約 30％に若年性心臓突然死の家族歴やストレス関連性失神がある。

臨床症状の発現[72]

- 患者は 10 歳代までに運動または感情的ストレスで誘発される失神を発症する。これよりも早い，または遅い発症も報告されている。
- てんかんと誤診されることがある。
- カテコラミン感受性多形性心室頻拍は，水泳誘発性心事故の原因の 1 つと考えるべきである。
- RyR2 変異は一般に男性が多い。
- この特徴は二方向性心室頻拍，単形性心室頻拍，多形性心室頻拍で，心臓突然死（20～30 歳までに 30～50％）のリスクが高い。
- 遅延後脱分極誘発性の撃発活動が，単形性または二方向性心室頻拍の背景にある機序と考えられる。
- カテコラミン感受性多形性心室頻拍にみられるカルシウム恒常性の欠陥と類似した所見が，カフェインでもみられる。
- イソプロテレノールとカフェインを組み合わせると，心外膜側や心内膜側や M 領域から遅延後脱分極誘発性の撃発活動が発生する。
- 異所性興奮が心外膜側と心内膜側の起源から交互に発生し，二方向性心室頻拍になる。
- 心外膜側から発生する異所性興奮または心室頻拍では，正常の貫壁性興奮順序が反対になるために，T_{peak}-T_{end} 時間と貫壁性再分極不均一性の増加を伴っている。異所性興奮はリエントリーの基質となり，プログラム電気刺激は多形性心室頻拍を誘発する。
- 心室不整脈が睡眠中に発生することがある。

鑑別診断

- 多形性心室頻拍を伴い運動や感情的ストレスが誘発する失神は，カテコラミン感受性多形性心室頻拍の診断を考慮すべきである。同様の症状発現は QT 延長症候群でも起きるものがある。
- 二方向性心室頻拍はカテコラミン感受性多形性心室頻拍の指標の 1 つであるが，

Andersen-Tawil 症候群（LQT7）でも報告されている。

- カテコラミン感受性多形性心室頻拍では，心電図は正常で QT 時間は正常または境界域である。
- 心臓は器質的に正常である。
- 不整脈は運動またはイソプロテレノール静注で誘発される。
- Holter 心電図記録で，運動誘発性不整脈が認められることがある。
- 電気生理検査の有益性には限界がある。プログラム電気刺激中には不整脈は誘発されない。
- カテコラミン感受性多形性心室頻拍は，LQT1，Andersen-Tawil 症候群，ARVD，急性心不全，慢性心不全，虚血性心疾患のように，運動や感情やストレスにより多形性心室頻拍が惹起されることがある疾患と鑑別診断しなくてはならない。
- カテコラミン感受性多形性心室頻拍の原因，病因，患者とその親族の心臓リスク層別化において，性別は重要な因子である。
- RyR2 変異陽性の患者は，ほとんどが男性である。
- RyR2 変異がある男性では，臨床症状が早期に出現する。
- RyR2 変異がある男性では，若年での心事故のリスクが女性に比べ有意に高い（相対リスク＝4.2）。
- RyR2 変異陰性の患者は，ほとんどが女性である。
- 運動誘発性多形性心室頻拍は，二方向性心室頻拍でもカテコラミン感受性多形性心室頻拍以外の疾患によることがある。

心電図の特徴

- カテコラミン感受性多形性心室頻拍中の心電図は，二方向性心室頻拍を示すことがある。
- 通常，安静時の心電図は正常である。通常運動により心拍数が 120 bpm をこえると，心室期外収縮の頻度が増加する。
- 心室期外収縮の頻度や多形性は心拍数上昇とともに増加し，二方向性心室頻拍または多形性心室頻拍が生じる。失神を起こすことがある。不整脈は運動を中止するかイソプロテレノール静注を中止すれば解消する（**図 7.19**）。
- 運動中に孤立性心房期外収縮，非持続性上室頻拍，心房細動の連発（ショートラン）といった種類の上室不整脈が発生する。心房細動が心室不整脈より先に起きることがある。
- 期外収縮は左心室から発生し右脚ブロック型を示し，右軸偏位と左軸偏位を交互に繰り返す。
- ARVD2 では期外収縮は右心室から発生し，左脚ブロック型を示す。
- カテコラミン感受性多形性心室頻拍は，右室心尖部のみならず右室流出路と左室流出路の両方（左室からの頻度が多い）から発生する。診断するには単一心電図誘導のみでは理想的でない。
- 運動誘発性二段脈は重症心血管疾患の存在と非常に関連しているが，QT 延長症候群よりカテコラミン感受性多形性心室頻拍を示唆する可能性のほうが高い。
- 漸増的運動中に二方向性心室頻拍または多形性心室頻拍が，通常再現性をもって誘発されるため，段階的運動試験が単一では診断に最も重要な検査であることを示し

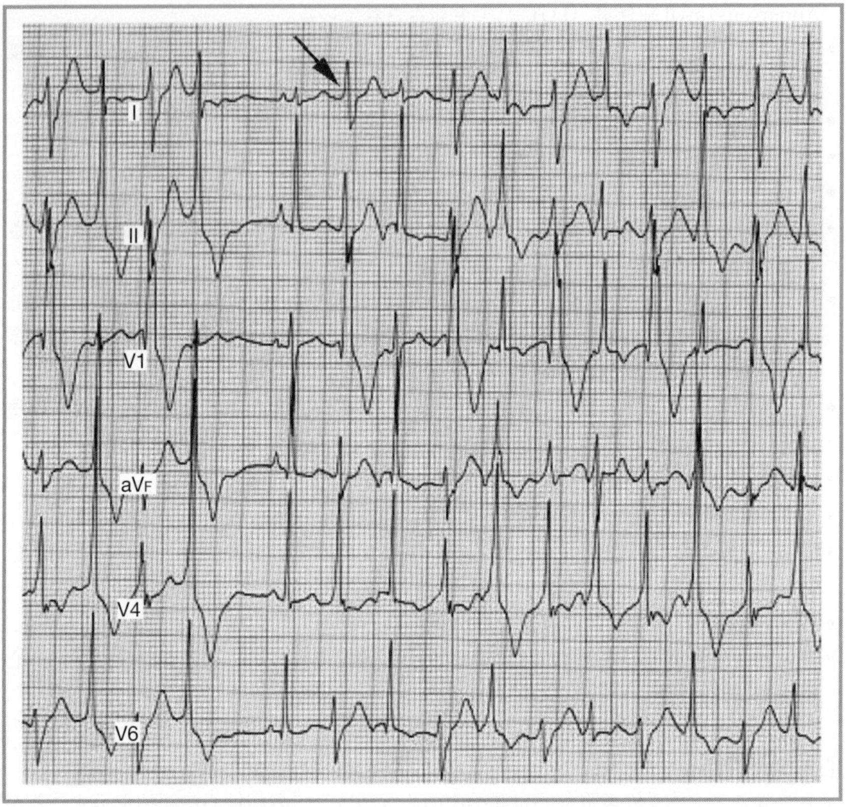

図 7.19　トレッドミル運動負荷試験中の二方向性心室頻拍。矢印で開始。

ている。
- 不整脈がエピネフリン静注（0.1〜0.3 μg/kg/分）により誘発されることがときどきある。失神や心停止が運動または情動で発生し，安静時心電図が正常な患者で，運動負荷試験が陰性のものに対しては，このエピネフリン静注検査を用いることができる。

治療[79, 80]
- β 遮断薬が治療選択である。ナドロール（1〜2 mg/kg/日）とプロプラノロール（2.5〜3.5 mg/kg/日）が一般に用いられる。
- プロプラノロール静注が頻拍の停止に使用できる。ナドロールは予防的に有効である。無症候性の心室期外収縮は β 遮断薬投与下でも持続する。無症候性の心室期外収縮を完全に抑制する必要はない。
- β 遮断薬の初期投与量（ナドロールは 1.5〜2 mg/kg/日で開始）の調節は，運動負荷試験や Holter 心電図検査を指標に実施すべきである。
- また β 遮断薬は RyR2 変異の無症候性保因者すべてに対しても適応がある。
- アミオダロンは有効でない。
- カルシウムチャネル遮断薬のベラパミルにより，部分的に不整脈の抑制ができる。

- カテーテルアブレーションは成功しないと報告されている。
- β遮断薬の投与量が不十分または中止すると，突然死することがある。
- ICD 植込みが心臓突然死の予防になる。
- 若年患者への ICD 植込みの問題点として不適切ショック，定期的 ICD 経過観察，バッテリー枯渇時の交換がある。
- β遮断薬と ICD の併用が理想的治療と考えられる。
- 非持続性心室頻拍に対するショックを回避するために，ICD の検出時間を延長すべきである。忍容できる最大用量のβ遮断薬を継続して，ICD ショックの回数を最小限にすべきである。
- 骨格筋の RyR1 変異の保因者に揮発性麻酔薬またはサクシニルコリンを使用すると，悪性高熱を起こすことがある。このような合併症は心筋 RyR2 変異の保因者またはカテコラミン感受性多形性心室頻拍患者には報告されていない。
- カテコラミン感受性多形性心室頻拍における運動誘発性不整脈を予防するには，β遮断薬単独よりもβ遮断薬とカルシウム拮抗薬の併用がよい。
- β遮断薬の治療が上手くいかない患者または失神を起こす患者に対しては，ICD が適応である。
- ベラパミルをβ遮断薬の代替薬でなく，追加薬として用いることができる。
- 左心臓交感神経除神経は心室細動の閾値をあげることが知られている。カテコラミン感受性多形性心室頻拍の患者に対し有効な治療選択肢として左心臓交感神経除神経が用いられている。

予後

- 未治療患者の死亡率は，20～30 歳までで 30～50%と推定されている。
- β遮断薬の使用で死亡率は年間 5～7%に減少するが，それでも容認できないほど高いと考えられる。
- 2 年間のうちに ICD の適切ショックを受ける患者が 50%いる。
- カテコラミン感受性多形性心室頻拍は早期診断が必須である。診断されないと人生の早期に突然死に至る。遺伝子検査で家族をスクリーニングすれば，ストレス時に発症する無症候性保因者を同定するのに有効になる。

左室緻密化障害における心室頻拍[81～86]

- 孤立性心室緻密化障害は，心筋線維と網目構造の圧縮化が子宮内で停止することにより発生する心筋症で，複数の顕著な肉柱と心室腔内で連続した肉柱内窩が生じ，心筋が海綿状を呈する特徴がある。
- 心筋緻密化障害は，世界保健機構（WHO）により登録されていない心筋症として分類されている。
- これは心不全症状，不整脈，塞栓症イベントの三徴が出現する。
- 孤立性心室緻密化障害の患者における自然歴と予後は，最初報告されたものより良好と考えられる。
- 発生段階の心室壁の肉柱層は，発生中に心基部から心尖部に，心外膜側から心内膜側に，中隔壁から側壁に向かい緻密化することが知られている。
- 剖検した健康心臓の 70%に，ある程度の緻密化障害が認められる。

- 無症候性の患者で偶然発見された左室緻密化障害には，臨床的重要性がないと考えられる。
- 孤立性心室緻密化障害の診断は，心臓超音波検査または心臓 MRI を用いて行われる。
- 心臓 MRI は左室緻密化障害を同定するのに感度が高い手段である。左室機能が正常で心臓超音波検査が正常にみえる患者では，心筋緻密化障害の予後に関する意義に問題があげられる。
- 左室には緻密化障害領域が一般によくみられ，特に側壁領域や心尖部領域に多い。
- 病的緻密化障害に関し Petersen の基準がある。緻密化に対する緻密化障害の比率のカットオフ値が 2.3 より大きい場合には，感度 86%，特異度 99%，陽性適中率 75%，陰性適中率 99%で，病的な孤立性心室緻密化障害が識別できる。
- 心臓超音波検査にもとづくと，この有病率は一般人口の 0.05%と推定されている。収縮期に緻密化障害心筋層厚と緻密化心筋層厚間の比率＞2.0 の所見があれば診断できる。心臓超音波検査には左室心尖部の評価に問題があり，ここは最も一般的な緻密化障害領域であることが知られている。
- 神経筋疾患に合併したり，他の心臓奇形と併存したりすることがある。
- 左室緻密化障害は常染色体優性遺伝形式を示す。

7.6　器質的に正常な心臓における心室頻拍

特発性心室頻拍[87]

- この心室頻拍は器質的心疾患が存在せずに発生する。
- 特発性心室頻拍は以下の基準にもとづいて分類される。
  1. 解剖学的起源：右室流出路心室頻拍，左室流出路心室頻拍，左心室頻拍，束枝心室頻拍。
  2. 薬剤への反応：アデノシン感受性またはベラパミル感受性。
  3. 波形の特徴：脚枝（脚ブロック）パターン，QRS 波形（形態）。
  4. 機序による特徴：撃発活動，リエントリー，自動能。
  5. 運動反応性：右室流出路心室頻拍，左室流出路心室頻拍，左心室頻拍。
- ある特定の心室頻拍には複数の特徴がある。解剖学的起源にもとづいた表現が，特定の心室頻拍の臨床的特徴や治療選択肢を最もよく表している。

右室流出路心室頻拍

- 器質的心疾患がない心室頻拍の大部分が，右室流出路から発生する。
- これは右室流出路起源である。アデノシン感受性があり，運動誘発性の左脚ブロック形態で下方軸の心室頻拍である。
- 非持続性反復性単形性心室頻拍（Gallavardin 心室頻拍）として発症する。
- これは cAMP を介した撃発活動（遅延後脱分極）により発生する。アデノシンに感受性がある（阻害される）。アデノシンへの反応は，カテコラミンを介した遅延後脱分極に特異的である。
- ベラパミルも撃発活動誘発性心室頻拍を停止させるのに有効である。
- ATP 感受性カリウムチャネル開口薬であるニコランジルも，アデノシン感受性心室頻拍を抑制または停止させる。

- 先行したカテコラミン刺激がない場合には，アデノシンは心室筋細胞のイオンチャネルに作用しない。

機序[88]

- 機序はカルシウム依存性撃発活動であると考えられ，識別できる解剖学的異常は同定されていない。
- この不整脈が発生する領域は，右室流入領域から肺動脈弁下の右室流出路前中隔面にまで及んでいる。
- その領域は左方に伸び大動脈弁の冠尖領域と大動脈弁前方の左室前壁，心内膜側と心外膜側の両方，大動脈僧帽連続部と僧帽弁輪上部を含んでいる。
- 流出路近位部の心外膜脂肪層には神経節叢があるため，運動や自律神経やホルモンの変化に反応することが理解できる。
- 流出路頻拍に一貫した特徴は，心拍数の上昇で頻拍開始が促されることである。これは以下の場合に起こりうる。
  1. 心室または心房のいずれかの刺激周期漸増ペーシングによる場合（心房漸増ペーシングの場合には，心室への伝導が房室結節 Wenckebach により制限されない場合）。
  2. カテコラミンの点滴投与単独，または同時に高頻度ペーシングによる場合。
- カルシウムチャネル遮断薬でジヒドロピリジン受容体を直接遮断することにより，または環状アデノシン一リン酸（cAMP）濃度を低下させる薬剤または方法により，この不整脈を停止させることができる。
- 後者の例としては，M_2 ムスカリン受容体の活性化（エドロフォニウムまたは迷走神経刺激法），β アドレナリン受容体の拮抗的阻害（β 遮断薬），または A_1 アデノシン受容体の活性化（アデノシン）がある。
- 心室筋に対するアデノシンの抗不整脈作用は，細胞内カルシウムに対する β アドレナリン活性の刺激作用に対し拮抗することによる。
- アデノシンの心室筋細胞への作用は，G 蛋白共役受容体（A_1 アデノシン受容体）への結合を介して開始する。GTP-α 結合体はアデニル酸シクラーゼの阻害を介して cAMP 濃度を低下させる。これにより，特異的イオンチャネルと調節蛋白の cAMP 依存性プロテインキナーゼ A（PKA）調節性リン酸化による催不整脈作用が減弱する。
- その結果として，L 型カルシウム電流（I_{CaL}）の PKA リン酸化による刺激作用をアデノシンが打ち消し，一過性内向き電流（I_{ti}）が減少する。
- アデノシンはリアノジン受容体（RyR）とホスホランバンの cAMP 依存性リン酸化を阻害する。
- 基本状態で刺激されていない心室電流に対しては，アデノシンは作用しない。
- 上室性組織でアデノシンの抗不整脈作用を調節する主要な電流であるカリウム電流 $I_{K,\,Ado}$ は，心室筋には発現していない。
- 流出路心室頻拍ではカテコラミンにより細胞内 Ca^{2+} が増加して，遅延後脱分極が発生しやすくなる。この過程は β アドレナリン受容体の活性化と刺激性 G 蛋白 Gs を介しており，アデニル酸シクラーゼ，cAMP，cAMP 依存性 PKA を連続的に活性化させる引き金になる。

- PKA は L 型カルシウムチャネル，RyR，ホスホランバン，他の蛋白質をリン酸化する。これらの現象はいずれも遅延後脱分極の発生に関与している。
- RyR の正常な活性化は，I_{CaL} の流入に依存している。
- アデノシンは早期後脱分極には影響しない。
- cAMP 非依存性経路により誘発される遅延後脱分極にもアデノシンは影響せず，その例としてウアバイン誘発性の Na^{+}，K^{+}-ATPase 阻害により発生する撃発活動がある。
- カテコラミンで活性化される電流に依存している遅延後脱分極と I_{ti} は，アデノシンにより消失する。
- 自動能性心室頻拍の発生はカテコラミンにより促進され，この不整脈は β 遮断に反応を示す。
- この不整脈はカルシウムチャネル遮断薬に反応せず，プログラム刺激に反応して開始または停止しない。
- アデノシンはこの不整脈を抑制するが，停止させることはない。
- この抑制は一過性作用（5～20 秒間）を示し，アデノシンが消失した後はすぐに心室頻拍が自然に再出現する。停止とはさらに長く続く作用であり，不整脈の再出現は自発性ではなく，プログラム刺激のような介入を必要とすることが多い。
- 撃発活動または自動能は，巣状起源の心室頻拍の原因になりやすい。
- 特発性流出路心室頻拍は巣状起源である。
- アデノシンの単回（ボーラス）静注またはカルシウムチャネル遮断薬の点滴静注，または迷走神経刺激法により特発性右室流出路頻拍が停止することは，この不整脈の中には機序として撃発活動の可能性があることに矛盾しない。
- この頻拍は電気生理検査で誘発することが困難であり，高頻度連射（バースト）ペーシングやイソプロテレノール点滴静注を必要とすることが多い。またアミノフィリンやカルシウム点滴静注やアトロピンも有用である。

右室流出路の解剖

- 右室流出路領域の境界は，上方が肺動脈弁で下方が右室流入路と三尖弁頂上部で，外側が右室自由壁で内側が心室中隔で限定される。
- 右室流出路領域は大動脈根周辺を包囲し左側にのびる。右室流出路の頂上部は凸状または三日月形をして，後中隔領域は右方向へ，前中隔領域は左方向へ向かう。
- 右室流出路の前中隔面は左室心外膜に近接し，前心室中隔静脈に接し冠動脈左前下行枝の近位部にある。
- 大動脈弁尖は右室流出路の三日月形の中隔領域内にあり，肺動脈弁の下方にある。
- 右室流出路の後中隔面は右冠尖領域に接し，前中隔面は右冠尖の前縁または左冠尖の内側面に接している。
- 大動脈弁は肺動脈弁と平行で，僧帽弁に対し垂直である。大動脈弁がより垂直に傾斜し，僧帽弁と平行になる患者もいる。胸腔内における心臓の位置や回転や水平位置により，体表面心電図の性質が影響を受ける。
- 流出路は室上稜の上方にある右室腔の管状部分である。
- その厚さはさまざまであり，約 3～6 mm の範囲である。
- 肺動脈幹壁近傍の筋性漏斗部レベルが，最薄部（1 mm 以下）である。

- 右室流出路の中隔構成部分は，中隔縁肉柱の近位部にあり分岐点にあたる。これより上方の領域では，右室流出口は屈曲し左室流出口の前方頭側を通過する。
- 中隔部分の穿孔は，左室内ではなく心臓外へ出やすい。
- 粗な筋性肉柱は右室心尖部に特徴的で，右室流出路には別の肉柱が存在する。
- 肺動脈弁直下の領域は，平滑なことが多い。
- 正常心臓では右心室は表在層と心内膜下層の 2 層の心筋線維で構成されており，異なる線維走行をなし，線維性鞘で分離されていない。
- 厚い中層は左心室でのみ認められる。
- 右室流出路の心外膜下層は壁厚の 3 分の 2 を占め，水平に走行して漏斗部を全周する線維で構成されている。
- 心内膜下層はおもに縦線維で構成されている。

臨床的特徴

- 一般的に女性に多い。
- 発症年齢は 10〜70 歳まで幅広い。
- 最も一般的な症状は動悸であるが，患者の 10%は失神を伴う。
- 予後は良好で，患者の 20%に自然回復がみられる。
- 流出路頻拍は安定した単一の心電図波形を伴う整った不整脈で，左脚ブロック型と下方軸の形態を示す。
- 不整脈は運動時に起きるか，または安静時にも起きる。
- 運動や感情的ストレスにより，発作の頻度や持続時間が増加しやすい。したがって運動負荷試験では，運動中または回復期に巣状流出路心室頻拍が誘発される。
- かなりの数の患者で，運動により不整脈が抑制される。

心電図の特徴[89〜91]

- 洞調律時の心電図は正常であるが，頻拍時には左脚ブロック型と下方軸を示す（**図 7.20**，表 7.15）。
- 前胸部の QRS 移行は V3 誘導で開始し，典型的には V4 誘導で生じる。
- 右室流出路の流入領域にある三尖弁頂上部から発生する頻拍起源は流出路下部の右側であり，aVL 誘導で陽性 QRS 偏位で，QRS 波振幅は II 誘導＞III 誘導で，典型的には I 誘導で著明に陽性の QRS 波となる。
- 中隔側に関しての QRS 波は，前方左側起源では I 誘導で陰性となり，後方右側起源では I 誘導で陽性となる。自由壁側に関しては QRS 移行が遅れ，QRS 幅は広くノッチを伴い，下壁誘導と側壁前胸部誘導で振幅が減少する。
- 右室流出路頻拍で最も一般的な発生起源は，肺動脈弁直下で流出路の左側中隔である。この頻拍では，II，III，aVF 誘導で大きな陽性 QRS 波と，aVR，aVL 誘導で大きな陰性 QRS 波が生じる。
- I 誘導での QRS 波形態は多相性で，正味（ネット）の QRS ベクトルはゼロ，またはごくわずかに陽性である。
- 前額面での軸，前胸部の QRS 移行，QRS 幅，下壁誘導における QRS の複雑性により，右室流出路における心室頻拍の発生起源を正確に同定することができる。
- 肺動脈弁直下の流出路の中隔面左縁から心室頻拍が発生することがある。右室流出

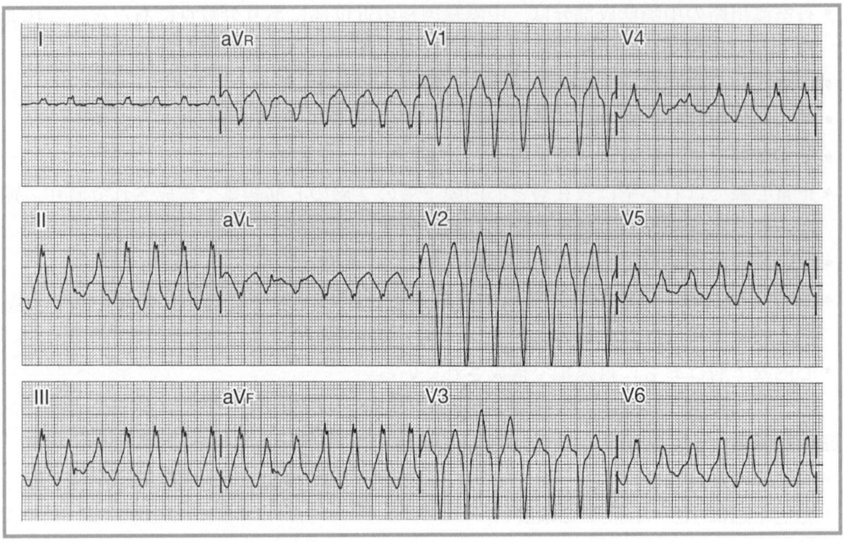

図 7.20　左脚ブロック形態と下方軸を示す右室流出路心室頻拍。

路のこの超「左方」方位ではⅠ誘導で陰性 QRS 波が生じ，右室流出路のこの面がいかに遠くから大動脈根周囲を包囲し，心尖部中隔の左側に位置しているかに矛盾しない。

- 右室流出路から発生する心室頻拍は典型的には前胸部誘導 V4 で R/S 移行帯を示すが，V1 または V2 での R/S 移行帯は左室起源を示唆する。
- 交感神経緊張が亢進したときに，非持続性単形性心室頻拍の連発が生じることがある。
- 標準誘導の QRS 波形態と前胸部誘導の移行帯にもとづいて，右室流出路心室頻拍の起源を推定することができる（**表 7.14**）。
- 期外収縮または心室頻拍の第 1 拍目の連結期は，通常先行する QRS 波への連結期に比較すると長い。
- 心臓超音波検査では通常異常がない。まれに右室拡大や僧帽弁逸脱を示すことがある。

表 7.14　心室頻拍中またはペースマッピング中の QRS 形態による右室流出路心室頻拍の発生部位

QRS 形態	前中隔	後中隔	前自由壁	後自由壁[4]
I 誘導	陰性 QRS	陽性 QRS	陰性 QRS	陽性 QRS
II，III，aVF 誘導の R 波	高く，狭い	高く，狭い	広いか，狭くてノッチ化	広いか，狭くてノッチ化
前胸部誘導での移行帯	早い	早い	遅い，V4 まで R/S<1	遅い，V4 まで R/S<1
QRS 間隔（時間）	<140 ミリ秒	<140 ミリ秒	>140 ミリ秒	>140 ミリ秒

- 運動により患者の25～50%で心室頻拍が再現性をもって発生する。その誘発は臨界心拍数に依存している。
- 加算平均心電図，心臓MRI，右室心筋生検は正常である。
- 複数の区別できる心室頻拍形態がみられることは非常にまれであり，この場合は瘢痕関連性心室頻拍を疑うべきである。
- 特発性巣状流出路心室頻拍は良性の経過であるが，特発性巣状流出路心室頻拍に類似した心室頻拍で本質的に悪性型も流出路領域から発生することがあり，これにはARVCにおける心室頻拍が含まれる。
- 流出路心室頻拍を示すすべての患者に対し，突然死を伴う器質的心疾患または遺伝性症候群を評価する必要がある。
- 洞調律時の心電図は通常は正常であるが，流出路心室頻拍患者の約10%は完全または不完全右脚ブロックを示す。
- 前胸部誘導におけるT波の陰転化は，ARVDを示唆する。
- Brugada様心電図，左室機能低下または右室機能低下所見，多形性心室頻拍または複数の心室頻拍形態，再発性失神の病歴，心臓突然死の家族歴のある患者は，さらに詳細な評価をしなくてはならない。
- すべての患者に運動負荷試験と心臓画像検査（通常少なくとも心臓超音波検査）を実施すべきである。

電気生理学的特徴

- 頻拍はプログラム電気刺激により，誘発と停止が可能である。エントレインメントはされない。心房ペーシングで誘発することができる。連射（バースト）ペーシングも心室頻拍誘発に有効である。
- 頻拍はアデノシン，Valsalva手技，頸動脈洞圧迫，エドロフォニウム，ベラパミル，β遮断薬で停止する。
- 迷走神経刺激とアセチルコリンの作用は，アデノシンと同一経路を生じるM_2ムスカリン性コリン作動性受容体を介している。
- イソプロテレノールはcAMPを増加させることにより，アトロピンはアセチルコリンの作用を阻害することにより，アミノフィリンはアデノシンの作用に拮抗することにより不整脈の誘発を促す。
- ARVDが存在する場合の不整脈は，波形形態が右室流出路心室頻拍に類似している。ARVD患者の心電図では，前胸部誘導における伝導遅延とST-T波の変化がみられる。MRIでは右室壁への脂肪浸潤と壁運動異常がみられる[88]。
- QRS時間<140ミリ秒の場合には，右室流出路の中隔起源が示唆されるが，下壁誘導（II，III，aV_F）におけるQRS下降脚のノッチ化を伴い，QRS時間≧140ミリ秒の場合には，自由壁起源が示唆される。
- aV_LよりaV_R誘導でのS波が深い場合には，右下方起源が示唆され，aV_RよりaV_L誘導でのS波が深い場合には，左上方起源が示唆される。
- 右室流出路から発生する特発性心室頻拍では，数拍の洞調律と頻発する心室期外収縮の間に，単形性波形の非持続性心室頻拍が介在して認められる。
- 特発性心室頻拍は一般にカテコラミン感受性で，運動またはイソプロテレノールやエピネフリンなどのカテコラミン静注により誘発されることが多い。

- 右室流出路と大動脈弁右冠尖は近接しているため，この2つの構造は解剖学的にわずかな偏位であり，識別不明瞭な心電図所見が生じる。

治療

- 無症候性の患者には，治療の必要性はない。
- β遮断薬，カルシウムチャネル遮断薬，I群とIII群抗不整脈薬は，半数の患者に有効なことがわかっている。
- 頻拍の急性停止は迷走神経刺激法，アデノシン静注，ベラパミル静注で達成できる。
- 症候性患者に対する治療選択は，高周波アブレーションが施行されている。
- アブレーション標的部位は個々で異なる。心室頻拍の最も一般的な発生起源は中隔壁である。
- アブレーション部位における頻拍中の最早期興奮は，体表面心電図のQRS開始から20～40ミリ秒先行する。
- ペースマッピング（刺激電位分布図作製）時に，12誘導中11誘導で相同性があることも，至適アブレーション部位を同定するのに有用である。
- ペースマッピングは，洞調律時に心室頻拍の周期長で実施する。
- 単極電位図では最早期興奮部位に一致してQSパターンを示す。
- 心腔内心臓超音波検査は，右室流出路の境界線を決定するのに有用である。
- 三次元マッピング法により，アブレーション成功率が高まる。
- アブレーション中の頻拍停止直前に，頻拍の加速がみられる。
- 90％の患者でアブレーションの成功が得られる。再発率は10％である。
- カテーテルアブレーションはこの設定で有効である。しかし初回治療成功後に半数の患者では，同じ波形または異なる波形での遅発性再発が起こる。抗不整脈薬治療は約半数の患者で有効なため，効果的な初期治療選択である。
- 心室頻拍が誘発されない場合には，心室頻拍と同一波形の心室期外収縮が標的として容認される。自発性または誘発性の臨床的不整脈がみられない場合には，カテーテルアブレーションは避けるべきである。
- アブレーション部位の正確な決定には，興奮マッピング，ペースマッピング，または両方法の組み合わせによる誘導が行われる。
- 心膜穿針による心外膜マッピングの前に，心大静脈のマッピングが推奨される。
- 症例集積報告では，右室流出路心室頻拍に対する高周波カテーテルアブレーションの急性期成功率は65～97％で，典型的には80％をこえる。アブレーションの急性期成功後に，5％までの不整脈再発が報告されている。
- 通常，不成功の原因はマッピング時に不整脈誘発ができなかったことによるものである。合併症はまれであるが，穿孔やタンポナーデが報告されており，His束領域近傍にある起源のアブレーションでは，心ブロックが生じることがある。
- 合併症には右脚ブロック（2％），心穿孔，心タンポナーデがある。
- 右室流出路の左方後面は左冠動脈主幹部からわずか4 mmしか離れておらず，そのため右室流出路と肺動脈面のアブレーションでは冠動脈損傷を起こすリスクが理論的にあり，このリスクは高エネルギーの灌流アブレーションを使用すると増加しやすい。
- 心電図で右室流出路心室頻拍や心室期外収縮が示唆され，右室流出路での高周波カテーテルアブレーションが不成功となり，かつ QRS 波形が変化する場合には，肺動脈心室頻拍や心室期外収縮を常に考慮すべきである。肺動脈心室頻拍や心室期外収縮は肺動脈の中隔側から発生することが多い。

左室流出路心室頻拍

- V1 で右脚ブロック型または V2 で早期移行を伴う左脚ブロック型があると，左室流出路心室頻拍の存在が示唆される。
- 左室流出路心室頻拍の発生起源は，大動脈弁下方の中隔基部上方である。また，大動脈僧帽連続部，僧帽弁輪内側面，大動脈冠尖（通常は左冠尖），前心静脈に沿った心外膜側から発生することもある。
- 中隔流出路頻拍の大部分は右側から発生し，10%が中隔の左室側から発生する。
- この頻拍はアデノシンに感受性がある。

心電図の特徴

- 心電図では V1 と V2 で優位な R 波，早期の R 波漸増，V3 誘導までの早期移行を示す。
- 軸は下方向を示す。
- 大動脈弁尖領域と左室中隔頂部を起源とする左脚ブロック波形の心室頻拍は，右室流出路領域起源より早期の前胸部移行となる。右冠尖起源の心室頻拍では V2 または V3 誘導までに R 波が陽性になり，左冠尖起源では V1 または V2 誘導までに R 波が陽性になる。
- 左冠尖心室頻拍と左冠尖の直前の心内膜側または心外膜側起源の心室頻拍は，V1 誘導で W 型または M 型パターンを伴うことが多いため，真の左脚ブロックまたは右脚ブロックパターンとして分類することは困難である。
- 右室流出路頻拍と同様に，左冠尖起源の心室頻拍と通常右冠尖起源の心室頻拍では，大動脈弁が肺動脈弁と平行の場合には下壁誘導で高い QRS 波がみられる。
- 下壁誘導で高い QRS 波形になる理由は，中隔心筋が左右中隔の傍弁構造の両方から同様に興奮するからである。
- 左冠尖起源では I 誘導で QS または rS 波形になる傾向があり，一方右冠尖起源では，右冠尖の位置がどれ程後方と右方にあるかにもとづき，I 誘導で R 波振幅が大きくなる。
- 心内膜側の大動脈僧帽連続部起源の心室頻拍では，V1 誘導で qS 波形を生じ，I 誘導で Rs/rS 波形を生じる。僧帽弁輪前方起源の心室頻拍では，I 誘導での R 波は消失し，V1 誘導で広い陽性 R 波がみられる。
- 左室心外膜側で大動脈弁前方起源の心室頻拍では，左冠尖起源と同様なパターンになる頻度が多い。この頻拍は左室心外膜側の傍血管部位で集中的に発生するとみられ，大部分が大心静脈と前心室間静脈の接合部および前心室間静脈近位部から発生する。
- QRS は V1 誘導で左脚ブロック波形となり，QRS の初期成分にスラーを伴う傾向がある。
- この領域での左室心外膜心室頻拍は，通常 I 誘導で QS 波形となり，特徴的な QRS 移行の破綻を示し，V2 誘導の QRS は陽性が少ないか V1 と V3 両誘導より R 波が小さくなる。このようなパターンの破綻は左脚ブロック型の心室頻拍，またはわずかに左方に位置した右脚ブロック QRS 波形の心室頻拍で認められる。
- V3 や V4 での遅い移行の場合には，右室流出路起源の心室頻拍が考えられる。
- 心外膜側から発生する左室流出路心室頻拍は前胸部誘導で QRS 極性の陽性一致を示し，I，aVL 誘導で陰性 QRS 波になる。ペースマッピングは至適にまで至らないことが多い。

電気生理学的特徴（表 7.15）
- 最早期電位は低振幅で遠隔電位の傾向がある。
- 冠静脈系または心外膜からの心外膜マッピングが必要である。
- 大動脈弁尖領域からのペースマッピングは，筋線維が少量で良好な接触や安定性や高い電流量や洞基部内への配置が必要になることが多いために困難なことがある。
- 無冠尖は心房中隔に隣接し心房不整脈の起源であるため，ペースマッピング中に心房捕捉が認められる。
- 冠動脈造影検査を実施して，冠動脈血管に対するアブレーションカテーテルの接近を明確にしなくてはならない。左冠動脈血管造影をアブレーション後に繰り返すべきである。
- 左冠動脈 Valsalva 洞起源の左室流出路心室頻拍をアブレーションするときに，左冠動脈主幹部の傷害を起こすことがある。
- アブレーシン中にカテーテルまたはガイドワイヤーをおくことにより，左冠動脈主幹部入口部の位置を同定すべきである。
- 心室頻拍中の 12 誘導心電図の分析にもとづき，関心領域でペースマッピングを実施して，すべての 12 誘導が正確に合致するように注意を払うべきである。再発性

表 7.15　左脚ブロック（LBBB）形態の頻拍の原因と相違点

	心電図	電気生理検査の特徴	エントレインメント	アデノシン感受性	器質的心疾患
右室流出路心室頻拍	LBBB（下方軸）	房室解離，His 束電位なし	なし	あり	なし
ARVD/C	LBBB（下・上方軸）	房室解離，His 束電位なし	あり	なし	あり
心房束枝リエントリー	LBBB（上方軸）	V の後に His 束電位	あり	あり	なし
脚枝間リエントリー	LBBB（上方軸）	長い HV	あり	なし	あり
冠動脈疾患における中隔心室頻拍	LBBB（下・上方軸）	房室解離，His 束電位なし	あり	なし	あり
Fallot 四徴症術後心室頻拍	LBBB（下方軸）	房室解離，His 束電位なし	あり	なし	あり
LBBB を伴う上室頻拍	LBBB（下方軸）	正常 AH と正常 HV	心房からあり	あり	なし

の心室早期脱分極または心室頻拍が観察される場合には，ペースマッピング所見を確証するために，単極記録と双極記録による興奮マッピングを用いる。
- 大動脈弁尖領域にあるカテーテル先端の位置を評価し，冠動脈の解剖学的位置と接近程度を確認するために，心腔内心臓超音波検査を活用することができる。
- 大動脈弁尖領域と大動脈弁前方の左室心内膜と心外膜アブレーションに先立ち，通常は血管造影法を実施して冠動脈循環への接近程度を評価する。大動脈弁前方の領域と前心室間静脈の近位部領域付近は，左冠動脈主幹部と左冠動脈前下行枝の分岐部に隣接しているため，この領域をアブレーションするときには注意を払わなくてはならない。
- 標準的な 4 mm 先端の高周波アブレーションが有効である。

弁上の心房不整脈と心室不整脈（表 7.16）

- 心室筋袖が大動脈内にまでのびている。
- 無冠尖は密接にほぼ全体的に心房組織，特に心房中隔に連続している。
- 無冠尖と右冠尖の接合部は，三尖弁前尖と中隔尖間の交連と直接背中合わせになっている。ここは His 穿通束の部位にあたる。

表 7.16　弁上不整脈と解剖学的関係

弁/弁尖	心房との関係	心室との関係	記録電位	関連する不整脈
大動脈弁の無冠尖	心房中隔の直前に隣接	直接関係なし	頻拍中に分裂した近接電位を伴う大きな心房電位	心房頻拍，無冠尖を横断する副伝導路
右冠尖	右心耳と上大静脈右房接合部に重なる	右室流出路の後方漏斗部	大きな心室電位，より後方で重なった心耳より心房電位，右冠尖/無冠尖交連で His 束電位	心室頻拍，右室流出路後部の有効点，弁上心筋，後方で心房頻拍，弁尖を横断する副伝導路
左冠尖	大動脈僧帽連続部に心筋線維がない場合は典型的にはなし	大動脈僧帽連続部に線維がなく左冠尖上にのびていない場合は典型的にはなし	後方に心房電位を伴う遠隔心室電位	心室頻拍
肺動脈弁前方	左心耳に重なる	下方と右室流出路との連続部に左室心筋	大きな心室電位，心耳近位部から小さい遠隔心房電位がありうる	心室頻拍，漏斗部に結合した副伝導路
肺動脈弁後方	左房前部と左心耳の第2後葉がありうる	右冠尖が後方にあり，右方に左冠尖があり，弁上肺動脈のすぐ後方に左冠動脈主幹部がある	大きな心室電位，近接の心室興奮とは区別されるスパイクまたは近接信号	心室頻拍

- 右冠尖は特に前方で右室流出路の直下にある（後漏斗部）。左冠尖の大部分と無冠尖は，僧帽弁前尖と直接連続している（大動脈僧帽連続部）が，この部位にときどき心室筋がのびていることがある。
- 右室流出路後方は，左冠動脈主幹部の起始部と走行にきわめて接近している。
- 左室流出路の心筋が，通常は右冠尖の付着線上に三日月状にのびている。
- 無冠尖の大半と左冠尖の一部には心室筋が欠如しているが，その理由はこの領域には僧帽弁前尖との線維性連続が存在するためである。
- 右室流出路は大動脈弁の右冠尖の前方を通過した後に左方を通過する。
- 無冠尖は心房中隔の直前にある。
- 左房心筋と右房心筋は両方とも心房中隔を形成するために，この弁尖（無冠尖）に隣接している。
- 右冠尖の後方部分が心房中隔，または弁輪の前中隔部分や右房の前中隔部分に連続している患者もいる。
- 右心耳は，右冠尖直上の上行大動脈外側部のうえに重なっている。
- 左冠尖は典型的には，右房または左房のいずれとも解剖学的に連続していない。
- 左心耳は，右室流出路と肺動脈弁輪の前方部分と左方部分のうえに重なっている。

弁輪と伝導系との関連

- 無冠尖と左冠尖の間にある交連の位置は，大動脈僧帽連続部領域に沿っている。ここでは僧帽弁前尖との間に直結した連続があり，典型的には心筋の介在はみられない。
- 無冠尖と右冠尖間にある交連の位置は，三尖弁前尖と中隔尖の交連に直接隣接している。これら交連は接合して心室中隔の膜様部を形成し，His 穿通束の部位であり，これより遠位部は左脚の起始部である。
- 小型の房室結節の位置はこの交連より後方かつ下方にある。房室結節に入り込む速伝導路の位置は，この交連の直接後方にあり，したがって無冠尖の前方部分と連続している。
- 大動脈弁の無冠尖から心房中隔をアブレーションすることができ，大動脈弁の右冠尖から右室流出路後部の深部中間心筋部分をアブレーションすることができる。
- 右室流出路起源または左室流出路起源からの頻発する症候性心室期外収縮と持続性心室頻拍は，肺動脈弁より上方から，または右冠尖か左冠尖からアブレーションしてきた。
- 右室流出路は左室流出路より前方にあり，円錐は肺動脈弁の高位まで先細りするので，右室流出路は左室流出路と大動脈弁の左方にある。この解剖学的事実をマッピング手技の前に，十分理解する必要がある。
- 心室期外収縮のマッピング中の最早期興奮部位が前方で，かつ術者が右側からマッピング時にカテーテルが到達できる範囲の左側にある場合は，実際の発生起源は左室流出路であることを正確に把握していない可能性がある。遠隔電位と比較的早期電位が右室流出路の右側かつ後側にみられる場合は，大動脈弁上起源の可能性を考慮すべきである。
- 肺動脈弁輪は大動脈弁輪に比較して，左側かつ頭側の位置関係にあるため，肺動脈弁上部位の後部をアブレーションするときは，左冠動脈主幹部の損傷を起こすことがある。

- 心室筋は無冠尖と左冠尖の上方には認められず，実際心筋はこれら弁輪の付着線の典型的に 1～2 cm 下方には存在しない。
- 大動脈弁と僧帽弁前尖とこの部位の心臓中心線維体の間には，線維性連続がある。
- 右室流出路頻拍の古典的 QRS ベクトルは，左脚ブロック型，下方軸，aVR と aVL 誘導の両方で QS 波形を示す。V1 誘導では完全に陰性の QS 波形で，通常は識別できる R 波はない。
- 不完全右脚ブロック型がみられる場合は左室起源を示すが，他に 2 つの状況を考慮する必要がある。
  1. 肺動脈弁より上方起源の頻拍。
  2. 右室流出路後部にある起源。
- 肺動脈弁は右室流出路の最も左側部分であるため，肺動脈弁上方からの早期興奮ベクトルは，最初に右前胸部誘導である V1 誘導の方向に向かう。
- 大動脈根頻拍のアブレーションに，心外膜マッピングが必要になることはまれである。
- 右室流出路後部の頻拍では，初期ベクトルは前方にある誘導の V1 誘導に向かう小さい R 波を生じる。
- 右室流出路の後壁のマッピングは困難なことがある。
- 大腿（鼠径部）アプローチでは，カテーテルが右室流出路に入るためには時計方向回転が必要である。これにより右室流出路の前部がマッピングできる。後壁に到達するには反時計方向回転が必要であるが，接触不良やカテーテルの位置移動が生じる。
- 右室流出路後部の発生起源に対する最早期近接信号（電位）は，大動脈弁右冠尖の弁上方（右室流出路後方の真後ろに位置する）においたカテーテルから記録される。さらに右室流出路後部頻拍のマッピングのみならずアブレーションは，右室流出路からと大動脈弁上方の前方領域のカテーテルからの両方で達成できる。
- V1 誘導で典型的右脚ブロックパターンで，R 波がすべて陽性の場合には，不整脈の起源は例外なく左室である。
- 左室ではいかなる発生起源（僧帽弁輪，心尖部，自由壁，心外膜側）でも，右脚ブロックパターンを伴う。
- 右脚ブロックパターンで下方軸の流出路不整脈を考慮するときは，特異的な解剖学的関係をいくつか考慮する必要がある。
- 流出路のアブレーション中には冠動脈損傷が発生することがある。大動脈弁尖でアブレーションする場合に損傷が発生することがあり，解剖学的に冠動脈は右室流出路後部に隣接している。
- 自由壁近傍の右室流出路近位部は，右冠動脈から 4～5 mm の距離で間は脂肪で分離され，その脂肪量はさまざまである。左冠動脈主幹部は右室流出路と肺動脈弁の直後にある。
- 肺動脈弁と大動脈弁とは頭尾方向に分離しているため，肺動脈弁はこの冠動脈起始部に非常に隣接している。
- 前心室間冠静脈は心室中隔上にあり，基部付近は右室流出路左側部の心外膜表面に隣接している。ときどき小さい支流が右室流出路と左室流出路間の組織を灌流していることがあり，この静脈を用いてこの領域内起源をマッピングまたはアブレーションすることができる。
- 右室流出路の前部と外側部は非常に薄い。この部位の右室流出路の心外膜面に発生起源があっても，心内膜からのアブレーションが通常は有効である。
- 右室流出路の後部（漏斗部）はかなり厚いが，漏斗部後部の心外膜面は左室流出路であり，したがって右室流出路後部の心筋深層起源の不整脈に対するアブレーションは，左側または右側アプローチのいずれからでも有効と考えられる。
- 大動脈弁上領域には真の心外膜部位はない。なぜなら大動脈弁は解剖学的位置が中心にあり，右冠尖の「心外膜」前方構造または左冠尖前部は，右室流出路後部だからである。大動脈弁上心外膜起源に対しては，心外膜マッピングの施行とアブレーションは通常ありえない。
- 無冠尖は3つの大動脈弁尖のうちで最も後方にある。この弁尖の最も前方部分は右冠尖との交連である。既述のごとく，ここはHis束が存在する膜性中隔の部位である。したがって，His束電位の記録目的またはこの構造のアブレーション目的で，無冠尖でマッピングまたはアブレーションすることはありえない。しかしながら，速伝導路と前中隔心房筋はHis束の後方にあるので，無冠尖の右側部に設置したカテーテルからマッピングし，これらの構造をアブレーションすることは可能である。
- カテーテル位置が無冠尖にある場合には，大きい心房電位が認められ，右冠尖でマッピングする場合には，大きい心室電位がみられ，心房電位はほとんどみられないかまったくない。

弁上部起源の心房頻拍の手掛かり

- 心電図では幅狭いP波がみられ，V1誘導で陽性になりやすい（一方，三尖弁前尖や右心耳起源の頻拍では，V1で典型的にはすべて陰性になる）。
- 弁上部起源の心房頻拍では，短いPR時間が認められるときがある。
- His束，速伝導路，中隔僧帽弁輪，冠静脈洞入口部上方領域が，相対的に同時興奮するのがみられる。心房中隔の前部にある心筋深層起源の可能性を考え，無冠尖におけるアブレーションを考慮すべきである。
- 右冠尖との交連近傍のアブレーションでは，速伝導路を傷害することがあるため，凍結アブレーションを考慮すべきである。Todaro腱索上部の真後ろにある右心房中隔において，局所興奮（近接電位）より20～40ミリ秒先行する遠隔電位の所見があれば，別の重要な手掛かりになる。これにより術者は無冠尖心房頻拍または中隔僧帽弁輪頻拍のいずれかの存在にも気がつくはずである。

左心室頻拍（束枝内頻拍）：束枝心室頻拍

- 左心室中隔の後下領域にある左脚後枝付近から発生する。
- 男性に多い。器質的心疾患がなく普段の心電図は正常なことが多い。
- 頻拍時に心電図は右脚ブロック型で左上方軸を示す（**図7.21**）。
- 15～40歳の間に，運動関連性心室頻拍として発症する。
- この不整脈にはHis束は関与しておらず，ベラパミル感受性で器質的心疾患がない患者で発生する。
- ほとんどが偽性腱索または束枝組織の長い回路を含むリエントリー機序をもつと考

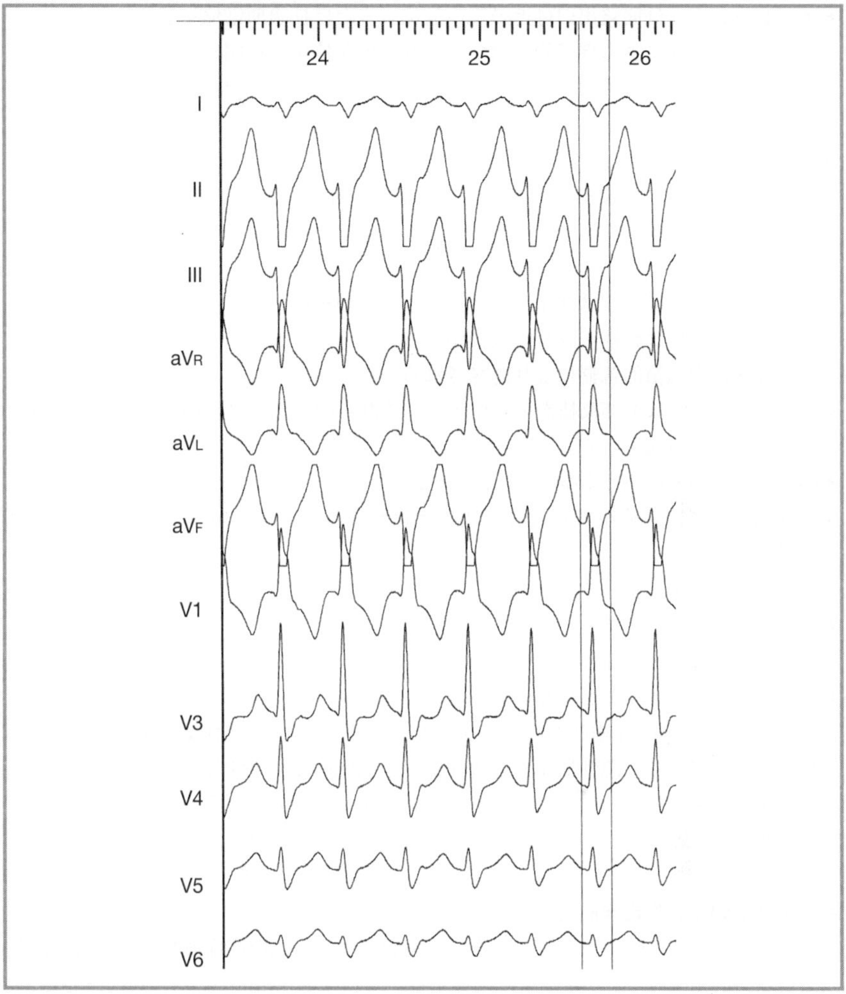

図 7.21　左心室頻拍で，右脚ブロック型と上方軸を呈している。

えられる。

- 左脚の Purkinje 束枝内またはその近傍部位におけるリエントリーが機序である。この心室頻拍の 80％以上で左脚後枝付近に出口があり，前額面で上方軸を生じる。
- 左室の左前外側領域から束枝電位を記録して，アブレーション部位の目安にする。
- 束枝頻拍の最もまれな型（中隔上部心室頻拍）は，幅狭い QRS 波の調律として発症し，左脚前枝と左脚後枝が同時に順行性興奮し，左脚枝に進入する別の束枝を介して逆行性伝導が起きる。
- Purkinje 線維は急性虚血で生き残り，撃発活動性不整脈とリエントリー性不整脈の両方に関与すると考えられる。
- 心室頻拍は下方軸のときがあり，前枝付近に出口があると考えられる。心室頻拍中と洞調律時に拡張期電位が下中隔領域に認められ，ベラパミル感受性の緩徐伝導領域を示唆すると考えられる。

- アブレーションは回路出口付近の鋭い電位，または拡張期電位を標的にする。
- カテーテル操作による機械的外傷で，心室頻拍が停止し再開が予防されることがある。この場合には，機械的に停止した部位や洞調律時の低振幅拡張期電位をアブレーションの標的にするか，またはこの領域を通る線状傷害を形成する。
- アブレーションの成功率は，概して>95%であった。
- 左心カテーテル法に関連した合併症が予想されるが，重大な合併症の報告はない。後中隔領域まで線状高周波傷害を作成した場合に，左脚後枝へミブロックがみられた。
- 心房ペーシングにより誘発することができる。頻拍はベラパミル感受性である。
- 頻拍時の症状には動悸，眩暈，失神がある。
- 頻拍は運動や感情的苦悩により誘発される。
- 患者の5～10%は上部束枝から発生する。これらの症例では，心電図は右脚ブロック波形で右下方軸を示す。
- 心室頻拍中のRS時間は60～80ミリ秒である。
- 心筋関連性または瘢痕関連性心室頻拍と比較すると，QRS幅は比較的狭く形態は先鋭である。
- 加算平均心電図は正常なことが多い。
- ベラパミル感受性である。
- 頻拍は偽性腱索から発生すると考えられている。
- 心臓突然死を起こすことはない。
- 左脚後枝Purkinje線維起源のリエントリー性単形性心室頻拍は，特発性左心室頻拍に類似しており，急性期または慢性期の心筋梗塞で発生することがある。この心室頻拍を消失させるにはカテーテルアブレーションが非常に有効であり，左室伝導性に影響を与えない。

左心室頻拍の電気生理学的特徴

- 頻拍中は短いVH時間が記録される。心室頻拍中に先鋭な高周波数の束枝電位が最早期心室興奮より30～40ミリ秒先行する。これはPurkinje電位を表していると考えられる。
- His-Purkinje電位を洞調律時に記録することができる（図7.22）。

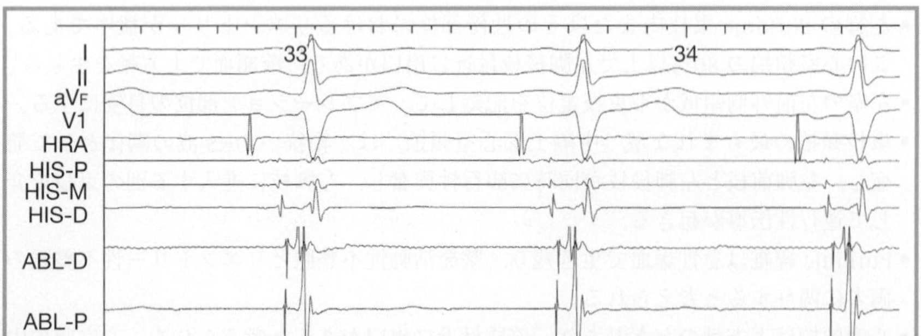

図7.22 アブレーションカテーテル電極の近位端と遠位端から記録されたHis-Purkinje電位。

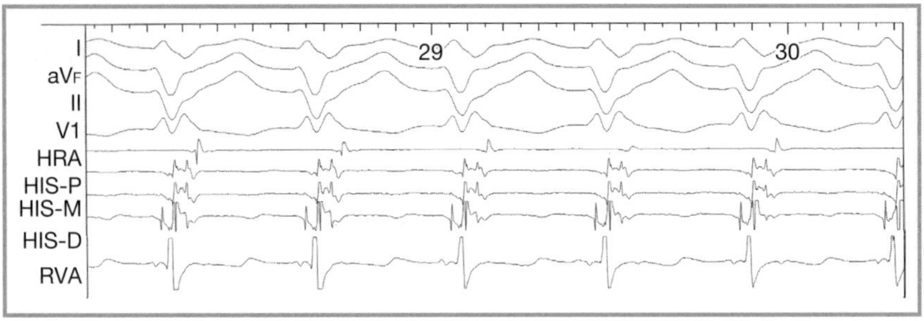

図 7.23　心室頻拍中の His 束逆行性興奮。

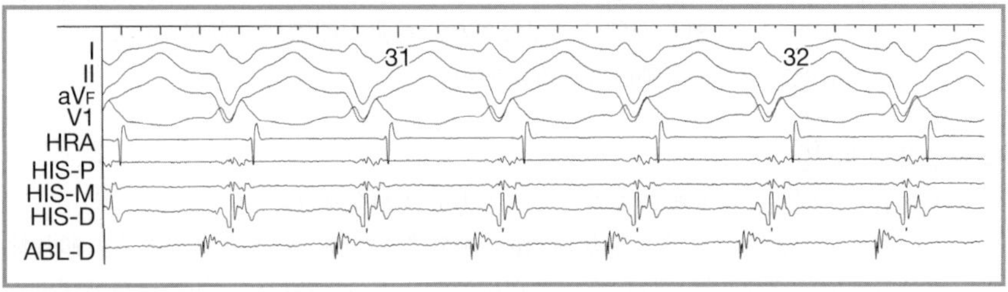

図 7.24　アブレーションカテーテルの遠位電極から記録された最早期興奮部位での分裂電位。

- 頻拍の機序はリエントリーである。順行性伝導路は緩徐伝導性のベラパミル感受性 Purkinje 組織で，逆行性伝導路は後束枝からでる Purkinje 組織であると考えられる。
- 心房ペーシング中に順行性に His 束の捕捉が起きるが，心室頻拍の周期長に影響しない。洞興奮や心室期外収縮で心室が捕捉されることがあるが，頻拍はリセットされない。これらの所見から，小さいリエントリー回路が示唆される。
- His 束は心室頻拍回路に必要な要素ではない。なぜなら逆行性 His 束電位が最早期興奮の 20～40 ミリ秒後に記録されるからである（**図 7.23**）。
- 頻拍はイソプロテレノール静注の有無によらず，心房や心室からのペーシングまたはプログラム刺激で誘発することができる。誘発する心室期外収縮と心室頻拍の第 1 拍目との間には，逆相関が認められる。
- アブレーション部位から連続性興奮または拡張中期興奮が記録される。
- 分裂電位が最早期興奮部位で記録される（**図 7.24**）。
- 心室頻拍回路の緩徐伝導領域は，内向きカルシウム電流に依存している。これは頻拍がベラパミルに感受性はあるが，アデノシンまたは Valsalva 手技には感受性がない理由である。
- 頻拍の誘発にカテコラミン刺激が必要な場合には，アデノシンに反応すると考えられる。
- 頻拍は右室流出路からのペーシングによりエントレインメントできる。頻拍は心房ペーシングによりエントレインメントできる。

治療

- 左心室頻拍に対する急性期停止治療にはベラパミル静注を用い，慢性期治療にはベラパミル内服を用いる。
- 抗不整脈薬治療が無効な場合には，アブレーション治療を考慮する。ペースマッピングはアブレーション部位の同定には役立たない。最早期 Purkinje 電位の存在がアブレーション成功にきわめて重要であり，むしろ最早期 QRS 興奮部位よりも重要である。
- 頻拍が誘発できない患者では，洞調律時の Purkinje 電位の同定とそのアブレーションが良好な成績をおさめる。
- アブレーションが成功する可能性のある部位は，後下左心室中隔の出口部位上，または明確な前収縮期電位が記録される部位のいずれかであり，この前収縮期電位は出口部位から 2〜3 cm 離れた部位で記録され，拡張中期電位と定義される。
- 合併症には僧帽弁逆流や大動脈弁逆流がある。

束枝心室頻拍

- リエントリー回路には左脚の上方分枝と下方分枝が含まれる。
- 頻拍回路に応じたさまざまな前額面 QRS 軸を伴う右脚ブロック型である。順行性伝導が左脚前枝を介し逆行性伝導が左脚後枝を介する場合には，頻拍は右脚ブロックと左脚後枝ブロックを呈する。回路がその逆の場合には，右脚ブロックと左脚前枝ブロックが生じる。
- 洞調律時も頻拍時も，右脚ブロック形態は類似している。
- 頻拍時には His 束と左脚の興奮順序が逆になり，上部方向転換点が左脚枝であるため，HV 時間は洞調律時より心室頻拍中のほうが短い。
- いずれかの束枝でブロックすることにより，頻拍が停止する。
- 束枝電位が心室興奮反応を駆動し，His 束は受動的で頻拍から解離できていることが証明されれば診断できる。
- 頻拍回路に含まれる束枝をアブレーションすれば，束枝間リエントリーが治癒する。

乳頭筋心室頻拍（表 7.17）

- 前外側または後内側左室乳頭筋から，心室頻拍が発生することがある。
- 電気生理検査と高周波アブレーション中に，心腔内心臓超音波検査をすれば乳頭筋の関与が証明される。

Purkinje 細胞の細胞電気生理

- 一過性外向き電流 I_{to} は，心筋細胞より Purkinje 細胞のほうが顕著である。内向き整流電流 I_{K1} と L 型 Ca^{2+}電流 I_{CaL} は心筋細胞のほうが顕著である。
- 正常の Purkinje 細胞は自動能を示さず，洞結節興奮により過駆動抑制されている。
- Purkinje 線維の自動能はジギタリスで促進される。ジギタリスは Na^+，K^+-ATPase 活性を阻害し，細胞質基質の Ca^{2+}過負荷を生じる。
- 正常の Purkinje 細胞では，電気刺激がなくても Ca^{2+}ウェーブが発生することが示されている。
- Purkinje 細胞は自動能性調律と撃発活動性調律の両方を生成できる。

表 7.17　束枝心室頻拍と乳頭筋心室頻拍を鑑別する特徴

乳頭筋心室頻拍	束枝心室頻拍
心電図の特徴	
なし	V1 誘導で rsR′ パターン
なし	I，aVL 誘導での Q 波と上方軸 II，III，aVF 誘導での Q 波と下方軸
不整脈中は比較的広い QRS 幅	不整脈中は比較的狭い QRS 幅
150 ミリ秒	127 ミリ秒
電気生理学的特徴	
Purkinje 電位–QRS 時間は短い	Purkinje 電位–QRS 時間は長い
可能性が低い	有効部位で Purkinje 電位
有効部位でペースマップが一致	可能性がない
低電位の心室電位	高電位の心室電位

- His 束と Purkinje 線維には Cx40 と Cx43 の両者が発現しているが，これとは対照的に，心室筋では Cx43 が優位に発現している。
- 心筋の伝導（0.2〜0.4 m/秒）と比較し His-Purkinje 系の速い伝導（2〜3 m/秒）は，Purkinje 線維の細胞構築により理解できる。
- 3 束枝系。左脚を前外側乳頭領域まで連結する細い左脚前枝，後乳頭筋基部付近の心尖部と心基部の中間部まで進入する幅広い左脚後枝，これらとは分離した中隔束枝がある。
- 左脚前枝ブロックの心電図の基準では，前枝の孤立性局所ブロックはほとんどみられない。この基準は，左側の特殊伝導系を含むびまん性心内膜線維化の代用として機能する。
- 束枝病変の性質はびまん性であるため，束枝–束枝リエントリーの役割を果たすと考えられる。

短連結性トルサード・ド・ポアント（TdP）

- 虚血性心疾患，器質的心疾患，イオンチャネル異常がない患者において，心室期外収縮と伝導波形間の短い連結期（245 ± 28 ミリ秒）を伴う多形性心室頻拍の症候群である。
- この不整脈はイソプロテレノールにより誘発されず，連結期は延長し，ベラパミルによる治療で長期的に不整脈のコントロールができることがある。先天性または後天性 QT 延長症候群による TdP は，さらに長い連結期と異常な QT 時間を伴っている。
- 多形性心室頻拍の開始に関与する心室期外収縮をカテーテルアブレーションすると，この不整脈が消失することがある。

短連結性トルサード・ド・ポアント（TdP）の機序

- 開始の心室期外収縮は非常に短い連結期である。
- トリガー波は多形性心室頻拍の連発を発生させることが多い。
- トリガー（おそらく関連する病的 Purkinje 組織）のアブレーションで頻拍が完治するため，これは局所性であると考えられる。
- カテコラミンは不整脈を誘発せず，ベラパミルには有効作用がある。
- 短連結のトリガーに関して，可能性のある機序には以下のものがある。
  - Purkinje 組織またはこれと連続した心筋から発生する，自発性 Ca^{2+} ウェーブ。
  - 強固に連結する心筋−Purkinje 接合部における，2 相リエントリー。
  - 病的 Purkinje 線維における，著明な伝導遅延とリエントリー。
  - ベラパミルの効果からして，トリガーの開始には Ca^{2+} の関与が十分ありうる。
  - 短連結性心室期外収縮は遅延後脱分極を反映すると考えられ，これが不整脈を引き起こす。

大動脈弁尖心室頻拍

- 大動脈弁輪上へ伸展した心室筋から発生する心室頻拍で，Valsalva 洞内からのアブレーションを必要とするものであり，特発性流出路心室頻拍の 15〜20％を占める。
- 大動脈弁尖心室頻拍または大動脈弁尖心室期外収縮の心電図の特徴は以下のとおりである（**図 7.25**）。
  - 右冠尖心室頻拍に関しては以下の特徴がある。
    1. 左脚ブロック形態。V1，V2 誘導で小さく広い R 波。
    2. 早期移行。
    3. I 誘導で S 波。
    4. II，III，aVF 誘導で R 波。
    5. V6 誘導で S 波がない。
  - 左冠尖心室頻拍に関しては以下の特徴がある。

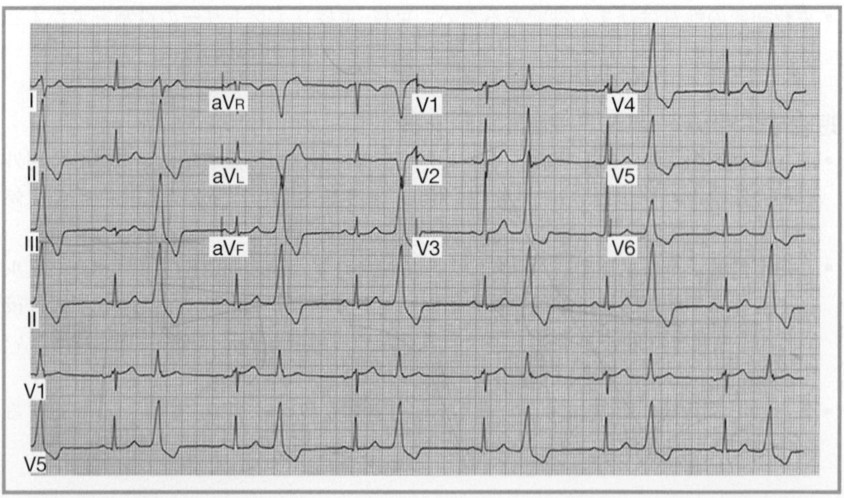

図 7.25　左冠尖心室期外収縮。

1. V1 誘導で M または W パターン。
2. I 誘導で rS。

- 無冠尖に関しては以下の特徴がある。
  1. 上室頻拍として出現する。ここからのペーシングで心房が捕捉される。
- 大部分が左冠尖からアブレーションされ，頻度的にはつぎが右冠尖，右冠尖と左冠尖間の接合部と続き，無冠尖からはまれである。
- 興奮マッピングは典型的には 2 つの成分の電位を示し，最早期（電位）偏位は QRS 波より平均 39 ミリ秒先行するが，＞50 ミリ秒先行する場合もある。大動脈洞でのペースマッピングには高出力が必要であり，心内膜心室頻拍に対するペースマッピングに比較し，心室頻拍の QRS 波を再現が難しい。
- 左冠動脈主幹部または右冠動脈の急性閉塞が重大な問題点である。
- 冠動脈入口部がアブレーション部位に近接しているかを，冠動脈造影法または心腔内心臓超音波検査を用いて明確にしなくてはならない。
- アブレーションが成功する部位は，冠動脈入口部から典型的には＞8 mm 下方である。
- 大動脈弁への傷害が理論的にありうる。
- エネルギー量の適定調節は，低出力から開始するのがよい。
- 横隔神経が心外膜面に直接接している場合には，心外膜アブレーションで横隔神経傷害のリスクが上昇することがある。高電圧出力で双極ペーシングして横隔膜刺激を誘発し，横隔神経の解剖学的位置を頻回に同定する。
- 心外膜面から横隔神経を分離するには，バルーンカテーテルを導入する方法，または心膜腔に空気を入れる方法がある。

7.7　分類不能の心室不整脈

二方向性心室頻拍

- これは束枝頻拍である。QRS 波は幅狭く右脚ブロック型を示し，前額面で交互に左軸偏位と右軸偏位を示し，肢誘導で二方向性の様相を呈する。
- 診断には 12 誘導心電図が必要である。
- これは記述的名称で，頻拍の原因や機序は異なる。
- 器質的心疾患が存在しジギタリス中毒を伴うことが多い。また，ハーブのトリカブト（アコニチン）中毒や家族性低カリウム血症性周期性四肢麻痺でも認められる（**表 7.18**）。

表 7.18　二方向性心室頻拍の原因

二方向性心室頻拍の原因	治療選択肢
カテコラミン感受性多形性心室頻拍	β 遮断薬，ICD
ジゴキシン中毒	ジゴキシン特異抗体
家族性低カリウム血症性周期性四肢麻痺	カリウム補正
ハーブのアコニチン中毒	リドカイン静注
Andersen-Tawil 症候群	ICD

- アコニチンによりナトリウムチャネルの持続的活性化が生じ，LQT3 類似になる。
- ジギタリス誘発性二方向性心室頻拍の機序は，遅延後脱分極による撃発活動と考えられる。
- 予後は不良である。
- ジギタリス誘発性頻拍に対する治療選択は，ジゴキシン選択的 Fab 分画の投与である。

促進心室固有調律

- 促進心室固有調律の特徴は 3 拍以上続く心室収縮で，心拍数は 100 bpm 未満であるが，内因性の心室補充調律よりも速い。
- 等頻度房室解離，および開始時と停止時に融合収縮を伴うことがある。
- 内因性の洞調律レートに依存して，徐々に開始し停止する。
- 促進心室固有調律は正常な心臓でも起きるし，心筋虚血や心筋梗塞，心筋炎，心筋症，ジギタリスやコカイン中毒のような器質的心疾患の存在下でも起きる。
- 一般に心筋再灌流後に起きることが多い。QRS は複数の形態をとる。
- 促進心室固有調律の機序は異常自動能と考えられる。
- 一般的に良性である。治療する必要はない。
- 心機能が低下している患者では，心房収縮の寄与が消失するために症状が生じる。アトロピンで洞調律レートを増加させると，促進心室固有調律が解消する。
- 急性心筋梗塞時に発生する促進心室固有調律が，心室細動の発生率または死亡率を増加させることはない。

副収縮

- 副収縮は保護された自動能起源から発生する。
- 正常自動能または異常自動能，早期後脱分極または遅延後脱分極による撃発活動が副収縮を引き起こす。
- 副収縮の特徴は以下のとおりである。
  - 連結期はさまざまである。
  - 融合収縮。
  - 計算上得られる期外収縮間隔は，自律神経の影響により変動することがある。
- 副収縮の分類は以下のとおりである。
  - 進出ブロックを伴わない持続性副収縮。
  - 進出ブロックを伴う持続性副収縮。
  - 間歇的副収縮。

プロポフォール関連性注入症候群

- 高用量プロポフォールの持続的治療状態において，他に原因が説明できない心不全，代謝性アシドーシス，横紋筋融解，腎不全など多様な一群である。
- プロポフォール関連性注入症候群患者では，心臓突然死を引き起こす悪性不整脈が発生することが多い。特にカテコラミンまたは副腎皮質ステロイドとの併用療法中に，高用量のプロポフォールがプロポフォール関連性注入症候群の引き金として作用することが考えられる。

- プロポフォールは酸化的リン酸化，エネルギー産生，酸素利用を脱共役することにより，ミトコンドリアの機能を障害する。プロポフォールはβアドレナリン受容体結合と拮抗し，心筋L型カルシウム電流を阻害し，カテコラミンの心筋細胞融解作用が付加されると，その心筋抑制作用を増強する。
- プロポフォールはミトコンドリアの脂肪酸利用を遮断し，未利用の遊離脂肪酸が蓄積することにより催不整脈作用に関与するが，プロポフォール関連性注入症候群患者で悪性不整脈と心臓突然死が生じる機序はいまだ不明である。
- 高用量のプロポフォール注入時に，Brugada症候群で認められる異常と同様な前胸部V1〜V3誘導における心電図の異常が観察されている。
- これらの患者における遺伝子解析では，*SCN5A*遺伝子の変異は認められず，フレカイニド誘発試験の結果は陰性であった。高カリウム血症とアシドーシスのプロポフォール関連性注入症候群類似状態でも，再分極の有意な変化やプロポフォール誘発性のST部分上昇は観察されなかった。
- プロポフォール関連性注入症候群患者は心電図の異常の発生を伴う致死性心室不整脈のリスクがあるため，プロポフォール麻酔は速やかに中止すべきである。
- 集中治療中に高用量（>5 mg/kg/時間）のプロポフォールを，長時間（>48時間）の鎮静目的に使用することは避けるべきである。

機械的に誘発される心室細動（心臓震盪）[92, 93]

- 比較的偶然な胸壁への衝撃により二次的に生じる心臓突然死は，心臓震盪として知られている。
- 比較的偶然な胸壁への衝撃により，心室細動が発生するときに突然死が起きる。
- 衝撃物体は硬い用具である。心陰影の上を直接強打する。
- 野球，ラクロス，軟式野球，ホッケーが運動競技の大部分を占める。胸壁を保護しても突然死は予防できない。
- これらレジャーの運動競技者は，若年（平均年齢14歳）かつ男性（>95%）が多い。
- 迅速な心肺蘇生と除細動により，蘇生が可能である。
- T波の頂点より0〜40ミリ秒前に来る衝撃で心室細動が発生し，特に10〜30ミリ秒の時間帯（ウィンドウ）の衝撃が最も致命的である。
- 心臓周期における他の時間の衝撃では，一過性心ブロック，左脚ブロック，ST上昇を生じることがあるが，これらの異常は自然に回復する。
- これら3つの異常のうち，ST上昇は衝撃のタイミングとは無関係のようであるが，一過性心ブロックと脚ブロックは一般にQRSへの衝撃で生じる。
- 衝撃物体の硬度は胸壁衝撃による心室細動の発生率と直接相関し，衝突エネルギーは約18 m/sにも達する。
- 最初の3〜5秒は，周期長200〜250ミリ秒の多形性心室頻拍の波形である。
- 胸壁叩打により，心静止時に心室脱分極と有効な心筋収縮が生じる。
- 胸壁強打により心室脱分極が生じる。
- 受攻性の下限と上限の間にあるエネルギーのショックにより心室細動が発生する。
- 電気的に誘発された心室細動では，この心室細動に対する受攻性の臨界エネルギー帯は，心室が完全にまたは不完全に脱分極するかにかかわっていると考えられる。

心サルコイドーシス[94, 95]

- 心サルコイドーシスの患者では，おもに疾患の活動期に完全房室ブロックが発生する。
- 副腎皮質ステロイドによる早期治療で，房室伝導障害が改善することがある。しかし持続性心室頻拍は疾患の活動性とは密接な関係はなく，進行期に発生する頻度が高い。
- 心サルコイドーシスの経過中に，三尖弁周囲リエントリーを起こしやすい右室基部の特定領域が障害されることが多い。
- サルコイドーシスは原因不明の全身性炎症性疾患で，非乾酪性肉芽腫と続発性瘢痕組織を形成する特徴がある。
- おもに肺，内皮網内系，皮膚がおかされる。
- 全身性サルコイドーシス患者の約5%で，心筋病変が認められる臨床的エビデンスがあるが，剖検では20〜27%に心臓病変が報告されている。
- 心サルコイドーシスの臨床症状として，うっ血性心不全，心室頻脈性不整脈，上室不整脈，房室伝導ブロック，突然死が発生する。サルコイドーシスの心臓病変では5年死亡率が40%以上みられ，死亡の多くは心室頻脈性不整脈が原因である。
- 心サルコイドーシス患者における致死性心室頻脈性不整脈に対する抗不整脈薬治療は，失望する結果であることが多い。
- 心サルコイドーシス患者ではステロイドが使用され，予後を改善したという報告があるが，心室頻拍に対する効果は不明である。
- 心サルコイドーシスで内服薬に反応しない心室頻拍を発症するすべての患者に対し，ICDの植込みが推奨される。
- 頻発する心室頻拍発作を伴う心サルコイドーシス患者に，カテーテルアブレーションを実施したが，結果は失望するものであった。
- 心サルコイドーシス患者における心室頻拍のアブレーション成功率は，虚血性心疾患患者の成功率に比べかなり低い。
- 患者の左室機能障害は重症ではない。
- 誘発性心室頻拍は左脚ブロック形態を示すことがあり，通常は右室起源を示唆する。右室壁は左室壁より薄いため，アブレーシン効果は心外膜に達しやすい。
- 左脚ブロック形態の心室頻拍のほうが，右脚ブロック形態の心室頻拍に比較し成功率が高い。
- サルコイドーシスの心臓病変の徴候は，房室伝導障害，心室不整脈，突然死として現れる。
- 全身性サルコイドーシスの患者のうち25%に心臓病変がみられる。
- この病変は心臓の小領域で，臨床的に無症状のままのことがある。
- 非虚血性心疾患における瘢痕関連性心室頻拍のうち8%は，心サルコイドーシスによると考えられる。
- 全身性サルコイドーシス患者のほとんどは駆出率が維持されているが，心臓病変が進行すると収縮機能が低下することがある。
- 心室頻拍がサルコイド疾患の心臓病変における初発症状になることがある。
- 心筋生検は最初50%の患者で陰性である。
- ARVDと間違えることがある。

- 右脚ブロック型と左脚ブロック型 QRS 波形の両方を伴う，複数形態の単形性心室頻拍を生じる瘢痕関連性リエントリー所見が，心臓電気生理検査で示されることがある。
- 大多数（>90%）の患者で右室に低電位の瘢痕領域が認められ，50%に左室病変が，25%に心外膜病変がみられる。
- 心サルコイドーシス患者では，心室頻拍は有病率が有意に高く，死亡率の独立した予測因子である。
- 心室頻拍に対する最近の治療法には，免疫抑制療法，除細動器の植込み，抗不整脈治療，高周波アブレーション，心臓移植がある。

【参考文献】

1. Ideker RE, Walcott GP, Epstein AE, Plumb VJ, Kay N. Ventricular fibrillation and defibrillation—what are the major unresolved issues? *Heart Rhythm*. 2005; 2(5): 555-558.
2. Josephson ME, Callans DJ. Using the twelve-lead electrocardiogram to localize the site of origin of ventricular tachycardia. *Heart Rhythm*. 2005; 2(4): 443-446.
3. Stevenson WG, Khan H, Sager P, et al. Identification of reentry circuit sites during catheter mapping and radiofrequency ablation of ventricular tachycardia late after myocardial infarction. *Circulation*. 1993; 88(4 Pt 1): 1647-1670.
4. Bogun F, Kim HM, Han J, et al. Comparison of mapping criteria for hemodynamically tolerated, postinfarction ventricular tachycardia. *Heart Rhythm*. 2006; 3(1): 20-26.
5. Anon. A comparison of antiarrhythmic-drug therapy with implantable defibrillators in patients resuscitated from near-fetal ventricular arrhythmias. The Antiarrhythmics versus Implantable Defibrillators (AVID) Investigators. *N. Engl. J. Med*. 1997; 337(22): 1576-1583.
6. Wood MA. Percutaneous pericardial instrumentation in the electrophysiology laboratory: a case of need. *Heart Rhythm*. 2006; 3(1): 11-12.
7. Gersh BJ, Maron BJ, Bonow RO, et al. 2011 ACCF/AHA guideline for the diagnosis and treatment of hypertrophic cardiomyopathy: a report of the American College of Cardiology Foundation / American Heart Association Task Force on Practice Guidelines. *J. Thorac. Cardiovasc. Surg*. 2011; 142(6): e153-203.
8. Selvi Rani D, Nallari P, Dhandapany PS, et al. Cardiac troponin T (TNNT2) mutations are less prevalent in Indian hypertrophic cardiomyopathy patients. *DNA Cell Biol*. 2011. Available at: http://www.ncbi.nlm.nih.gov/pubmed/22017532. Accessed January 18, 2012.
9. Watkins H, McKenna WJ, Thierfelder L, et al. Mutations in the genes for cardiac troponin T and alpha-tropomyosin in hypertrophic cardiomyopathy. *N. Engl. J. Med*. 1995; 332(16): 1058-1064.
10. Hedley PL, Haundrup O, Andersen PS, et al. The KCNE genes in hypertrophic cardiomyopathy: a candidate gene study. *J. Negat. Results Biomed*. 2011; 10: 12.
11. Maron BJ, Shen WK, Link MS, et al. Efficacy of implantable cardioverter-defibrillators for the prevention of sudden death in patients with hypertrophic cardiomyopathy. *N. Engl. J. Med*. 2000; 342(6): 365-373.
12. Nishimura RA, Ommen SR. Hypertrophic cardiomyopathy, sudden death, and implantable cardiac defibrillators: how low the bar? *JAMA*. 2007; 298(4): 452-454.
13. Nannenberg EA, Michels M, Christiaans L, et al. Mortality risk of untreated myosin-binding protein C-related hypertrophic cardiomyopathy: insight into the natural history. *J. Am. Coll. Cardiol*. 2011; 58(23): 2406-2414.
14. Streitner F, Kuschyk J, Dietrich C, et al. Comparison of ventricular tachyarrhythmia characteristics in patients with idiopathic dilated or ischemic cardiomyopathy and defibrillators implanted for primary prevention. *Clin. Cardiol*. 2011; 34(10): 604-609.
15. Silwa K, Forster O, Zhanje F, et al. Outcome of subsequent pregnancy in patients with

documented peripartum cardiomyopathy. *Am. J. Cardiol.* 2004; 93(11): 1441-1443, A10.
16. Caceres J, Jazayeri M, McKinnie J, et al. Sustained bundle branch reentry as a mechanism of clinical tachycardia. *Circulation.* 1989; 79(2): 256-270.
17. Tester DJ, Will ML, Haglund CM, Ackerman MJ. Compendium of cardiac channel mutations in 541 consecutive unrelated patients referred for long QT syndrome genetic testing. *Heart Rhythm.* 2005; 2(5): 507-517.
18. Priori SG. From genes to cell therapy: molecular medicine meets clinical EP. *J. Cardiovasc. Electrophysiol.* 2005; 16(5): 552.
19. Priori SG. Inherited arrhythmogenic diseases: the complexity beyond monogenic disorders. *Circ. Res.* 2004; 94(2): 140-145.
20. Shimizu W, Noda T, Takaki H, et al. Diagnostic value of epinephrine test for genotyping LQT1, LQT2, and LQT3 forms of congenital long QT syndrome. *Heart Rhythm.* 2004; 1(3): 276-283.
21. Vyas H, Hejlik J, Ackerman MJ. Epinephrine QT stress testing in the evaluation of congenital long-QT syndrome: diagnostic accuracy of the paradoxical QT response. *Circulation.* 2006; 113(11): 1385-1392.
22. Keating MT. The long QT syndrome. A review of recent molecular genetic and physiologic discoveries. *Medicine (Baltimore).* 1996; 75(1): 1-5.
23. Aiba T, Shimizu W. Molecular screening of the long-QT syndrome: risk is there, or rare? *Heart Rhythm.* 2011; 8(3): 420-421.
24. Krishman Y, Zheng R, Walsh C, Tang Y, McDonald TV. Partially dominant mutant channel defect corresponding with intermediate LQT2 phenotype. *Pacing Clin. Electrophysiol.* 2012; 35(1): 3-16.
25. Koopmann TT, Alders M, Jongbloed RJ, et al. Long QT syndrome caused by a large duplication in the KCNH2 (HERG) gene undetectable by current polymerase chain reaction-based exon-scanning methodologies. *Heart Rhythm.* 2006; 3(1): 52-55.
26. Tester DJ, Medeiros-Domingo A, Will ML, Ackerman MJ. Unexplained drownings and the cardiac channelopathies: a molecular autopsy series. *Mayo Clin. Proc.* 2011; 86(10): 941-947.
27. Mohler PJ, Schott J-J, Gramolini AO, et al. Ankyrin-B mutation causes type 4 long-QT cardiac arrhythmia and sudden cardiac death. *Nature.* 2003; 421(6923): 634-639.
28. Tsuboi M, Antzelevitch C. Cellular basis for electrocardiographic and arrhythmic manifestations of Andersen-Tawil syndrome (LQT7). *Heart Rhythm.* 2006; 3(3): 328-335.
29. Plaster NM, Tawil R, Tristani-Firouzi M, et al. Mutations in Kir2.1 cause the developmental and episodic electrical phenotypes of Andersen's syndrome. *Cell.* 2001; 105(4): 511-519.
30. Splawski I, Timothy KW, Sharpe LM, et al. Ca (V) 1.2 calcium channel dysfunction causes a multisystem disorder including arrhythmia and autism. *Cell.* 2004; 119(1): 19-31.
31. Giustetto C, Schimpf R, Mazzanti A, et al. Long-term follow-up of patients with short QT syndrome. *J. Am. Coll. Cardiol.* 2011; 58(6): 587-595.
32. Topilski I, Rogowski O, Rosso R, et al. The morphology of the QT interval predicts torsades de pointes during acquired bradyarrhythmias. *J. Am. Coll. Cardiol.* 2007; 49(3): 320-328.
33. Sy RW, van der Werf C, Chattha IS, et al. Derivation and validation of a simple exercise-based algorithm for prediction of genetic testing in relatives of LQTS probands. *Circulation.* 2011; 124(20): 2187-2194.
34. Vincent GM. Risk assessment in long QT syndrome: the Achilles heel of appropriate treatment. *Heart Rhythm.* 2005; 2(5): 505-506.
35. Priori SG, Napolitano C, Schwartz PJ, et al. Association of long QT syndrome loci and cardiac events among patients treated with beta-blockers. *JAMA.* 2004; 292(11): 1341-1344.
36. Mönning G, Köbe J, Löher A, et al. Implantable cardioverter-defibrillator therapy in patients with congenital long-QT syndrome: a long-term follow-up. *Heart Rhythm.* 2005; 2(5): 497-504.
37. Vincent GM. Role of DNA testing for diagnosis, management, and genetic screening in

long QT syndrome, hypertrophic cardiomyopathy, and Marfan syndrome. *Heart*. 2001; 86(1): 12-14.
38. Fenichel RR, Malik M, Antzelevitch C, et al. Drug-induced torsades de pointes and implications for drug development. *J. Cardiovasc. Electrophysiol*. 2004; 15(4): 475-495.
39. Gross GJ. I_{K1}: the long and the short QT of it. *Heart Rhythm*. 2006; 3(3): 336-338.
40. Anttonen O, Junttila MJ, Maury P, et al. Differences in twelve-lead electrocardiogram between symptomatic and asymptomatic subjects with short QT interval. *Heart Rhythm*. 2009; 6(2): 267-271.
41. Marcus FI, Zareba W, Calkins H, et al. Arrhythmogenic right ventricular cardiomyopathy/dysplasia clinical presentation and diagnostic evaluation: results from the North American Multidisciplinary Study. *Heart Rhythm*. 2009; 6(7): 984-992.
42. Calkins H, Arrhythmogenic right ventricular dysplasia. *Trans. Am. Clin. Climatol. Assoc*. 2008; 119: 273-286; discussion 287-288.
43. Kiès P, Bootsma M, Bax J, Schalij MJ, van der Wall EE. Arrhythmogenic right ventricular dysplasia/cardiomyopathy: screening, diagnosis, and treatment. *Heart Rhythm*. 2006; 3(2): 225-234.
44. Palmisano BT, Rottman JN, Wells QS, DiSalvo TG, Hong CC. Familial evaluation for diagnosis of arrhythmogenic right ventricular dysplasia. *Cardiology*. 2011; 119(1): 47-53.
45. Basso C, Bauce B, Corrado D, Thiene G. Pathophysiology of arrhythmogenic cardiomyopathy. *Nature Reviews. Cardiology*. 2011. Available at: http://www.ncbi.nlm.nih.gov/pubmed/22124316. Accessed January 12, 2012.
46. Kplan SR, Gard JJ, Protonotarios N, et al. Remodeling of myocyte gap junctions in arrhythmogenic right ventricular cardiomyopathy due to a deletion in plakoglobin (Naxos disease). *Heart Rhythm*. 2004; 1(1): 3-11.
47. Marcus FI, McKenna WJ, Sherrill D, et al. Diagnosis of arrhythmogenic right ventricular cardiomyopathy/dysplasia: proposed modification of the task force criteria. *Circulation*. 2010; 121(13): 1533-1541.
48. Wu S, Wang P, Hou Y, et al. Epsilon wave in arrhythmogenic right ventricular dysplasia/cardiomyopathy. *Pacing Clin. Electrophysiol*. 2009; 32(1): 59-63.
49. Peters S, Trümmel M, Koehler B, Westermann KU. The value of different electrocardiographic depolarization criteria in the diagnosis of arrhythmogenic right ventricular dysplasia/cardiomyopathy. *J. Electrocardiol*. 2007; 40(1): 34-37.
50. Pfluger HB, Phrommintikul A, Mariani JA, Cherayath JG, Taylor AJ. Utility of myocardial fibrosis and fatty infiltration detected by cardiac magnetic resonance imaging in the diagnosis of arrhythmogenic right ventricular dysplasia—a single center experience. *Heart Lung. Circ*. 2008; 17(6): 478-483.
51. Abbara S, Migrino RQ, Sosnovik DE, et al. Value of fat suppression in the MRI evaluation of suspected arrhythmogenic right ventricular dysplasia. *Am. J. Roentgenol*. 2004; 182(3): 587-591.
52. Marcus FI, Zareba W, Sherrill D. Evaluation of the normal value for signal-averaged electrocardiogram. *J. Cardiovasc. Electrophysiol*. 2007; 18(2): 231-233.
53. Kapplinger JD, Landstrom AP, Salisbury BA, et al. Distinguishing arrhythmogenic right ventricular cardiomyopathy/dysplasia-associated mutations from background genetic noise. *J. Am. Coll. Cardiol*. 2011; 57(23): 2317-2327.
54. Hulot J-S, Jouven X, Empana J-P, Frank R, Fontaine G. Natural history and risk stratification of arrhythmogenic right ventricular dysplasia/cardiomyopathy. *Circulation*. 2004; 110(14): 1879-1884.
55. Woźniak O, Włodarska EK. Prevention of sudden cardiac deaths in arrhythmogenic right ventricular cardiomyopathy: how to evaluate risk and when to implant a cardioverter-defibrillator? *Cardiol. J*. 2009; 16(6): 588-591.
56. Hodgkinson KA, Parfrey PS, Bassett AS, et al. The impact of implantable cardioverter-defibrillator therapy on survival in autosomal-dominant arrhythmogenic right ventricular cardiomyopathy (ARVD5). *J. Am. Coll. Cardiol*. 2005; 45(3): 400-408.
57. Schimpf R, Veltmann C, Wolpert C, Borggrefe M. Arrhythmogenic hereditary syndromes: Brugada Syndrome, long QT syndrome, short QT syndrome and CPVT. *Minerva Cardioangiol*. 2010; 58(6): 623-636.

58. Carey SM, Hocking G. Brugada syndrome—a review of the implications for the anaesthetist. *Anaesth. Intensive Care*. 2011; 39(4): 571-577.
59. Antzelevitch C, Pollevick GD, Cordeiro JM, et al. Loss-of-function mutations in the cardiac calcium channel underlie a new clinical entity characterized by ST-segment elevation, short QT intervals, and sudden cardiac death. *Circulation*. 2007; 115(4): 442-449.
60. Wilde AA, Antzelevitch C, Borggrefe M, et al. Proposed diagnostic criteria for the Brugada syndrome. *Eur. Heart J.* 2002; 23(21): 1648-1654.
61. Brugada P, Brugada J. Right bundle branch block, persistent ST segment elevation and sudden cardiac death: a distinct clinical and electrocardiographic syndrome. A multicenter report. *J. Am. Coll. Cardiol.* 1992; 20(6): 1391-1396.
62. Antzelevitch C, Brugada R. Fever and Brugada syndrome. *Pacing Clin. Electrophysiol.* 2002; 25(11): 1537-1539.
63. Nogami A, Nakao M, Kubota S, et al. Enhancement of J-ST-segment elevation by the glucose and insulin test in Brugada syndrome. *Pacing Clin. Electrophysiol.* 2003; 26(1 Pt 2): 332-337.
64. Fish JM, Antzelevitch C. Role of sodium and calcium channel block in unmasking the Brugada syndrome. *Heart Rhythm*. 2004; 1(2): 210-217.
65. Wang K, Asinger RW, Marriott HJL. ST-segment elevation in conditions other than acute myocardial infarction. *N. Engl. J. Med.* 2003; 349(22): 2128-2135.
66. Morita H, Takenaka-Morita S, Fukushima-Kusano K, et al. Risk stratification for asymptomatic patients with Brugada syndrome. *Circ. J.* 2003; 67(4): 312-316.
67. Hermida J-S, Denjoy I, Clerc J, et al. Hydroquinidine therapy in Brugada syndrome. *J. Am. Coll. Cardiol.* 2004; 43(10): 1853-1860.
68. Viskin S. Inducible ventricular fibrillation in the Brugada syndrome: diagnostic and prognostic implications. *J. Cardiovasc. Electrophysiol.* 2003; 14(5): 458-460.
69. Noda T, Shimizu W, Tanaka K, Chayama K. Prominent J wave and ST segment elevation: serial electrocardiographic changes in accidental hypothermia. *J. Cardiovasc. Electrophysiol.* 2003; 14(2): 223.
70. Tikkanen JT, Anttonen O, Junttila MJ, et al. Long-term outcome associated with early repolarization on electrocardiography. *N. Engl. J. Med.* 2009; 361(26): 2529-2537.
71. Haïssaguerre M, Derval N, Sacher F, et al. Sudden cardiac arrest associated with early repolarization. *N. Engl. J. Med.* 2008; 358(19): 2016-2023.
72. Sy RW, Gollob MH, Klein GJ, et al. Arrhythmia characterization and long-term outcomes in catecholaminergic polymorphic ventricular tachycardia. *Heart Rhythm*. 2011; 8(6): 864-871.
73. Ylänen K, Poutanen T, Hiippala A, Swan H, Korppi M. Catecholaminergic polymorphic ventricular tachycardia. *Eur. J. Pediatr.* 2010; 169(5): 535-542.
74. Medeiros-Domingo A. [Genetic of catecholaminergic polymorphic ventricular tachycardia: basic concepts]. *Arch. Cardiol. Mex.* 2009; 79(Suppl 2): 13-17.
75. Priori SG, Chen SRW. Inherited dysfunction of sarcoplasmic reticulum Ca^{2+} handling and arrhythmogenesis. *Circ. Res.* 2011; 108(7): 871-883.
76. Priori SG, Napolitano C, Tiso N, et al. Mutations in the cardiac ryanodine receptor gene (hRyR2) underlie catecholaminergic polymorphic ventricular tachycardia. *Circulation*. 2001; 103(2): 196-200.
77. Tester DJ, Kopplin LJ, Will ML, Ackerman MJ. Spectrum and prevalence of cardiac ryanodine receptor (RyR2) mutations in a cohort of unrelated patients referred explicitly for long QT syndrome genetic testing. *Heart Rhythm*. 2005; 2(10): 1099-1105.
78. Maier LS. CaMKII regulation of voltage-gated sodium channels and cell excitability. *Heart Rhythm*. 2011; 8(3): 474-477.
79. van der Werf C, Zwinderman AH, Wilde AAM. Therapeutic approach for patients with catecholaminergic polymorphic ventricular tachycardia: state of the art and future developments. *Europace*. 2011. Available at: http://www.ncbi.nlm.nih.gov/pubmed/21893508. Accessed January 18, 2012.
80. van der Werf C, Kannankeril PJ, Sacher F, et al. Flecainide therapy reduces exercise-induced ventricular arrhythmias in patients with catecholaminergic polymorphic

ventricular tachycardia. *J. Am. Coll. Cardiol.* 2011; 57(22): 2244-2254.
81. Fazio G, Corrado G, Zachara E, et al. Anticoagulant drugs in noncompaction: a mandatory therapy? *J. Cardiovasc. Med.* (*Hagerstown*). 2008; 9(11): 1095-1097.
82. Takano H, Komuro I. Beta-blockers have beneficial effects even on unclassified cardiomyopathy such as isolated ventricular noncompaction. *Intern. Med.* 2002; 41(8): 601-602.
83. Bozić I, Fabijanić D, Carević V, Polić S. Echocardiography in the diagnosis and management of isolated left ventricular noncompaction: case reports and review of the literature. *J. Clin. Ultrasound.* 2006; 34(8): 416-421.
84. Stöllberger C, Blazek G, Dobias C, et al. Frequency of stroke and embolism in left ventricular hypertrabeculation/noncompaction. *Am. J. Cardiol.* 2011; 108(7): 1021-1023.
85. Bhatia NL, Tajik AJ, Wilansky S, Steidley DE, Mookadam F. Isolated noncompaction of the left ventricular myocardium in adults: a systematic overview. *J. Card. Fail.* 2011; 17(9): 771-778.
86. Salemi VMC, Rochitte CE, Lemos P, et al. Long-term survival of a patient with isolated noncompaction of the ventricular myocardium. *J. Am. Soc. Echocardiogr.* 2006; 19(3): 354.e1-354.e3.
87. Dixit S, Gerstenfeld EP, Callans DJ, Marchlinski FE. Electrocardiographic patterns of superior right ventricular outflow tract tachycardias: distinguishing septal and free-wall sites of origin. *J. Cardiovasc. Electrophysiol.* 2003; 14(1): 1-7.
88. Tandri H, Bluemke DA, Ferrari VA, et al. Findings on magnetic resonance imaging of idiopathic right ventricular outflow tachycardia. *Am. J. Cardiol.* 2004; 94(11): 1441-1445.
89. Tanner H, Wolber T, Schwick N, Fuhrer J, Delacretaz E. Electrocardiographic pattern as a guide for management and radiofrequency ablation of idiopathic ventricular tachycardia. *Cardiology.* 2005; 103(1): 30-36.
90. Tada H, Ito S, Naito S, et al. Prevalence and electrocardiographic characteristics of idiopathic ventricular arrhythmia originating in the free wall of the right ventricular outflow tract. *Circ. J.* 2004; 68(10): 909-914.
91. Morin DP, Mauer AC, Gear K, et al. Usefulness of precordial T-wave inversion to distinguish arrhythmogenic right ventricular cardiomyopathy from idiopathic ventricular tachycardia arising from the right ventricular outflow tract. *Am. J. Cardiol.* 2010; 105(12): 1821-1824.
92. Moron BJ, Estes NAM 3rd. Commotio cordis. *N. Engl. J. Med.* 2010; 362(10): 917-927.
93. Moron BJ, Doerer JJ, Haas TS, Estes NAM 3rd, Link MS. Historical observation on commotio cordis. *Heart Rhythm.* 2006; 3(5): 605-606.
94. Yeboah J, Lee C, Sharma OP. Cardiac sarcoidosis: a review 2011. *Curr. Opin. Pulm. Med.* 2011; 17(5): 308-315.
95. Youssef G, Beanlands RSB, Birnie DH, Nery PB. Cardiac sarcoidosis: applications of imaging in diagnosis and directing treatment. *Heart.* 2011; 97(24): 2078-2087.

◉ 自己評価問題の解答 ◉

7.0　心室不整脈

1. 正解はA
 QT延長症候群1型（LQT1）で聾唖を伴うJervell and Lange-Nielsen症候群は心臓突然死の危険因子になる。

7.1　冠動脈疾患における心室不整脈，心室頻拍

1. 正解はB
 心筋梗塞の既往がある患者で動悸を伴う心電図所見は幅広いQRS波の頻拍（QRS幅160ミリ秒>140ミリ秒）で，左脚ブロック型・右軸偏位を示す。中隔基部起源の心室頻拍が考えられる。
2. 正解はC
 陳旧性下後壁心筋梗塞の患者で左室駆出率は42%（>35%）あり心不全症状はなく，Holter心電図で非持続性単形性心室頻拍（3連発）が頻発している。生命予後改善と突然死予防のためにβ遮断薬の投与が推奨される。
3. 正解はC
 心筋梗塞後6週間経過した心臓リハビリテーション施行中の患者で，左室駆出率が30%（<35%）と低下している。心筋梗塞後の低心拍出症例では非持続性心室頻拍や誘発性心室頻拍の有無にかかわらず，予防的ICD植込みが生存率を改善する。

7.3　肥大型心筋症と拡張型心筋症における心室不整脈

1. 正解はD
 肥大型心筋症における心臓突然死の危険因子として，失神，年齢<30歳，持続性心室不整脈の病歴，心臓突然死の家族歴，運動に対する血圧異常反応，左室壁厚>30 mm，トロポニンやトロポミオシンをコードする遺伝子変異，非持続性心室頻拍があげられる。なお，最近の研究では遺伝子変異は心臓突然死の危険因子として疑問視されている。
2. 正解はA
 肥大型心筋症は常染色体優性遺伝形式を示し，初期には著明な心電図変化（ST-T変化）がみられ心筋肥大は年余にわたり発現するため，継続的に経過観察する必要がある。
3. 正解はD
 肥大型心筋症を示す心肥大がみられる疾患としてはFriedreich失調症，Noonan症候群，アミロイドーシス，副甲状腺機能亢進症，褐色細胞腫などがあげられる。
4. 正解はC
 若年（17歳）で症候性の肥大型心筋症患者で，心室期外収縮と非持続性心室頻拍（3〜4連発）が頻回にみられる。心臓電気生理検査による肥大型心筋症の高リスク患者の同定率は低いが，運動負荷試験における血圧異常反応による心臓突然死の陽性適中率は15%ある。
5. 正解はD

たとえ無症状でも心臓突然死を予防するために，すべての肥大型心筋症患者に対し激しい身体活動や運動競技を回避するように指導すべきである。ほとんどの肥大型心筋症患者は内科的治療で管理できるが，ジゴキシンは使用しない。

6. 正解はC
肥大型心筋症患者における心臓突然死の危険因子としては，非持続性心室頻拍，持続性心室不整脈の病歴などがある。

7.4 脚枝間リエントリー性心室頻拍

1. 正解はC
左脚ブロック型・上方軸の幅広いQRSの頻拍でHis束電位は各右脚電位（RVA）とQRS波に先行し，脚枝間リエントリー性頻拍（順行伝導は右脚）であり，右脚のアブレーションで頻拍は誘発されなくなる。
2. 正解はD
脚枝間リエントリー性頻拍がみられる病態は器質的心疾患で駆出率低下を伴っており，筋強直性ジストロフィ，肥大型心筋症，拡張型心筋症，Ebstein奇形，弁膜症の術後，ナトリウムチャネル遮断薬による催不整脈があげられる。
3. 正解はA
脚枝間リエントリー性頻拍では，頻拍時のHV間隔は洞調律時のHV間隔より長い。

7.5 チャネル病

QT延長症候群とトルサード・ド・ポアント（TdP）

1. 正解はD
洞調律時にQT間隔延長がみられR on T型心室期外収縮に引き続きTdP型多形性心室頻拍が記録されていることから，Adams-Stokes発作による痙攣と考えられる。失神を伴うQT延長症候群の治療はβ遮断薬とICD植込みである。
2. 正解はC
活動電位持続時間は内向き電流と外向き電流のバランスで決まり，外向き電流の減少または内向き電流の増加により活動電位持続時間は延長する。$I_{K,ATP}$は虚血時ATP枯渇により活性化し活動電位持続時間が短縮する。
3. 正解はA
QT間隔を延長させる薬剤には抗不整脈薬のみならず抗菌薬，向精神薬，抗ヒスタミン薬など多彩である。
4. 正解はB
インスリンや降圧利尿薬による低カリウム血症はみられないが（カリウム3.7 mEq/L），フェロジピンとエリスロマイシンはチトクロームP450酵素で代謝されるため，相互作用によりエリスロシン血中濃度が増加し二次性QT延長が生じTdP型多形性心室頻拍が発生したものと考えられる。
5. 正解はB
家族歴にQT延長症候群による心臓突然死または失神が認められる無症候性のQT延長症候群患者に対しては，β遮断薬による治療の適応がある。
6. 正解はA

心電図上 QT 間隔延長（520 ミリ秒：QTc 540 ミリ秒）を認める無症候性の症例である。低カリウム血症や内服薬はなく，家族歴に失神や心臓突然死や聾唖や QT 間隔延長認めない場合には，特に治療を必要とせず経過観察を行う。

7. 正解は D
KCNH2 変異をもつ女性の LQT2 患者では，出産後 40 週は心イベントが発生しやすい。プロラクチンは I_{Kr} を選択的に抑制することが知られており，出産後授乳期にみられる高プロラクチン血症により QT 間隔が延長するためと考えられる。

ARVD/C

1. 正解は D
本症例は失神の病歴はあるが持続性心室頻拍はなく，ARVD タスクフォース診断基準の小項目 2 つしか満たさず確定診断されないため，ICD 植込みの適応にはならない。またソタロール，アミオダロン，β 遮断薬は不整脈を抑制し ICD 植込み患者における頻回ショックを減少させる。
2. 正解は C
ARVD 患者で ICD 作動エネルギーは上昇しているが，最近 14 カ月間に心室不整脈は認められない。難治性心不全の合併があり心臓移植を考慮する。
3. 正解は C
ARVD における加算平均心電図異常は病状によらず認められ，診断に対する遅延電位の感度は 50〜70%，特異度は 95%である。一方，自然発症性心室頻拍または誘発性心室頻拍と心電図所見との相関はみられない。

Brugada 症候群

1. 正解は B
心電図で 1 型 Brugada パターンを示し，失神の病歴と心臓突然死の家族歴がある Brugada 症候群患者の治療は ICD 植込みであるが，国境なき医師団派遣としての状況では，I_{to} 遮断作用があり心室細動発生抑制効果があるキニジン（1,200〜1,400 mg/日）を考慮できる。
2. 正解は B
心電図上 Brugada 症候群の診断を受けた無症候性の患者では，心臓電気生理検査による心室頻拍や心室細動の誘発の有無で ICD 植込みの適応が決まる。心臓電気生理検査の陰性適中率はほぼ 100%である。
3. 正解は B
失神を主訴に救急外来を受診した患者が心室細動発作を 3 回起こしたが蘇生され，心電図は 1 型 Brugada パターンを示し電気的ストームの状態にある。イソプロテレノール持続点滴静注（0.002〜0.004 μg/kg/min）により ST 上昇が改善し心室細動の頻回発作が抑制される。

カテコラミン感受性多形性心室頻拍

1. 正解は C
運動誘発性の頻拍を主訴に救急外来を受診した患者の運動負荷心電図の検査所見で二方向性心室頻拍がみられ，カテコラミン感受性多形性心室頻拍が考えられる。

2. 正解はA
患者はRyR2変異の保因者であるが，全身麻酔に伴う悪性高熱症は骨格筋のリアノジン受容体RyR1変異が関与している。

7.6　器質的に正常な心臓における心室頻拍

1. 正解はC
器質的心疾患を伴わない心室頻拍で右脚ブロック型・上方軸を示しており，左室下後中隔領域にある左脚後枝近傍に起源がある左室束枝心室頻拍である。
2. 正解はD
器質的心疾患を伴わず交感神経活動亢進により誘発される心室頻拍で，左脚ブロック型・下方軸を示しており右室流出路心室頻拍が考えられる。アデノシンに感受性があり，プログラム電気刺激による誘発または停止はみられない。
3. 正解はA
左脚ブロック型・下方軸を示す心室頻拍でI誘導で陽性QRS波，下壁誘導でR波にノッチ，遅延移行，QRS幅＞140ミリ秒所見から，この右室流出路心室頻拍の起源は後自由壁にあり中隔壁にはない。
4. 正解はB
器質的心疾患を伴わず運動により誘発される心室頻拍で，右脚ブロック型・上方軸を示し，左室最早期興奮部位から分裂心内電位が記録されることから左脚後枝領域起源の左室束枝心室頻拍が考えられる。この頻拍停止（急性治療）には緩徐伝導部位に作用するベラパミル静注，再発予防（慢性治療）にはベラパミル内服が用いられる。抗不整脈薬治療が有効でない場合にはアブレーション治療を考慮するが，アブレーション部位決定にペースマッピングは有用でなく，最早期Purkinje電位が指標になる。

7.7　分類不能の心室頻拍

1. 正解はD
二方向性心室頻拍は右脚ブロック型の束枝頻拍であり，原因としてはカテコラミン感受性多形性心室頻拍，器質的心疾患に伴うジギタリス中毒，家族性低カリウム血症性周期性四肢麻痺，植物アコニチン中毒，Andersen-Tawil症候群があげられる。
2. 正解はC
心室期外収縮の2段脈が続き，頻発する心室期外収縮のために左室駆出率の低下（40%）を伴っている。心室期外収縮は下方軸を示しV1誘導で高いR波（Mパターン），I誘導でrSパターンであることから，左冠尖起源の心室期外収縮が考えられる。

第8章
心臓突然死とリスク層別化

◉ 自己評価問題 ◉

1. 57歳の男性が，テニス中に胸痛が出現した。5分後に患者は卒倒した。テニス仲間により心肺蘇生が実施され，6分後に救急隊員が到着した。心電図は心室細動であり，体外式除細動により洞調律に復した。患者は病院に収容された。

   翌日の冠動脈造影検査では，心外膜側の冠動脈主幹部に有意（>75%）狭窄が認められた。左室造影検査では駆出率が55%で，局所壁運動異常は認められなかった。経時的心電図記録では，一過性T波陰転化が認められた。血清トロポニンI値はピーク値が2となった。

   この時点で最も適切なのはどれか？

   A. 電気生理検査
   B. 除細動器の植込み
   C. 冠動脈バイパス術と除細動器の植込み
   D. 除細動器の植込みはせずに，冠動脈バイパス術を施行

8.1　心臓突然死[1]

- 心臓不整脈によるもので，症状発現後 1 時間以内に起きる死亡を心臓突然死と定義する。
- 院外心停止の患者では，初期調律は心室頻拍，心室細動，無脈性電気活動，心静止のいずれかであり，心停止からの時間に依存している。
- 経過時間が 4 分未満の場合には，患者の 90％に心室細動が認められ，5％が心静止である。時間が経過すると，検出される調律として心静止の割合が増加する。
- 心停止後の生存率は，心停止からの経過時間に依存する。心静止または無脈性心臓収縮（無脈性電気活動）が存在する場合には，心停止からの経過時間が長く，生存率は 5％未満である。
- 急性虚血または急性心筋梗塞が存在する場合には，心臓突然死の原因は心室細動である。心臓突然死を起こしたこれらの患者の中で，電気生理検査室で単形性心室頻拍の誘発が可能なものは 30％未満である。
- 心筋梗塞の既往，加算平均心電図の異常，駆出率の低下が認められる患者では，単形性心室頻拍が発症しやすい（**表 8.1**）。
- 心臓突然死患者の 10％が病院から生存退院できる。
- 迅速な蘇生と自己心拍の再開が，生存率改善の予測因子である。
- 重症のうっ血性心不全患者では，心臓突然死は徐脈性不整脈による場合がある。
- 病理解剖で異常所見がみられない乳児突然死症候群の症例のうち約 10～15％は，心臓チャネル病から発生する。
- 現在までに同定されている臨床的危険因子は，突然心停止の既往，冠動脈疾患や心筋梗塞の存在，左室機能障害（駆出率≦ 35％）がある。
- 心臓突然死リスクがある患者を同定するのに，駆出率低値は感度が低い。心臓突然死患者のうち，以前に心臓の検査を受けているのは少数にすぎない。
- 心臓突然死の最も一般的な原因は冠動脈疾患で，心臓突然死全体の 65％を占める。
- 原発性の電気的疾患（例えば先天性 QT 延長症候群や Brugada 症候群）や器質的心筋症〔例えば肥大型心筋症や不整脈原性右室異形成症（ARVD）〕は，心臓突然死の全数のうち占める割合は低い。
- 心臓突然死の家族歴は心臓突然死の危険因子であり，冠動脈疾患または心筋梗塞のリスクとは独立している。

表 8.1　心臓突然死の原因

冠動脈疾患	心筋症	再分極異常	浸潤性障害	誘発される不整脈
虚血	特発性	QT 延長症候群	サルコイドーシス	WPW 症候群
心筋梗塞	肥大型	催不整脈	アミロイドーシス	特発性心室細動
	右室異形成症	電解質異常	腫瘍	トルサード・ド・ポアント
	心筋炎	Brugada 症候群		徐脈，心静止
	心臓弁膜症	CPVT1		
	先天性心疾患			

CPVT1：カテコラミン感受性多形性心室頻拍 1 型

- 剖検で異常所見がみられない若年者の予期せぬ突然死で最も一般的な原因は，チャネル病で誘発される不整脈によるものである[1]。
- 米国においては，毎年 30～35 万人が心臓突然死で死亡すると推定される。
- 最も一般的な心停止の機序は心室細動で，心筋虚血がある状態の患者のうち 3 分の 2 までに発生する。
- 心拍変動や圧受容体反射感受性や（最近では）心拍数乱流のような自律神経機能障害の非観血的マーカーで，死亡リスクの高い患者が同定される。
- β 遮断薬，アンギオテンシン変換酵素（ACE）阻害薬，アルドステロン拮抗薬，スタチン，ω-3 脂肪酸，心臓再同期療法のような自律神経に好影響を与える治療介入により，生存率が改善する。
- 器質的心疾患がある患者では，β 遮断薬が最も重要である。

若年運動競技者における心臓突然死

- 若年運動競技者（アスリート）を心臓突然死のリスクに曝す可能性がある致死的心臓異常を検出するには，現行の参加前心血管スクリーニングは有効でない。
- 心臓突然死を起こす運動競技者の約 80％は心臓突然死まで無症状であり，死亡が初発イベントとなる。
- 心臓突然死を起こす若年運動競技者に潜在する心臓病態は，25％の症例が肥大型心筋症で，14％が冠動脈起始異常である。
- 器質的に正常な心臓で心室不整脈が発生する胸部の非穿通性鈍的強打を含む心臓震盪は，若年運動競技者における心臓突然死の約 20％を占める。
- 院外心停止の場合には，心停止から除細動までの時間が生存に影響する最も重要な因子であり，除細動が 1 分遅れるごとに生存率は 7～10％低下する。
- 運動競技者が若年で身体的に調整し概して良好な健康状態の場合に，目撃した卒倒で迅速な心肺蘇生と迅速な AED 使用を行っても，若年運動競技者における心臓突然死後の生存率は予想より低い[1]。

運動中にみられる心臓突然死の疫学と病因

- 大部分が男性で（男女比は 10：1），年齢が増すにつれ有意に増加する傾向がある。
- 女性のほうが男性よりも，心臓突然死後に生存する可能性が高い。
- 運動関連性の致死率は，15,000～50,000 人に 1 人である。
- 米国の高等学校と大学の運動競技者（13～24 歳）における致死性イベントの有病率は，年間で参加者の 10 万人に 1 人未満と推定される。
- 突然死するほとんどの運動競技者には，以前に疑われていない器質的心疾患がある。
- 高齢の運動競技者（>35 歳の成人）における死亡の大部分は，動脈硬化性冠動脈疾患が占めている。
- 若年の運動競技者において，基質には先天性心疾患，遺伝性心疾患，肥大型心筋症や ARVD/C を含む心筋症，心筋炎，QT 延長症候群，Brugada 症候群，Lenègre 病，QT 短縮症候群，早期興奮症候群（Wolff-Parkinson-White 症候群），冠動脈疾患があげられる。
- 以前にトップレベルの運動競技活動の耐久性が，心臓へ有害作用を及ぼすという証拠はない。

概日リズム

- 自律神経系の求心路の出力は1日の中で変動する。夜間には副交感神経経路が支配するが，早朝時には交感神経活動の亢進を伴い，循環中のカテコラミンやコルチゾールやセロトニンの濃度が高くなる。
- 補正QT時間（QTc）時間の季節性変動が存在し，QTc時間は10月に最も長い。女性には有意な変動はみられない。
- 正常人のQT時間は日内変動を示す。
- 心臓突然死の発生率は日内変動を示し，男女とも午前6時から正午の間で発生率がピークになる。
- ヒトの心臓突然死の発生率は，起床後最初の3時間以内がピークになる。
- 交感神経作用と副交感神経作用の両方により，自律神経緊張度が心室の不応期とQT時間に影響することが示されている。
- 移植心においては，心室再分極への自律神経作用を示唆するQT時間の日内変動は認めらない。
- 心臓突然死発生率には季節性（年内）変動もみられ，冬（12～2月）に最高，夏（6～8月）に最低になる。男女とも同様に，冬季にピークが認められる。
- 植込み型除細動器（ICD）でこの冬季ピークが消失することから，心室頻脈性不整脈が心臓突然死の原因であることが示唆される。
- 心臓突然死発生率の冬季ピークは，北半球でも南半球でも同様にみられる。
- 患者の心室頻脈性不整脈と心臓突然死の引き金として，交感神経系が作用する。
- βアドレナリン遮断薬により，心筋梗塞後の患者における心臓突然死の死亡率が低下する。
- 左星状神経節のアブレーションを含む左心臓交感神経除神経により，心筋梗塞患者における心室頻脈性不整脈の発生率が低下する。
- REM睡眠は交感神経活性の亢進と心拍数の急上昇を伴う。心臓突然死の20%は夜間患者が睡眠時に発生し，神経活動の日内増加が役割を果たしている可能性があげられる。

心臓突然死の臨床症状

- 冠動脈疾患患者の25%で，心臓突然死が初発症状となる。
- 心臓突然死の原因を表8.1に示す。
- 左室機能が心臓突然死の最も重要な予測因子である。駆出率が30%未満では，心臓突然死が3～5倍に増加する。
- 心室期外収縮や非持続性心室頻拍は心臓突然死の予測因子であるが，これらの不整脈を抑制しても生存率は改善しない。
- 加算平均心電図，心拍変動，圧受容体感受性，電気生理検査における異常所見は陽性適中率が低いため，治療法の決定には有用でない。

機序

- 致死性心室不整脈は，瘢痕や肥大のような基質および，虚血，自律神経機能障害，低酸素，アシドーシス，電解質異常，遺伝子発現異常，イオンチャネル異常のような誘引が存在する場合に発生する。

- 虚血性心疾患とうっ血性心不全の患者では，交感神経活性の亢進が心臓突然死リスクの増加に関連している。
- 心筋梗塞により交感神経の除神経が生じ，心筋梗塞の遠位部で循環中カテコラミンに対する過敏性亢進が起きる。このため不応期が短縮し不整脈が発生する。
- 副交感神経活性の減少でも，心室不整脈発生の閾値が低下する。
- 既往に心筋梗塞がある状態では，急性虚血が発生すると心室細動が起こる。
- トロンボキサンA2とセロトニンが，冠動脈攣縮と虚血を引き起こすと考えられる。
- 正常の心室においては，交感神経刺激により活動電位持続時間と心電図でみられるQT時間が短縮し，再分極の不均一性が減少する。
- 心不全，QT延長症候群，交感神経刺激のような再分極予備能が低下している病的状態においては，再分極不均一性の増強または後脱分極の発生により，不整脈が誘発される。
- 副交感神経刺激により正常心臓における心室不応期とQT時間がわずかに延長し，このため，動物実験での迷走神経刺激中やヒトの睡眠中にQT時間が延長する。
- 筋線維芽細胞によるサイトカインや成長因子や線維化の精巧性が，アンギオテンシンIIにより促進される。
- アルドステロンとエンドセリンペプチドには，前線維化作用がみられる。
- 心筋でのノルエピネフリン放出は，アンギオテンシンIIにより促進され，ノルエピネフリンはさらにレニン−アンギオテンシン系を活性化する。
- アンギオテンシンIIは，副腎皮質からアルドステロンの放出を促進する。
- アルドステロンには強力なナトリウム保持性があり，心筋肥大と線維化を引き起こす。アルドステロンはアンギオテンシンIIと同様に，心筋イオンチャネルを調節している。
- 心室筋細胞がアルドステロンに慢性的に曝されると，I_{to}が減少しI_{CaL}が増加する。
- アルドステロンを阻害すると線維化が抑制され，心筋のノルエピネフリン含有量が減少し，心室細動の閾値が上昇する。
- アルドステロン受容体拮抗薬であるスピロノラクトンまたはエプレレノンで治療すると，心不全患者における心臓突然死が減少することが証明されている。
- 急性冠動脈血栓症を生じる最近の粥腫破綻またはびらんを伴う冠動脈硬化症，または急性冠動脈血栓症はないが心筋梗塞の既往が明らかに大多数の症例でみられる。
- 少なくとも4分の1の症例に，治癒した梗塞が認められる。
- 約50％の症例では，心疾患の初発症状として心停止で発症する。このような患者には冠動脈一枝病変があることが多く，心筋梗塞の既往がある心停止患者に比べ，左室収縮能は正常か軽度異常のことが多い。心不全により突然死と非突然死の両方のリスクが増加するが，心不全の既往は心停止患者のうちわずか約10％にみられるのみである。
- 心停止リスクが高い患者は駆出率低値により同定されるが，突然死の大部分が駆出率＞30％の患者で発生する。
- 全住民を基盤にした研究によると，心臓突然死リスクに関連した遺伝子異型の1つに，*ADRB2*遺伝子におけるアミノ酸置換（Gln27Glu，rs1042714）を生じる非同義性の単塩基多型性（SNP）があり，これはβ_2アドレナリン受容体（β_2AR）をコードし，交感神経活性に対する心血管反応の重要な調節をしている。

臨床診断と治療

- 心臓突然死が発生した後には基礎心疾患の程度を判定し，虚血や著明な低カリウム血症や催不整脈作用がある薬剤使用などの可逆的要因の評価を行うべきである。
- 心臓突然死の再発リスクは，最初の 1 年で 20%ある。
- 急性虚血または心筋梗塞の状態で心室細動が発生し，その後の検査で駆出率が正常の場合には，心室細動の再発率は約 2%である。
- 治療選択は ICD である。
- Antiarrhythmic Versus Implantable Defibrillator（AVID）試験において，アミオダロンで治療した患者の 2 年生存率は 74.7%で，ICD 治療に無作為に割りつけられた患者の 2 年生存率は 81.6%であった。
- ICD 植込み前に，虚血を同定し治療すべきである。
- これらの患者は，β 遮断薬と ACE 阻害薬で治療すべきである。
- 繰り返す ICD ショックに対して，アミオダロンとアブレーションを考慮することができる。
- 低エネルギー設定（エネルギー量がマイクロジュール）の通電により，超速の規則的粗大波形（心室粗動）が特徴的な細動前不整脈のみならず心室頻拍も停止できる。しかし，波形が小さい無秩序な波動に分裂した途端に，洞調律に回復させる電気エネルギーは 1,000 倍以上増加する。
- 心室細動発生時には叩打（サンプ）バージョンが有効な約 1～2 分間の絶好期がある。この時期には心電図で，粗大で比較的大きい脱分極波形が明確にみられる。いったん波形が小さくなると，サンプバージョンは無効である。

8.2　心臓突然死のリスク層別化[2]

- 西洋人においては全死亡の 10%が心臓性で，心臓性死亡全体の 50%が突然死である。
- 不整脈死の 75%が心室頻拍または心室細動によるもので，25%が徐脈性不整脈または心静止による。最も一般的な終末期不整脈は心室細動であり，冠動脈疾患が心臓突然死患者の 90%以上にみられるが，心臓突然死時に発症する急性心筋梗塞はまれである。
- 心室頻拍または心室細動の初回発作後，24 カ月間における再発率は約 30%である。このリスクは左室機能不全があるとさらに増加する。
- 心臓突然死の危険因子として，以下のものが同定されている。
  1. 駆出率＜35%。
  2. QRS 幅＞0.12 秒。
  3. 心不全の既往（New York Heart Association 心機能分類 III 度または IV 度）
  4. 年齢＞70 歳。
  5. 心房細動。
  6. 非持続性心室頻拍。
  7. 誘発性心室頻拍。
- 駆出率＜30%で他の危険因子がない患者では，予想される死亡リスクは低い（2 年間で＜5%）。
- リスクの層別化のためには，致死性心室不整脈の発生または再発の可能性を評価できる特異的で感度が高い指標を同定すればよく，したがってこのリスクを取り除けば転帰が改善する。この目標はまだ達成されていない。
- 心筋梗塞後の患者において頻発する心室期外収縮は，死亡の独立した危険因子として十分確立しているが，この不整脈を抑制しても生存率が改善する結果にはならない（CAST 試験と CHF-STAT 試験）。
- 不整脈死の減少は，全死亡の減少を意味していない。
- 感度と特異度が低いリスク予測因子を複数組み合わせても，個々の患者に適用できる有用な予測情報にはならない。
- 心筋梗塞後の患者すべてに心室不整脈が起きるわけではない。
- リスク評価により危険因子とイベントに関連する確率がわかる。絶対的表現をすると，不整脈が起きる患者と起きない患者の識別はできない。
- レニン–アンギオテンシン系，カリクレイン–キニノーゲン系，ACE2 系では ACE が中心的役割を果たしており，不整脈と突然心停止のリスクに影響している。
- 全住民調査によると，レニン濃度が高いほど心血管疾患による死亡リスクが増加する。
- この経路を ACE 阻害薬，アンギオテンシン受容体遮断薬またはアルドステロン阻害薬で遮断すると，突然心停止のリスクが低下する。

12 誘導心電図

- 非特異的心室内伝導障害のみならず左脚ブロックは，全死亡リスクの増加に関連しているが，右脚ブロックは関連がない。
- 脚ブロックと誘発性単形性心室頻拍との相関は示されていない。
- QRS 幅と脚ブロックは，心室頻脈性不整脈の発生と関連がない。
- 心電図または心臓超音波検査における左室肥大は，独立して突然死と関連がある。
- 心筋梗塞後の状態における QT 時間延長は，心臓突然死リスクの増加と関連がある。
- 経時的な QT 時間の変動も，心臓突然死発症と相関がある。
- 安静時心拍数の増加は，心臓死の独立した危険因子である。
- アドレナリン作動活性の亢進は催不整脈性であり，遠心性迷走神経緊張は心保護的であるが，これはノルエピネフリン放出のシナプス前部での阻害，およびセカンドメッセンジャー機序により調節される受容体レベルでの作用を介し，アドレナリン作用に拮抗するためである。
- 呼吸性洞不整脈は心血管の健康状態の重要な尺度になっている。呼吸に伴うこの心拍数の調律変化は，Hering-Breuer 反射を介して調節され，延髄の心血管調節中枢により作用している。
- 吸気時には心臓遠心性迷走神経緊張が抑制され，交感神経遠心性緊張が亢進し心拍数が増加する。呼気時には自律神経均衡に反対の変化が起こり，心拍数が減少する。
- 呼吸性洞不整脈は年齢が進むと抑制され，心臓と血管の弾力性とコンプライアンスの減少，または活性化される歩調取り（ペースメーカ）能力の低下を反映しているため，「生物学的心臓年齢の尺度」になると考えられる。

運動後の心拍数回復

- 運動後の心拍数回復は迷走神経反応性のもう 1 つの指標であり，無症候者を含む比較的低リスクのコホートにおいて，心血管死と心臓突然死を予測することが証明された。
- 運動後最初の30〜60秒間における心拍数の減少は，副交感神経系の再活性化により生じるが，その後は交感神経緊張の消退により生じると考えられる。
- しかし，運動後心拍数の指数関数的減速はアトロピンとプロプラノロールで自律神経系の両経路を遮断した後でも生じるため，ペースメーカ組織における自律神経とは無関係な心房伸展受容体の付随的変化を伴う静脈還流の変化により，かなりの程度心拍数が回復すると考えられる。
- 安静時心拍数が1 bpm減少するごとに死亡が2%減少し，心拍数が5 bpm増加するごとに心血管死が8%増加し，さらに心不全や心筋梗塞や冠動脈血行再建術による入院が増加する。
- イバブラジンは，洞房結節の拡張期脱分極の勾配をおもに規定しているI_f電流の電流依存性遮断薬である。これは特異的な頻度依存性薬剤であり，心拍数を減少させる本質的作用がある。心筋収縮能や冠動脈血管運動神経緊張度は，イバブラジンで変化しない。

心臓突然死の家族歴

- 心臓突然死の家族歴は突然死の独立した危険因子である。
- 両親に若年心臓突然死（65歳未満）の家族歴があると，同年齢の対照群に比較して約2.7倍リスクが高い。
- また心臓突然死の家族歴は，急性心筋梗塞患者において重要な危険因子でもある。
- 心筋ナトリウムチャネル遺伝子*SCN5A*における非同義的変異（S1103Y）は，成人と幼児における心臓突然死リスクの増加に関連している。
- α_{2B}アドレナリン受容体遺伝子（*ADRA2B*）における挿入多型または欠失多型と，β_2アドレナリン受容体遺伝子（*ADRB2*）における通常変異では，心臓突然死が発生しやすい。
- *NOS1AP*は一般人におけるQT時間と心臓突然死リスクに関連している。*NOS1AP*は一酸化窒素合成酵素（NOS）適合蛋白質（CAPON）をコードしている。CAPONは脳や心臓を含むヒト組織に広く発現しているが，心機能全般にまた心筋再分極特異的に影響することは，以前知られていなかった。
- 心室筋細胞でCAPONが過剰発現すると，活動電位の短縮が生じるが，これは最大L型カルシウム電流密度が有意に減少することによると考えられる。
- CAPONを過剰発現している心筋細胞では，NOS1の蛋白質濃度が安定して増加を示し，この酵素を阻害すると活動電位持続時間とカルシウム電流密度への影響が帳消しされる。

危険因子としての心室期外収縮

- 心筋梗塞後の患者のうち5〜10%に非持続性心室頻拍がみられる。20%の患者で毎時10以上の心室期外収縮が認められる。多形性で頻発性の期外収縮は独立した死亡の予測因子であり，駆出率が<30%に減少すると，心筋梗塞後2年以内の死亡率が4倍に増加する。
- 心室期外収縮の抑制により生存率は改善せず，むしろ転帰が不良になる。

- 頻発性期外収縮または非持続性心室頻拍は感度が低く，心臓突然死患者の 47〜94%は同定できない。
- 全死亡と不整脈死に関し最もリスクが高い単一時期は，急性心筋梗塞後の最初の 6 カ月間である。
- 心筋梗塞後に駆出率が＜30〜35%の患者は，心臓突然死の 50%を占めるにすぎない。

非持続性心室頻拍

- 正常心臓の人と左心機能正常の冠動脈疾患患者を合わせた母集団のうち，5%に非持続性心室頻拍を認める。
- 非持続性心室頻拍は運動中または運動後に起きる。しかしこの状況では予後不良を意味していない。
- 心筋梗塞後の早期に非持続性心室頻拍が発生しても，持続性心室頻拍が誘発される予測にはならない。しかし駆出率が 40%未満の場合は，2 年死亡率が 10%ある。
- 非持続性心室頻拍患者において駆出率が 40%未満で心室頻拍が誘発される場合に，突然死リスクは 2 年間で 50%あり，心室頻拍が誘発されない患者では 6%である。
- 冠動脈疾患患者において駆出率＜40%で無症候性非持続性心室頻拍がみられる場合に，心室頻拍が誘発できる可能性は 30%である。
- 非持続性心室頻拍の発作頻度と持続時間は，死亡率と関連がない。
- 拡張型心筋症，肥大型心筋症または高血圧症の患者において，非持続性心室頻拍は心臓突然死の独立した予測因子ではない。

加算平均心電図[3]

- 心筋梗塞領域内の組織における脱分極は，遅延伝導により正常 QRS より長くかかるために，遅延電位が発生する。
- 通常は心室基部が最後に脱分極する心室興奮順序があるため，前壁心筋梗塞患者に比べ下壁心筋梗塞患者のほうが，遅延電位をより高頻度に検出しやすい。
- 脚ブロックと伝導遅延が存在する場合には，遅延電位は延長した QRS 時間の中に埋没してしまう。
- 異常遅延電位の特徴として，3 つの指標が一般的に用いられている（図 8.1）。
  - 全 QRS 時間（F-QRS）が 114 ミリ秒以上ある。
  - 最終 40 ミリ秒の二乗平均平方根電位（RMS40）が 20 μV 未満である。これは遅延電位の相対的振幅を反映している。
  - 低振幅信号（初期値が 40 μV 未満の信号）の持続時間（LAS40）が 38 ミリ秒以上ある。
- 加算平均心電図の陽性適中率は 20%で，陰性適中率は 97%である。
- QRS 時間のほうが，RMS または LAS（低振幅信号）よりも感度が高い。
- 加算平均心電図は失神患者の評価に有用な方法であり，加算平均心電図が陰性の場合には，失神の原因が心室頻拍であるという診断は可能性が低い。
- 陰性適中率は非常に良好で，平均で 90%以上ある。

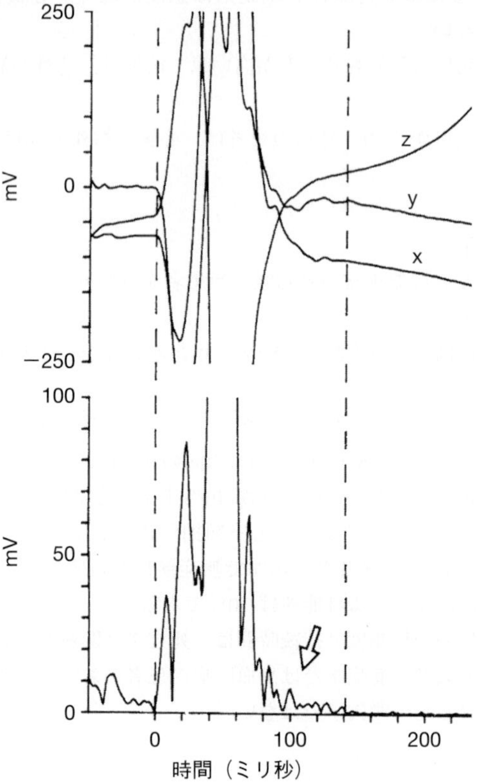

図 8.1　遅延電位の基準は以下のとおりである。(1) フィルタをかけた QRS 波幅が 114〜120 ミリ秒以上, (2) フィルタをかけた QRS 波の最終 40 ミリ秒の信号振幅の二乗平均平方根が 20 μV 未満, (3) フィルタをかけた QRS 波終末が 40 mV 未満で 39 ミリ秒以上持続する。

心拍変動[4]

- 交感神経過緊張（または副交感神経緊張消失）は，急性虚血時の心室細動発生率が増加するのみならず，心筋梗塞後の死亡率の増加と相関がある。
- 交感神経と副交感神経の均衡はいくつかの指標で測定される。最初に評価するものは心拍変動で, 経時的な安静時洞レートにおける 1 拍ごとの心拍数の変動量である。心拍変動はさまざまな方法で表現され，短時間（2〜8 分間）と長時間（24 時間）の心電図記録の両方から計算される。ほとんどのデータは 24 時間記録にもとづいている。心拍変動は洞結節機能に対する自律神経の影響を直接測定するが，心室への影響を反映していると推定される。
- 心拍変動の分析により自律神経系の緊張状態が研究されてきた。
- 洞房結節の 1 拍ごとの制御様式が，心血管系への自律神経作用を反映していることが基本原理である。
- 副交感神経作用は，ムスカリン受容体に作用するアセチルコリンの放出による速い動的制御を行い，そのため心拍変動の高周波成分を反映する。
- 交感神経作用は，β アドレナリン受容体へのノルエピネフリンの作用を介して，緩徐に作用し，低周波成分に現れる。
- したがって，心拍変動は洞房結節への作用を反映し，心室筋への作用は反映していないため，自律神経機能の間接的測定である。
- 個々の心臓周期の変動が測定される。
- 正常洞調律時のRR時間（NN時間）を測定する。
- 期外収縮と他の調律は，QRS波形態の基準を用いて除外する。NN時間の変動は，以下に示す時間領域として表現することができる。
  - SDNN：NN時間の標準偏差。
  - SD ANN：平均NN時間の標準偏差。
  - RMSSD：隣接するNN時間の差の二乗平均平方根。
  - pNN50：直前のNN時間から50ミリ秒以上異なるNN時間の割合。
- 心電図の記録時間が心拍変動の測定に関与する。長時間記録（Holter心電図）では，より信頼性のある情報が得られる。
- QRS電位の変動，高いT波，アーチファクト記録はQRSと誤って判断され，結果の解釈に影響を与えることがある。

周波数領域

- 心拍変動解析のために周波数領域を使用するには，0.04 Hz未満の超低周波（VLF）成分，0.04〜0.15 Hzの低周波（LF）成分，0.15〜0.4 Hzの高周波（HF）成分と0.0033 Hz未満の極超低周波（ULF）成分を同定する必要がある。
- これらの周波数成分の分布により，自律神経緊張度よりむしろ自律神経調節の程度に関して情報が得られる。
- 長時間（24時間）の心電図記録で心拍変動をみると，環境に対する自律神経緊張度の反応性がわかる。
- 遠心性の迷走神経活動は，おもにHF成分に関与する。
- 心拍数のパワースペクトルのLF成分は，心臓交感神経支配よりも圧（受容体）反射機能を反映している。
- 日中はLFが高値となり，夜間はHFが高値となる記録が得られる。
- スペクトル解析の全出力のうち，HF成分とLF成分が5%を占め，ULF成分とVLF成分が95%を占める。

心筋梗塞後のリスク層別化における心拍変動の活用

- 心筋梗塞後には交感神経活性が亢進するため，心拍変動が抑制される。
- 心拍変動の抑制により，心筋梗塞後の患者における死亡率の増加が予測される。
- 心筋梗塞後の患者において，24時間測定のSDNN（NN時間の標準偏差）が50〜70ミリ秒未満の場合は，不整脈死のリスクが高いことが示唆される。
- 糖尿病性神経症の患者では，心拍変動の異常が観察される。
- うっ血性心不全患者において心拍変動の減少は迷走神経緊張低下ではなく，むしろ交感神経緊張亢進により起こる。この患者において，SDNNが100ミリ秒未満で，最大酸素消費量が14 mL/kg/分未満の場合は予後不良で，1年死亡率は37%と予測される。
- Defibrillation in Non-Ischemic Cardiomyopathy Treatment Evaluation（DEFINITE）

試験の観察結果によると，非虚血性拡張型心筋症の患者で心拍変動のSDNNが＞113ミリ秒に保持されていれば，予後は良好である（3年死亡率0%）。

- 心拍変動が著明に抑制された患者，および心房細動や頻発性心室期外収縮（24時間Holter心電図で1時間あたり平均10 PVC）のため心拍変動解析から除外された患者では，死亡率が最も高い（17%）。
- 不安状態や激怒状態では心拍変動が減少する。
- 心筋梗塞後の患者では，睡眠関連性の迷走神経活性が消失する。
- β遮断薬により心拍変動が増加する。
- これらの解析の背景にある基本的原則は，高周波で1拍ごとの心拍数変動は呼吸周期により発生し，心拍変動の増加は相対的に副交感神経緊張度が高いことを反映している。

圧（受容体）反射感受性

- 正常の反射では，血圧上昇に反応して心拍数が減少する。
- 血圧上昇に反応した心拍数減少の程度が小さい場合は，相対的に交感神経緊張が亢進していることを反映している。
- また圧反射感受性は心拍数乱流の測定値でも表され，これは心室期外脱分極後の洞レートの撹乱を表している。
- 圧受容体機序の保護的作用は，迷走神経活動が抗細動的に影響することによるものであり，心筋虚血時にノルエピネフリン放出をシナプス前部で阻害し，低い心拍数を維持する。
- 後者の作用で拡張期冠血流が改善し，虚血傷害が最小限になる。
- 単発性心室期外収縮後の心拍変動を測定する心拍数乱流の手段を用いることで，圧反射感受性を通常の携帯型心電図からでも非侵襲的にモニターでき，この心拍変動は血圧の低下と回復を反映している。
- 迷走神経の反射作用は洞調律パターンを制御しているため，心室期外収縮に対するこの心血管系反応は，圧受容体反応の直接作用である。
- 低リスク患者では洞調律は心室期外収縮後早期に加速し，その後減速する特徴的パターンを示す。対照的に高リスク患者では，心室期外収縮に対し本質的に単調で変動しない反応を示すことから，迷走神経を活性化できず心保護作用が得られないことが示唆される。
- 頸動脈圧が上昇すると，RR間隔が延長する。
- 圧反射感受性は心筋梗塞後の患者で低下する。
- 圧反射感受性が低下した患者では，心室頻拍が起きたときに耐容能がなく，失神や低血圧を起こす。
- 圧感受性受容体の存在部位は，頸動脈洞と大動脈弓壁である。
- 頸動脈洞から舌咽神経を介した求心性興奮や，大動脈弓から迷走神経を介した求心性興奮は中脳に伝達される。
- 全身の動脈圧上昇で圧受容体が興奮すると，交感神経活性が低下し迷走神経活性が亢進するため，心拍数，心収縮能，血管収縮性が減少する。
- 血圧低下により圧受容体興奮が減少し，交感神経活性が亢進し迷走神経活性が低下する。

- 圧受容体は機械的刺激受容体，化学受容体，心肺受容体からの複数の入力と協調的に相互作用している。姿勢，運動，呼吸からの入力も加わる。
- 正常状態では圧受容体を介し，迷走神経は活動状態にあり交感神経は抑制状態にある。
- 自然に起こる血圧変化と心拍数変化の監視は閉鎖環であり，圧受容体を加え他のすべての反射が活動状態にある。
- 血圧を上昇させる体外からの薬物刺激または機械的刺激があると，圧反射感受性は開放環で評価される。
- 薬剤使用時には，すべての圧受容体が刺激される。
- α 作動薬であるフェニレフリンを 1～4 μg/kg の投与量で（ボーラス）静注すると，血圧は 20～40 mmHg 上昇する。RR 間隔の変化を，先行する収縮期血圧に対してプロットし，RR のミリ秒単位の増加を血圧の 1 mmHg 単位の上昇で表現する。
- この試験を少なくとも 3 回繰り返して，RR 間隔と血圧との間の相関関係の平均勾配を算出する。
- 正常人では，圧反射感受性の平均値は 15＋9 ミリ秒/mmHg である。
- フェニレフリンは洞結節を直接 α アドレナリン刺激するが，これは圧反射感受性の評価には影響しない。
- ニトログリセエリンやニトロプルシドによる血圧の低下で，RR 時間は短縮する。
- 血圧の上昇時のほうが血圧の低下時よりも，圧反射感受性の勾配が大きい傾向がある。これは血圧上昇に対する反応と血圧下降に対する反応は，非対称性であることを示唆している。
- 交感神経緊張が優位なときには圧反射感受性は低下し，副交感神経緊張が優位なときには亢進する。
- 圧反射感受性勾配が正常であれば，迷走神経反射が有効で交感神経活性が正常であることが示唆される。
- 圧反射感受性勾配が平坦な場合には，迷走神経反射が減弱しているか，または交感神経活性が亢進していることが示唆される。
- 圧反射感受性は高血圧があると変化し，加齢に伴い低下する。

圧反射感受性評価のための頸部小室法

- 頸部小室圧を上昇させると，圧受容体は動脈圧が低下したと感知する。これにより迷走神経緊張が消失し，交感神経活動が亢進する。
- 頸部小室法では刺激が頸動脈圧受容体のみに限局するため，頸部小室法による圧反射感受性勾配と，フェニレフリンによる圧反射感受性勾配とは異なることがある。
- 頸部吸引法では，－7～－40 mmHg の陰圧を 10 秒間加える。これにより血圧の上昇を刺激し，RR 間隔が延長する。

自発的圧反射感受性

- 血圧を持続的に監視し，心拍数の時間領域または周波数領域を求める。持続性を基準とした自律神経緊張度に関する情報が得られる。
- 圧反射感受性値（勾配）が 3 ミリ秒/mmHg 以下の場合は予後が不良で，心臓死の増加が示唆される（ATRAMI 試験）。

- 圧反射感受性と心拍変動との間には弱い相関関係がみられ，2つの方法が自律神経緊張度の異なる作用を表すことが示唆される。
- 駆出率低値と圧反射感受性の低下は，心臓死亡率の増加に関連している。
- 駆出率低値で正常圧反射感受性の患者または圧反射感受性が低下し駆出率が正常の患者では，死亡率は同等であるが，駆出率と圧反射感受性の両方が低下している場合に比べると死亡率は低い。
- 駆出率低値の患者において，迷走神経緊張の亢進と自律神経バランスの回復が測定される場合は，死亡率が減少する。
- 圧反射感受性は心拍変動に比べ65歳以降急速に低下するため，65歳以上の患者では心拍変動のほうが自律神経緊張度の指標として信頼できる。

T波交互脈[5]

- 心拍数増加は，催不整脈性のT波交互脈を生じさせる重要な因子である。
- T波の振幅（高さ）と波形が1拍ごとに変動することで定義されるこの現象は，細胞質基質からカルシウムを再取り込みする筋小胞体の能力が破綻したときに発生する。
- この機序は蛍光色素を用いて証明され，交代性活動電位持続時間に同期した交代性カルシウムトランジェントを示している。隣接細胞が交互に時相からはずれる不調和なT波交互脈が発生すると，致死性不整脈が非常に起こしやすくなる急峻な電位勾配ができる。
- 特に虚血性心疾患，心筋梗塞，心不全の患者では，心拍数が非常に速い場合にこの催不整脈性作用が増悪する。しかし交感神経活性亢進，運動，虚血性心疾患と非虚血性心疾患に伴う心筋基質の変化を含む心拍非依存性作用でも，T波交互脈の振幅は影響される。
- 心膜液貯留患者において体表面心電図で認められる電気的交互脈はP波，QRS波，T波に影響を及ぼす。これは心膜内側で心臓が振り子様に動くために出現し，1拍おきに電気軸とQRS形態が変化する。これは電気生理的変化を伴わない機械的現象である。これでは心室不整脈のリスクは増加しない。
- T波交互脈はT波にみられる電気的交互脈である。これは心筋再分極の変化により生じる。
- 体表面心電図でみられるT波交互脈は，虚血やQT延長症候群や電解質異常が存在するときに認められる。これは心室不整脈や心臓突然死のリスク増加に関連している。
- マイクロボルトT波交互脈は，スペクトル法を用いコンピュータにより検出される。
- 128心拍を解析する。偶数心拍と奇数心拍での交互脈の振幅を，μV単位で測定して平均交互脈と比較する。
- 偶数心拍平均と奇数心拍平均におけるパワースペクトラムの平均を，コンピュータ解析する。
- 交互脈比（K）とは，背景ノイズの標準偏差に対する交互脈振幅の比率である。
- $K>3$を異常とみなす。
- T波交互脈の異常は電気生理検査時における心室不整脈の誘発性に相関し，感度は80%で特異度は85%である。

- 心拍数上昇に伴い，運動誘発性 T 波交互脈は増加する。
- K が 3 以上で，1.9 μV の交互脈が閾値心拍数のときに少なくとも 1 分間以上持続するものを，持続性交互脈と定義する。
- 期外収縮，ノイズ，自転車ペダル漕ぎ（エルゴメータ），呼吸，心拍変動はアーチファクトを生じ，T 波交互脈に影響を与える。
- 非常に速い心拍数で T 波交互脈が発生する患者では，心室不整脈を起こすリスクは低い。
- 110 bpm 未満の閾値心拍数で T 波交互脈が発生すれば，高い予測率で高リスク患者と同定される。
- T 波交互脈の機序は不応期の不均一性によると考えられる。周期長より長い不応期をもつ心筋領域が存在する。そこでは不応期からの回復が 1 拍おきに起こるために，交互脈が生じる。
- 心不全と左室収縮機能障害の患者において，T 波交互脈試験により不整脈イベントまたは死亡は予測できなかった。
- 心室頻脈性不整脈に対する感受性を低下させる迷走神経刺激，β アドレナリン受容体遮断，交感神経除神経，脊髄刺激により，T 波交互脈の振幅が減少することが示された。
- 心臓突然死を減少させることが知られている薬剤のメトプロロールで β アドレナリン遮断すると，T 波交互脈の振幅が実際に減少するが，その予後予測の有用性には影響しない。
- T 波交互脈には高い陰性適中率（98％以上）がある。

左室駆出率

- 左室駆出率は心臓突然死，不整脈再発，全死亡に対して，独立した強い予測因子である。
- 駆出率が 5％減少するごとに，心臓突然死または不整脈死のリスクが 15％ずつ増加する。

プログラム電気刺激

- 駆出率が低い（30％）患者では，心室頻拍が誘発される患者群の生存率は誘発されない患者群の生存率と同等である。駆出率低値の不整脈死に対する陽性適中率は低い（11％）が，心臓死全体に対する陽性適中率はこれより高い。
- 心筋梗塞の既往，駆出率低値，非持続性心室頻拍がある患者では，プログラム電気刺激で高リスク群の患者が同定できる。
- 冠動脈疾患患者において心室頻拍が誘発されず駆出率が＞40％の場合は，低リスク群と同定される。
- 単形性心室頻拍の機序は瘢痕関連性リエントリーであることが多い。これは心室頻拍が誘発可能なことが多く，遅延電位が認められる。
- 心停止からの生還者では，多形性心室頻拍が誘発されることがある。
- AVID 試験によると，無症候性心室頻拍を発症した患者の予後は，症候性心室頻拍または失神を起こす心室頻拍患者の予後と同等であった。
- 心筋虚血では多形性心室頻拍と心室細動が発生することがある。

- 血行再建により心臓突然死のリスクは減少するが，単形性心室頻拍の発生または誘発性は影響を受けない。
- 加算平均心電図の陰性適中率は，駆出率低値の非持続性心室頻拍患者でも95％ある。この結果から，不整脈が原因である確率が低い失神患者を評価するには，加算平均心電図が優れた方法といえる。不整脈が原因と強く疑われる場合には，加算平均心電図が陰性であっても失神の原因として心室頻拍を除外するには十分とはいえない。
- 駆出率が正常な心筋梗塞後の患者では，心臓突然死の発症率は年間1.5％である。
- 駆出率が40％未満で心室頻拍や心室細動が誘発されない場合，心臓突然死の発症率は5％である。もし不整脈が誘発されれば，心臓突然死の発症率は40％に増加する。
- MADIT試験によると，除細動器の植込みにもかかわらず2年間の死亡率は14％であり，不整脈だけの治療では寿命が延長しないことが示唆される[6]。
- 心室細動による心臓突然死患者のうち5％は心臓が正常である。再発率はきわめて高い。
- AVID試験では，除細動器植込み群におけるリスク減少の絶対的有効率は7％であり，その結果として寿命が3年間で3.2カ月延長した[7]。

心臓突然死の危険因子としての失神

- 拡張型心筋症の患者では，失神は心臓突然死の強い予測因子である。
- 非持続性心室頻拍，加算平均心電図，プログラム電気刺激は将来の不整脈イベントまたは心臓突然死を正しく予測できない。左室機能障害の程度は，拡張型心筋症における死亡の強い予測因子である。
- NYHA心機能分類II度を示す拡張型心筋症患者では，年間死亡率が10％ある。そのうち半数が心臓突然死による。NYHA心機能分類IV度の患者では，年間死亡率が50％であり，15〜20％は心臓突然死によるもので，残りが徐脈性不整脈または無脈性電気活動によるものである。
- 肥大型心筋症の無症候患者では，心停止の既往，失神，前失神発作，非持続性心室頻拍があると心臓突然死のリスクが増加する。
- Fallot四徴症の外科修復術後には，患者の5％に心臓突然死が発生する。プログラム電気刺激を行っても予測情報が得られない。
- 左室肥大が存在すれば，心臓突然死の発生率が3倍増加する。
- 心室不整脈の患者では，不整脈基質と引き金（トリガー）は異なることがある（**表8.2**）。

表8.2　不整脈機序の要素

基質	誘因（引き金）	電気的刺激
瘢痕	自律神経の不均衡	心室期外収縮
QT延長	虚血	
	電解質異常	
	再分極異常	

- 現在利用可能な方法を用いてリスク層別化する場合は，心筋梗塞後>1カ月遅らせるべきである。

心臓突然死の一次予防

- 駆出率が低下している患者では，ACE阻害薬やβ遮断薬は死亡率を30〜35%低下させる。
- MADIT Iの基準（心筋梗塞の既往，駆出率35%未満，非持続性心室頻拍，誘発性心室頻拍）を満たす患者では，ICD植込みは死亡率を低下させる。
- MADIT II試験（心筋梗塞の既往，駆出率30%未満）では，ICD植込みにより死亡率が19%から14%に低下した。

先天性心疾患修復術後の心臓突然死

- 突然死は房室ブロック，1：1伝導の心房粗動，または心室頻拍による。
- 心房不整脈はMustard手術，Senning手術，Fontan手術後に非常によく認められる。
- 心停止を起こした小児において，最も一般的に伴う状態はFallot四徴症の外科的修復術後である。
- Fallot四徴症の患者には，心室中隔欠損と漏斗部肺動脈狭窄がみられる。外科的修復にはパッチによる心室中隔欠損の閉鎖，右室流出路の心筋切除，肺動脈弁輪の修復が必要である。この手技は心室切開法により行われる。
- この手技は右室に瘢痕を残し，肺動脈弁閉鎖不全や右室機能不全をもたらす。そのためリエントリー性心室頻拍が，心室切開部位または心室中隔欠損パッチ部位から発生する。
- 心室期外収縮や複雑な心室不整脈が，Fallot外科修復術後によく認められる。

心室不整脈の出現に影響する因子

- 初回修復術の年齢。初回修復術が10歳以降に実施された場合には，心室不整脈が起きる可能性がきわめて高い。
- 修復術後の期間。修復術後の時間経過に伴い，不整脈の発症率は増加する。
- 右室流出路狭窄の残存，肺動脈弁閉鎖不全，右室高血圧，右室機能不全が存在すると，不整脈が増加する傾向がある。
- QRS幅が180ミリ秒以上の患者では，自然発症性心室頻拍や誘発性心室頻拍，または心臓突然死のリスクが増加する。
- 運動負荷試験により，運動誘発性不整脈の患者が同定できる。
- 修復術成功後の死亡率は0.25〜1.6%である。

治療

- 心房不整脈と耐容性がある心室頻拍に対しては，高周波アブレーションを考慮することができる。
- 持続性心室頻拍患者または心停止蘇生患者に対しては，ICD植込みが治療選択である。
- 右左シャントがある患者では，血栓塞栓症合併の頻度が増加しやすいと考えられる。これらの患者に対して，抗凝固療法を考慮せずに横断線リードのICDやペースメーカの植込みをすべきではない。
- 先天性心疾患の修復術後には，洞結節機能不全，房室ブロック，心房粗動の発生率が高い。
- Fallot 四徴症の修復術後の患者で肺動脈弁閉鎖不全，右室血行動態異常，頻発する非持続性心室不整脈，失神を認める場合には，たとえ電気生理検査が陰性でも，予防的に ICD の植込みを考慮することができる。
- 無症候性の患者に対しては電気生理検査，抗不整脈薬治療，ICD 植込みは推奨されない。

【参考文献】

1. Myerburg RJ, Castellanos A. Emerging paradigms of the epidemiology and demographics of sudden cardiac arrest. *Heart Rhythm*. 2006; 3(2): 235-239.
2. Cutler MJ, Rosenbaum DS. Risk stratification for sudden cardiac death: is there a clinical role for T wave alternans? *Heart Rhythm*. 2009; 6(8 Suppl): S56-61.
3. Marcus FI, Zareba W, Sherrill D. Evaluation of the normal values for signal-averaged electrocardiogram. *J. Cardiovasc. Electrophysiol*. 2007; 18(2): 231-233.
4. Rashba EJ, Estes NAM, Wang P, et al. Preserved heart rate variability identifies low-risk patients with nonischemic dilated cardiomyopathy: results from the DEFINITE trial. *Heart Rhythm*. 2006; 3(3): 281-286.
5. Bloomfield DM, Hohnloser SH, Cohen RJ. Interpretation and classification of microvolt T wave alternans tests. *J. Cardiovasc. Electrophysiol*. 2002; 13(5): 502-512.
6. Moss AJ, Hall WJ, Cannom DS, et al. Improved survival with an implanted defibrillator in patients with coronary disease at high risk for ventricular arrhythmia. Multicenter Automatic Defibrillator Implantation Trial Investigators. *N. Engl. J. Med*. 1996; 335(26): 1933-1940.
7. Anon. Antiarrhythmics Versus Implantable Defibrillators (AVID)? rationale, design, and methods. *Am. J. Cardiol*. 1995; 75(7): 470-475.

◉ 自己評価問題の解答 ◉

1. 正解は D

急性冠症候群の発症が心室細動心停止である蘇生成功例で，主要冠動脈有意狭窄による非 ST 上昇型心筋梗塞が考えられ，局所壁運動異常は免れ左室機能の低下はみられない（左室駆出率 55%）。冠動脈血行再建治療を優先させ不整脈基質の除去につとめるが，低心機能例（左室駆出率≦ 40%）では ICD 植込みを考慮する。

第 9 章
神経筋疾患患者における不整脈

◉ 自己評価問題 ◉

1. V1 誘導で高い R 波を示す可能性が最も低いのはどれか？
   A. 後壁心筋梗塞
   B. 右脚ブロック
   C. Duchenne 型筋ジストロフィ
   D. Friedreich 失調症

2. 二方向性心室頻拍を認めやすい疾患はどれか？
   A. Emery-Dreifuss 筋ジストロフィ
   B. 低カリウム性周期性四肢麻痺
   C. Kugelberg-Welander 症候群
   D. Friedreich 失調症

3. 脚枝間リエントリー性心室頻拍を示す可能性が低いのはどれか？
   A. 筋強直性ジストロフィ
   B. 肥大型心筋症
   C. Ebstein 奇形
   D. Andersen-Tawil 症候群

9.1 筋ジストロフィ

Duchenne 型と Becker 型ジストロフィ[1~3]

- 両者とも X 連鎖劣性遺伝疾患で，ジストロフィン遺伝子の異常による[1]。
- Duchenne 型ジストロフィではジストロフィンが欠損しており，心筋細胞の消失と線維化を引き起こす。
- Becker 型ジストロフィではジストロフィンは存在するが量は少なく，比較的良好な経過をたどる。
- 心筋障害はいずれのジストロフィでも併発する。
- 孤立性 X 連鎖の心筋ジストロフィン異常では，拡張型心筋症を引き起こすが骨格筋障害は併発しない。
- Duchenne 型ジストロフィは，5 歳までに症状が発現する。心臓障害は 10 歳までに顕性化する。
- 左心室の後壁基部や後側壁が障害される。このため V1 誘導で著明な R 波と側壁前胸部誘導で著明な Q 波が出現する。同様の心電図変化が Becker 型ジストロフィでも起きる。
- 心筋障害併発の重症度は，骨格筋障害併発の程度とは相関しない。
- 持続性で不安定な洞頻脈，心房不整脈，PR 時間短縮などの心臓不整脈が通常はよくみられる。
- 加算平均心電図の異常が，3 分の 1 の患者で記録される。
- 死亡率は高い。死亡原因の 25%は不整脈（心臓突然死），またはうっ血性心不全によるものである。

筋強直（緊張）性ジストロフィ[4~6]

- これは常染色体優性遺伝疾患である。遺伝子異常は染色体 19 番上に認められる。遺伝子異常は不安定な 3 個のヌクレオチド（CTG）の反復による。
- ブドウ糖の利用障害が，プロテインキナーゼの機能異常に関連している。
- 反射性筋緊張症（ミオトニー），筋力低下，遠位筋の萎縮，早期禿毛，性腺萎縮，白内障，精神遅滞，心臓障害併発が特徴である。
- 筋ジストロフィに併発する心臓障害として，洞房結節，房室結節，His-Purkinje 系を含む刺激伝導系の変性が明らかに認められる。
- 伝導遅延の結果として，加算平均心電図の異常が生じる。
- 心筋は骨格筋より早期に障害されることがある。
- 一般にフランス系カナダ人に多く，アフリカ系黒人にはまれである。
- 顔面，頸部，四肢遠位の筋力低下による症状が 20～25 歳で出現する。45～50 歳で死亡する。
- 筋緊張症（ミオトニー，筋弛緩の遅延）がこの疾患の指標である。母指球筋や舌筋で認められる。
- 無症候性の患者では，筋電図または遺伝子検査で診断できる。
- 直系世代患者の場合には，症状が早期に出現し重症度が増す。これは CTG 反復が増幅していることに関係すると考えられる。
- 併発する心臓障害としては不整脈，心筋症，僧帽弁逸脱が認められる。
- 心電図では伝導異常や房室ブロックがみられる。

表 9.1　筋ジストロフィの臨床的特徴と遺伝子的特徴

ジストロフィ	遺伝子	臨床症状発現	出現する不整脈	治療
Emery-Dreifuss	X 連鎖性 エメリン蛋白をコードする STA 遺伝子の異常	肘，アキレス腱，後頸筋の痙縮	心房細動，心房粗動，心房静止，接合部徐脈，房室ブロック	恒久性ペースメーカ
肢体幹型	常染色体劣性	心筋症 四肢体幹筋力低下	優性型では心房不整脈と心室不整脈	
顔面肩胛上腕型	常染色体優性 染色体 4q35	筋力低下	洞徐脈，QRS 幅の延長 重篤な不整脈はまれ	
低カリウム血症性，または高カリウム血症性の周期性四肢麻痺	低カリウム性ではジヒドロピリジン感受性カルシウムチャネルの α_1 サブユニットの変異，高カリウム性では *SCN4A* の α サブユニットの変異	寒冷，運動後，炭水化物摂取後に誘発される発作性筋力低下	二方向性心室頻拍。心室頻拍は筋力低下と無関係に発生する QT 延長症候群がみられる	カリウムの正常化。高カリウム性にはメキシレチン，二方向性心室頻拍には β 遮断薬，イミプラミン
ミトコンドリア脳筋症	ミトコンドリア DNA の変異 母親から遺伝	眼筋麻痺（Kearns-Sayre 症候群），ミオパチー，脳症，てんかん，アシドーシス	Kearns-Sayre 症候群では房室ブロック，PR 短縮，HV 延長 Leber 眼神経症では PR 短縮，早期興奮	ペースメーカ
Kugelberg-Welander 症候群	常染色体劣性 染色体 5q	近位筋の萎縮と筋力低下	心房細動，心房静止，房室ブロック	ペースメーカ，対症療法

- 心房不整脈が患者の 10％で発生する。
- 心静止（完全房室ブロック）または脚枝間リエントリー性心室頻拍のような心室不整脈による突然死が起きることがある。
- 心電図異常としては洞調律以外の調律，PR ≧ 240 ミリ秒，QRS 幅≧ 120 ミリ秒，第 2 度または第 3 度房室ブロックがある。
- これらの心電図異常を伴う患者はより高齢の傾向があり，より重症の骨格筋障害，心不全，左室収縮機能障害，心房頻脈性不整脈を伴いやすい。
- **表 9.1** に他のジストロフィにおける臨床的特徴と遺伝子学特徴をまとめる。

治療

- 失神を起こす患者には，恒久性ペースメーカが適応となる。
- PR 時間が 240 ミリ秒以上の場合には，心房細動，完全房室ブロック，失神，心臓突然死など将来の心臓イベント発生が予測される。これらの高リスク患者には，予防的に恒久性ペースメーカ植込みを考慮すべきである。
- 脚枝間リエントリー性心室頻拍に対しては，アブレーションを考慮すべきである。
- 麻酔は房室ブロックや他の不整脈のリスクを増加させる。

9.2　他の神経筋疾患

家族性周期性四肢麻痺[7]

- 低カリウム性の場合はジヒドロピリジン感受性カルシウムチャネル α_1 サブユニットの変異で，高カリウム性の場合は *SCN4A* の α サブユニットの変異である。
- 脱力発作の臨床症状出現は，寒冷や運動後や炭水化物摂取により誘発される。
- 二方向性心室頻拍が，筋力低下とは無関係に起きることがある。
- QT 延長症候群がみられることがある。

治療

- カリウムの正常化。
- 高カリウム血症。
- 二方向性心室頻拍に対しては，β 遮断薬やイミプラミン。

Friedreich 失調症[8, 9]

- 進行性の脊髄脳変性症で失調，構音障害，知覚消失，骨格変形を症状とする。
- 常染色体劣性遺伝疾患である。遺伝子はアミノ酸蛋白質フラタキシンをコードし，染色体 9 番上にある。
- 求心性の左室肥大を伴い，まれに心筋線維配列異常を伴わない非対称性中隔肥大を合併する。カルシウム塩や鉄の沈着が認められる。
- 心臓神経，神経節，伝導系の変性と線維化が起こる。
- 症状は 15〜25 歳の間に出現する。
- 心電図と心臓超音波検査で，左室肥大の存在が確認される。
- 心房不整脈がよくみられる。伝導異常はまれである。

Guillain-Barré 症候群

- これは急性炎症性脱髄性神経症である。
- ウイルス感染症，予防接種，外科手術の 5〜7 日後に発症する。
- 不整脈は自律神経症によるもので，洞頻脈が特徴である。房室ブロックや心室不整脈が起きることがある。
- 血漿交換，免疫グロブリン静注，房室ブロックに対する一時ペーシングを考慮すべきである。

クモ膜下出血

- クモ膜下出血のような急性脳血管疾患では，著明な心電図再分極変化が起きる。この変化として巨大陰性T波とQT時間延長が特徴的である。
- 心室細動が起きることがある。
- 心室不整脈治療のため，β遮断薬または神経節遮断薬を用いることができる。

てんかん関連性不整脈

- 側頭葉起源の部分てんかんでは頻脈が発生するが，てんかん発作中に徐脈または発作性心静止を認める患者もいる。
- これはてんかん関連性外傷や，てんかんの予期せぬ突然死に関与している可能性があり，てんかん患者のうち7～17%にみられる。

Fabry病[10]

- Fabry病は，αガラクトシダーゼA欠損が原因の遺伝性疾患である。
- 心室不整脈による心臓突然死が発生することがある。
- Fabry病における心臓症状には，進行性の肥大型浸潤性心筋症，弁膜異常，不整脈がある。
- Fabry心筋症には，単形性心室頻拍が起きることがある。

【参考文献】

1. Wang Q, Yang X, Yan Y et al. Duchenne or Becker muscular dystrophy: A clinical, genetic and immunohistochemical study in China. *Neurol. India*. 2011; 59(6): 797-802.
2. Pérez Riera AR, Ferreira C, Ferreira Filho C, et al. Electrovectorcardiographic diagnosis of left septal fascicular block: anatomic and clinical considerations. *Ann. Noninvasive Electrocardiol*. 2011; 16(2): 196-207.
3. Kyriakides T, Pegoraro E, Hoffman EP, et al. SPP1 genotype is a determinant of disease severity in Duchenne muscular dystrophy: predicting the severity of Duchenne muscular dystrophy: implications for treatment. *Neurology*. 2011; 77(20): 1858; author reply 1858-1859.
4. Groh WJ, Lowe MR, Zipes DP. Severity of cardiac condition involvement and arrhythmias in myotonic dystrophy type 1 correlates with age and CTG repeat length. *J. Cardiovasc. Electrophysiol*. 2002; 13(5): 444-448.
5. Merino JL, Peinado R, Sobrino JA. Sudden death in myotonic dystrophy: the potential role of bundle-branch reentry. *Circulation*. 2000; 101(5): E73.
6. Russo V, Rago A, Politano L, et al. The effect of atrial preference pacing on paroxysmal atrial fibrillation incidence in myotonic dystrophy type 1 patients: a prospective, randomized, single-bind cross-over study. *Europace*. 2011. Available at: http://www.ncbi.nlm.nih.gov/pubmed/22135319. Accessed January 21, 2012.
7. Ai T, Fujiwara Y, Tsuji K, et al. Novel KCNJ2 mutation in familial periodic paralysis with ventricular dysrhythmia. *Circulation*. 2002; 105(22): 2592-2594.
8. Rabaï P, Pousset F, Tanguy M-L, et al. Neurological, cardiological, and oculomotor progression in 104 patients with Friedreich ataxia during long-term follow-up. *Arch. Neurol*. 2007; 64(4): 558-564.
9. Rahman F, Pandolfo M. Cardiomyopathy in Friedreich's ataxia. *Acta. Neurol. Belg*. 2011; 111(3): 183-187.
10. Higashi H, Yamagata K, Noda T, Satomi K. Endocardial and epicardial substrates of ventricular tachycardia in a patient with Fabry disease. *Heart Rhythm*. 2011; 8(1): 133-136.

◉ 自己評価問題の解答 ◉

1. 正解は D
Duchenne 型または Becker 型の筋ジストロフィでは左心室の後壁基部と後側壁に病変が及ぶため，V1 誘導で顕著な R 波と側壁前胸部誘導で Q 波が生じる。
2. 正解は B
家族性低カリウム血症性周期性四肢麻痺では，筋力低下とは無関係に二方向性心室頻拍が出現する。
3. 正解は D
脚枝間リエントリー性心室頻拍の原因疾患は通常，器質的心疾患を伴っており，拡張型心筋症，肥大型心筋症，筋強直緊張性ジストロフィ，Ebstein 奇形，弁膜症術後で認められ，またナトリウムチャネル遮断薬による催不整脈でもみられる。

第 10 章
失　神

◉ 自己評価問題 ◉

1. 70 歳の女性が，先週食卓に座っているときに失神発作を起こしたため照会されてきた。患者に嘔気，発汗，その他の前駆症状はなかった。失神発作後の後遺症状もなかった。身体診察では異常なし。心電図で左脚ブロックを認めた。心臓超音波検査では左室肥大を認め，駆出率は 45％であった。
　最も適切なのはどれか？
   A. チルト試験
   B. 電気生理検査
   C. 24 時間 Holter 心電図検査
   D. 脳波と頸動脈エコー検査

2. 失神の前に視覚前駆症状（眼前暗黒感）を起こす原因はどれか？
   A. 視覚皮質の低灌流
   B. 脳幹の血管収縮
   C. 網膜血管の虚脱
   D. 姿勢保持骨格筋の血流欠乏

3. 37 歳の女性が，立位姿勢をとると疲労感，眩暈，前胸部痛，「衣紋掛け」様分布の疼痛を自覚した。患者に嘔気，発汗はない。身体診察では，仰臥位の血圧が 106/60 mmHg。心拍数 85 bpm。これらの症状が最も起こりやすいのはどれか？
   A. 起立性低血圧
   B. 血管迷走神経性失神の前駆症状
   C. 心原性失神の前駆症状
   D. 故意（失神のふり）

4. チルト試験が陽性の場合に，経過観察中に失神の再発が起きる可能性を予測するのはどれか？

A. 80°の斜面台で5分以内に失神が起きる
B. 臨床的な失神の最中に外傷の既往
C. チルト試験中に失神を伴わない低血圧と徐脈
D. チルト試験陽性以前に起きる失神発作の頻度と回数

5. 19歳の陸軍新兵がランニング中に失神を起こした。発作中の心拍数や血圧の記録はない。運動負荷試験では，患者は11分間の運動で180 bpmの目標心拍数に達した。運動負荷試験中も試験直後にも，失神は起きなかった。これで運動誘発性の神経心原性失神の可能性は除外できるか？
A. はい
B. いいえ

6. 21歳の男性が，最近8週間の間に前失神状態を伴う速い動悸発作を2回起こし，診察のために来院した。患者は3歳時にFallot四徴症の修復手術を受けている。
この患者の前失神状態の機序で最も考えられるのはどれか？
A. 左室流出路起源の心室頻拍
B. 右室流出路起源の心室頻拍
C. 左室中隔起源の心室頻拍
D. 右室心尖部起源の心室頻拍

10.1 失神

失神とは一過性の自然回復する意識消失で，通常は姿勢緊張消失のために転倒し，比較的急速に発症し，比較的急速に完全に自然回復する。

病態生理[1]

- 脳幹にある網様体賦活領域への全般的な可逆的血流低下が起きるために意識消失が生じる。そのため 10 秒以内の失神が起きる。
- 失神は反射性（血管迷走神経）反応，心臓不整脈，自律神経障害，脳血流と脳酸素化が減少する状態で引き起こされる。
- 血管迷走神経性失神の前駆症状の多くが，脳低灌流を示唆している。
- 血管迷走神経性失神中の迷走神経刺激は，膵ポリペプチドの放出に関与し，これが失神に伴う胃腸症状の原因になる。
- 視覚の前駆症状は，眼動脈を介した網膜の血流低下による。
- 脳と脳幹は脳脊髄液により得られる圧均等効果により保護されている。この圧均等作用機序が消失すると，眼内圧が存在するために，網膜血管が虚脱し血流が低下する。これは意識消失の前に発生する（眼前暗黒感）。
- 失神は起立位で起きることが多い。
- 起立位を受動的または能動的にとると，重力により身体の荷重領域に血液が移動する。このため静脈還流が減少する。起立負荷（能動的立位またはチルト試験時の受動的立位）により，0.5～1 L の血液が腹部や下肢に貯留する。静脈血の起立性貯留は即座に起こり，3～5 分以内に完了する。
- Bezold-Jarisch 反射が過剰な静脈貯留により惹起され，心室容量の減少と心室収縮能の増加が起きる。これが左室下後壁領域にある受容体を刺激して，血管と心臓への交感神経出力を奇異的に消退させ，副交感神経活性を亢進させる。著明な血管拡張，低血圧，徐脈，意識消失が発生する。
- 低血圧や徐脈を引き起こす他の引き金として，セロトニンとアデノシンがある。
- 直立位では平均動脈圧（平均血圧）が，30 秒～1 分以内に 25～30 mmHg 低下する。
- 健康人でも起立直後にときどき経験する立ち眩み感は，平均血圧の一過性低下のためである。このため失神が起きることもある。
- 起立負荷に対する迅速で短時間の適応は，自律神経系により調節されている。
- 筋肉活動（「筋肉ポンプ」）により，中心血液量の減少と低血圧が抑制される。起立位において「ポンプ」活動が欠如すると失神する。
- 血管迷走神経性失神時には筋交感神経活動が消退するために，血管運動神経緊張が消失し，低血圧と失神が起きる。

故意の失神（失神のふり）

- 随意性で自己誘発性の瞬間的な失神である。重力作用による急性動脈低血圧，Valsalva による胸腔内圧上昇，過換気による低炭酸ガス血症に反応した脳血管収縮による結果として発生する。

心原性失神

- 低血圧と脳低灌流を引き起こす，徐脈または頻脈性不整脈によるものである。

- 発症は突然のことが多く，自律神経活性化の前駆症状はない。失神発作は立位でも臥位でも起きる。脈拍がなくなる。
- 心静止が長引くとミオクローヌス運動や尿便失禁を引き起こすことがある。
- 脈拍再開による回復は速く，顔面が高潮し，通常意識は完全に回復する。

自律神経障害患者における起立性低血圧による失神[2]

- 起立性低血圧の定義は，起立後 3 分以内に収縮期血圧が≧ 20 mmHg 低下，あるいは拡張期血圧≧ 10 mmHg 低下することである。
- 結果として発生する脳低灌流が原因で，立ち眩み，視覚のぼやけ，眩暈，全身脱力，疲労感，認知の遅れ，膝折れ，衣紋掛け様頭痛が起き，徐々にまたは突然に意識消失を生じる。
- 自律神経障害により，症候性の起立性低血圧が生じる。
- 起立性低血圧の特徴は，立位姿勢をとった後 3 分以内に収縮期血圧が 20 mmHg 低下する。
- 姿勢性起立性低血圧の定義は，起立後 5 分以内に心拍数が 28 bpm 増加し，低血圧が起きることである。
- 症状には立ち眩みや視覚のぼやけがある。頭蓋の後頭部領域や両肩（「衣紋掛け」様分布）に放散する頸部痛が，意識消失に先行して生じることが多い。この姿勢性低血圧に特異的な症状が起こる機序は，姿勢筋の虚血によるものと考えられる。
- 筋血流障害により，腰痛や臀部痛を生じることがある。
- 心筋血流の低下により，狭心症を起こすことがある。
- 症状は立位後や歩行後数分以内に起こり，臥位により回復する。これらの症状は前駆症状で，患者は脳血流を回復させるために警戒して横になる。もし立位のままでいると，患者は意識がしだいに遠退きゆっくりと倒れる。突然の体位性発作が起きることもある。自律神経障害のある患者では，発汗または迷走神経誘発性徐脈のような自律神経活性化の症状や徴候を示さない。
- 自律神経障害を伴う多くの疾患で，起立性低血圧が生じる。
- 自律神経機能障害は急性に起きることがある（若年者では発熱疾患後によくみられる）。
- 自律神経障害は慢性型のほうが一般的で，これには以下のものがある。
  1. 純粋自律神経障害。
  2. Bradbury-Eggleston 症候群：この特徴は症候性起立性低血圧，便秘，尿閉，発汗不能，勃起不能症である。
  3. 多系統萎縮症（Shy-Drager 症候群）: この特徴は症候性起立性低血圧，尿便失禁，外眼筋麻痺，固縮，振戦，発汗不能，勃起不能症である。
  4. 酵素欠損症（例えば，ドパミン β 水酸化酵素欠損症）。
  5. 薬剤。
  6. 全身性疾患（例えば，糖尿病，アミロイドーシス，腎不全，悪性新生物）。

治療

- 著明な高温環境，炭水化物が豊富な食事，アルコール，突然の姿勢変化を避けるなど，生活習慣を修正すること。

- 非薬物的方法には運動訓練，等尺性対処法，弾性ストッキング包帯（サポーター）がある。
- 昇圧作用のための飲水。
  - 約500 mLの水分摂取により，高齢者では収縮期血圧が11 mmHg上昇し，自律神経障害がある高齢者では，収縮期血圧が40 mmHgまで上昇する。
  - 必要容量は比較的大量で，血圧に対する最大効果は30～35分間は認められない。
- インピーダンス（抵抗）閾値デバイス。
  - デバイスにより-7 cmH_2Oの吸気抵抗が得られる。
  - 吸気抵抗が中等度増加すると胸腔内圧値がより陰圧になり（「吸引」が生じる），胸腔外血液プールからの静脈還流が増加し，起立性低血圧が改善できる。
  - デバイスは症状を改善させ，高齢者では吸気抵抗デバイスに対し，血圧の劇的な反応が認められる。
  - デバイスにより血行動態が悪化する患者もいる。
- 薬物治療にはフルドロコルチゾン，ミドドリン，クロニジン，デスモプレッシン，エフェドリン，エリスロポイエチン，L-ジヒドロキシフェニルセリン（DOPS），メチルフェニデート，オクトレオチド，ピリドスチグミン，ヨヒンビンがある。
  - 適正な効果が得られず，副作用が多数あるために限界がある。
  - 起立性低血圧の患者には臥位高血圧が一般的にみられるため，これらの薬剤を常用するのに限界要因となることが多い。
- 起立性頻拍症候群の患者の中には，血漿アンギオテンシンII濃度が不適切に高い人がいて，ACE2活性が低いと推測される。

予後と自然経過[3,4]

- 血管迷走神経性失神は群発的に起きることが多い。複数回の発作が比較的短期間に起きた後は，長期間起こらなくなる。
- 失神発作の頻度は，（ヘッドアップ）チルト試験の後に減少することもある。
- 心原性失神では，1年間死亡率が高い（30%）。
- 失神患者の35%は，原因が不明のままである。

失神の原因

1. 若年者では失神は神経心臓性起源である可能性が高く，高齢者では洞不全症候群，頸動脈洞過敏症，心ブロック，内服薬によるもの，低血圧が原因と考えられる（**表10.1**）。
2. 心疾患の既往，突然死の家族歴，内服薬は，失神の原因を同定するのに役立つ。
3. 前駆症状は血管迷走神経性失神に先行しやすい。
4. 見当識障害，5分以上の意識消失，舌咬症，眼振，失神後の頭痛はてんかんによる可能性が高い。

診断的検査

心電図

1. 心電図で失神の原因を直接同定できるものは，患者の5%にすぎない。
2. 心電図が失神の原因同定に有用なものとしてはQT延長症候群，Wolff-Parkinson-

表 10.1　失神の原因

心原性	血管性	神経原性	代謝性
房室ブロック	鎖骨下動脈盗血	てんかん	過換気
洞不全症候群	自律神経症	偏頭痛	低血糖
ペースメーカ不全	薬剤誘発性低血圧	TIA，脳血管障害	低酸素症
上室頻拍	循環血液量減少	ヒステリー，パニック	アルコール
心室頻拍	頸動脈洞過敏症		
大動脈弁狭窄症	血管迷走神経性		
大動脈解離	状況性（咳嗽，排尿，嚥下）		
心タンポナーデ			
IHSS			
僧帽弁狭窄症			
肺塞栓症			

IHSS：特発性肥大性大動脈下狭窄症，TIA：一過性脳虚血発作

White（WPW）症候群，房室ブロック，心筋梗塞，Brugada 症候群，左室肥大，右側前胸部誘導での T 波陰転化，失神の原因として右室異形成症を示唆する不完全右脚ブロック型がある。

3. 心電図が正常である場合には，心原性失神の可能性は低い。
4. 加算平均心電図，Holter 心電図記録，発作時心電図記録器（イベントレコーダ）は，失神の原因を特定するのには有効性が低い（20％未満）。

心臓超音波検査

- 身体所見と心電図に異常がある患者には，心臓超音波検査を実施すべきである。心臓超音波検査は失神の原因として，粘液腫や大動脈弁狭窄症を識別するのに有用である。
- 病歴，身体診察，心電図で心疾患がない場合には，心臓超音波検査の診断的有効性は低い。
- 神経学的画像検査による有効性は低い。

運動負荷試験

- 虚血性心疾患が疑われる場合や，労作性失神の病歴があり心臓超音波検査で有意な狭窄性の心臓弁膜症が除外される場合には，運動負荷試験を考慮すべきである。
- 失神の原因として不整脈が直接関連している臨床的所見には以下のものがある。
  1. 左脚ブロック。
  2. 器質的心疾患。
  3. 前駆症状を伴わない失神。
- 普段の心電図が正常で小児期に失神の既往がある場合には，不整脈が直接的原因である可能性は低い。

電気生理検査

- 器質的心疾患がなく心電図が正常な患者では，電気生理検査の診断的有効性は低い（心室頻拍1%，徐脈10%）。しかし器質的心疾患のある患者では，有効性が50%をこえる（心室頻拍21%，徐脈34%）。心電図が異常な患者でも，有意な診断的有効性がある（心室頻拍17%，徐脈19%）。
- 電気生理検査の結果が陰性でも，必ずしも不整脈が原因の失神は除外できず，電気生理検査は非虚血性心筋症やQT延長症候群では適中率が低い。
- 電気生理検査は器質的心疾患がある患者や，失神の原因が説明できない患者に考慮すべきである。
- 電気生理検査では洞不全症候群，房室結節の伝導異常（HV＞100ミリ秒，His束下ブロック），上室頻拍，心室頻拍の患者を同定することができる。
- 電気生理検査が異常となる予測因子としては，左室機能異常，心筋梗塞の既往，脚ブロック，非持続性心室頻拍，男性，失神時の外傷がある。
- 左室機能が著明に障害されている患者では，電気生理検査の適中率は低い。電気生理検査の結果によらず，3年死亡率は50%である。

10.2　神経心原性失神[1]

- これが失神の原因の中で最も一般的である。これは反射を介した失神である。
- 他の名称として「血管迷走神経性」失神，または「神経調節性」失神がある。
- 血管迷走神経性失神は反射性徐脈と低血圧のさまざまな組み合わせにより起こり，長時間の座位または立位，疼痛や血液や医療手技への曝露，強度な運動，突然の起立や移動が引き金になる。
- 同一患者でも誘因と症状発現が失神発作ごとに異なる。
- 低血圧は末梢交感神経性の血液流出が減少するためと考えられ，静脈貯留と血管抑制が生じる。
- 典型的には直立位で起きるが，臥位または腰掛座位で起きることもある。
- 神経調節性失神の特徴は，予兆として嘔気，発汗，顔面蒼白がみられる（BOX 10.1）。
- 死亡率は低い。
- 自然発症性と再発性の失神発作があり，チルト試験が陽性の患者では，アデノシンA2A受容体の数が増加し上方制御され，血漿中アデノシン濃度が上昇していることが示されている。
- 神経調節性低血圧と前失神状態の患者においては，全身血管抵抗の低下は強烈でな

BOX 10.1　神経（迷走神経）調節性失神のタイプ

1. 血管迷走神経性失神（通常失神）
2. 頸動脈洞過敏症
3. 胃腸刺激
4. 舌咽頭神経痛
5. 気道刺激，咳嗽
6. 排尿失神
7. 吹奏楽器演奏のような胸腔内圧上昇，Valsalva

く，心拍出量の減少が重篤であることが主要な血行動態事象である。

病歴と身体診察

- 病歴，身体診察，心電図により，患者の45%で失神の初期診断が可能である。
- 血液を目にしたり，失血，突然のストレスや疼痛の経験，外科的手技，外傷により血管迷走神経性失神が突然発生する。小児期に神経心原性失神の既往があると，成人での血管迷走神経性失神の原因の手掛かりとなる。
- 通常は前駆症状と前駆徴候がみられる。
- 心窩部不快感，嘔気，発汗，座りたいまたは部屋からでたい気分，眩暈，疲労感，視覚のぼやけまたは眼前暗黒感，動悸，耳閉感などの症状が報告されている。
- 徴候としては顔面蒼白，発汗，落ち着きがない，欠伸，溜息と過換気，瞳孔拡大がみられる。前兆期には頻脈を伴うことが多い。低血圧と徐脈が持続するために，意識の集中が困難になり周辺の認知がなくなり，姿勢が維持できず終には意識消失と卒倒が起きる。
- 自発的血管迷走神経性失神では，ミオクローヌス痙攣はまれである。
- 意識消失の持続時間は通常短く，5分未満である。
- 失神から回復直後も強い疲労感，持続的な顔面蒼白，嘔気，脱力，発汗，乏尿を認める。患者は通常錯乱状態には至らない。低血圧と徐脈が回復する前に立位に戻ると，失神が再発する。患者が即座に座りこむか横になれば，明らかな失神は免れられる。

チルト試験[5]

- 明らかに血管迷走神経性の特徴がある1回だけの失神発作の場合には，チルト試験はすすめられない。
- チルト試験が適応となる場合は，再発性の失神，1回だけの失神でも外傷または交通事故を伴う場合，高リスク状態における失神，器質的心疾患が除外された後の再発性の運動誘発性失神，他の確定した原因による失神でも血管迷走神経性失神と診断されるかにより治療に影響がある場合である。
- 患者は帯と足台のついたテーブル上で頭部を上にして30〜45分間，60°〜80°の傾斜角を加える。
- 45分という時間は失神するまでの平均時間に2標準偏差を加えたもので，95%の患者が失神を起こすと考えられる。チルト試験における失神までの平均時間は，約25分である。
- チルト試験の受動的段階で陰性の場合には，イソプロテレノール，エピネフリン，ニトログリセリンのような誘発薬を使用すると，診断率が20〜25%増加する。
- チルト80°での特異度は92%であり，低容量のイソプロテレノール投与でも特異度は変わらない。
- チルト試験は60〜70%の患者で再現性がある。
- 無作為化した未治療患者において，チルト試験陽性後最初2年間の失神再発率の平均は約30%である。
- 失神再発の可能性を予測する因子は，チルト試験陽性以前に発生した失神発作の頻度と回数である。

- 年齢，性別，チルト試験の結果，徐脈，チルト試験中の失神を伴わない低血圧，臨床的失神時の外傷は，失神再発の予測因子として有用ではない。
- 感度は約 50％である。無症候性対照群において，チルト試験が血管迷走神経性失神を誘発しない頻度を調べた測定値である特異度は約 90％である。
- チルト試験は，その再現性に問題があるために，治療による血管迷走神経性失神の再発抑制効果の評価に有用であるかは立証されていない。
- 血管迷走神経性反応は，混合型，心臓抑制型，血管抑制型に分類できる。
- 2 つの付加的反応が起きることがある。
- 自律神経症における自律神経反応障害では，心拍数が有意に増加せずに血圧が漸次低下する。
- 起立性頻拍症候群では，起立負荷に反応して過剰な洞頻脈がみられる。

禁忌

- チルト試験は重篤な閉塞性心疾患の患者（例えば，重篤な冠動脈近位部狭窄，重篤な僧帽弁狭窄症，重度の左室流出路閉塞），または重篤な脳血管狭窄の患者には禁忌である。

治療[6~8]

- チルト試験の結果（心臓抑制型か血管抑制型か）で，神経心原性失神の治療における薬剤選択に影響を与える。しかしチルト試験は治療効果の判定に用いることはできない。
- 十分な補水や塩分摂取のような簡単な方法や，誘因となる刺激を回避することで失神の再発が抑制される。血管拡張または体液減少の原因となる薬物は，代替薬に切り替える必要がある。
- 下肢の筋力を緊張させることでも，切迫した失神を回避することができる。
- 再発性の失神または失神時に外傷を起こす少数の患者では，内服薬の適応がある（**表 10.2**）。
- β 遮断薬は血管迷走神経性失神，特に洞頻脈が失神の発症に先行する場合に有効で

表 10.2　血管迷走神経性失神に対する長期的治療

中心循環血液量を増加させる因子	水分と塩分摂取を増加させる，弾性ストッキング，鉱質コルチコイド
末梢血管抵抗を増加させる因子	α_1 アドレナリン作動薬（エフェドリン，ミドドリン）
副交感神経遮断薬	スコポラミン，プロパンテリン，ジソピラミド
アデノシン遮断薬	テオフィリン，カフェイン
収縮抑制薬	β_1 アドレナリン遮断薬，ジソピラミド
中枢神経作用薬	セロトニン再取り込み阻害薬（フルオキセチン，パロキセチン，セルトラリン） α_2 アドレナリン作動薬（クロニジン） 中枢神経刺激薬（フェンテルミン，メチルフェニデート）
デバイス治療	ペースメーカ

ある。
- パロキセチンやフルオキセチンといったセロトニン再取り込み阻害薬は，失神を消失させたり頻度を減少させたりすることが示されている。
- フルドロコルチゾンでの血管内容量の増加と，α受容体作動薬（血管収縮薬）のミドドリンの使用は，血管抑制型の血管迷走神経性失神と起立性低血圧に対して有効である。
- 「心拍下降反応」アルゴリズムつきの二腔ペースメーカ植込みは，頸動脈洞過敏症候群と心臓抑制型の血管迷走神経性失神の患者に対して適応がある。
- 前駆症状が先行し発作頻度がまれな血管迷走神経性失神発作の症例では，カウンセリングと経過観察のみで十分な場合がある。
- βアドレナリン遮断薬は血管迷走神経性失神に対し，最も広く投与されている第一選択治療薬である。
- ジソピラミドとβ遮断薬の相違を申告した患者はいない。β遮断薬のほうが催不整脈性がないため安全である。
- 米国心臓病学会（ACC）と米国心臓協会（AHA）のガイドラインによると，イソプロテレノールの有無にかかわらずチルト試験で，または他の誘発手段で再現性があり，薬物治療に反応しない心臓抑制型の血管迷走神経性失神を起こす患者に対しては，ペーシング治療がクラスIIbの適応である。
- 症状を完全に解消させることは不可能なため，失神発作の頻度または重症度を減少させることが至適達成目標となる。
- 長時間の静的立位または循環容量減少のような失神が起きやすい状況を避けるよう患者に指導すべきである。循環容量減少，末梢血管拡張，低血圧を生じる薬剤は中止すべきである。
- 起立性の変化で増悪する低血圧患者には，フルドロコルチゾン，ミドドリン，弾性ストッキングが有効である。症候性の安静時徐脈には，プロパンテリンのような抗コリン作動薬が反応することがある。
- 薬物治療期間は患者ごとに決めるべきである。
- 虚血性心筋症がある状態で起きる失神は，突然死の高リスクの予測となる。これらの患者には植込み型除細動器（ICD）による治療が有効である。
- Prevention of Syncope Trial（POST）では，メトプロロールは被験患者群における血管迷走神経性失神の予防に有効ではなかった。
- 失神患者には塩分と水分の摂取を増やすように奨励する。
- 塩分錠剤の通常用量は1日6～9 g（100～150 mM）である。
- 高血圧，腎疾患，心機能障害がある患者には，塩分補充は避けるべきである。
- 身体的血圧対処法中に，前失神状態の患者は片方の下肢（足を交差させる）または上肢と手（握った手を双方引っ張る）を等尺性収縮させる，またはしゃがみこむ姿勢（スクワット）をする。
- これらは前失神状態から失神への進行を予防するための手技，および通常チルト試験中の失神を予防するための手技が実施できるだけの前駆症状時間があるかどうかにかかわっている。
- 身体的血圧対処法の作用は心拍出量と動脈血圧を増加させ，末梢抵抗を減少させることである。

- 下肢に緊張を加えると収縮期血圧と心拍出量がさらに増加し，末梢抵抗がさらに減少する。
- 起立訓練は有用でなく，推奨されない。
- 選択的セロトニン再取り込み阻害薬（SSRI）。
- 症状が頻発する患者には，特異的セロトニン再取り込み阻害薬を処方してもよい。効果には賛否両論がある。

ミドドリン

- これは末梢性で作用する α 作動薬であり，この代謝産物も同様である。
- 静脈貯留に関与する末梢交感神経性の血液流出の減少と，血管迷走神経性失神の中核である血管抑制をミドドリンは阻害する。
- これは脳血液関門を通過せず，消化管の副作用が少ない。
- 成人と小児の患者の両方においてミドドリンに十分耐えられるときには，ミドドリンは短期的および中期的な治療の成功が示された。
- 副作用には臥位高血圧，嘔心，頭皮知覚異常，立毛，発疹がある。これらは用量に関連し，明らかに可逆的である。
- ミドドリン投与は覚醒時間中に，5 mg を 1 日 3 回で開始する。1 回目の投与は患者が起床時に内服し，以後は 4 時間間隔で内服すべきである。通常は投薬用量と投薬間隔に調節が必要である。
- 高血圧または心不全の患者には，使用すべきでない。
- 禁忌がない限り，頻回に症状がある患者にはミドドリンを処方すべきである。
- Vasovagal Pacemaker Study II（VPS II）では，血管迷走神経性失神にペースメーカは有意な有効性が認められなかった。
- Vasovagal Syncope and Pacing（SYNPACE）試験。2 群間に有意差はみられなかった。
- チルト試験で著明な心臓抑制反応がある患者を分析した場合ですら，盲検試験で血管迷走神経性失神に対し，ペースメーカは有効性が示されていない。
- 非盲検試験ではペーシングが有効とみられるが，これは患者と医療従事者からの期待効果によるものと考えられる。
- 失神中に心静止ポーズがある血管迷走神経性失神の患者群では，ペーシングが有益であるかどうかという問題が 1 つ未解決である。
- 血管迷走神経性失神の治療にペースメーカを慣例的に使用すべきでない。薬剤抵抗性で強い症状のある患者で，失神中に心静止が認められた場合には，心拍下降感知つき二腔ペーシングを処方（植込み）してもよいと考えられる。

頸動脈洞過敏症

- 頸動脈洞圧迫を 5 秒間実施したときに，3 秒をこえる一時的停止が認められた場合に，頸動脈洞過敏症と診断される。無症候性患者の 40％で起きる。
- 頸動脈洞マッサージは高齢の患者で最も有用である。
- 頸動脈洞マッサージを避ける患者は以下を伴う場合である。
  1. 一過性脳虚血発作。
  2. 過去 3 カ月以内の脳卒中。

3. 頸動脈血管雑音。
- 頸動脈洞過敏症は高齢者における失神の原因である。
- 頸動脈洞過敏症による失神患者に対しては，二腔ペースメーカが推奨される。

失神と自動車運転免許

- 以下の状態に該当する失神患者は，自動車の運転を控えるべきである。
  1. 再発の可能性がある。
  2. 前駆症状の存在と持続時間。
  3. 失神中の姿勢。
- 仕事で運転する必要のない者は，数カ月間運転すべきでない。

運動誘発性失神の原因

- これに含まれるものとしては血管迷走神経性失神，肥大型心筋症，冠動脈起始異常，右室異形成症，心筋炎，Wolff-Parkinson-White 症候群，大動脈弁狭窄症，QT 延長症候群がある。
- 神経調節性失神は，運動中または運動直後に起こる。
- 運動中の神経心原性失神は，運動負荷試験で再現されないことがある。

【参考文献】

1. Van Lieshout JJ, Wieling W, Karemaker JM, Secher NH. Syncope, cerebral perfusion, and oxygenation. *J. Appl. Physiol*. 2003; 94(3): 833-848.
2. Mittal S. Managing orthostatic hypotension: is this inspiration the answer? *Heart Rhythm*. 2007; 4(2): 136-137.
3. D'Ascenzo F, Biondi-Zoccai G, Reed MJ, et al. Incidence, etiology and predictors of adverse outcomes in 43,315 patients presenting to the Emergency Department with syncope: An international meta-analysis. *International Journal of Cardiology*. 2011. Available at: http://www.ncbi.nlm.nih.gov/pubmed/22192287. Accessed January 21, 2012.
4. Rosanio S, Schwarz ER, Ware DL, Vitarelli A. Syncope in adults: Systematic review and proposal of a diagnostic and therapeutic algorithm. *International Journal of Cardiology*. 2011. Available at: http://www.ncbi.nlm.nih.gov/pubmed/22188993. Accessed January 21, 2012.
5. Guaraldi P, Calandra-Buonaura G, Terlizzi R, et al. Tilt-induced cardioinhibitory syncope: a follow-up study in 16 patients. *Clinical Autonomic Research: Official Journal of the Clinical Autonomic Research Society*. 2011. Available at: http://www.ncbi.nlm.nih.gov/pubmed/22170295. Accessed January 21, 2012.
6. Kuriachan V, Sheldon RS, Platonov M. Evidence-based treatment for vasovagal syncope. *Heart Rhythm*. 2008; 5(11): 1609-1614.
7. Krediet CTP, Go-Schön IK, van Lieshout JJ, Wieling W. Optimizing squatting as a physical maneuver to prevent vasovagal syncope. *Clin. Auton. Res*. 2008; 18(4): 179-186.
8. Sheldon R, Connolly S, Rose S, et al. Prevention of Syncope Trial (POST): a randomized, placebo-controlled study of metoprolol in the prevention of vasovagal syncope. *Circulation*. 2006; 113(9): 1164-1170.

◉ 自己評価問題の解答 ◉

1. 正解はB
食卓座位中に前駆症状がなく完全回復した失神発作を主訴とする患者で，器質的心疾患（左室肥大，左室駆出率45%，左脚ブロック）を認めるため，心原性失神を疑い心臓電気生理検査を施行する。
2. 正解はC
失神に伴う視覚の前駆症状（眼前暗黒感）は，内頸動脈から分枝する眼動脈支配の網膜動脈の血流低下によると考えられる。
3. 正解はA
起立性低血圧による失神の前駆症状として後頭部と両肩に放散する頸部痛（「衣紋掛け」様分布）があり，これは立位時血圧低下に伴う姿勢筋の虚血によると考えられる。一方，血管迷走神経性失神の前駆症状としては嘔気，発汗，顔面蒼白がみられる。
4. 正解はD
神経心原性失神の再発予測因子は，チルト試験陽性になる以前に認められた失神発作の頻度と回数である。年齢，性別，チルト試験中の徐脈や低血圧，実際の失神による外傷は予測因子として有用ではない。
5. 正解はB
運動誘発性の神経心原性失神は運動負荷試験により再現されないため，検査が陰性でも否定はできない。
6. 正解はB
Fallot四徴症修復術後の瘢痕関連性心室頻拍による前失神状態が考えられる。この修復術では右室切開による心室中隔欠損のパッチ閉鎖，右室流出路の心筋切除と肺動脈弁輪形成が行われ，右室切開部位または心室中隔欠損パッチ部位から生じるリエントリー性心室頻拍の原因になる。

第 11 章
不整脈の薬理学的治療

◉ 自己評価問題 ◉

1. 静脈投与で伝導時間が最も延長する薬剤はどれか？
   A. アミオダロン
   B. ブレチリウム
   C. リドカイン
   D. プロカインアミド

2. 37 歳のアフリカ系米国人の男性が，CYP2D6 欠損があるといわれた。この欠損の薬理学的影響を正確に反映するのはどれか？
   A. プロパフェノンを投与した場合，患者は過剰な β 遮断作用を示す可能性が高い
   B. コデインの鎮痛作用が増強する
   C. 5-ヒドロキシプロパフェノンの濃度が上昇する
   D. カルシウムチャネル遮断薬やエリスロマイシンと同時に投与した場合に，リドカイン中毒が起こりやすくなる

3. アミオダロンとドロネダロンに共通する特徴はどれか？
   A. 甲状腺機能障害
   B. 肺毒性
   C. 複数イオンチャネルの遮断
   D. 長い消失半減期

4. 高血圧症と高脂血症がある 50 歳の女性が，発作性心房細動の発作を最近 2 回起こし，いずれも 4 時間以上続いた。現在の処方は，リシノプリル 20 mg/日，シンバスタチン 40 mg/日，ヒドロクロロサイアザイド 12.5 mg/日，アスピリン 325 mg/日である。ワルファリンとアミオダロンを追加した。2 週間後，患者は丘をのぼるときに大腿筋の疼痛と脱力を訴えた。

現在の症状の原因として，最も可能性があるのはどれか？

A. 甲状腺機能低下症

B. アミオダロン誘発性末梢神経障害

C. シンバスタチン誘発性筋炎

D. 筋肉内出血

11.1　抗不整脈薬を用いる際の薬理学的原則

抗不整脈薬

- 薬物動態学とは，薬剤投与後の反応性の変動に関連した薬物濃度と薬力学についての学問である。
- 生物学的利用度とは，経口投与後に全身循環中に検出される薬物濃度を表す。
- 吸収不足または循環に到達する前に肝臓や腸管で早期に代謝されてしまうことにより，薬剤の利用率は減少する。
- 経口投与後の生物学的利用度が低い薬剤では，静脈投与時には低用量ですむ。
- 定常状態においては，血漿中または組織へ出入りする薬剤の量は同じである。

消失半減期

- 「一次反応速度論」では，薬剤の消失は血漿濃度に依存する。もし薬剤の単位時間あたりの消失が血漿濃度にかかわらず一定の場合には，「零次反応速度論」と呼ぶ。
- 零次反応の例はエタノールである。
- 一次反応の機序が飽和するとき，薬剤血漿濃度が高ければ様式は零次反応に移行する。そのため投与量を 2 倍にすると，血漿濃度は 2 倍以上に増加する。
- 消失半減期は血漿濃度が 50％に低下するのに要する時間である。
- 薬剤が完全に消失するには半減期の 4～5 倍かかる。薬剤の投与量を変更後に新しい定常状態に達するには半減期の 4～5 倍かかる。これは薬剤の投与開始時，終了時，用量変更時に適用される。
- 負荷投与量は治療域濃度に早期に到達するが，定常状態への到達時間はやはり半減期に依存している。定常状態に達しても血漿濃度は治療域でないことがある。つまりその用量と血漿濃度において，血漿中と組織に出入りする薬剤量が等しいことを意味している。
- 負荷量投与後には薬剤濃度は高いが，維持量が不十分な場合は定常状態までに治療域に到達しないことがある。
- 早期に効果を得たい場合または薬剤半減期が長い場合には，負荷投与量が望ましい。

クリアランス

- クリアランスとは，薬剤が排泄や代謝により単位時間あたりに消失する血漿量のことである。単位は容量/時間すなわち mL/分である。
- 半減期は定常状態に達する時間を決定するが，クリアランスと薬剤投与量は定常状態に達したときの実際の薬剤濃度を決めている。クリアランスが減少すると，定常状態での薬剤濃度が増加する。
- 定常状態の濃度＝投与量/クリアランス。
- 腎臓や肝臓のクリアランスなど，臓器特異的クリアランスを測定することができる。
- 薬剤は排泄，代謝，細胞内への取り込み（アデノシン）により血漿中から消失する。

分布容量

- 分布の中心容量は，薬剤の静注時の分布である。
- 分布の定常状態容量とは，定常状態において薬剤が分布している領域の全容量である。

- うっ血性心不全では，分布の中心容量は減少する。
- 消失半減期は分布容量と正の相関関係，クリアランスとは負の相関関係がある。
- うっ血性心不全ではリドカインの分布容量とクリアランスは減少するので，負荷量と維持量を減らす必要がある。リドカインの消失半減期は 2 時間で変化なく，定常状態までの時間は 8～10 時間で変化しない。

分布半減期

- 薬剤が中心部分から末梢部位まで分布するのに要する時間のことである。例えばリドカインの分布半減期は 8 分で，消失半減期は 120 分である。薬剤濃度が静注後速やかに低下するのはこのためである。

蛋白結合

- ほとんどの薬剤は循環血漿蛋白に結合している。非結合性の薬剤が薬理学的作用を発揮する。蛋白結合が変化すると，薬理活性をもつ遊離（非結合）薬剤量は影響を受ける。薬剤は血漿アルブミンに結合する。
- 血漿蛋白に高い親和性がある薬剤（例えばワルファリンでは 99％が結合）は，蛋白結合がわずかに変化しただけで，結果的に遊離薬剤濃度が大きく変化する。
- 薬剤が α_1 酸性糖蛋白のような急性炎症反応物質に結合することもある。α_1 酸性糖蛋白濃度は心筋梗塞のような急性疾患で増加する。このため急性疾患では遊離薬剤濃度が低下する。
- 急性心筋梗塞では高濃度の血漿中リドカインは忍容性がよく，不整脈を抑制するために必要である。このような状態では非結合性薬剤濃度が全薬剤濃度よりも信頼性がある。
- 一般にクリアランスが低下している場合には，負荷投与量は避けるべきで投与量を減らす必要がある。
- クリアランスの減少は，以下の場合に起こりうる。
  1. 排泄する臓器の機能障害。
  2. 代謝経路や輸送経路を阻害する薬剤（エリスロマイシンやシサプリド），または誘導する薬剤（リファンピシンやキニジン）と同時に治療している。
  3. 薬剤を排除する蛋白質やチャネルの機能が欠損している。
- 治療域とは，その濃度以上では毒性が生じ，その濃度以下では有効性が失われる薬剤血漿濃度のことである。
- 薬剤投与量は消失速度と治療域の上限と下限により決定される。広い治療域では薬剤が速やかに消失しても，頻回でない投薬が可能である。プロプラノロールは半減期が 4～6 時間であるが 1 日 2 回投与する。
- 狭い治療域の薬剤では，消失半減期に応じて投与する必要がある。
- 定常状態濃度を測定するためには，薬剤を消失半減期の時間頻度で投与すべきである。投与頻度が消失半減期より長い場合または短い場合には，薬剤血漿濃度は定常状態を反映していない。
- 薬剤が活性代謝物を生じる場合には，親薬剤と代謝薬剤の濃度を個別に測定して表す必要がある。薬剤は異なる血漿濃度で，複数の薬理学的作用をもつことがある。

CYP2D6（表 11.1）

- これはチトクローム P450（CYP）ファミリーに属する酵素で肝臓に発現している。β遮断薬（チモロール，メトプロロール）や抗不整脈薬（プロパフェノン）や心血管系以外の薬剤（フェンフォルミン，コデイン）の代謝に関与している。

表 11.1　酵素と薬剤の相互作用

酵素	基質	促進薬	阻害薬	影響
CYP2D6	コデイン デブリソクイン フレカイニド メキシレチン フェンフォルミン プロパフェノン プロプラノロール チオリダジン チモロール		フレカイニド フルオキセチン ミベフラジル プロパフェノン パロキセチン キニジン	欠損による低代謝体質
CYP2C19	メフェニトイン オメプラゾール		オメプラゾール チクロピジン	
CYP3A4	アステミゾール シサプリド コルチゾール シクロスポリン HMG-CoA 還元酵素阻害薬 HN プロテアーゼ阻害薬 リドカイン ニフェジピン キニジン テルフェナジン	フェニトイン リファンピシン	カルシウムチャネル遮断薬ジルチアゼム，ミベフラジル シメチジン エリスロマイシンとマクロライド系抗菌薬 グレープフルーツジュース ケトコナゾールとアゾール系抗真菌薬	阻害による薬物中毒
N-アセチル基転換酵素	ヒドララジン イソニアジド プロカインアミド			低アセチル化体質で薬剤濃度上昇
P 糖蛋白	コルチゾール シクロスポリン ジゴキシン HN プロテアーゼ阻害薬 キニジン ベラパミル		シクロスポリン キニジン ベラパミル	阻害による血液脳関門への影響
チオプリンメチル基転換酵素	6-メルカプトプリン アザチオプリン		スルファサラジン	骨髄形成不全
偽コリンエステラーゼ	サクシニルコリン			麻痺

- この酵素は白色人種とアフリカ系米国人の 7% で欠損している。これらの患者では代謝が低い。
- 低代謝の患者では親薬剤が蓄積する。プロパフェノンの場合には，過剰な β 遮断作用が顕性化する。コデインの場合にはモルヒネに代謝されるが，CYP2D6 の欠損があると鎮痛作用が無効になる。
- 代謝が超高速の患者（CYP2D6 の増加）では，代謝産物が蓄積する。

N–アセチル変換酵素

- プロカインアミド，ヒドララジン，イソニアシドは *N*–アセチル変換酵素（NAT）のアセチル群と抱合して代謝される。白色人種，アフリカ系米国人の 50% は，アセチル化が緩徐な体質である。
- プロカインアミドは腎臓で排泄され，N–アセチル化されて *N*–アセチルプロカインアミド（NAPA）となり，腎臓で排泄される。
- アセチル化が迅速な体質では，腎不全があると NAPA 誘発性のトルサード・ド・ポアント（TdP）が発生するリスクが増加する。アセチル化が緩徐な体質では，ループスが発生するリスクが高い。
- NAT1 はすべての人に存在しているが，NAT2 はアセチル化が緩徐な体質の人には存在しない。

CYP3A4

- これは肝臓に発現している（表 11.1）。
- CYP3A4 の阻害剤により基質濃度が増加する。例えば，エリスロマイシンやケトコナゾールと併用した場合には，テルフェナジンやシサプリドの濃度が高くなり，またシンバスタチンやミベフラジールとの併用で横紋筋融解症のリスクが増加したり，またケトコナゾールやカルシウムチャネル遮断薬と併用した場合には，シクロスポリン濃度が上昇したりする。

P 糖蛋白

- P 糖蛋白は薬剤排出ポンプとして働く。癌細胞に発現する場合には，多剤耐性の原因となる。
- さらに腸上皮細胞，肝細胞，腎尿細管細胞，血液脳関門の毛細血管のような，薬剤分布に関して重要な複数の部位に，P 糖蛋白は正常に発現している。
- 腸では P 糖蛋白は薬剤を腸管内腔に逆流出させて排除する。
- 肝臓や腎臓では，P 糖蛋白は薬剤を胆汁や尿中に排泄する。血液脳関門では，P 糖蛋白は薬剤を毛細血管内皮細胞から除去する。P 糖蛋白は血液脳関門で不可欠な部分である。脳毛細血管の P 糖蛋白抑制により，脳組織での薬剤が高濃度になる。
- P 糖蛋白を発現している細胞は，CYP3A4 も発現している。
- ジゴキシンをキニジンとともに投与すると，血清ジゴキシン濃度が 2 倍になる。ジゴキシンは P 糖蛋白の基質であり，キニジンは P 糖蛋白の阻害薬である。

薬力学

- 薬剤の効果は異なる受容体やチャネルに対する薬剤の正味（ネット）の作用を表す。

例えば，ソタロールの β 遮断作用は QT 延長作用よりも低濃度で起きる。カルシウムチャネル遮断薬の直接作用は，血管拡張薬誘発性の交感神経緊張亢進により打ち消されるが，これは交感神経緊張亢進がカルシウム電流を増加させるからである。
- I_{Kr} が自発的にまたは薬剤により遮断されると，QT 時間が延長し内向きカルシウムチャネルが再活性化され，これにより不整脈が発生する。I_{Kr} が遮断される作用は心室の各細胞で異なるために，不応期の不均一性が生じる。
- 外因により薬剤の標的チャネルへの作用が調節されることがある。例えば，細胞外カリウムのわずかな減少で I_{Kr} 遮断が促進されるが，細胞外カリウムを増加させるとこの作用は打ち消される。
- カテコラミン刺激は I_{Ks} を増加させて，I_{Ks} 遮断薬の作用を減弱させる。
- 標的分子の発現が疾病で修飾されることがある。
- 薬物治療に対する異常反応は，標的蛋白質の突然変異による可能性がある。例えば，薬剤関連性 QT 延長の患者では実際に遺伝子発現の突然変異があり，薬剤の試験投与後に顕性化することがある。薬剤治療域濃度へのこの異常反応は，標的蛋白質の突然変異によるものであり，高濃度または中毒によるものではない（表 11.1）。

11.2　抗不整脈薬

- 抗不整脈薬は 4 群に分類される。この分類は薬理学的作用にもとづいている。
- ある特定の抗不整脈薬には，異なる分類の複数の薬理作用がある。例えばソタロールにはカリウムチャネル遮断作用（III 群）があり，かつ β 遮断薬の作用（II 群）もある（表 11.8）。
- I 群抗不整脈薬は，つぎの 3 つに細分類される。
  IA：伝導を遅延させ，再分極を延長させる。
  IB：伝導への作用は軽微で，再分極を短縮させる。
  IC：伝導を遅延させ，再分極に影響しない。

IA 群

キニジン

- キニジンは α_1 酸性糖蛋白に結合する。
- 肝臓でチトクローム P450 系での酸化により代謝される。その活性代謝物は 3−水酸化キニジンである。
- 20％は未変化のまま尿中に排泄される。
- 胎盤を通過し，母乳中に排泄される。
- キニジンはナトリウムチャネルとカリウムチャネルを遮断するため，脱分極と再分極に影響を与える。立ちあがり速度は虚血組織のほうが強く抑制される。活性化状態にあるナトリウムチャネルを頻度依存性に遮断する。このため自動能が抑制される。
- また，キニジンは I_{K1}（内向き整流），I_K（遅延整流），定常状態のナトリウム電流，I_{Ca}，$I_{K,ATP}$，I_{to}，$I_{K,ACh}$ も遮断する。
- キニジンは I_{to} を遮断して心外膜側の活動電位持続時間を延長させる。I_{Kr} も遮断する。
- キニジンは α_1 と α_2 アドレナリン受容体を遮断する。キニジンの迷走神経遮断作用

は M_2 受容体の遮断で生じる。

- QRS 間隔（幅）の延長はキニジンの血漿中濃度に直接関係するが，QT 時間の延長は血漿中濃度に直接関係しない。キニジンで顕性 U 波が生じることがある。
- α 遮断作用で起立性低血圧が起きることがある。陰性変力作用は起こさない。
- 迷走神経遮断作用は房室結節伝導を促進し，心房粗動における心室応答を増加させる。
- 副作用には下痢，難聴耳鳴，視覚のぼけ，血小板減少症，Coombs 陽性溶血性貧血，QRS 幅の延長，心室不整脈があり，これらは乳酸ナトリウムまたは重炭酸ナトリウムの静注治療に反応する。
- 催不整脈には TdP があり，これは QT 時間延長による。血漿中濃度ではこの不整脈発生を予測できない。低カリウム血症によりキニジン誘発性早期後脱分極と不整脈が起きやすくなる。これらの不整脈はマグネシウムの静注とペーシングで治療する。
- キニジンは心房細動のコントロールに 50％有効である。副伝導路の伝導を遮断する。心室不整脈のコントロールにはそれほど有効ではない。
- 経口投与量は 300～600 mg で 6 時間ごとに投与する。
- ラノラジンのような心房選択的（心房優位な）ナトリウムチャネル遮断薬は，心房細動の抑制に有効である。この心房選択性の原因は，心房と心室における活動電位特性の相違，および心房と心室におけるナトリウムチャネルの生物物理学的特性の相違による。

プロカインアミド

- 60％は腎臓から排泄され，40％は肝臓から排泄される。蛋白質への結合は弱い。
- *N*–アセチルプロカインアミド（NAPA）は活性型代謝産物である。
- NAPA の半減期は 6 時間で，90％は腎臓から排泄される。
- プロカインアミドの治療域濃度は 4～12 μg/mL であり，NAPA に関しては 9～20 μg/mL である。両者とも血液透析で除去される。
- プロカインアミドは胎盤を通過し，母乳中に排泄される。
- 薬理学的作用はキニジンに類似している。
- アミノグリコシドと併用した際には，神経筋肉の副作用が起きることがある。
- 静脈投与時に低血圧が起きることがある。他の副作用として溶血性貧血がある。治療後最初の 6 カ月で，80％の患者に抗核抗体が認められるようになる。ループス症候群が 30％に発生する。抗 DNA 抗体は通常は生じない。
- アセチル化が緩徐な人では，ループスが発症しやすい。
- TdP の原因となることがある。
- Wolff-Parkinson-White（WPW）症候群が存在するときの心房細動の治療に有用である。
- 単回静注（ボーラス静注）量は 50 mg/分をこえないようにすべきであり，持続静注投与速度は 1～6 mg/分である。経口投与量は 3～6 g/分である。

ジソピラミド

- *N*–脱アルキル化されデスイソプロピルジソピラミドに代謝されるが，これも電気生理学的活性がある。

- α_1 酸性糖蛋白に結合する。
- 薬剤の 50%は未変化のまま尿中に排泄される。
- 血漿中半減期は 4～8 時間である。肝不全や腎不全では投与量を減らすべきである。
- 胎盤を通過し，母乳中に排泄される。
- I_{Na} の頻度依存性遮断を引き起こす。また I_K，I_{K1}，I_{Ca}，I_{to} も遮断する。
- 遮断からの回復時間は 700 ミリ秒から 15 秒である。
- QT 時間を延長させて，TdP の原因になることがある。
- ジソピラミドの抗コリン作用は心臓 M_2，腸 M_4，外分泌線 M_3 ムスカリン受容体の遮断によるものである。
- 顕著な陰性変力作用を生じる。
- 抗コリン性副作用には口渇，便秘，尿閉がある。
- インスリン分泌を促進するために，低血糖が起きることがある。
- 胆汁うっ滞型黄疸や無顆粒球症の原因になることがある。
- 心房不整脈の治療に有効である。ジギタリス誘発性不整脈も抑制する。
- 神経心原性失神と肥大型心筋症に有効な治療法として，これまで使用されてきた。
- 通常用量は 100～150 mg を 6 時間ごとの投与で，また徐放剤は 200～300 mg を 12 時間ごとに投与する。肝機能低下や腎機能低下が存在する場合には，投与量を減らす必要がある。

IB 群

リドカイン

- リドカインは I_{Na} の不活性化電位を陰性側に変移させることで，I_{Na} を遮断する。リドカインは活性化状態と不活性化状態のナトリウムチャネルに結合する。
- リドカイン，キニジン，フレカイニドはおのおの速い，中間，遅い動態で頻度依存性遮断を発揮する。
- I_{Na} の持続的活性化は活動電位持続時間の延長をもたらす〔QT 延長症候群 3 型(LQT3)〕。この電流はリドカインとメキシレチンで遮断されるため，QT 時間の延長が是正される。
- リドカインは肝臓で代謝されて，グリシンキシリダイドとモノエチルグリシンキシリダイドになり，こちらは親薬剤より活性が弱い。
- リドカインは急性心筋梗塞とうっ血性心不全で増加する α_1 酸性糖蛋白に結合する。この蛋白結合により非結合型の遊離薬剤濃度が低下する。
- リドカインのクリアランスは肝血流に等しい。プロプラノロールまたはうっ血性心不全で肝血流が減少すると，クリアランスが低下する。
- ボーラス静注後の迅速な分布半減期は 8～10 分である。消失半減期は 1～2 時間である。
- うっ血性心不全では分布容量とクリアランスが減少するため，消失半減期は変化しない。
- リドカインは胎盤を通過する。
- リドカインの抗不整脈作用は，不活性化状態のナトリウムチャネルを遮断することによる。
- 薬剤の結合と解離が速いために，速い心拍数のときまたは虚血，高カリウム血症，アシドーシス存在下のように膜が部分的に脱分極している組織では，伝導遅延が発生する。虚血下の心室筋細胞において，リドカインは興奮性と伝導速度を抑制する。
- リドカインはPurkinje線維における正常自動能と異常自動能を抑制する。完全房室ブロックの存在下では，心静止になることがある。
- また早期後脱分極と遅延後脱分極も抑制される。
- リドカインは血行動態を変化させない。
- 中枢神経系（CNS）の副作用には，口周囲の痺れ，異常知覚，複視，構音障害，痙攣がある。催不整脈は起こさない。
- 急性心筋梗塞においてリドカインは心室頻拍や心室細動を減少させるが，死亡率は変化しない。
- 急性心筋梗塞後におけるリドカインの予防的使用により，治療群で死亡率が増加した。
- 単回静注(ボーラス)投与量は1.5 mg/kgである。持続静注量は1～4 mg/分である。
- 迅速な分布のために血漿中濃度は8～10分で低下する。初回投与量の半量を10分間隔で3回まで追加ボーラス静注できる。
- うっ血性心不全と肝疾患が存在する場合には，ボーラス静注量や持続静注量を減らすべきである。
- 腎機能障害は投与量に影響を与えない。

メキシレチン

- リドカインの類似経口薬である。肝臓でP450系を用いて除去される。
- 副作用には振戦，視覚のぼけ，構音障害，失調，錯乱，嘔気，血小板減少症がある。
- 通常の経口投与量は150～200 mgで8時間ごとに投与する。

IC群

フレカイニド

- プロカインアミドのフッ素化類似物である。
- フレカイニドは肝臓で代謝されて，メタ-*O*-脱アルキル化フレカイニドになる。
- 腎臓で30%が排泄される。
- 強力なナトリウムチャネル遮断薬である。ブロックからの回復時定数は21秒である。頻度依存性ブロックを生じる。
- フレカイニドはI_Kや緩徐内向きカルシウム電流も遮断する。心房の不応期を延長させる。
- 陰性変力作用がある。うっ血性心不全での使用は推奨されない。拡張機能不全と不整脈の患者には有用である。
- 副作用には視覚のぼけ，頭痛，運動失調，うっ血性心不全がある。
- フレカイニド誘発性催不整脈は虚血性心疾患，心室頻拍や左室機能不全の患者に起きる。
- 頻度依存性ブロックのため，催不整脈は労作時に起きることがある。定常状態に達した後に運動負荷試験が推奨される。
- 催不整脈の治療には，β遮断薬や高張性重炭酸ナトリウムの使用が有効である。
- 発作性心房細動の管理に有用である。

- 初回投与量は 100 mg で 12 時間ごとであり, 200 mg で 12 時間ごとまで増量できる。最近発症した心房細動の洞調律化には，300 mg 単回投与が可能である。
- QRS 間隔をモニタして，投与前間隔の 20％をこえないようにすべきである。

プロパフェノン

- 初回通過代謝の割合が高いために，生物学的利用度が低い。
- 肝臓で代謝されて 5−水酸化プロパフェノンになるが，これは活性型代謝産物である。
- *N*−脱アルキル化ではなく 5−水酸化に，チトクローム P450 が用いられる。
- *N*−脱アルキル化により，弱活性の代謝産物である *N*−脱アルキルプロパフェノンが生じる。
- 白色人種の 7％は低い代謝体質である。プロパフェノン濃度が高く，5−水酸化プロパフェノン濃度は低い。
- 肝機能障害でクリアランスが低下する。腎不全ではプロパフェノン濃度は変化しないが，5−水酸化プロパフェノン濃度は 2 倍になる。
- プロパフェノンとその代謝産物は，母乳中に排泄される。
- プロパフェノンは頻度依存性に遮断する有効なナトリウムチャネル遮断薬である。緩徐な結合と解離を示す。
- 5−水酸化プロパフェノンと *N*−脱アルキルプロパフェノンも I_{Na} を遮断する。5−水酸化化合物は親薬剤と同等に強力である。
- I_K と I_{Ca} の弱い遮断薬でもある。
- 非選択的 β 遮断薬である。この作用は緩徐な代謝体質の人で増強される。
- 陰性変力作用がある。血圧が低下することがある。
- 副作用には嘔気，金属味覚，眩暈，視覚のぼけ，喘息の憎悪，肝機能検査異常がある。
- 催不整脈は 5％の患者に発生する。乳酸ナトリウムを催不整脈作用の回復に用いることができる。心房粗動を起こすことがある。
- QRS 間隔のモニターと運動負荷試験が推奨される。
- 初回投与量は 150〜300 mg で 8 時間ごとに投与する。肝不全と腎不全では，投与量調節が必要である。発作性心房細動の患者には，単回投与量 600 mg を使用してよい。

11.3　β 遮断薬

抗不整脈薬としての β 遮断薬

- アドレナリン作動薬により過剰刺激されている組織において，β 遮断薬は最も効果的である。
- β 受容体作動薬は I_{CaL} と I_f 電流を増強させる。この増強によりおのおの収縮能（変力性）と心拍数が増加する。これらの作用はともに β 遮断薬で打ち消される。
- β 遮断薬は洞房結節と房室結節における 4 相脱分極の勾配と伝導速度を減少させる。
- AH 時間の延長と房室結節の有効不応期の延長により，Wenckebach ブロックが生じる。
- アドレナリン作動薬の催不整脈作用に拮抗することにより，心筋梗塞後の患者にお

表 11.2　β 遮断薬の薬理学的特徴

薬剤名	血漿中半減期（時間）	代謝部位	脂溶性	ISA	β_1 遮断作用力価比
非選択的					
プロプラノロール	6	肝臓	＋＋＋	なし	1.0
ナドロール	20	腎臓	なし	なし	1.0
ソタロール	12	腎臓	なし	なし	0.3
チモロール	5	肝臓と腎臓	なし	なし	6.0
β_1 選択的					
アセブトロール	10	肝臓と腎臓	＋	＋＋	0.3
アテノロール	6	腎臓	なし	なし	1.0
ベタクソロール	18	肝臓と腎臓	なし	なし	1.0
ビソプロロール	10	肝臓と腎臓	なし	なし	10.0
メトプロロール	6	肝臓	なし	なし	1.0
血管拡張薬 α_1，非選択的					
ラベタロール	6	肝臓	なし	＋＋	0.3
ピンドロール	4	肝臓と腎臓	＋＋	＋＋＋	6.0
カルベジロール	6	肝臓	＋	なし	10.0
血管拡張薬 α_1，選択的 β_1					
セリプロロール	6	腎臓	なし	＋β_2	

ISA：内因性交感神経刺激作用

ける補正 QT 時間（QTc）の短縮と，虚血組織における不応期の延長が認められる。

- 内因性交感神経刺激作用がある β 遮断薬は，心筋梗塞後の患者には有益でない。
- ほとんどの β 遮断薬は，β_1 受容体を競合的に遮断する。
- 心筋梗塞後の患者では自律神経受容体の消失と交感神経の脱神経がみられるため，循環血液中のカテコラミンに過剰反応して，不応期が不均一になり不整脈が生じやすくなる。β 遮断薬は心筋梗塞後の患者の生存率を改善させる。
- β 遮断薬の有効性の中には，虚血の軽減によるものがある。
- β 遮断薬は心筋梗塞後の QT 延長症候群患者の生存率を増加させる。心筋梗塞後の患者の死亡率を減少させるのは，心室細動による突然死の発生率を減少させるためと考えられる。この有効性は年齢，性別，人種，心筋梗塞領域にかかわらず認められる。これは生じる徐脈の程度と正相関している。β 遮断薬は心筋梗塞後の患者に対し，慣例的（ルーチン）に投与すべきである。
- β 遮断薬はアミオダロンの抗不整脈作用を補完する。
- うっ血性心不全患者では，アドレナリン活性が亢進しやすい。β 遮断薬は虚血性および非虚血性心不全患者における全死亡率を有意に低下させる。
- カルベジロール，ラベタロール，ブシンドロールには血管拡張作用もある（**表 11.2**）。

- β 遮断薬は心停止からの生還者におけるデバイス治療の効果を補完する。
- 交感神経活性亢進により不整脈が発生する QT 延長症候群患者には，β 遮断薬が奏功する。徐脈と心拍休止に依存した TdP は，β 遮断薬に反応しない。
- QT 延長症候群では失神の初発から 3 年間の死亡率は 25%であり，β 遮断薬の投与後は 6%に低下する。
- QT 延長症候群患者では植込み型除細動器（ICD）が失神後の治療選択となる。
- 左室機能不全がある場合の心室期外収縮や非持続性心室頻拍は，不整脈死の発生率を増加させる。抗不整脈薬により不整脈を抑制しても，生存率は改善しない。
- β 遮断薬は抗虚血作用，アドレナリン刺激作用の減少，電気的均一性の改善，心拍変動の増加により生存率を改善させる。
- β 遮断薬はカテコラミン感受性心室頻拍のコントロールに有効であるが，虚血性心室頻拍の誘発は予防しない。
- 心停止からの生還者でその後 45～47%の駆出率が認められれば，β 遮断薬はアミオダロンと同等の死亡率低下作用がある。
- 運動誘発性の心室頻拍と心室期外収縮は，β 遮断薬によく反応する。
- β 遮断薬は幅狭い QRS 波の上室頻拍，不適切洞頻脈，心房細動の心拍数コントロール，心臓手術後の心房細動の予防に有効である。β 遮断薬は早期興奮が存在する場合には，使用すべきでない。

11.4　III 群抗不整脈薬[1, 2]

組織の伝導速度と不応性の均衡により，リエントリー回路の特性が決まる。

- 活動電位持続時間は不応期に影響を与える。短い不応期ではリエントリー性不整脈が起きやすく，長い不応期ではリエントリーが消失する。
- III 群薬は活動電位持続時間を延長させて不応期を延長させるが，伝導速度には影響しない。これらは QT 時間を延長させやすく，TdP の原因になることがある。
- プラトー相における内向き電流（ナトリウム電流とカルシウム電流）の増加，または外向き電流（カリウム電流やクロライド電流）の減少により活動電位持続時間が延長する。
- III 群薬はカリウム電流を阻害することで活動電位持続時間を延長させる。
- ドフェチリドとソタロールは選択的 I_{Kr} 遮断薬である。その作用は遅い心拍数ほど，より顕著である（逆頻度依存性）。そのため有効性には限界があり，催不整脈の誘発傾向が増加する。
- アミオダロン，アンバシリド，アジミライドは非選択的カリウムチャネル遮断薬である。
- III 群薬は心筋再分極を遅らせて不応期を延長させる。このため PR 間隔または QRS 間隔（幅）に影響することなく，QT 時間が延長する。伝導が遅延せずに不応期が延長するため，III 群薬はリエントリー性不整脈を停止させるのに非常に有効である。
- 逆頻度依存性作用があるため，III 群薬の心房細動の停止効果は劣る。
- 副作用は QT 時間の延長と TdP である。これは濃度依存性作用で，薬剤排泄が障害される場合に発生しやすい。低カリウム血症，徐脈，女性など他の要因も，薬剤誘発性二次性 QT 延長症候群を起こしやすい（BOX 11.1）。

BOX 11.1 III 群薬の存在下でトルサード・ド・ポアント（TdP）を起こしやすい要因

女性
持続性心室不整脈の既往
左室肥大と心不全
利尿剤の使用
心房細動からの最近の復帰（洞調律化）
交感神経活性亢進とカルシウム過負荷
低カリウム血症
低マグネシウム血症
高用量の薬剤
代謝や排泄に影響する因子，例えば腎不全
徐脈
短–長–短の連結期
普段の QTc 時間延長，または治療中の QTc 時間の著明な延長

- I_{Kr} 遮断作用がある薬剤の効果は，I_{Kr} をコードし先天性 QT 延長症候群の原因である *HERG* の変異に類似している。
- 活動電位持続時間を延長させる薬剤により，無症候性のイオンチャネル異常が顕性化することがある。

アミオダロン[1,2]

- アミオダロンはヨード化したベンゾフラン誘導体であり，I，II，III，IV 群抗不整脈薬の特性をもつ。
- アミオダロンは 2 分子のヨウ素を含んでいる。これは脂溶性である。
- 4 群すべての抗不整脈作用を示す。
- アミオダロンは不活性化状態の I_{Na} を遮断する。そのため頻度依存的に伝導遅延と QRS 時間（幅）の延長を生じる。
- アドレナリン受容体遮断，甲状腺機能低下，またはカルシウムチャネル遮断により，アミオダロンは非競合的にアドレナリン作用に拮抗する。そのためアドレナリン刺激に対する心拍応答が鈍化する。
- アミオダロンは I_{Kr}, I_{Ks}, I_{K1} を遮断することにより，活動電位持続時間を延長させる。甲状腺ホルモンが核受容体に結合するのを阻害し，これにより I_{Ks} 遮断を引き起こす。
- 房室結節に対してのアミオダロンの抑制効果は，I_{Ca} を遮断するためである。
- アミオダロンのカルシウム依存性作用は早期に出現し，再分極への作用はさらに遅れて出現する。これは代謝産物であるジエチルアミオダロン（DEA）の時間依存性蓄積によると考えられる。
- アミオダロンの慢性投与により，心電図のあらゆる間隔が延長する。これは 4 群すべてにわたる電気生理学的作用を反映している。
- CASCAD 試験において，アミオダロンは従来の抗不整脈薬より有効であることが判明した（表 11.6）。
- AVID 試験において，ICD がアミオダロンより優ることが判明した。

表 11.3　アミオダロンの副作用

作用	頻度(%)	診断	対策
肺	2	咳嗽や呼吸困難，特に高解像度 CT で局所的またはびまん性不明瞭像と，DLCO が基準値より低下	通常は薬剤の中止。より重症例では副腎皮質ステロイドを考慮。高値でも異常が回復すれば薬物を継続できる。まれに他に選択がない場合は，副腎皮質ステロイドとともにアミオダロンを継続
消化管	30	嘔心，食欲不振，便秘	用量減少で症状が軽減することがある
	15〜30	AST 値または ALT 値が正常値の 2 倍以上	肝炎が考えられる場合は，他の原因を除外する
	<3	肝炎と肝硬変	内服中止，生検を考慮，または肝硬変があるか決定するため両方を考慮
甲状腺	4〜22	甲状腺機能低下症	レボサイロキシン
	2〜12	甲状腺機能亢進症	副腎皮質ステロイド，プロピルチオウラシルまたはメチマゾール。薬剤内服中止が必要なことがある。甲状腺摘出術が必要なことがある。
皮膚	<10	青色変色	再評価。用量減少
	25〜75	光線過敏症	長時間の日光曝露を回避。日焼け止め。用量減少
中枢神経系	3〜30	運動失調，異常感覚，末梢多発神経症，睡眠障害，記憶障害，振戦	用量依存性のことが多く，用量調節により改善または回復することがある
眼	<5	光輪視覚，特に夜間	角膜沈着が標準的。視神経障害が出現すれば内服中止
	≦1	視神経障害	薬剤内服中止と眼科医への相談
	>90	羞明感，視覚のぼけ，微小沈着	
心臓	5	徐脈と房室ブロック	恒久性心臓ペースメーカが必要なことがある
	<1	催不整脈	薬剤内服中止が必要なことがある
泌尿生殖器	<1	副睾丸炎と勃起不全	疼痛は自然に消失

ALT：アラニンアミノトランスフェラーゼ，AST：アスパラギン酸アミノトランスフェラーゼ，DLCO：一酸化炭素肺拡散能

- うっ血性心不全患者にアミオダロンを予防投与しても，死亡率の有意な減少は認められなかった。心筋梗塞後の患者におけるアミオダロンの予防投与で，不整脈死の減少がみられたが，全死亡率は減少しなかった（**表 11.3**）。
- ARREST 試験において，心室細動による心停止患者に対するアミオダロン静注は，蘇生成功率を向上させた。
- アミオダロンの心房細動患者における洞調律維持の有効率は 60％である。術前 7

日前からの投与で，心臓手術後の心房細動の予防に有効であることが示された。

- 心室不整脈があり ICD 植込みが不可能な患者に対しては，アミオダロンが選択薬である。また心房細動の治療にも有効である。
- アミオダロンは脂溶性のために脂肪組織に蓄積する。このため分布容量は約 5,000 L である。
- アミオダロンの消失半減期は 50 日である。肝臓で代謝されて活性代謝産物の DEA になる。腎不全での用量調節は不要である。
- 初回投与量は 1〜1.6 g/日で，維持投与量は 200〜300 mg/日である。静注は静脈炎を避けるため，中心静脈から行うべきである。持続静注速度は 30 mg/分をこえないようにすべきである。この薬剤は塩化ポリビニールの表面に吸収されやすいために，注入にはガラス容器を用意すべきである。
- 患者の 20〜30%は副作用により，この薬剤を中止する。
- 特に静注は，徐脈と低血圧の原因になる。QT 時間が延長するにもかかわらず，TdP は発生しにくい（0.3%）。
- その他の副作用として，間質性肺炎と肺線維症がある。
- 神経学的副作用として不安，振戦，頭痛，ミオクローヌスてんかん，神経症がある。
- また角膜微小沈着，視神経炎，光視症も発生する。
- 嘔気，肝機能検査異常，光線過敏症，皮膚日光曝露部に灰青色の色調変化がみられる。
- アミオダロンは甲状腺機能低下症や機能亢進症の原因になることがある。アミオダロンは甲状腺の生成，末梢でのトリヨードサイロニンへの脱ヨード化，組織へのホルモン進入，トリヨードサイロニンの核内受容体への結合に影響を与える。
- アミオダロンにはジゴキシン，キニジン，ワルファリン，プロカインアミド，フェニトインとの相互作用がある。
- 器質的心疾患を合併した持続性心室頻脈性不整脈をもつ患者では，特に左室機能障害を伴い ICD 植込みの適応がない場合に，アミオダロンは β 遮断薬のような他の適切な治療と組み合わせて選択する抗不整脈薬である。
- この推奨は以下の所見にもとづいている。
  - 持続性の心室頻拍や心室細動，または死亡を予防する 2 年時点でのアミオダロンの有効性は約 60%である。
  - アミオダロンには陰性変力作用がほとんどない。
  - 催不整脈の可能性が低い。
  - 前向き試験の結果によると，心筋梗塞後の左室機能障害がある患者および虚血性または非虚血性拡張型心筋症の患者において，生存性と安全性に関し長期的な中立的効果が示された。
  - 一連の侵襲的または非侵襲的検査により，I 群抗不整脈薬に有効性がある場合ですら，アミオダロンの経験的使用のほうが I 群抗不整脈薬より有効であることがわかっている。
  - 左室駆出率が 35%以上の患者では，アミオダロンの有効性は ICD 治療と同等である。
- Antiarrhythmics versus Implantable Defibrillators Study（AVID），Cardiac Arrest Study Hamburg（CASH），Canadian Implantable Defibrillator Study（CIDS）のよ

うないくつかの前向き研究から，生存率の改善と心臓（不整脈原性と予測される）突然死の予防に関し，ICD のほうがアミオダロンの経験的使用より優れていることが示された。

- この所見は持続的の心室頻拍や心室細動の病歴がある患者，心筋梗塞後の高リスク患者（駆出率低下，非持続性心室頻拍と誘発性心室頻拍），New York Heart Association（NYHA）心機能分類 II/III 群の心不全で左室駆出率≦ 35％の患者において証明された。
- ICD 患者のうち 30～70％は心室頻拍の再発予防のため，または速い心室応答の心房細動予防のために，抗不整脈薬併用治療の継続が必要である。
- ICD 患者の大部分に器質的心疾患と左室機能障害があり，アミオダロンが最もよく用いられている薬剤である。
- アミオダロンは心室頻拍のレートを遅くするのみならず，除細動閾値を上昇させることがあるため，ICD テストを繰り返すことが ICD を最適にプログラムするのに役立つ。
- Optimal Pharmacological Therapy in Cardioverter Defibrillator Patients（OPTIC）試験では，アミオダロンを β 遮断薬と組み合わせると，ICD の放電回数を減少できることが示された。
- アミオダロンは心房細動治療への使用に関し FDA で認可されていないが，この目的のために最も一般的に使用されている抗不整脈薬である。
- アミオダロンの洞調律維持の年間有効率は 60％以上であるが，対照的に他の抗不整脈薬は 50％以下である。
- Canadian Trial of Atrial Fibrillation（CTAF）試験では，心房細動の再発予防に関してアミオダロンはプロパフェノンまたはソタロールより効果的であることが示されたが，副作用による中止率はアミオダロン治療患者群で高い傾向があった。
- Sotalol-Amiodarone Atrial Fibrillation Efficacy Trial（SAFE-T）試験では，アミオダロンはソタロールに比較し心房細動の再発までの平均時間を延長させたが，虚血性心疾患の患者では延長させなかった。
- アミオダロンによる洞調律維持で，QOL と運動耐容能が改善した。
- アミオダロンは心房細動治療で，以下の場合に使用できる。
  1. 心筋梗塞後の患者で，ソタロールまたはドフェチリドの適応がない。
  2. うっ血性心不全と左室機能障害がある患者で，ドフェチリドの適応がない。
  3. 著明な左室肥大がある患者。
  4. 抗不整脈薬に不応性の有症候性患者では，カテーテルアブレーションの代替内服薬として。
- 標的臓器に毒性があるため，心筋梗塞後の状態ではソタロールやドフェチリドを試した後に，左室機能障害の患者ではドフェチリドの後に，特発性心房細動では薬剤不応性のみに，アミオダロンを考慮すべきである。
- Prophylactic Amiodarone for the Prevention of Arrhythmias that Begin Early After Revascularization, Valve Replacement, or Repair（PAPA BEAR）試験では，大動脈冠動脈バイパス術前にアミオダロンを経口負荷投与すると，術後心房細動の発生率を低下させることができることが示されたが，この方法は高リスク患者（心房細動の既往，弁置換術）にのみ考慮すべきである。

- 二次救命処置（ACLS）のガイドラインでは，アミオダロン静注は「クラス IIb」適応である。
- 持続性心室細動または持続性無脈性心室頻拍で標準的（抗不整脈薬以外の）蘇生手段が無効の場合には，現在ではアミオダロン静注が第一選択の抗不整脈薬である。
- また急性心筋梗塞後のリドカイン不応性の心室頻拍や心室細動の治療，および「電気的ストーム」に対する補助薬としてもアミオダロンは擁護されてきた。ここでの電気的ストームとは，再発性の速い不耐性心室頻拍または心室細動の複数発作で，短時間（24 時間以内）のうちに複数の除細動治療を必要とし，心室頻拍や心室細動の再発は一時的にしか停止させることができないものと定義される。
- アミオダロン 5 mg/kg の投与用量を 30 分以上かけ，その後 10 mg/kg を 20 時間以上かけて静注すると，心房細動の洞調律への復帰率が有意に高くなるが，しかしこれほどの高用量は実地臨床ではまれにしか用いられない。
- アミオダロンは胎盤障壁を通過するが，胎児の血清濃度は母体の濃度のわずか 10～25%にすぎない。
- 胎児の甲状腺奇形と先天性奇形が報告されている。この薬剤の薬物動態が複雑で，甲状腺代謝への影響があり，標的臓器に重篤な毒性があるため，アミオダロンは妊娠中の患者には使用すべきでない。現在，FDA 分類では「D」等級である。
- アミオダロン投与中の患者において，必要な経過観察は以下のとおりである。
  - 薬剤の効果を継続的に評価する。
  - 定常状態に達した後は，薬剤用量を調節する。
  - 副作用と中毒作用を評価する（表 11.3）。
  - 中毒作用に適切な対処をする（**表 11.4**）。
  - 薬剤–薬剤間および薬剤–デバイス間の重要な相互作用に注意する（**表 11.5**）。

肺毒性

- アミオダロン誘発性肺毒性は，アミオダロン治療で憂慮される合併症である。
- 肺毒性が発生する全体的リスクは約 2%で，高齢者ほどまた高用量の治療ほど発生頻度が多い。

表 11.4　アミオダロンの投与患者において推奨される検査

検査の種類	検査を実施する時期
肝機能検査	投与前と 6 カ月ごと
甲状腺機能検査	投与前と 6 カ月ごと
胸部 X 線検査	投与前とその後は毎年
眼科学的評価	視力障害がある場合は投与前，または症状に対して
肺機能検査（D_{LCO} を含む）	投与前と，特に肺に基礎疾患がある患者では予期せぬ咳嗽または呼吸困難に対し，X 線画像で異常が示唆される場合，および肺毒性が臨床的に疑われる場合
高分解能 CT 検査	肺毒性が臨床的に疑われるとき
心電図	投与前と臨床的関連性があるとき

D_{LCO}：一酸化炭素肺拡散能

表 11.5　アミオダロンとの薬物相互作用

薬物	相互作用
ジゴキシン	濃度が上昇し洞結節と房室結節に対する抑制作用が増強し，消化管と神経に毒性作用がある
ワルファリンナトリウム	濃度が上昇し作用が増強する
キニジン，塩酸プロカインアミド，ジソピラミド	濃度が上昇し作用が増強し，TdP 型心室頻拍をきたす
ジルチアゼムまたはベラパミル	徐脈と房室ブロック
β 遮断薬	徐脈と房室ブロック
酢酸フレカイニド	濃度が上昇し作用が増強する
フェニトイン	濃度が上昇し作用が増強する
麻酔薬	低血圧と徐脈
シクロスポリン	濃度が上昇し作用が増強する
シンバスタチン，アトロバスタチン	肝機能異常が起こりやすくなる

- アミオダロンの肺毒性は低用量の治療でも発生することがあり，治療開始 1 週間以内に発生することがある。
- 事前に肺疾患が存在する患者では，肺毒性が発生すると予後が悪い。連続的な肺機能検査は，感度が高い肺毒性の指標であるが非特異的で（アミオダロン投与を受ける患者群は心不全の発生率が高いためと考えられる），臨床的有用性は明らかでない。
- 臨床症状として急性または亜急性の咳嗽があり，その後の症状には進行性の呼吸困難があり，発熱がみられる。肺機能検査では拡散能（D_{LCO}）の低下と拘束性所見が認められる。
- 胸部 CT ではびまん性のスリガラス状と網状の異常陰影が認められ，これは進行性炎症と線維化の所見である。
- アミオダロンの間質への蓄積により，CT スキャンにて（肝臓と脾臓のみならず）肺の CT 値の増加が生じるが，これは現在または将来の肺毒性を予測するものではない。
- 術後の急性呼吸切迫症候群（ARDS）の報告があるため外科的肺生検は避けるべきであるが，実施した場合には非特異的間質性肺炎像が認められ，アミオダロン–リン脂質複合体で満たされた泡沫化した肺胞マクロファージと局所性器質化肺炎を伴う。
- 気管枝鏡は所見が非特異的であるため，肺毒性を診断するには役立たない。
- アミオダロン誘発性肺毒性の診断は，ほとんどの場合が除外診断である。治療はアミオダロンの中止と，重症例では副腎皮質ステロイドの開始である。
- 副腎皮質ステロイド治療の投与量と投与期間の指標となるデータはない。
- プレドニゾロン 40〜60 mg（または同等換算）/日が処方されてきた。早く反応することが多い。

- アミオダロンの消失は緩徐であるため，数カ月間の長期的治療が必要になることがある。
- 副作用を最小限にするため，最初数カ月後にステロイドの用量を減少してもよい。早期に診断がつけば，アミオダロン誘発性肺毒性の死亡率を低下させることができる。

甲状腺機能への影響

- アミオダロンの治療で甲状腺機能低下症と甲状腺機能亢進症の両方が生じ得る。
- 急激的に甲状腺刺激ホルモン（TSH）が（典型的には＜20 mU/L にとどまるが）増加し，遊離 T_4 と総 T_4 の両方が増加し，総 T_3 と程度は低いが遊離 T_3 が減少する。
- 3 カ月後には新しい平衡状態に達し TSH は正常化し，ふたたび甲状腺機能状態の最も信頼できる指標になる。しかし T_4 は正常高値または率直にいうとむしろ高値であり，一方，T_3 は正常低値またはまれに低値になる。
- これらの急性変化があるため，最初の 3 カ月間は可能なら甲状腺機能検査は避けるほうがよい。
- 米国のようにヨード摂取が十分な地域では，アミオダロン誘発性甲状腺機能低下症の有病率は 22％と高い。
- 女性および治療開始前に抗甲状腺抗体が存在する場合は，ともにリスクが上昇する。
- アミオダロン治療開始後，典型的には最初の 1～24 カ月以内にアミオダロン誘発性甲状腺機能低下症が発症する。
- TSH の上昇（一般に＞20 mU/L）があり，遊離 T_4 が低値または正常低値の場合には，診断を疑うべきである。
- 甲状腺機能低下症の症状は非特異的で不明瞭なことが多いが，診断の手段になることもある。
- レボサイロキシンで治療を実施し，TSH を正常化させることが治療目標である。
- 基礎疾患に橋本甲状腺炎がない患者の大部分は，アミオダロンを中止後に甲状腺機能低下症は回復する。
- 無症候性の病態（無症状患者で TSH は高いが T_4 は正常）で治療するか否かに関しては，内分泌専門医への相談が有用である。
- アミオダロン誘発性甲状腺中毒症の有病率は，ヨード摂取が十分な地域におけるアミオダロン誘発性甲状腺機能低下症の有病率よりかなり低い。
- アミオダロン誘発性甲状腺中毒症はまったく突然に発症することがあり，治療中のどの時期にでも起こりうる。遊離 T_4 の上昇を伴う TSH の抑制にもとづき診断する。
- アミオダロンに β 遮断作用があるため，甲状腺中毒症の古典的所見を欠くことが多い。臨床的に最も一般的な所見は，体重減少またはワルファリンの必要量が変化することである。
- T_3 の上昇または正常高値は，甲状腺中毒症が示唆される。
- アミオダロン誘発性甲状腺中毒症の自然歴と治療に関しては，原因基礎疾患を指標にすべきである。すでに甲状腺疾患（例えば Graves 病または多発結節性甲状腺腫）がある患者では，アミオダロンのヨード負荷により増悪することがある。
- 基礎に甲状腺疾患が明らかにある患者では，アミオダロンを中止すべきで，高用量

表 11.6　心臓突然死予防における III 群薬の予防的使用

試験	薬剤	対象採用基準	結果
心筋梗塞後 III 群薬の一次予防試験			
BASIS	アミオダロン対プラセボ	無症候性心室期外収縮	全死亡率：アミオダロン 5% 対プラセボ 13%
SWORD	*d*-ソタロール対プラセボ	LVEF ≦ 0.40	全死亡率：ソタロール 5.0% 対プラセボ 3.1%
EMIAT	アミオダロン対プラセボ	LVEF ≦ 0.40	全死亡率：アミオダロン 13.9% 対プラセボ 13.7%
CAMIAT	アミオダロン対プラセボ	≧ 10 PVC/時または非持続性心室頻拍	全死亡率：アミオダロン 6.1% 対プラセボ 8.4%
DIAMOND-MI	ドフェチリド対プラセボ	LVEF ≦ 0.35	全死亡率：ドフェチリド 30.7% 対プラセボ 31.9%
ALIVE	アジミライド対プラセボ	15 % ≦ LVEF ≦ 35 % かつ心拍変動低下	全死亡率：アジミライド 11.6% 対プラセボ 11.6%
うっ血性心不全後 III 群薬の一次予防試験			
GESICA	アミオダロン対コントロール	LVEF ≦ 0.35 NYHA 分類 II〜IV	全死亡率：アミオダロン 33.5% 対コントロール 41.4%
CHF-STAT	アミオダロン対プラセボ	LVEF ≦ 040 NYHA 分類 I〜IV	全死亡率：アミオダロン 30.6% 対プラセボ 29.2%
DIAMOND-CHF	ドフェチリド対プラセボ	LVEF ≦ 0.35 NYHA 分類 III〜IV	全死亡率：ドフェチリド 41% 対プラセボ 42%
二次予防試験			
CASCADE	アミオダロン経験的使用	心停止または持続性心室頻拍	心臓死，蘇生された心室頻拍，失神を伴う ICD 作動を含む複合エンドポイント：アミオダロン 47%対他の薬剤 60%
CASH	ICD 対経験的薬剤使用（プロパフェノン，アミオダロン，メトプロロール）	目撃された心室頻拍や心室細動による心停止	全死亡率（p=0.08）：ICD 36 % 対アミオダロンまたはメトプロロール 44%
AVID	ICD 対アミオダロンまたは電気生理検査指標の抗不整脈薬治療	心停止，持続性心室頻拍＋失神，持続性心室頻拍＋LVEF＜0.40	全死亡率：ICD 16%対薬剤 24%
CIDS	ICD 対アミオダロン	心停止，持続性心室頻拍＋LVEF ≦ 0.35，失神＋持続性心室頻拍/誘発性心室頻拍	年間死亡率：ICD 8.3%対アミオダロン 10.2%

ALIVE：Azimilide Post-Infarct Survival Evaluation，AVID：Antiarrhythmics Versus Implantable Defibrillators，BASIS：Basal Antiarrhythmic Study of Infarct Survival，CAMIAT：Canadian Amiodarone Myocardial Infarction Arrhythmia Trial，CASCADE：Cardiac Arrest in Seattle: Conventional versus Amiodarone Drug Evaluation，CASH：Cardiac Arrest Study Hamburg，CHF-STAT：Congestive Heart Failure: Survival Trial of Antiarrhythmic Therapy，CIDS：Canadian Implantable Defibrillator Study，DIAMOND-CHF：Danish Investigators of Arrhythmia and Mortality on Dofetilide in Congestive Heart Failure，DIAMOND-MI：Danish Investigators of Arrhythmia and Mortality on Dofetilide in Myocardial Infarction，EMIAT：European Myocardial Infarct Amiodarone Trial，GESICA：Grupo de Estudio de la Sobrevide en la Insuficiencia Cardiaca en Argentina，ICD：植込み型除細動器，LVEF：左室駆出率，PVC：心室期外収縮，SWORD：Survival with Oral D-sotalol

の抗甲状腺薬（プロピルチオウラシルまたはメチマゾール）で治療すべきである。
- 甲状腺炎の徴候（甲状腺触知や発熱）が明確な患者には，アミオダロンを継続したままプレドニゾロンで治療することができる。
- 甲状腺炎は典型的には自然回復し，患者は最終的に甲状腺機能低下症になることが多い。最初から抗甲状腺薬とプレドニゾロンの両方で治療を開始する。1〜2 週間で急速に回復する場合は，病態がプレドニゾロン反応性であり，抗甲状腺薬の中止を考慮してもよい。
- アミオダロンを中止するかの判断は，患者の心臓に対する必要性にもとづいて行われる。
- 無症候性の病態（無症状患者で TSH は低いが遊離 T_4 は正常）の患者で，アミオダロンを中止するかの判断は，抗甲状腺薬治療への反応を評価しながら決定してよい。
- 薬剤の影響は数カ月間持続するため，中止してもすぐに改善することはない。
- ヨード負荷量が多いために，^{131}I による焼灼治療は不可能である。
- 過塩素酸カリウムはアミオダロン誘発性甲状腺中毒症に有効な物質であるが，米国ではもはや手に入らない。迅速な治療が必要な高リスク患者（例えば心室頻拍に対する治療患者）では，甲状腺摘出術が有効である。
- ヨーパン酸は甲状腺中毒症の術前管理に重要であるが，米国ではもはや手に入らない。
- アミオダロン誘発性甲状腺中毒症は最初に疾患が考えられたときに，積極的に評価して治療すべきである。
- アミオダロン誘発性甲状腺中毒症のために中止した後にアミオダロンを再開する必要がある患者では，^{131}I による予防的焼灼治療が推奨され，再発予防に成功することが証明された。
- 甲状腺への副作用の重大なリスクがあるため，治療開始前に患者の TSH，遊離 T_4，総 T_3 を検査しておくべきである。
- さらに抗甲状腺ペルオキシダーゼ抗体検査は，続発性の甲状腺機能低下症を予測するのに役立つことがある。抗甲状腺ペルオキシダーゼ抗体を除くこれらの甲状腺機能検査は，新しい定常状態に達する 3〜6 カ月目に再検すべきである。その後 TSH と遊離 T_4 の検査は 6 カ月ごと，または臨床所見に応じて早めに実施すべきである。

ブレチリウム（日本国内未承認）

- 伝導速度に影響せずに，活動電位持続時間と不応期を延長させる。
- 最初にノルエピネフリンを放出させ，その後に交感神経終末からの放出と再取り込みを阻害する。そのため初期に不整脈の増悪と高血圧が生じ，その後に低血圧が生じる。
- 心室細動の閾値を増加させる。難治性の心室頻脈性不整脈に対して静注が有効で，5〜10 mg/kg の投与量を緩徐に単回静注する。
- 未変化のまま尿中に排泄される。半減期は 10 時間である。
- 副作用には低血圧，嘔気，嘔吐，耳下腺痛がある。

イブチリド（日本国内未承認）

- メタンスルフォンアミド誘導体である。強力な I_{Kr} 遮断薬である。心房細動（有効率 30%）と心房粗動（有効率 60%）の停止に有効である。QT 時間と QTc 時間を延長させる。
- 1 mg を 10 分間以上かけて静注し，必要に応じて 0.5〜1 mg を追加投与する。肝臓で排泄される。その消失半減期は 6 時間である。
- 副作用には QT 時間延長，8%の患者に多形性心室頻拍がある。イブチリドの投与後 4〜6 時間は，心室不整脈が起きないか患者をモニタすべきである。
- うっ血性心不全の存在，女性，徐脈，低カリウム血症は，TdP のリスク増加と関連がある。

ソタロール

- *d* 体と *l* 体の異性体があり，III 群薬作用と β 遮断作用を有する。
- 競合的非選択的 β 遮断薬で，内因性交感神経刺激作用をもたない。この β 遮断作用は *l* 異性体に存在する。両異性体とも I_{Kr} 遮断薬である。この作用のためソタロールは III 群薬作用をもつ。*d* 異性体は活動電位持続時間を延長させ，純粋な III 群薬である。低用量の 80 mg/日では，β 遮断作用を示し III 群薬作用はほとんどない。160 mg/日以上の高用量では，III 群薬作用が顕著になる。
- ソタロールは徐脈，AH 時間と PR 時間の延長，心房と心室と房室結節の不応期の延長をもたらす。QRS 間隔（幅）と HV 時間には影響しない。
- 心房と心室の再分極に対して，逆頻度依存性作用をもたらす。このため心房細動の停止効果には限界がある。
- 左室機能障害を伴う心筋梗塞後の患者では，*d*–ソタロールで死亡率が悪化（上昇）する。
- ソタロールは尿中に未変化のまま排泄される。腎機能障害が存在する場合には投与量を減らす必要があるが，肝疾患がある場合にはその必要はない。
- 血漿中半減期は 15 時間である。投与量は 40〜460 mg/日である。高用量では TdP が発生しやすい。
- 副作用には房室ブロック，TdP，左室機能不全，洞結節機能不全，気管支攣縮がある。TdP の発生率は 3〜7%の間で，投与量と低カリウム血症や腎不全などの関連因子に依存している。

ドフェチリド（日本国内未承認）

- メタンスルフォンアミド化合物である。
- I_{Kr} 電流を選択的に遮断する。QT 時間を延長させる。ドフェチリドの血漿濃度と QT 時間との間には密接な相関がある。
- 伝導時間や基本周期に影響を与えない。心房と心室の有効不応期および活動電位持続時間を延長させる。
- 肝臓と腎臓のクリアランスで排泄される。消失半減期は 8 時間である。
- CYP3A4 により代謝されるため，エリスロマイシンやケトコナゾールのようなチトクローム P450 を利用する薬剤と相互作用を起こしやすく，ドフェチリドの濃度が上昇する。
- 心房細動よりも心房粗動を停止させるのにより有効である。
- 経口で 500 μg を 1 日 2 回投与する。

- DIAMOND 試験では，ドフェチリドの投与を受けたうっ血性心不全と心筋梗塞後の患者における死亡率に，悪影響を及ばさなかった。
- TdP の発生率は 3～5%である。
- 治療はモニタした状態で開始すべきである。腎機能障害がある場合には，投与量を減らすか，薬剤投与を避けるべきである。

アジミライド（日本国内未承認）

- I_{Kr} と I_{Ks} 電流の両方を遮断する。
- 不応期を延長させ，活動電位持続時間と QT 時間を延長させる。
- 伝導や血行動態に影響しない。
- 治療効果は頻度非依存性で，虚血時や低酸素症でも治療効果は維持される。
- 血漿蛋白に 90%が結合している。1 日 1 回の投与が可能である。投与量は年齢，性別，肝機能，腎機能で調節する必要がない。
- 経口で 100 mg/日を投与する。
- ARIVE 試験には，突然死リスクが高い低駆出率の心筋梗塞後の患者が含まれていた。

ドロネダロン[3～5]（日本国内未承認）

- ドロネダロンは非ヨード化ベンゾフランで，心房細動の治療に承認されている。
- ドロネダロンはアミオダロン分子を修飾したもので，ヨードを含まずメタンスルフォニル群が付加されている。
- ヨードはアミオダロンの甲状腺への副作用と肺毒性の主要原因と考えられている。
- ドロネダロンは複数のイオンチャネルを遮断し，これには急速活性型および緩徐活性型遅延整流カリウム電流，内向き整流カリウム電流，アセチルコリン感受性カリウム電流，ナトリウム電流，L 型カルシウム電流が含まれる。抗アドレナリン作用がある。
- 食事と一緒に摂取すると，ドロネダロンの吸収は 2～3 倍増加する。したがって食事中に内服するよう推奨されている。
- ドロネダロンは一次通過代謝され，生物学的利用度が 15%に減少する。
- ドロネダロンはアミオダロンより脂溶性が低く，負荷投与量を必要とせず，半減期はアミオダロンより短く約 24 時間である。
- 推奨される 1 日投与量 400 mg の 1 日 2 回投与にて，7 日目で定常状態の血漿濃度 85～150 ng/mL になる。
- 排泄はほとんどが腎外である。ドロネダロンはクレアチニンの尿細管輸送を一部阻害するため，血清クレアチニン濃度を 10～20%上昇させるが，糸球体濾過は減少させない。
- ドロネダロンは CYP3A4 の阻害剤でありかつ基質でもある。
- マクロライド系抗菌薬やケトコナゾール，および他の抗真菌薬やプロテアーゼ阻害薬のような強力な CYP3A4 阻害薬とともに投与すべきでない。なぜならドロネダロン曝露量が 25 倍も増加するからである。
- ドロネダロンを CYP3A4 の中等度阻害剤であるベラパミルまたはジルチアゼムと併用する場合には，徐脈または伝導ブロックを回避するために，併用薬剤の投与量を減らす考慮をすべきである。

- CYP3A4 の阻害にもかかわらずドロネダロンはシンバスタチン濃度を 2〜4 倍増加させるため，スタチン誘発性筋障害のリスクが増加する。
- ドロネダロンはジゴキシン濃度も 1.7〜2.5 倍増加させるため，ジゴキシン濃度を頻回にモニタし，可能なら投与量の減少を考慮する。
- ドロネダロンで全死亡率に有意差は認められず，脳卒中の発症率が 34％減少したが，これは心房細動の減少によるものではない。その考えられる理由はドロネダロン治療で中等度の血圧低下が認められたことであり，血圧のわずかな低下でも脳卒中が有意に減少することが以前から報告されているためである。
- 急性心不全患者または最近心不全が増悪した患者に，ドロネダロンは推奨されない。また慢性心不全患者にドロネダロンを使用するときにも注意が必要である。
- ドロネダロンには肺毒性または甲状腺毒性は認められなかった。
- ドロネダロン投与患者には徐脈，QT 延長，下痢，嘔心，発疹が有意に高頻度で発生した。
- ドロネダロンで治療した 3,282 例の患者のうち，1 例でのみ TdP 型心室頻拍が認められた。
- 心房細動の治療にはアミオダロンのほうがドロネダロンよりも有効である。

ベルナカラント[6]（日本国内未承認）

- これは心房選択的カリウムチャネルである超急速活性型カリウム電流（I_{Kur}）を（アセチルコリン感受性カリウム電流とともに）遮断する。これらの電流は心室筋には発現していない。
- ベルナカラントは心房選択的な抗不整脈薬である。
- ベルナカラントは経口投与でも生物学的活性がある。
- ベルナカラントはおもに超急速活性型カリウムチャネルを遮断するが，一過性外向き電流や内向きナトリウム電流など他のイオン電流も遮断する。
- 塩酸ベルナネカラント 4 mg/kg を 10 分間以上かけて静注し，その後 1 mg/kg/時間を 35 分間かけて投与すると，心房有効不応期が平均 25 ミリ秒延長し，心室有効不応期に有意な延長は認めなかった。
- 房室結節不応期の延長がわずかではあるが有意にみられ，洞結節回復時間も延長する。
- ベルナカラントは持続期間が 3 日以内の心房細動に最も有効（洞調律復帰率 70〜80％）であるが，1 週間以上持続した心房細動患者では 8％しか洞調律に復帰しない。
- また心房粗動の患者にも比較的無効で，洞調律復帰率は 10％未満である。
- ベルナカラントは忍容性がよく，最も一般的な副作用は味覚異常と吐き気である。
- プラセボ群に比較して心室不整脈の発生が少なく（17.4％対 9.0％），TdP 型心室頻拍の報告はない。

セリバロン（日本国内未承認）

- セリバロンはドロネダロンと同様に非ヨード化ベンゾフラン誘導体であり，複数のチャネル遮断特性がある。
- 心房細動の再発を予防する有効性は，議論の余地がある。

- 心室不整脈に対するICD治療の予防効果をセリバロンで調査したところ，プラセボに比較してセリバロン1日量300 mgは，適切ICD治療を46%減少させた。

ラノラジン[7~9]（日本国内未承認）

- ラノラジンはアミオダロンと同様に抗狭心症薬として開発されたが，その後遅延ナトリウム電流，急速活性型と緩徐活性型遅延整流カリウム電流の両方，L型カルシウム電流を含む複数のイオンチャネルに対し遮断作用があることが判明した。
- ラノラジンによるナトリウムチャネルの使用依存性遮断は，心房選択的で心房細動の治療に役立っている。
- Metabolic Efficiency with Ranolazine for Less Ischemia in Non ST-Elevation Acute Coronary Syndrome Thrombolysis in Myocardial Infarction 36（MERLIN-TIMI36）大規模無作為試験では，急性冠症候群患者における心房細動，上室頻拍，心室頻拍の新規発症率を有意に減少させることが示された。
- 不整脈およびマイクロボルトT波交互脈に対するラノラジンの作用は，有意な左室機能障害がある患者において現在調査中である。

11.5 カルシウムチャネル遮断薬

カルシウムチャネル遮断薬

- 現在までに6種類のカルシウムチャネルが同定されており，L型とT型のみが心臓に認められる。
- ジヒドロピリジン誘導体は房室結節伝導に影響しない。その抑制作用は血管拡張による反射作用により覆される。
- 抗虚血作用と抗高血圧（降圧）作用があるにもかかわらず，心筋梗塞後の患者における死亡率には影響しない。
- カルシウムチャネル遮断薬は不応期を延長させ，洞房結節と房室結節の4相脱分極を緩徐化し，房室結節伝導速度を遅らせる。この作用は心房細動時の心拍数コントロールに有効と考えられる。
- ベプリジルは速いナトリウムチャネルを遮断し再分極を延長させる。
- カルシウムチャネル遮断薬は冠動脈攣縮誘発性の心室不整脈に有効と考えられ，また運動誘発性特発性左心室頻拍にも有効と考えられる。
- 虚血性心室頻拍には効果がない。
- 甲状腺機能低下症，アミオダロン慢性治療，低カルシウム血症ではQTc時間が著明に延長するが，おそらくI_{Ca}活性を抑制するためにTdPはまれである。
- カルシウムチャネル遮断薬はリエントリー回路の一経路が房室結節である上室頻拍の治療に有効である。ベラパミルを用量7.5 mgで静注すると，房室結節依存性上室頻拍の90%を停止させる効果がある。ベラパミル投与で再発は起こりにくい。
- 早期興奮が存在する場合には，カルシウムチャネル遮断薬の使用は避けるべきである。

11.6 アデノシン

アデノシン

- アデノシンは心臓では2つの異なる経路により産生される。

1. アデノシン一リン酸（AMP）が酵素 5−ヌクレオチダーゼにより脱リン酸化されアデノシンになる。逆反応はアデノシンキナーゼにより媒介される。
2. *S*−アデノシルホモシステイン加水分解酵素により，*S*−アデノシルホモシステインがアデノシンに可逆的に変換される。

- アデノシンは脱アミノ化によりイノシンに代謝される。
- 心筋虚血または低酸素により，アデノシンの産生が両経路を介して増加する。
- アデノシン受容体は A_1，A_{2A}，A_{2B}，A_3 に分類されている。
- A_1 受容体は心臓において，電気生理学的作用と変力作用に関与している。
- アデノシンはグアニンヌクレオチド結合蛋白複合体を介する A_1 受容体に作用する。
- A_1 刺激の直接作用で，$I_{K, Ado}$ 外向きカリウム電流が増加する。
- $I_{K, Ado}$ は心房筋細胞，洞房結節細胞，房室結節細胞に存在するが，心室筋細胞には存在しない。
- $I_{K, Ado}$ の活性化により心房の活動電位持続時間の短縮と膜の過分極，房室結節の活動電位持続時間の延長が起きる。
- 他の直接作用には，洞房結節と房室結節の I_f 阻害と I_{Ca} 阻害がある。
- アデノシンの間接作用は，アデニリルシクラーゼ阻害による細胞内 cAMP の減少により生じる。カテコラミンで刺激された I_{Ca} を阻害する，別の間接作用もある。
- アデノシンはカテコラミン刺激による遅延後脱分極と早期後脱分極を抑制する。
- アデノシンとアセチルコリンは G 蛋白を介して心臓に同様な作用をもたらすが，異なる受容体を介在する。アセチルコリンの作用は M_2 受容体を介する。
- メチルキサンチンは A_1 受容体を遮断し，アデノシンの作用をとり消す。アデノシンデアミナーゼの活性増加も，アデノシンの作用を減少させる。
- ジピリダモールはアデノシンの再取り込みを遮断することにより，アデノシンの作用を増強する。
- 下壁心筋梗塞における房室ブロックはアデノシンを介していると考えられ，アミノフィリンにより回復できる。
- アデノシンは AH 時間を延長させる。HV 時間には影響しない。アデノシンは遅伝導路と速伝導路を介した順行性伝導を緩徐化もしくは遮断する。
- アデノシンは接合部および心室の補充ペースメーカにはほとんど影響しない。
- アデノシンは心房での有効不応期を短縮させ心房細動を誘発させる。
- アデノシンは副伝導路を介した伝導に影響しない。房室伝導が遅延するために，早期興奮性が顕著になる。
- 緩徐伝導性副伝導路は，アデノシンに反応することがある。
- 持続静注により洞頻脈が生じ，拡張期血圧が低下する。
- 洞頻脈は大動脈弓化学受容体の活性化によるアドレナリン作動性反射を介している。肺血管抵抗と全身血管抵抗が減少する。

薬理学

- 静注後は細胞の取り込みと酵素代謝により速やかに消失する。アデノシンの半減期は 0.5〜5 秒である。
- 静注投与部位と静注速度および循環時間により，単回（ボーラス）静注投与の反応性が決まる。

- 房室結節でブロックを起こすことにより，上室頻拍の停止に有効である。アデノシン三リン酸（ATP）を使用する場合は，アデノシンに分解されてから有効性を示す。
- アデノシンにより心房期外収縮と心室期外収縮が生じる。
- この作用は注射後 15〜30 秒以内に起きる。
- アデノシンは注射の間に蓄積しない。12 mg の投与量で房室結節依存性上室頻拍の 90％を停止させる効果がある。単回静注後に心房期外収縮の頻発，心室期外収縮，心房細動，頻拍の再発が起きることがある。
- 小児期の患者群でも，37.5〜300 μg/kg の投与量で有効である。
- 気管支喘息患者でアデノシンが禁忌の場合には，ベラパミルを用いることができる。
- 左室機能不全がある患者，最近 β 遮断薬の投与を受けた患者，新生児，心電図診断が確実でない患者には，アデノシンが望ましい。
- アデノシン注入の副作用には顔面紅潮，呼吸困難，胸痛がある。
- 胸痛はアセチルコリンまたは β 遮断薬で予防できない。胸痛はジピリダモールで増悪する。胸痛はテオフィリンで軽快する。これらの所見から，胸痛はアデノシン受容体に対するアデノシンの直接作用によるものと考えられる。
- アデノシンは化学受容体の活性化を介して，呼吸刺激を亢進させる。
- 顔面紅潮は交感神経活性の増加を介した血管拡張による。

催不整脈

- 頻発する心房期外収縮，心室期外収縮，洞徐脈，洞停止，心房細動，房室ブロックが起きることがある。
- 徐脈依存性の多形性心室頻拍は，特に QT 延長症候群で起きることがある。
- アデノシンは心房不応期を短縮させて心房細動の原因になる。これは WPW 症候群の患者において危険な可能性がある。
- 頻拍の促進はアドレナリン作動性緊張の亢進により生じる。
- 房室結節リエントリー性頻拍（AVNRT）が誘発されやすくなる。
- アデノシンは心室筋に対して直接作用はない。
- 器質的に正常な心臓において右脚ブロックと下方軸 QRS 波形の運動誘発性心室頻拍で，イソプロテレノールで誘発されベラパミルと迷走神経刺激法で停止するものは，カテコラミン感受性 cAMP 依存性撃発活動を介している。この不整脈はアデノシンにより停止できる。
- アデノシンはカテコラミンで刺激されたカルシウム電流を阻害する。アデノシンはイソプロテレノール誘発性早期後脱分極と遅延後脱分極を阻害する。
- アデノシンはキニジン誘発性早期後脱分極またはウアバイン誘発性遅延後脱分極を阻害しない。
- 幅広い QRS 波の頻拍を鑑別診断するのに，アデノシンが有用である。
- 洞不全症候群の診断とチルト試験のときに，アデノシン注入が役立つ。

11.7 ジゴキシン

- ジゴキシンはステロイド類縁のアグリコンと，ラクトン環に結合した糖分子の化合物である。薬理学的作用はアグリコンを介して起こる。
- 血中濃度が高い場合には，ジゴキシンは細胞内カルシウムを増加させ，遅延後脱分極の原因となる。

- ジゴキシンは Na^+，K^+-ATPase を阻害する。その結果ナトリウム–カルシウム交換が阻害（逆モードが促進）され，細胞内カルシウム濃度が増加する。この作用は陽性変力作用に関与する。

薬理学的作用

- ジゴキシンの薬理学的作用は，迷走神経緊張の亢進に由来する。ジゴキシンは房室結節伝導を緩徐にし，不応期を延長させる。
- 心房では迷走神経緊張亢進により不応期が延長し，伝導速度が増加する。
- 中毒域では自動能が亢進する。
- ジゴキシンは副伝導路の不応期を短縮させるため，早期興奮がある場合の使用はすすめられない。
- ジゴキシンで ST 部分と T 波の変化が生じる。

薬力学

- 経口投与量の 60～80%が吸収される。
- 腸内の *Eubacterium lentum* によりジゴキシンが分解して，不活性のジヒドロジゴキシンになる。抗菌薬の使用で腸内細菌叢に変化が生じて，ジゴキシンの利用度が増加することがある。
- コレスチラミン，コレスチポール，制酸剤，カオリン，サクラルフェイトはジゴキシンの吸収を低下させる。
- 経口投与後 6～12 時間してから，有効血（清）中濃度に到達する。
- ジゴキシンは腎臓で排泄される。半減期は 30 時間である。期待される治療域は 0.8～2 ng/mL である。
- キニジンはジゴキシンと P 糖蛋白結合部位で拮抗し，腎排泄を減少させる。
- アミオダロン，プロパフェノン，ベラパミルは腎臓や腎臓以外からの排泄を減少させる。
- シクロスポリンとベンゾジアゼピンは血清ジゴキシン濃度を上昇させる。

臨床使用

- ジゴキシンは心房不整脈の心拍数コントロールに使用されるが，交感神経緊張が亢進するとこの作用は消失する。
- ジゴキシン単独では，安静時の患者における心拍数コントロールに有効と考えられる。
- カルシウムチャネル遮断薬と β 遮断薬のほうが，心拍数コントロールにはより有効である。
- 24 時間の間には，心拍数の著明な変動が起きる。日中で 2.8 秒までの一時的休止（ポーズ）と，睡眠中の 4 秒までの一時的休止は正常と判断する。
- 左室機能不全が存在する場合には，ジゴキシンを追加することができる。
- マグネシウム欠乏により，ジゴキシンの効果が減弱する。

毒性

- 洞不全症候群がある場合，ジゴキシンは徐脈と進出ブロックを引き起こす。
- 電解質異常，腎不全，甲状腺疾患，低酸素症ではジゴキシン中毒のリスクが増加する。
- ジゴキシン中毒の症状として食欲不振，頭痛，高カリウム血症，視覚変化がみられる。
- ジゴキシンの心毒性には徐脈，カルシウム過負荷による遅延後脱分極，房室ブロック，二方向性心室頻拍がある。
- ジゴキシンはナトリウム–カリウム交換（ポンプ）を阻害し，高カリウム血症を生じる。
- ジゴキシン中毒の治療にはジゴキシンの中止，低カリウム血症と低マグネシウム血症の補正がある。
- ジゴキシン誘発性心室不整脈のコントロールには，リドカインとフェニトインが用いられてきた。
- ジゴキシン濃度が高い場合には，カルディオバージョンで心室細動になることがある。
- 高カリウム血症があるときにはカルシウム投与は避ける。カルシウム過負荷と不整脈を起こしやすくする。
- 重篤なジゴキシン中毒を回復させるには，ジゴキシン特異的 Fab 抗体を用いるべきである。
- 特異的抗体はジゴキシンと結合して尿中に排泄される。腎不全がある場合にはこの複合体は排泄されない。
- Fab 抗体の投与量は，以下のように算出される。

〔血清ジゴキシン濃度×体重（kg）〕/100

表 11.7 に抗不整脈薬の電気生理学的特徴をまとめる。

抗不整脈薬と妊娠

- 妊娠中に起きる母体と胎児の不整脈は，母親と胎児の生命を危険に曝すことがある。
- 自覚症状が軽微で忍容性のある不整脈は経過観察，安静，迷走神経刺激法で保存的に治療する。
- 身体を衰弱する症状または血行動態の破綻をもたらす不整脈は，抗不整脈薬で治療してよい。
- 妊娠中は完全に安全な抗不整脈薬は存在しないが，ほとんどが忍容性良好で相対的に低いリスクで投与できる（FDA 標識ガイドラインを使用して）（**表 11.8**）。
- 妊娠初期には可能であれば薬物治療は避けるべきであるが，最も長期間にわたり最も安全性が認められている薬剤を，最初に使用すべきである（**表 11.9**）。
- キニジンは妊娠中の安全性が最も長期間にわたり認められているもので，一般的に忍容性が高い。またプロカインアミドも忍容性が高く，診断がくだされていない幅広い QRS 波の頻拍の急性治療に使用できる。
- IA 群薬はすべて心室不整脈 TdP を起こす可能性があるため，入院のうえ心臓モニターをしながら投与すべきである。
- リドカインは抗不整脈薬としての忍容性が高い。

表 11.7　抗不整脈薬の電気生理学的特徴のまとめ

薬剤	APD	ERP	VFT	収縮機能	自律神経作用
キニジン	↑	↑	↑	0	迷走神経遮断，α 遮断薬
プロカインアミド	↑	↑	↑	0	迷走神経遮断
ジソピラミド	↑	↑	↑	↓	中枢作用：迷走神経遮断，交感神経遮断
リドカイン	↓	↓	↑	0	0
メキシレチン	↓	↓	↑	↓	0
フェニトイン	↓	↓			0
フレカイニド	0 ↑	↑		↓	0
プロパフェノン	0 ↑	↑	↑	↓	交感神経遮断
モリシジン	↓	↓	0		0
プロプラノロール	0 ↓	↓		↓	β 遮断薬
アミオダロン	↑	↑	↑	0 ↑	交感神経遮断
ブレチリウム	↑	↑	0 ↑	↓	交感神経遮断
ソタロール	↑	↑	0	↓	β 遮断薬
イブチリド	↑	↑		0	0
ドフェチリド	↑	↑		0	0
アジミライド	↑	↑		0	0
ベラパミル	↓	0	0	↓	0
アデノシン	↑	↑	0	0	迷走神経様作用

APD：活動電位持続時間，ERP：有効不応期，VFT：心室細動閾値

表 11.8　米国食品医薬品局（FDA）分類（妊娠中使用基準）の定義

カテゴリー A：	妊娠中の母体や胎児にリスクがない
カテゴリー B：	ヒトに対してリスクを示すエビデンスがない。動物実験でリスクがあるが，ヒトでの研究ではリスクがない。または，十分なヒトでの研究がない場合には，動物実験でリスクがない
カテゴリー C：	リスクが除外できない。ヒトでの研究がなく，動物実験で胎児へのリスクがある，もしくは動物実験もない
カテゴリー D：	リスクを示すエビデンスがある。実験データまたは市販後調査で，胎児へのリスクが示されている
カテゴリー X：	妊娠中は禁忌

- フェニトインは避けるべきである。
- フレカイニドは水腫を合併した胎児の上室頻拍の治療に対し，非常に有効であることが示されている。
- β 遮断薬は忍容性があり使用できる。しかし妊娠初期に投与した場合には，子宮内成長発育不全の原因になることがある。

表 11.9　抗不整脈薬の米国食品医薬品局（FDA）分類と薬力学

薬剤	FDA 分類	胎盤通過	母乳排泄	副作用	催奇形性	胎児への障害
キニジン	C	あり	あり	血小板減少症，まれに子宮収縮	なし	軽微
プロカインアミド	C	あり	あり	胎児房室ブロック，ループス	なし	軽微
ジソピラミド	C	あり	あり	子宮収縮	なし	軽微
リドカイン	B	あり	あり	徐脈，中枢神経系副作用	なし	軽微
メキシレチン	C	あり	あり	徐脈，低出生体重，低アプガースコア，低血糖	なし	軽微
フェニトイン	D	あり	あり	精神成長発育不全，胎児ヒダントイン症候群	あり	重大
フレカイニド	C	あり	あり	まれ	なし	軽微
プロパフェノン	C	あり	不明	まれ	なし	軽微
プロプラノロール	C	あり	あり	成長発育不全，徐脈，無呼吸，低血糖	なし	軽微
アテノロール	C	あり	あり	低出生体重	なし	軽微
ソタロール	B	あり	あり	β 遮断作用，トルサード・ド・ポアント	なし	軽微
アミオダロン	D	あり	あり	甲状腺機能低下症，成長発育不全，早期出産，大泉門拡大	あり	重大
ブレチリウム	C	不明	不明	低血圧	不明	不明
イブチリド	C	不明	不明	トルサード・ド・ポアント	不明	不明
ベラパミル	C	あり	あり	徐脈，房室ブロック，低血圧	なし	不明
ジゴキシン	C	あり	あり	低出生体重	なし	軽微
アデノシン	C	なし	不明	なし	なし	軽微
ジルチアゼム	C	なし	あり	徐脈，低血圧	不明	中等度

減量用補助食品と心臓不整脈[10]

- アミオダロンは妊娠初期には避けるべきであり，致死性不整脈の治療にのみに使用すべきである。
- アデノシンは母体の上室頻拍の急性停止に対する選択薬である。
- ジゴキシンは妊娠中でも安全に使用できる。
- 母体の不整脈を停止させるための直流カルディオバージョンは忍容性が高く有効であり，適応がある場合には遅らせるべきではない。
- 妊娠出産できる可能性がある女性で致死性心室不整脈がある場合には，ICD の使用を考慮すべきである。

ハーブ医学と心臓不整脈[10]

- マオウすなわち中国エフェドラ（*Ephedra distachya* と *Ephedra vulgaris*）もエフェドラとして知られている。
- この主要アルカロイド成分はエフェドラと偽エフェドリンで，両方とも非特異的 α 受容体および β 受容体作動薬である。
- エフェドラは減量目的や運動演技を向上させる目的で経口摂取される。
- エフェドラには心筋症，過敏性心筋炎，胸部苦悶感，心筋梗塞，心停止，心臓不整脈，心臓突然死といった致死性心臓有害作用と関連がある。
- エフェドラの摂取後には，QT 時間延長や心房期外収縮が発生することがある。
- 米国では FDA が 2004 年に，エフェドラを含有する製品の宣伝や販売を禁止した。
- ダイダイ（*Citrus aurantium*）は，緑色オレンジ，柑橘類オーランチウム，塩酸シネフリン，シネフリンとしても知られている。
- 減量目的で経口摂取するダイダイの果実と果皮は，アドレナリン作動薬のシネフリンとオクトパミンを含有している。
- 構造的にシネフリンはエピネフリンに類似し，オクトパミンはノリエピネフリンに類似している。
- 心臓への副作用には頻脈，頻脈性不整脈，QT 延長，異型狭心症，心筋梗塞，心停止，心室細動，失神，死亡がある。これらの副作用のほとんどは，ダイダイをカフェインまたはエフェドリンと一緒に摂取したときに発生している。
- ダイダイはチトクローム P450 3A4（CYP3A4）による薬剤代謝を阻害するため，CYP3A4 で代謝される薬剤と一緒にダイダイを摂取すると，これらの薬剤の血中濃度が上昇して副作用のリスクが上昇する。
- チョウセンニンジンは，オタネニンジン（*Panax ginseng*）としても知られている。
- 禅環境ストレスへの抵抗性を強めるための適応助成物質として，チョウセンニンジンを経口で用いる。中年の健康人において抽象的思考力，精神的暗算技法，反応時間がチョウセンニンジンで改善すると考えられている。
- チョウセンニンジンの減量効果は報告されていない。
- チョウセンニンジンはいくつかの成分からなり，ギンセノシド，種々のフラボノイド，ビタミン B，ペクチンが含まれている。
- チョウセンニンジンをダイダイと同時に用いると QT 時間が延長することがあるが，これはこの 2 つの物質には相乗的な交感神経作用があるためである。
- 同様に，チョウセンニンジンはエフェドラと相加的作用をもつことが報告されており，致死性心室不整脈のリスクが増加する。

- チョウセンニンジンは服用初日から健康成人でQT時間が延長する。
- チョウセンニンジンの効果は心血管疾患がある患者では調べられていない。チョウセンニンジンはワルファリンの作用を消失させる。
- カンゾウ（*Glycyrrhiza glabra*）は，グリチルリチン酸，イソフラボンとしても知られている。
- カンゾウの効能部位は根である。
- 減量に対するカンゾウの有効性に関しては相反する情報がある。カンゾウには抗攣縮作用，抗炎症作用，緩下作用，心理緩和作用がある。
- カンゾウの鉱質コルチコイド作用により，体液貯留とうっ血性心不全の増悪が起きることがある。
- カンゾウで著明な低カリウム血症が生じることもあり，不整脈のリスクが増加する。
- 心疾患がある患者では，カンゾウを避けるべきである。
- カンゾウは降圧薬の効果を低下させ，ワルファリン，ジゴキシン，フロセミドを含む他の薬剤と相反作用がある。
- 無水カフェイン（*Caffeine anhydrous*）は化学名1,3,7−トリメチルキサンチンとして知られ，一般にカフェインと呼ばれている。
- 減量と2型糖尿病の治療に使用される。
- カフェインはメチルキサンチン化合物であり，テオフィリン，テオブロミン，尿酸と構造的関連がある。
- カフェインの経口投与後，生物学的利用度は100%である。
- カフェインの可能性がある作用機序は，アデノシン受容体遮断とホスホジエステラーゼ阻害である。
- カフェインはアデノシン受容体に作用して，ドパミンと他の神経伝達物質の放出を増加させると考えられる。
- 高用量ではカフェインは大量のカテコラミン放出を刺激して，洞頻脈，代謝性アシドーシス，高血糖，ケトーシスを生じる。
- まれにカフェイン過量により，心室細動で死亡に至る症例がある。
- カフェインをダイダイまたはカフェイン含有ハーブ（例えば緑茶，紅茶，烏龍茶，グアラナ，マテ茶，コラ実，エフェドラ）と一緒に用いると，高血圧，心筋梗塞，脳卒中，痙攣，死亡のような重篤な致死性または衰弱性有害作用のリスクが増加する。
- カフェインの有害作用はほとんど例外なくカフェインを他の刺激物質と併用したとき，または大量に摂取したときに発生する。
- グアラナ（*Paullinia cupana*）は，ブラジルココアとしても知られている。
- グアラナは経口摂取し，減量や運動演技を向上させる目的で用いられる。
- マテ茶やダミアナと一緒に用いると，グアラナの経口摂取で減量が促進される。
- グアラナはカフェインを3.6〜5.8%含有（コーヒーは1〜2%）しており，グアラナの薬理学的作用に関与している。
- グアラナを他のカフェイン含有性ハーブまたはダイダイと一緒に摂取すると，健康な正常血圧の成人で血圧が上昇し心拍数が増加し，重篤な心血管系有害作用のリスクが上昇する可能性がある。
- エフェドラとグアラナの両方を含む製品を用いると神経過敏，高血圧，痙攣，一時的意識消失，蘇生が必要な入院の原因になることがある。

- ソバ（*buckwheat*）はドイツ蕎麦（Buckweizen），トルコ粉（grano turco），紗羅餐（sarrasin）としても知られている。
- ソバの活性成分にはトコフェノール，フェノール酸，フラボノイドが含まれている。
- ソバは糖尿病の治療，血管緊張度の改善，動脈硬化の予防のため経口摂取する。
- 成人でも小児でも，摂取したソバに対するアレルギー反応には皮膚感作，アレルギー性鼻炎，喘息，アナフィラキシーがある。
- 韓国式冷麺の麺（*nyan-mien*）は，突然死の原因になることがある。
- 最も消費するのは 18〜34 歳の女性（16.7%）で，これらの女性が使用する補助食品（サプリメント）の 73.8%に，エフェドラ，カフェイン，ダイダイなど 1 つまたは 2 つ以上の刺激物質が含まれている。
- 補助食品薬で報告されている重篤な有害事象には，おもに脳血管イベント（虚血性または出血性脳卒中），または心血管イベント（不整脈，心筋梗塞，突然死）がある。
- 減量目的の薬剤で FDA が認可している 4 つのうち，3 つは交感神経系を活性化させる作用をもつ。
- オルリスタットは，腸粘膜内で作用しほとんど吸収しない。
- シブトラミンは，現在承認されているダイエットコントロール用錠剤の 1 つで，ノルエピネフリン，セロトニン，ドパミンの再取り込みを阻害することにより作用する。
- 心拍数と血圧を上昇させ，重篤な有害作用と関連があることが報告されている。
- エフェドリンおよびシネフリンとオクトパミンのような他の交感神経作用薬，ダイダイの活性成分，他の減量用補助食品はアドレナリン受容体の直接的な刺激や，間接的にシナプス前神経終末からノルエピネフリンを放出させることにより作用する。
- 交感神経系の過剰刺激により，特に心血管疾患がある状態では，心室頻脈性不整脈のリスクが増加する。
- 交感神経刺激は心筋 β アドレナリン受容体の活性化を介しており，β アドレナリン受容体は刺激性グアノシン三リン酸調節蛋白（Gs）と共役している。
- その後のセカンドメッセンジャー経路の引き金により，L 型カルシウムチャネルが活性化され，心筋細胞内へのカルシウム流入が促進される。
- さらにこの引き金により，RyR2 チャネルを介して筋小胞体からカルシウムが放出される。
- 交感神経を介した心室頻脈性不整脈では，カルシウム恒常性に変化がみられることが示唆されている。
- 細胞質内カルシウムの増加は遅延後脱分極を誘発し，これがアドレナリンを介した心室頻脈性不整脈の機序とされている。

【参考文献】

1. Goldschlager N, Epstein AE, Naccarelli GV, et al. A practical guide for clinicians who treat patients with amiodarone: 2007. *Heart Rhythm*. 2007; 4(9): 1250-1259.
2. Latini R, Tognoni G, Kates RE. Clinical pharmacokinetics of amiodarone. *Clin.*

Pharmacokinet. 1984; 9(2): 136-156.
3. Singh BN, Connolly SJ, Crijns HJGM, et al. Dronedarone for maintenance of sinus rhythm in atrial fibrillation or flutter. *N. Engl. J. Med*. 2007; 357(10): 987-999.
4. Hohnloser SH, Crijns HJGM, van Eickels M, et al. Effect of dronedarone on cardiovascular events in atrial fibrillation. *N. Engl. J. Med*. 2009; 360(7): 668-678.
5. Køber L, Torp-Pedersen C, McMurray JJV, et al. Increased mortality after dronedarone therapy for severe heart failure. *N. Engl. J. Med*. 2008; 358(25): 2678-2687.
6. Kowey PR, Dorian P, Mitchell LB, et al. Vernakalant hydrochloride for the rapid conversion of atrial fibrillation after cardiac surgery: a randomized double-blind, placebo-controlled trial. *Circ. Arrhythm. Electrophysiol*. 2009; 2(6): 652-659.
7. Antzelevitch C, Belardinelli L, Zygmunt AC, et al. Electrophysiological effects of ranolazine, a novel antianginal agent with antiarrhythmic properties. *Circulation*. 2004; 110(8): 904-910.
8. Antzelevitch C, Burashnikov A, Sicouri S, Belardinelli L. Electrophysiologic basis for the antiarrhythmic actions of ranolazine. *Heart Rhythm*. 2011; 8(8): 1281-1290.
9. Burashnikov A, Di Diego JM, Zygmunt AC, Belardinelli L, Antzelevitch C. Atrium-selective sodium channel block as a strategy for suppression of atrial fibrillation: differences in sodium channel inactivation between atria and ventricles and the role of ranolazine. *Circulation*. 2007; 116(13): 1449-1457.
10. Nazeri A, Massumi A, Wilson JM, et al. Arrhythmogenicity of weight-loss supplements marketed on the Internet. *Heart Rhythm*. 2009; 6(5): 658-662.

◉ 自己評価問題の解答 ◉

1. 正解は D
   Vaughan-Williams 分類の Ia 群であるプロカインアミドは伝導抑制作用が強く，静注ボーラス投与では 50 mg/分をこえないようにする。
2. 正解は A
   チトクローム P450 ファミリーの CYP2D6 欠損症は，白人とアフリカ系米国人の 7%に認められ薬物代謝遅延が生じるため，プロパフェノンと β 遮断薬の併用により β 遮断薬の作用が増強される。
3. 正解は C
   ドロネダロンはアミオダロンと同様に複数のチャネル遮断作用をもつが，ヨードイオンを含まないために甲状腺の副作用と肺毒性がなく，半減期は約 24 時間であり脂溶性が高いアミオダロンの消失半減期（50 日）に比較すると短い。
4. 正解は C
   アミオダロンは CYP3A4 および CYP2C8 で代謝されジエチルアミオダロン（DEA）になる。この症例では CYP3A4 で代謝されるシンバスタチンと併用薬のアミオダロンおよびワルファリンとの相互作用のために，シンバスタチンによる横紋筋融解症が発生したと考えられる。

第12章
心臓不整脈の電気的治療

◉ 自己評価問題 ◉

1. 長い AV 間隔のときに心室ペーシングが欠如する原因として考えられるのはどれか？

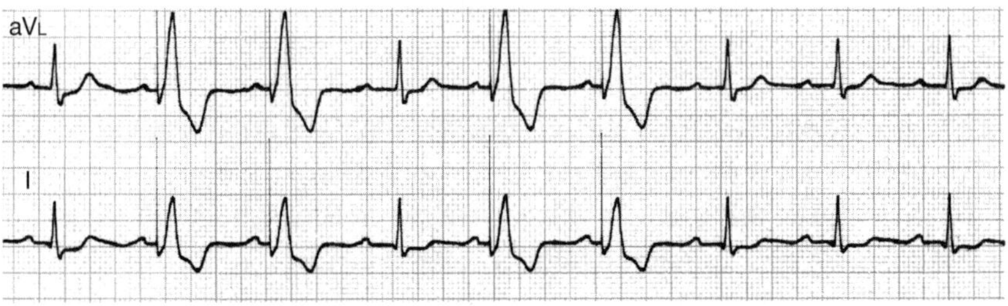

A. 心室センシング（感知）の欠如
B. 不適切な AV 間隔プログラム
C. 心房センシング（感知）の欠如
D. ペースメーカ出力の不足

2. 以下に示す心電図記録の正しい解釈はどれか？

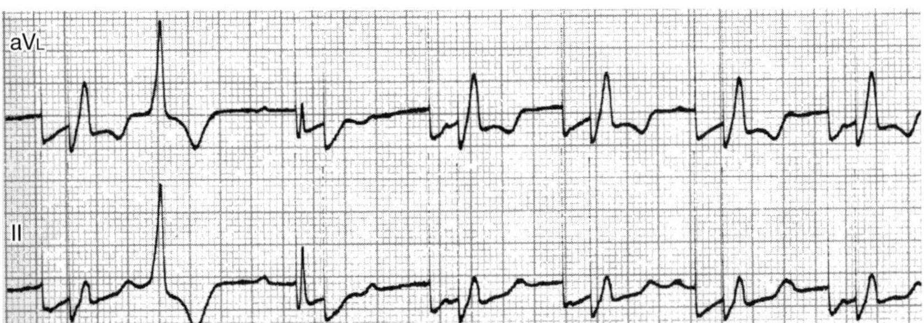

A. ペースメーカは非同期モードで機能している

B. ペースメーカはDDDモードで正常に機能している
C. ペースメーカはVDDモードで正常に機能している
D. ペースメーカはDVIモードで正常に機能している

3. 57歳の男性が，虚血性心筋症のため4年前に植込み型除細動器（ICD）の植込みを受けた。最近24時間以内にICDショックを2回経験したため外来を受診した。その発作時の心内電位図を示す。

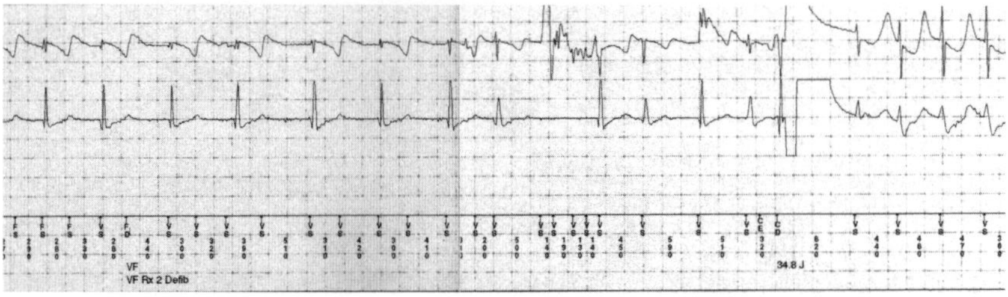

推奨されるのはどれか？
A. T波感知を回避するように感受性の再プログラム
B. 高電位のリードを置換
C. ペーシング（刺激）-センシング（感知）リードの置換
D. アミオダロンを開始する

4. 54歳の男性が，自宅近くを歩行中に意識消失を起こして病院に搬送されてきた。心臓カテーテル検査では冠動脈は正常で，左室駆出率が30％であった。テレメータモニタでは，動悸を伴う15連発の非持続性心室頻拍が記録された。二腔ICDの植込みを行った。1日後に右図に示す記録が得られた。
最も適切な治療法はどれか？
A. 心房リードの置換
B. ショックを放電する前に抗頻拍ペーシングを実施するようにICDを再設定する
C. フレカイニドで治療開始
D. ソタロールで治療開始

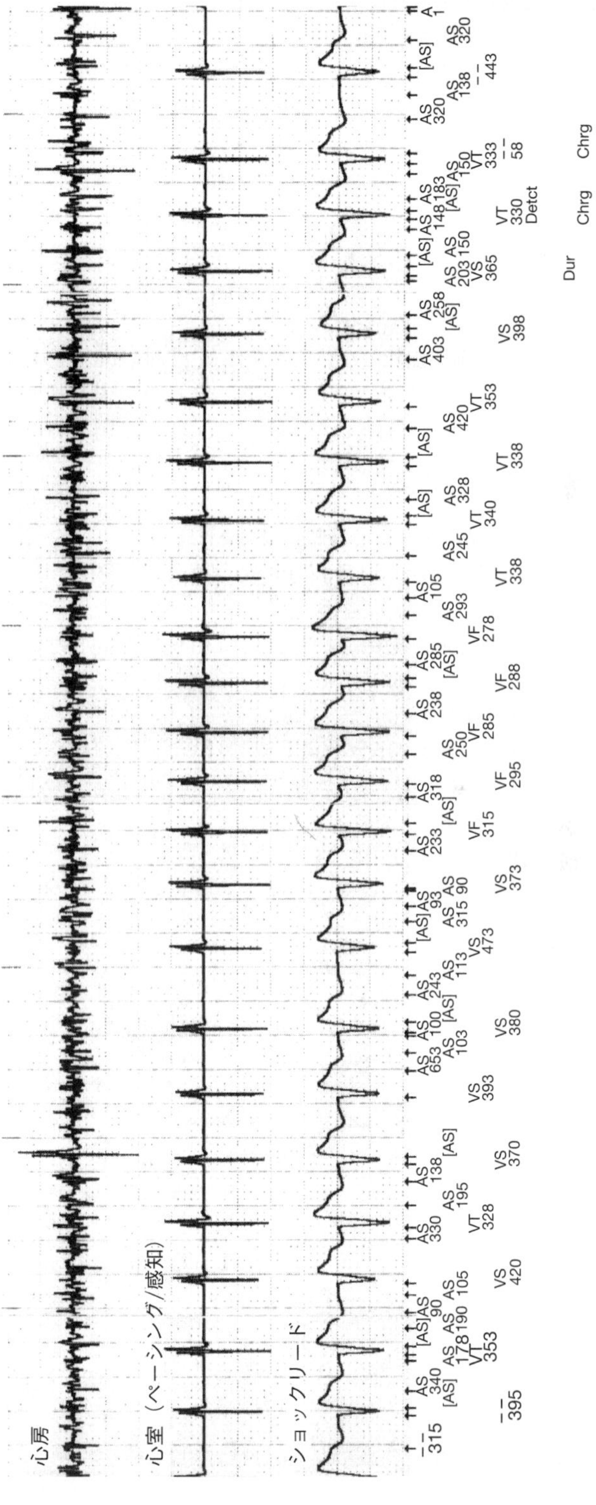
心房
心室（ペーシング/感知）
ショックリード
Detct
Chrg
Dur
Chrg

5. 62 歳の男性，心筋梗塞の既往歴があり左室駆出率は 29％のため，心臓突然死の一次予防目的で植込み型除細動器の植込みを受けた。
　患者の自動車運転に関して，最も適切なのはどれか？
A. 回復したらすぐに運転を再開してよい
B. 合併症がない場合は，植込み後 1 週間で運転を再開してよい
C. 失神または ICD ショックがない場合は，植込み後 3 カ月で運転を再開してよい
D. 失神または ICD ショックがない場合は，植込み後 6 カ月で運転を再開してよい

6. 58 歳の男性が，何ら前駆症状のない失神発作を 2 回起こした。1 回目の失神発作は，朝食の食卓に座っているときに起きた。2 回目の失神発作は，庭で仕事中に起きた。患者は顔面と肩に打撲傷を受けた。心疾患の既往歴はない。内服薬はなく，心臓突然死や失神の家族歴はない。
　身体診察所見は正常。
　胸部 X 線撮影，検査データ，心臓超音波検査は正常。
　心電図では PR 時間が 220 ミリ秒，右脚ブロックと左脚前枝ブロックを認めた。頸動脈洞圧迫法では，3 秒間の心拍休止（ポーズ）が生じた。
　トレッドミル運動負荷試験中には心拍数が 160 bpm に達したが，不整脈は記録されなかった。
　推奨されるのはどれか？
A. 30 日間のループイベントレコーダ
B. 電気生理検査で心室プログラム刺激
C. 恒久性二腔ペースメーカの植込み
D. 冠動脈造影法

12.1　カルディオバージョン・除細動[1, 2]

- 除細動が成功するかどうかは，波形と電極の性質により決まる。
- 波形の性質には，形状，持続時間，ウェーブチルト，相数がある。
- 電極の性質には，数，位置，大きさ，素材がある。

波形

波形の形状

- 減衰サインカーブ波形（大きな誘導子が必要な体外式除細動器で使用）。
- 直線的放電波形。
- 切断的放電波形（体内式除細動器で使用）。

波形の持続時間

- 基電流とは，生理的反応を引き起こすのに必要な最小電気エネルギー量のことで，それより弱い刺激強度では，持続時間がのびても生理的反応が発生しない。
- クロナキシー（時値）とは，電気エネルギーを閾値の 2 倍で維持したときに，刺激を引き起こすのに必要な最小時間（パルス幅）のことである。
- 単相性波形では短時間の大電流が必要である。二相性波形では第 2 相の持続時間は第 1 相の持続時間と同じ，もしくは長い。

波形のウェーブチルト

- これは波形の誘導端と軌跡端の電位差の割合で定義する。
- 矩形波形は大容量，高抵抗，短時間のパルスで発生し，ウェーブチルトは小さい傾向にある。
- 固定ウェーブチルトの除細動システムでは，波形の持続時間はインピーダンスで変化する。
- 波形の持続時間が固定したシステムでは，ウェーブチルトはインピーダンスにより決まる。
- 通常は 50〜65%のウェーブチルトが用いられる。

波形の極性

- 波形の持続時間が 2 ミリ秒以上の単相性波形の場合や，第 2 相が第 1 相より長い二相性波形の場合には，右室電極が陰性のときに除細動閾値が低くなる。

波形の相数

- 二相性波形では除細動が低エネルギーですむ。二相のうちいずれの相で除細動されるかは不明である。可能性の 1 つとして，第 1 相で除細動され第 2 相は残存電流を細胞膜から取り除くことである。この現象は細胞膜の「バーピング」と呼ばれる。
- もう 1 つの可能性として，第 1 相でナトリウムチャネルが活性化され細胞膜が条件づけされてから，第 2 相で細胞膜が脱分極することである。
- 第 2 相では振幅のほうが持続時間よりも重要である。
- 除細動電気ショックは心臓全体に電位勾配を形成する。電位勾配は除細動電極付近が最大になりやすい。

- 除細動成功のためには，心臓全体が最小電位勾配に達する必要がある。
- 除細動閾値以下のショックでは，複数の活性化領域が発生し，除細動が不成功に終わる。
- ショックが強力なほど，除細動は有効となる。
- 二相性波形はリエントリーに必要な条件を取り除くため，単相性波形よりも優れている。

活動電位

- 細胞が先行する脱分極から回復しているときにショックが与えられた場合には，新しい反応が生じる。細胞が不応期のときにショックが与えられた場合には，反応は起こらない。
- 強力な電気ショックは，部分的に不応期の細胞を脱分極させ不応期を延長させる。
- 陽極刺激は組織を脱分極させ，陰性刺激は組織を過分極させる。
- 心筋には不連続性と異方向性伝導があるため，ショックによる組織の脱分極が影響を受ける。

ショックの有害作用

- ショックで形成された高電位勾配は，徐脈，房室ブロック，心室細動を引き起こすことがある。
- 100 V/cm 以上の電位勾配は，組織壊死をもたらす。
- 200 mV 以上の膜電位では，細胞膜に細孔が形成される。これは電気形成孔と呼ばれ，イオン漏出と不整脈の原因になる。

除細動・カルディオバージョン

- カルディオバージョン・除細動のエネルギー単位は，ジュール（J）またはワット・秒（W・s）である。
- エネルギー量の選択は，治療する不整脈の種類によって決まる。
- 心房粗動に対しては 50 J，心房細動と心室頻拍に対しては 100〜150 J の同期下カルディオバージョンで十分である。心室細動に対しては，200〜300 J のエネルギーを非同期で与える。小児期の患者群に対しては，体重 1 ポンドあたり 1 J（1 kg あたり 2.2 J）のエネルギー量である。
- カルディオバージョンが成功し洞調律が維持されるかどうかは，不整脈（心房細動）の罹患期間と左房サイズにより決まる。
- 心房細動または心房粗動に対するカルディオバージョンに先立ち，患者は INR を 2〜3 の間に維持する抗凝固療法を 3〜4 週間受けるか，もしくは経食道心臓超音波検査結果が陰性である必要がある。
- 経胸壁的に流れる電流量は，電極の位置で決まる。胸壁前後の位置または心尖部と右肩胛骨下部の位置で，良好な結果が得られる。
- 電流量のうちわずか 4% しか，心筋を通過しない。
- 電極サイズにより経胸壁インピーダンスと電流量が決まる。成人には電極サイズは直径 8〜12 cm が必要である。接触面積は少なくとも電極 1 つにつき 50 cm^2，または両方の電極で 150 cm^2 が必要である。

- 電流の短絡を避けるために，2 つの電極間は水やゲルが存在せずに離れていなくてはならない。
- 電流量はエネルギー量と経胸壁インピーダンスに影響される。
- インピーダンスは電極間距離（胸郭サイズ），電極サイズ，電極と胸壁の接触性，連結器，呼吸相により決まる。
- 繰り返すショック後にインピーダンスが減少するのは，おそらく組織の充血によるためである。
- 成人の経胸壁インピーダンスの平均は 75Ω である。
- 除細動に必要な最小電流量は一定であるが，その電流量を得るためのエネルギー量はインピーダンスにより異なる。
- 経胸壁インピーダンスは，ショックの前に電極間に弱電流を流して測定できる。インピーダンスが高いと判断される場合には，高いエネルギー量または長いパルス幅を用いる必要がある。
- 電流に依存した除細動は，経胸壁インピーダンスには依存しない。
- 電流とショック成功率との間には，放物線的関係がある。成功率が最大になるのは，除細動の場合は 30〜40 A，カルディオバージョンの場合は 15〜25 A である。低電流量では無効であり，高電流では有害になる。
- 二相性波形が優れており，カルディオバージョンや除細動が（単相性波形より）低エネルギーですむ。
- 公共の場で体外式自動除細動器を用いた早期除細動により，心停止後の生存率が改善する。
- 除細動の成功は，すべての興奮を迅速に停止させることに関連している（A 型除細動）。受攻期はみられない。A 型除細動が成功する場合は，通常高いショックエネルギー量を伴っている。
- 除細動後に速い反復性興奮が短時間みられ，最終的に除細動が成功する場合がある（B 型除細動）。
- 電気ショックが受攻期にあたると反復性反応が誘発されることがあり，この反復性反応が心室細動に悪化するか否かに応じて，結果的に除細動不成功または B 型除細動成功になる。

12.2　ペースメーカ

恒久性ペースメーカ[3]

ペースメーカ機能の命名法に関して，NBG コード（北米と英国の電気生理グループにより開発された）を表 12.1 に示す。

表 12.1　ペースメーカ機能の NBG 命名符号

ペーシングする心腔	感知する心腔	感知効果	心拍調節	多部位ペーシング
0＝なし	0＝なし	0＝なし	0＝なし	0＝なし
A＝心房	A＝心房	T＝トリガー	R＝心拍調節	A＝心房
V＝心室	V＝心室	I＝抑制		V＝心室
D＝両方	D＝両方	D＝両方		D＝どの組み合わせも

- ペースメーカ症候群は，房室解離が起きれば，どのペーシングモードでも発生することがある。
- この症状には，呼吸困難，眩暈，疲労感，咳嗽，頸部拍動，不安感がある。
- 房室伝導が心拍数 120〜140 bpm まで正常に維持されている場合には，房室ブロックの発生率は 2%未満である。

デバイスによる治療に対する ACC/AHS/HRS ガイドライン

クラス I＝一般的に適応がある。

クラス IIA＝適応可能だが，公表データに限界がある。

クラス IIB＝適応可能だが，反対意見もある。

クラス III＝適応外。

洞結節機能不全に対する恒久性ペースメーカの推奨

クラス I

- 症状を起こす頻回の洞停止（ポーズ）を含む，記録された症候性徐脈を伴う洞結節機能不全に対しては，恒久性ペースメーカ植込みの適応がある。
- 症候性の変時性応答不全に対しては，恒久性ペースメーカ植込みの適応がある。
- 病態に対する薬物治療の必要性から生じる症候性洞徐脈に対しては，恒久性ペースメーカ植込みの適応がある。

クラス IIa

- 徐脈に一致した重篤な症状と実際上徐脈の存在の間に明確な関連性が証明されない場合に，心拍数 40 bpm 未満の洞結節機能不全に対して，恒久性ペースメーカ植込みは妥当である。
- 臨床的に重篤な洞結節機能異常が発見されるか電気生理検査で誘発される場合に，原因が説明できない失神に対して，恒久性ペースメーカ植込みは妥当である。

クラス IIb

- 覚醒中慢性的に心拍数が 40 bpm 未満で軽微な症候がある患者に対して，恒久性ペースメーカを考慮してもよい。

クラス III

- 無症候性の洞結節機能不全患者に対しては，恒久性ペースメーカ植込みの適応はない。
- 徐脈を示唆する症状が徐脈なしに起きることが明らかに証明される患者の洞結節機能不全に対しては，恒久性ペースメーカ植込みの適応はない。
- 必須でない薬物治療による症候性徐脈を伴う洞結節機能不全に対しては，恒久性ペースメーカ植込みの適応はない。

房室ブロックに対する恒久性ペースメーカの推奨

クラス I

- 第 3 度房室ブロックおよび高度第 2 度房室ブロックに対しては，ブロックの解剖学的レベルによらず，恒久性ペースメーカ植込みの適応がある。

1. 症状（心不全を含む）を伴う徐脈，または房室ブロックによると考えられる心室不整脈。
2. 薬物治療の必要性がある病態で，症候性徐脈を生じる。
3. 覚醒時に無症状の洞調律患者で，3.0 秒以上の心静止時間，40 bpm 未満の何らかの補充レート，房室結節より下部からの補充調律が記録される場合。
4. 覚醒時に無症状の徐脈性心房細動の患者で，少なくとも 5 秒以上のポーズが 1 回以上みられる場合。
5. 房室接合部のカテーテルアブレーション後。
6. 心臓手術後に回復が期待できない，術後房室ブロック。
7. 筋強直性ジストロフィ，Kearns-Sayre 症候群，Erb ジストロフィ（肢帯型筋ジストロフィ），腓骨筋萎縮などの神経筋疾患で，症状の有無によらず房室ブロックを伴う場合。
8. 第 2 度房室ブロックで，ブロック型やブロック部位によらず，徐脈に関連する症状を伴う場合。
9. 心拡大または左室機能不全が存在するとき，もしくはブロック部位が房室結節より下部のときに，覚醒時の平均心室レートが 40 bpm 以下の場合。
10. 運動時の第 2 度または第 3 度房室ブロックが，心筋虚血が存在せずに生じる場合。

クラス IIa

- 恒久性ペースメーカ植込みが妥当であるのは以下の場合である。
  1. 心拡大がない無症候の成人患者で，補充レートが 40 bmp 以上の持続性第 3 度房室ブロック。
  2. 電気生理検査所見から His 束内または His 束下における，無症候性第 2 度房室ブロック。
  3. ペースメーカ症候群に類似した症状または血行動態的破綻を伴う，第 1 度または第 2 度房室ブロック。
  4. 幅狭い QRS 波を伴う，無症候性の II 型第 2 度房室ブロック。孤立性右脚ブロックを含む幅広い QRS 波を伴う II 型第 2 度房室ブロックが生じるときは，ペースメーカはクラス I の推奨になる。

クラス IIb

- 恒久性ペースメーカ植込みを考慮してもよいのは以下の場合である。
  1. 筋強直性ジストロフィ，Erb ジストロフィ（肢帯型筋ジストロフィ），腓骨筋萎縮などの神経筋疾患では，予側できない房室伝導障害の進行があるため，症状の有無によらず，あらゆる程度の房室ブロック（第 1 度房室ブロックを含む）がある場合。
  2. 薬剤を中止した後でもブロックの再発が予想されるときは，その薬剤使用下や薬剤中毒状態での房室ブロックに対して，恒久性ペースメーカ植込みを考慮してもよい。

クラスIII
- 恒久性ペースメーカ植込みの適応がないのは以下の場合である。
  1. 無症候性の第1度房室ブロックに対して。
  2. His束より上位（房室結節）またはHis束内かHis束下か不明の，無症候性I型第2度房室ブロックに対して。
  3. 回復が予想され再発の可能性がない房室ブロック（例えば薬物中毒，Lyme病，迷走神経緊張の一過性亢進，睡眠時無呼吸症候群における低酸素時などで，症状がみられない場合）に対して。

慢性二枝ブロックに対する恒久性ペースメーカの推奨

クラスI
- 恒久性ペースメーカ植込みの適応があるのは以下の場合である。
  1. 高度第2度房室ブロック，または間欠性第3度房室ブロック。
  2. II型第2度房室ブロック。
  3. 交代性脚ブロック。

クラスIIa
- 恒久性ペースメーカ植込みが妥当であるのは以下の場合である。
  1. 房室ブロックによると考えられる失神があり，他の可能性がある原因，特に心室頻拍が除外された場合。
  2. 電気生理検査で著明なHV時間延長（100ミリ秒以上）が，無症候性患者において偶然にみつかった場合。
  3. 生理的でないペーシング誘発性His束下ブロックが，電気生理検査で偶然にみつかった場合。

クラスIIb
- 筋強直性ジストロフィ，Erbジストロフィ（肢帯型筋ジストロフィ），腓骨筋萎縮などの神経筋疾患があり，症状の有無によらず二枝ブロックまたはいずれかの束枝ブロックを伴う場合には，恒久性ペースメーカ植込みを考慮してもよい。

クラスIII
- 恒久性ペースメーカ植込みの適応がないのは以下の場合である。
  1. 房室ブロックまたは症状を伴わない束枝ブロック。
  2. 第1度房室ブロックを伴う，無症状の束枝ブロック。

心筋梗塞急性期後の恒久性ペースメーカの推奨

クラスI
- 恒久性ペースメーカの適応があるのは以下の場合である。
  1. ST部分上昇心筋梗塞後に，交代性脚ブロックを伴うHis-Purkinje系の持続性第2度房室ブロックがある場合，もしくはHis-Purkinje系内部またはそれより下位での第3度房室ブロックがある場合。
  2. 一過性の高度第2度または第3度の結節下房室ブロックに脚ブロックを伴う場

合。ブロック部位が不明のときは，電気生理検査が必要になることがある。

3. 持続性で症候性の第 2 度または第 3 度房室ブロック。

クラス IIb

- たとえ症状がなくても，房室結節レベルの持続性第 2 度または第 3 度房室ブロックに対しては，恒久性心室ペーシングを考慮してもよい。

クラス III

- 恒久性心室ペーシングの適応がないのは以下の場合である。
  1. 心室内伝導障害がない一過性房室ブロック。
  2. 孤立性左脚前枝ブロックがある一過性房室ブロック。
  3. 房室ブロックがない，新規の脚ブロックまたは束枝ブロック。
  4. 脚ブロックまたは束枝ブロックがある，持続性の無症候性第 1 度房室ブロック。

頸動脈洞過敏症候群および神経心原性失神に対する恒久性ペースメーカの推奨

クラス I

1. 3 秒以上の心室静止が誘発される自然発生的な頸動脈洞刺激や頸動脈洞圧迫が原因の再発性失神に対しては，恒久性ペースメーカの適応がある。

クラス IIa

1. 明確な誘発性イベントはないが，3 秒以上の（頸動脈洞）過敏性心臓抑制反応を伴う失神に対しては，恒久性ペースメーカが妥当である。

クラス IIb

1. 自然にまたはチルト試験時に記録された徐脈に伴い，重篤な症状を伴う神経心原性失神に対しては，恒久性ペースメーカを考慮してもよい。

クラス III

1. 無症状または漠然とした症状の，頸動脈刺激への過敏性心臓抑制反応に対しては，恒久性ペースメーカの適応はない。
2. 回避動作が有効であり回避動作が優先される，血管迷走神経性状況失神に対しては，恒久性ペースメーカの適応はない。

重症の収縮性心不全患者における心臓再同期療法に対する推奨

クラス I

1. 左室駆出率 35％以下，QRS 幅 0.15 秒以上の洞調律患者において，最適推奨の内服治療を受けても NYHA 心機能分類 III 度または歩行時心機能分類 IV 度の心不全症状の治療に対しては，ICD 付き心臓再同期療法（CRT）の適応がある。

クラス IIa

- 左室駆出率 35％以下で，最適推奨の内服治療を受けても NYHA 心機能分類 III 度または歩行時心機能分類 IV 度の心不全症状を伴う患者に対し，ICD 付き CRT が妥当なのは以下の場合である。

1. QRS 幅が 0.12 秒以上で心房細動がある。
2. 心室ペーシングに依存する頻度が多い患者では，CRT が妥当である。

クラス IIb

1. 左室駆出率 35%以下で，最適推奨の内服治療を受けても NYHA 心機能分類 I 度または II 度の心不全症状を伴い，恒久性ペースメーカや ICD を植込み予定の心室ペーシング頻度が多いと予側される患者に対しては，CRT を考慮してもよい。

クラス III

1. 他にペースメーカの適応がない無症候性の左室駆出率低下患者に対しては，CRT の適応はない。
2. 主に心臓以外の慢性病態のため，機能的状態と平均余命が限られている患者に対しては，CRT の適応はない。

ペースメーカの調時周期（図 12.1）

- 調時周期が再設定（リセット）されない場合には，設定時間に達した時点で刺激が発生する。
- 心室興奮または心房興奮を感知すると，刺激出力が抑制される。
- 心房興奮感知または心房ペーシングの発生後に心房不応期が開始し，心室興奮感知または心室ペーシングの発生後に心室不応期が開始する。
- 不応期中に起きるイベント（興奮や刺激）は感知されず，調時周期は再設定されない。
- ペースメーカ刺激の発生中や発生直後にブランキング（遮蔽）時間が開始し，その時間中は二腔ペースメーカの対側経路（チャネル）は遮蔽される。
- 心室基準の調時系では，心房補充間隔が固定される。心房補充間隔中に心室興奮を感知すると，このタイマーは再設定される。

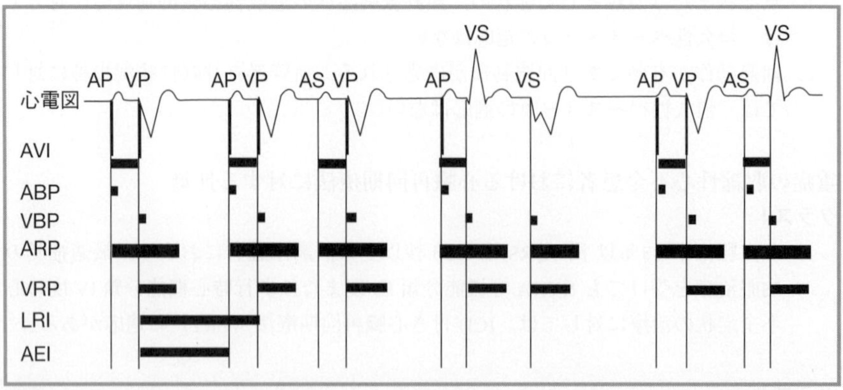

図 12.1　ペースメーカの調時周期。ABP：心房ブランビング期間，AEI：心房補充間隔，AVI：AV 間隔，ARP：心房不応期（AV 間隔と心室後心房不応期を含む），LRI：下限レート間隔，VBP：心室ブランキング時間，VRP：心室不応期

- 心房基準の調時系では，AA 時間が固定される。心房補充間隔中に心室興奮が感知されると，心室基準の調時系における心房補充間隔とは対照的に，AA 時間が再設定される。
- DDD における調時周期は下限レート，房室（AV）間隔，心室後心房不応期，上限レートから構成されている。AV 間隔と心室後心房不応期は総和で全心房不応期を構成している。もし心房および心室の内因性興奮が下限レート時間終了前に発生した場合には，両経路（チャネル）とも抑制されてペーシングは発生しない。もし心房または心室の内因性興奮が発生しない場合には，房室（AV）順次ペーシングが起きる（1 番目と 2 番目の波形に該当する）。もし室房（VA）間隔終了前に心房興奮が感知されない場合には，心房ペーシング刺激が発生し，AV 間隔が開始する。もし AV 間隔終了前に内因性心室興奮が発生した場合には，ペースメーカからの心室刺激は抑制され，すなわち心房ペーシングとなる（4 番目の波形）。もし VA 間隔終了前に P 波（内因性心房興奮）が感知された場合には，心房経路からの刺激は抑制される。すると AV 間隔が開始され，もし AV 間隔終了前に心室興奮が感知されない場合には，心室ペーシング刺激が発生し，すなわち P 波同期ペーシングとなる（3 番目の波形）（図 12.1）。
- 心拍適合ペーシングで AAIR や VVIR モードの場合には，ペーシングレートが変化し，検知器（センサー）にプログラムされた上限レートまで達することがある。
- 追跡（トラッキング）レートとは，ペースメーカが内因性心房興奮を追跡している場合を指す。センサーの制御下で可能な最大レートのことを，最大感知レートという。
    - VA 間隔は以下の式で計算される。

VA 間隔＝下限レート間隔－ペーシング AV 遅延

- 洞結節機能不全はあるが，120～140 bpm のレートまでは 1：1 の房室結節伝導が認められる正常な房室伝導の患者では，臨床的に重症な房室結節疾患の発症率は年間＜2%である。
- 二腔感知型（DDI）で P 波非同期 AV 順次ペーシングは，心房追跡がない DDD ペーシングと類似している。DDI ペーシングモードは，間歇性心房頻脈性不整脈の患者に対し考慮することができる。
- VDD モードでは，心房興奮を感知すると AV 間隔が開始する。もし AV 間隔終了前に内因性 QRS が発生すると，心室刺激は抑制され下限レートタイマーが再設定される。AV 間隔終了時にペーシング興奮が起きる場合にも，下限レートタイマーが再設定される。心房興奮信号がない場合には，心室ペーシングの波形が発生する（VVI）。VDD ペーシングは，洞結節機能が正常で房室結節の伝導異常がある患者に対して適応があり，また心房のペーシングが目的でも，房室伝導しないときにはバックアップ心室ペーシングになる。（**表 12.2**）。
- 下限レートでペーシング中の DDD モードでは，調時周期は AV 間隔と VA 間隔に分かれる。AV 間隔は自発的心房興奮またはペーシングによる心房興奮ではじまり，自発的心室興奮またはペーシングによる心室興奮で終了する。最大追跡レートの上限は，AV 間隔と心室後心房不応期からなる全心房不応期になる。
- 心拍応答 DDD 型ペースメーカでは，心拍数の増加は心房すなわち検知器により駆動される。

表 12.2　ペーシングモードと適応

ペーシングモード	適応	注意事項
VVI/VVIR	徐脈性慢性心房細動	洞調律時にペースメーカ症候群
AAI/AAIR	洞不全症候群徐脈で，正常房室伝導	房室ブロック発生時には無効。心室興奮に対し感知・反応しない。心室興奮の遠隔感知でAペーシングが抑制される
DDI	AとV感知で拮抗的Aペーシングがない。抑制されるとP波追跡がない。Vペーシングレートは設定された基本ペーシングレートをこえない。モード切り替えに有用	心房興奮レートが速いときにはVVIとして作動
DVI	洞不全症候群徐脈。心室興奮に反応する心房基準のペースメーカに類似	Vペーシング必要時は常に拮抗的Aペーシング
VDD	Pを追跡（トリガー）し，心室興奮に反応（抑制）。洞房結節が正常の房室結節疾患。単一リードのペーシング機構	洞房結節機能不全出現時には，心房でのペーシングが不可能。心房興奮を感知しない場合は，VVIとして作動。上室頻拍時には心房信号を追跡
DDD	洞結節機能正常の房室ブロック	上室頻拍時には心房信号を追跡

表 12.3　心拍適合ペーシングの感知装置と作動機序

感知装置のタイプ	機序
ピエゾ電子結晶	上下運動による振動を感知する
加速度計	前後運動も感知する
分時換気量	呼吸で変化する経胸壁インピーダンスを用い，分時換気量を計算する
閉鎖環機構	交感神経活動亢進と収縮能増加に反応する

- 心拍応答ペースメーカは振動，運動，呼吸，他の身体活動の指標を感知する検知器（センサー）を用いている（**表 12.3**）。
- 異なる種類の身体活動の影響を円滑化するために，2つ以上のセンサーを組み合わせたペースメーカもある。
- ペースメーカ植込み時に合併症が起きることがあり，これには心臓穿孔，感染，気胸がある。

ペースメーカモード選択に影響する要因

- 基本調律。
- 運動耐容能。
- 変時性応答反応。
- 合併した臨床的問題点。

ペースメーカフォローアップ

出力プログラム

- 出力はペーシングに十分な安全域を確保できる最小限の大きさであるべきで，適切な設定がペースメーカの寿命を最大に長持ちさせる。
- 強度–時間曲線は電圧とパルス幅の閾値（時値）をプロットしたもので，これにより十分な安全域を確保するための適性値を決定できる。
- 出力プログラムの選択方法には，閾値での電圧振幅を 2 倍にする方法や，閾値でのパルス幅を 3 倍にする方法や，マイクロジュールで決めた閾値の 3 倍が達成できるように出力指標をプログラムする方法がある。

AV 時間（間隔）

- 二腔ペースメーカでは，ペーシングによる心房興奮または感知した心房興奮と，ペーシングによる心室興奮間の時間のことである。これは内因性 PR 時間（間隔）に相当する。ペースメーカによる血行動態的利益を最適化するようにプログラムしなくてはならない。AV 間隔をより長めに設定して，内因性心室興奮を温存することが望ましく，これにより右室心尖部ペーシングで起こりうる有害作用を回避する。

長い AV 遅延のプログラムで起こりうる有害作用

1. AV 遅延を長くプログラムすると，ペースメーカ起因頻拍が起こりやすくなることがあり，その理由は心室ペーシングを遅らせると，不応期を脱した房室結節を介して逆行性伝導が生じることがあるためである。
2. AV 遅延を長くプログラムすると，モード切り替え機能を妨げることがある。心房遮蔽間隔が長いほど，心房興奮が検知されないようになる。

リードインピーダンス

- ペーシングシステムの保全性を評価するために，リードインピーダンスを測定すべきである。

モード切り替え機能

- 二腔ペースメーカにおいて，発作性上室頻脈性不整脈に反応してモードが自動的に別モードに切り替わる能力が，モード切り替え機能である。DDD または DDDR ペーシングモードでは，上室頻脈性不整脈により高頻度心室ペーシングが発生することがある。
- DDI，DDIR，DVI，DVIR のようなペーシングモードでは，心房興奮の追跡（トラッキング）は行わない。
- モード切り替え機能があると，洞調律時の DDD または DDDR モードが，心房頻脈性不整脈時には DDIR のような非追跡モードに切り替わることができ，この不整脈が停止したときには，DDD または DDDR モードに戻ることができる。

ペースメーカ心電図の解析

- 以下に示すペースメーカ機能を評価すべきである。
    1. どの心腔がペーシングされたか？

2. どの心腔が感知されたか？

- ペースメーカ刺激（スパイク）が認められる場合には，刺激の後にどの興奮が来るか？　QRS 波か，P 波か，両方か，またはいずれでもないか？
- QRS 波がペースメーカ刺激で誘発されているか，あるいはペースメーカ刺激が自発的 QRS 波と同時に発生しているか？
- P 波と QRS 波の感知は適切であるか？　感知不全では非同期ペーシングが発生する。
- 不応期やブランキング（遮蔽）期に発生する心房または心室の興奮は感知されない。
- 補充間隔や下限レート間隔のような調時周期を評価すると，ペースメーカ心電図は解析しやすくなる。
- 二腔ペースメーカでは P 波が感知されると，心房補充間隔は終了し AV 間隔が開始する。これにより上限レート限界まで AV 順次ペーシングが可能になるが，その上限レートを最大追跡レートという。
- 最大追跡レートは全心房不応期で決まる。この全心房不応期は AV 間隔と心室後心房不応期の和である。心房レートがこの限界をこえる場合は，P 波は 1 つおきに不応期に来て感知されないために，2：1 ペースメーカ房室ブロックが発生する。
- それ以外の上限レート反応には，ペースメーカ房室 Wenckebach，フォールバック（後退），レートスムーシング（平滑化）がある。
- 突然発生する心室ペーシング調律を伴う頻拍には，内因性心房頻拍の心室追跡とペースメーカ起因頻拍の可能性がある。
- 無限旋回環（エンドレスループ）のペースメーカ起因頻拍は，磁石をあてると停止する。

心臓ペーシングと心臓記憶（メモリー）

- 右室ペーシングにより生じる T 波の陰転化は，前壁虚血によるびまん性の T 波陰転化と区別するのは困難なことがある。
- 以下にあげる心電図基準が，2 つを鑑別するのに役立つことがある。
- 組み合わせはつぎのとおりである。

1. aV_L 誘導で陽性 T 波。
2. I 誘導で陽性または等電位性 T 波。
3. 前胸部誘導による最大の T 波陰転化＞III 誘導による T 波の陰転化。

- これによる心臓記憶に対する感度は 92%，特異度は 100% であり，特に心筋逸脱酵素と虚血の他の指標が陰性の場合には，冠動脈病変によらず虚血性の前胸部誘導 T 波陰転化から識別できる。
- 心室ペーシング時に心室興奮が変化すると，収縮様式の変化と伸展の変化が誘導されることにより，心臓記憶が開始する。
- 心室ペーシングまたは心室不整脈で誘発される T 波形態の変化が心臓記憶であり，心房ペーシングまたは洞調律に戻った後でも持続する。心臓記憶は短時間（数分から数時間持続）のこともあれば，長時間（数週から数カ月間持続）のこともある。
- 恒久性右室ペーシングのように非典型的な右室興奮が長時間続くと，新しい興奮順序に対し新しい心室勾配（興奮到達時間と活動電位持続時間との間に有意な逆相関）が生まれる。

表 12.4　ペースメーカ心電図異常の原因

ペーシング刺激がない	捕捉しない	ペーシングレートが変化
1. バッテリー枯渇	1. 非同期モード/磁石適用	1. 記録速度の変化
2. 回路不全	2. バッテリー枯渇	2. 回路不全
3. コンダクターコイル断絶	3. 機能的非捕捉（不応期での刺激）	3. クロストーク（交差干渉）
4. 電磁干渉	4. 自発的，薬剤や代謝異常による閾値上昇	4. ヒステレシス（履歴現象）
5. 陰極接触不良	5. 出力不足	5. マグネットレート
6. 接続ネジ弛み	6. 絶縁不良	6. 過剰感知
7. 非心臓信号の過剰感知	7. リード位置移動	7. 感知レート
8. P 波と T 波の過剰感知	8. 穿孔	
	9. 接続不良	
	10. 心房期外収縮，心室期外収縮の感知不全	

- 生理的レートで右室心内膜ペーシングを開始後 1 週間以内に，ヒトの心臓では「心臓記憶」が定常状態に達する。
- 右室心尖部ペーシングにより，心室の電気生理学的，収縮性，構造的リモデリングが誘発される。
- 正常伝導に回復した場合には，T 波ベクトルが以前変化した QRS 波ベクトルの跡を追うような心臓記憶の心電図徴候が出現する。
- 感知異常には以下のものがある（**表 12.4**）。
  1. アンダーセンシング（感知不全）：正常の心臓興奮を認知できない。
  2. オーバーセンシング（過剰感知）：内因性信号または外因性信号を予期せず感知する。正常に機能しているペースメーカは，期外収縮を感知できないことがある。
  3. 内因性心臓興奮が不応期に起きるために感知されない場合には，機能的アンダーセンシングが発生する。例えば，心室後心房不応期中に起きる心房興奮は感知されない。
- ペースメーカを一時的にトリガーモードに設定すると，感知異常の原因が明らかになることがある。
- 心臓興奮が内因性収縮とペースメーカによる収縮の中間の波形をとる場合は，融合収縮と呼ぶ。
- ペースメーカ刺激が内因性興奮時に起きるが，その興奮に関与しないか興奮を変化させない場合には，偽性融合が発生する。これは感知回路を抑制するほど心電位が大きくないために起きる。偽性融合は心室内伝導遅延があるときに起きることがある。
- IC 群薬でペーシング閾値が上昇し，感知異常が発生することもある。
- 高カリウム血症，アシドーシス，低酸素症，高血糖，粘液水腫のような電解質異常と代謝異常は，ペーシング閾値と感知閾値に影響を及ぼすことがある。
- 心室ペーシングではペースメーカ症候群が発生することがあり，症状として息切れ，眩暈，疲労感，頸部や腹部の拍動，咳咳，不安感が出現する。

- デバイス（装置）がプログラマーの遠隔測定器（テレメトリー）を検知すると，すべての自動試験アルゴリズムは終了する。
- 「オン」にプログラムされたときは，心室捕捉を調べるのに誘発反応が用いられる。
- DAVID 試験において，試験の主要転帰（死亡または新規心不全か心不全増悪による入院）は，二腔ペーシング群に比較し心室ペーシング群のほうが低値であった。
- 左室機能障害がある患者では，心室ペーシングの頻度が多いほど有害転帰が発生しやすい。
- Mode Selection Trial（MOST）試験の予備調査で，心室ペーシングの頻度には心不全と心房細動の発症に有害作用があることが報告された。
- DDDR 群で心室ペーシングが＞40％の時間を占めると，うっ血性心不全の発症リスクが増加した。
- 心室でのペーシングの頻度が多い患者では，心房細動も発生しやすかった。
- DDDR 群と VVIR 群において，心室ペーシングが 1％増加すると，心房細動発生リスクがおのおの年間 0.7～1％増加した。
- ペースメーカ患者では変時性応答不全が一般にみられるが，すべての患者に心拍適合が必要というわけではない。
- 心拍適合 AV 遅延をプログラムした場合は，心拍応答設定で心室ペーシングされやすくなることがある。
- 心拍応答に伴い非持続性心室頻拍の発生率が増加することがあり，QOL の尺度のうち悪化するものがいくつかある。
- 6 分間歩行検査で評価した運動耐容能は，DDD 群と DDDR 群の間で差がない。
- Advanced Elements of Pacing Trial（ADEPT）試験は，DDD ペーシングと DDDR ペーシングを比較した。臨床的転帰の中には差が認められないものがあった。
  1. DDDR 群のほうが心不全による入院が起きやすかった。「より生理的な」ペーシングモードの臨床的優越性は確立されていない。
  2. 「生理的ペーシング」モードは，心房細動と心不全を悪化させることがある。
- 心拍応答をプログラムすると，心室ペーシングの頻度がさらに増加するため，心不全のリスクが増加する。心拍応答の臨床的有益性には疑問がもたれている。
- ペースメーカ植込み時に収縮能が正常であった患者では，持続的右室心尖部ペーシングにより，経過中に心室機能障害が発生することがある。
- 心房ペーシングのみ（AAI）で治療された洞結節疾患の患者では，心室ペーシング（VVI）で治療された患者に比較して，生存率が高く心血管死亡率が低かった。
- 心房ペーシングで治療された患者では，心房細動，血栓塞栓症，症候性心不全が発生しにくかった。
- 洞結節疾患において，短い AV 遅延（150 ミリ秒）または長い AV 遅延（300 ミリ秒）の DDDR モードと AAIR モードを比較すると，DDDR 群のほうが心房細動発生率が高い結果になった。
- 長い AV 遅延の AV 同期モードですら，心室ペーシングを最小限にするが完全に消失させることはなく，心室ペーシングには有害作用がある。
- Canadian Trial of Physiologic Pacing（CTOPP）試験では，心室ペーシング群において発作性心房細動と持続性心房細動の発生率が高く，この影響は 6 年間の経過観察を通じて持続した。

- MOST 試験では，心室ペーシング群において心房細動の発生率と心不全による入院率が有意に高かった。
- United Kingdom Pacing and Cardiovascular Events（UKPACE）試験では，高度房室ブロックの患者を二腔ペーシングまたは心室ペーシングで治療した。二群間に有意差はみられなかった。
- 心房ペーシングまたは二腔ペーシングは，洞結節疾患と内因性房室伝導がある患者にのみ考慮すべきである。
- Dual-Chamber and VVI Implantable Defibrillator（DAVID）試験では，二腔ペーシング群に比較し心室ペーシング群のほうが，死亡率もしくは新規心不全または心不全増悪による入院率が低かった。
- 左室機能不全がある患者では，心室でのペーシングの頻度が多いほど有害転帰が起こりやすかった。
- Atrial Pacing Periablation for Paroxysmal Atrial Fibrillation（PA3）試験のサブグループでは，心房細動がある患者において心室ペーシングの催不整脈作用が発生した。
- 右室ペーシングが有害であると考えられる理由を以下に示す。
  1. 心室興奮の異常により心室非同期が生じることで，右室心尖部ペーシングが心室機能障害を引き起こすことがある。
  2. 右室ペーシングにより誘発される僧帽弁装置の調時順序が変化し，左室乳頭筋機能不全による僧帽弁逆流が発生することがある。
  3. このため左房伸展と拡大および電気生理学的変化が生じ，心房細動が発生することがある。
  4. 右室ペーシングは心筋血流の異常を誘発することがある。
- 重度の左室収縮機能不全がある患者と心室内伝導遅延が潜在する患者において，これらの有害作用が最も大きいと考えられる。
- 心室機能不全の程度は，心室ペーシングの持続時間に直接関係している。
- 洞結節機能障害の患者と左室機能障害の患者において，左室機能不全や心房細動を起こしやすい右室心尖部ペーシングでは，患者に心臓突然死のリスクがある。
- 右室ペーシングを避けるためには以下を行うべきである。
  1. 長い AV 遅延をプログラムする。
  2. 心拍適合プログラムを避ける。
- 洞結節機能不全がある患者の大部分は，内因性房室伝導があり重大な心室内伝導遅延がなく，これら患者の 20％までが AAIR ペーシングの適応患者である。
- 房室結節伝導異常がある患者ですら，ほとんどの時間で内因性房室伝導がみられる。

右室ペーシングを最小にするプログラム

- 洞結節機能不全がある患者で房室伝導が正常なら，AAIR モードを考慮すべきである。
- 経過中に心室ペーシングが必要になる房室ブロックに進行するリスクは，患者を慎重に選択すれば年間＜1％である。
- AV 遅延を長く（例えば＞300 ミリ秒）プログラムすれば，心室ペーシング量が減少する。
- 最初の植込み時に，心房内伝導遅延を最小にする位置に心房リードを設置する。さもないと心房伝導が遅延すれば，心室ペーシング量が非常に多くなることがある。

- 適合 AV 間隔ヒステレーシス（履歴現象）アルゴリズムが，内因性房室伝導を促進するように開発された。DDDR モードではこれにより心室ペーシングが 90％減少する。
- AAIR モードから DDDR モードへモード切り替えできるアルゴリズムにより，二腔 ICD 患者において心室ペーシング率は，従来の AV 遅延の DDDR モードにプログラムした場合の 74％から，管理された心室ペーシングモードにプログラムした場合の 4％に減少した。
- 洞結節機能不全の患者では DDDR モードに比較すると，管理された心室ペーシングモードにより，心室ペーシング累積率が低下した。
- DAVID II 試験では，無事故生存率と QOL に対する心房ペーシングの影響は，バックアップのみの心室ペーシングに比較しそれほど悪くなく，むしろ同等と考えられた。

リード設置の代替右室部位

- 傍 His ペーシング。
- 右室流出路。
- 高位右室中隔。

左室または両室ペーシング

- 特に収縮機能不全がある患者では，左室または両室ペーシングは右室心尖部ペーシングよりも優れていると考えられる。
- 最初心室機能が正常で心房細動の心拍数コントロール目的に房室接合部アブレーション後右室心尖部ペーシングした患者を，長期間（7 年間まで）経過観察した。僧帽弁逆流の増加と左室駆出率の低下のみならず，左室径と左房径の拡大を伴う心室リモデリングが報告された。
- 収縮機能障害または症候性心不全を伴う患者では，両室ペーシングでは右室ペーシングに比較し，6 分間歩行検査と駆出率に有意な改善が得られたことが報告された。

ペーシングの推奨

- 収縮機能障害がない患者では，右室心尖部ペーシングは有害ではないと考えられる。
- 先天性完全房室ブロックに対しペーシングされている患者では，平均 10 年間の経過観察中に，左室機能障害の発生率は低かった（6％）。
- 右室ペーシングは最小限にすべきである。
- 洞結節機能不全の患者において PR 時間が正常で心室内伝導遅延＜120 ミリ秒の場合には，AAIR モードを考慮すべきである。この患者における心ブロックへの進行リスクは，年間 0.6％（範囲 0〜4.5％）である。
- 変時性応答不全の徴候がない患者では，ほとんどの患者でペーシングが必要な機会は＜1％であるので，バックアップ VVI ペーシング（例えば 40〜50 bpm）を考慮してもよい。内因性伝導を促進するため AV 遅延を自動的に適合するアルゴリズム，または AAI から DDD ペーシングモードに切り替えるアルゴリズムを使用してもよい。

- 心ブロックがある患者では，心ブロックが間歇性か永続性か，および収縮能が正常か異常かどうかにもとづいて，ペーシングシステムを選択すべきである。
- 間歇性房室ブロックに対しては，右室ペーシングを最小限にするアルゴリズムがついた二腔ペースメーカを選択すべきである。
- 症候性の変時性応答不全の徴候がみられない場合には，心拍適合はプログラムすべきでない。
- 完全心ブロックがあり収縮能が正常な患者に対しては，右室ペーシングの代替え部位を考慮するとよいが，この方法を検証するにはさらに臨床研究が必要である。このサブグループにおける両室ペーシングの支持は弱い。
- 症候性の左室機能不全とペーシングの適応がある房室ブロックを伴う患者では，CRT を考慮すべきである。この治療選択肢を徐脈デバイスで選ぶか ICD で選ぶかは，臨床的要素の数により決まる。
- 変時性応答不全の徴候がない場合には，心拍応答のプログラムは作動すべきでない。
- 植込み時にデバイスを名目的パラメータのままにしておくことは容認できない。各患者に合わせて，個別的にペースメーカをプログラムしなくてはならない。
- 自発的心房興奮を温存し内因性伝導を促進するように，あらゆる努力をするべきである。
- 右室ペーシングを最小にするペーシングアルゴリズムを考慮すべきである。心室ペーシングを減少させるこのアルゴリズムの例として，MVP モードおよび AAISafeR モードがある。

ペースメーカ関連性合併症

- 鎖骨下穿刺に伴い外傷性気胸，外傷性血気胸，偶発的動脈穿刺，空気塞栓，動静脈瘻，胸管損傷，皮下膿瘍，腕神経叢損傷が発生することがある。
- 刺激発生装置部位に血腫が自然に発生したり，治療に伴う凝固異常で発生したりする。吸引は推奨されない。
- 心臓穿破や心タンポナーデが起こることがある。
- 鎖骨下静脈の静脈血栓が起きることがある。
- リードに関連した合併症としては，リード位置の移動，連結ピンの弛み，コンダクターコイル（リード）の破損，絶縁材の破損がある。
- ポケット部のびらんと感染が起きることがある。急激に悪化するびらんは，緊急に対処すべきである。ペースメーカのどの部位でも，いったん皮膚を通してびらんが生じた場合には，ペースメーカシステムは取り除き，別の部位から再度植込みをすべきである。
- 感染は実質的な化膿がなくても起きることがある。ポケットの再形成をする前に培養検査を実施して，陰性であることを確認しておくべきである。ペースメーカが皮膚へ癒着する場合には感染が考えられ，その部位の再利用は不可能である。
- ペースメーカ植込み後の感染発生率は，2% 未満にすべきである。植込み術前の予防的抗生剤投与と術直後の周術期投与に関しては賛否両論がある。予防的抗生剤投与を受けた群と受けなかった群との間には，感染発生率に有意差が認められないようである。
- ペースメーカ植込み時にペースメーカポケットを抗生剤溶解液で洗浄すると，感染予防に役立つことがある。
- 敗血症はまれである。
- 早期感染は黄色ブドウ球菌（*Staphylococcus aureus*）が原因で起きる。遅発性感染は表皮ブドウ球菌（*Staphylococcus epidermidis*）が原因で起きる。
- ペースメーカまたは除細動器のリード植込みに関連した上大静脈閉塞は，全デバイス植込みの0.2〜3.3%にみられると推定される。

電磁干渉[4]

- 感知回路が検知する周波数の内因性信号または外因性信号が原因となり，電磁干渉が発生する。
- 生体信号としてはT波，筋電位，後電位，P波，期外収縮がある。
- 非生体信号としては電気焼灼，カルディオバージョン，MRI，高周波アブレーション砕石術，高周波透熱療法，電気ショック，ラジオ波信号（携帯電話）がある。
- 溶接設備，磁気消去器具，携帯電話，盗難防止装置は電磁干渉の発生源となりうる。
- 患者は「電源の入った」携帯電話がペースメーカや植込み型除細動器（ICD）の直上に来ないようにすべきで，携帯電話をデバイス直上で漫然と移動させたり，また電源の入った携帯電話をデバイス上の胸ポケットに入たりすべきでない。
- 患者は商品検知電気機器にもたれかかったり，近くに立ち止まったりしないようにすべきである。これらの機器を通過しただけでは，ペースメーカやICDに有害作用が及ぶ可能性は低い。
- 遠隔測定器（テレメトリー）を介しモニタしている植込み型ペースメーカの2インチ（5 cm）以内にMP3プレーヤーがあると，ペースメーカとの干渉の原因になることがある。
- 宇宙放射線はシングルイベントアップセット（SEU）のよく知られた原因で，電気器機の電気回路を一時不通にする。ラップトップ型コンピュータ，携帯電話，個人向け携帯型情報端末機器のような器機でSEUが発生する。
- 宇宙放射線は太陽，他の星，大気圏外空間の激変動から発生し，100万年前に発生したものもあり，陽子，電子，中性子から構成されている。海水面では宇宙放射線が自然背景放射線の13%を占めている。
- 宇宙放射線に関与している主要な要素が4つある。
  1. 海抜（高度）：地球の大気が宇宙放射線から保護している。海抜が高いほど遮蔽物が減少し，宇宙放射線密度が増加する。飛行高度における宇宙放射線は，海水面の100倍多い。
  2. 緯度：地球の磁場が宇宙放射線を偏向させる。宇宙線の遮蔽は赤道上が最大で，外極で減少する。北極または南極における宇宙放射線は，赤道の2倍も多い。
  3. 太陽光活動：太陽の活動性は11年周期で，活動性が高い時期と低い時期がある。静かな太陽光年の間は，大量の宇宙放射線が大気を介して降り注いでいる。
  4. 太陽光陽子イベント：電荷粒子の膨大な爆発的放出がみられる。この太陽光エネルギー放出の増加により，宇宙放射線が突然急増する原因になる。
- これらの相互作用は完全には予防できないが，一般にICDの救命的性能には影響しない一時的な「軽微」な再設定にすぎないと，患者を安心させるとよい。

12.3　植込み型除細動器

植込み型除細動器（ICD）のデザイン

- ICD はステンレス鋼製またはチタン製の容器に内蔵されており，電極としても作用する。ICD は前胸部領域の皮下に植込まれる。
- 調律の感知電極は IS-1 接続端子で，除細動電極は DF-1 接続端子でジェネレータ（発生装置）のコネクターヘッドに接続されている。コネクターヘッドは透明なポリメチルメタクリレートでできている。
- ICD の構成要素には，他にバッテリー，コンデンサー（蓄電器），テレメトリーコイル，マイクロプロセッサー（極小演算装置）がある。
- バッテリーはリチウム銀酸化バナジウムでできている。18 kJ のエネルギーを蓄電している。3.2 V を発生し，バッテリー電圧が 2.2 V 未満の場合は，交換する限界に達したことを示している。
- アルミニウム電解質蓄電器（コンデンサー）が使われ，DC/DC 変換器で 30～40 J を充電する。蓄電器は 750 V 充電して，心臓に 10～15 ミリ秒間放電することができる。頻拍検知基準に合致すると，蓄電器は充電を開始する。蓄電器の充電時間は 15 ミリ秒未満の必要がある。
- 充電時間が長いほど，循環の心停止時間が長くなる。バッテリー電圧（2.2 V 未満）に加え，充電時間の延長も ICD 交換の適応である。
- 単一の心室誘導（リード）が，調律の感知電極と除細動電極を兼ねている。
- 除細動電極はプラチナ–イリジウム合金または炭素からなる 2 つのコイルでできており，高電圧放電が可能である。コイル遠位端の位置は右室にあり，コイル近位端の位置は上大静脈にある。
- 調律の感知部分は双極電極でできている。電極先端とコイル遠位端との間で記録する中間的な双極電極を用いたシステムもあれば，電極先端と環状電極の間で記録する純粋な双極電極を用いたシステムもある。
- 二腔 ICD は標準的な心房双極誘導（リード）を用いている。心房リードは心房ペーシングに加え心内電位を記録できるが，これは心室頻拍を上室頻拍から鑑別するのに役立つ。
- ほとんどすべての ICD システムは経静脈的に植込まれ，抗頻拍ペーシング，徐脈時心室ペーシング，心拍適合機能つきの二腔（房室）ペーシングができる。さらに心房除細動や CRT の特性も利用可能である。
- 除細動電流は電圧に正比例し，リードインピーダンスに反比例する。リードと組織の接触面で分極が発生する。

感知（センシング）

- ICD による頻脈性不整脈を検知する基本は，心室の心拍数である。
- 適切に感知し頻拍を検知するためには，各電位をすべて検出して電位の間隔を解析しなくてはならない。
- 電位の検出は，心室筋から受ける信号の質に依存している。
- 心室リードによる遠隔信号の検出を，植込み時に評価しなくてはならない。感度をプログラムし直しても遠隔信号が検出される場合には，リードの位置を変更すべきである。

- 周波数帯通過（バンドパス）フィルターを使用して，心室信号域以外の極低周波数信号および極高周波数信号を除去する。
- 心室再分極，心房興奮，ページング後分極と脱分極後分極，心筋電位，外部環境からの信号を心室リードが検出すると，頻脈性不整脈と誤認して不適切ショック作動またはペースメーカ抑制が生じることがある。
- 信号の振幅に加え信号の周波数成分〔スルーレート（V/秒)〕も，信号を良好に検出するために重要である。
- 大きな信号では検出の特異度が向上する。しかし，小さい信号（4～6 mV）でもスルーレートが＞1 V/秒で表されるような良好な周波数成分のほうが，スルーレートが＜0.1 V/秒の不良な周波数成分の大きな信号よりも，検出の特異度が優れている。
- 10 mV の正常興奮から＞500 mV のペーシング刺激，0.2～10 mV 電位振幅の心室細動，0～0.15 mV の電位振幅の心静止に至るまで，デバイスはさまざまな振幅の差異を迅速かつ正確に特定しなくてはならない。
- 自動ゲイン機能または自動感知閾値機能を用いて，この限界を克服する試作がなされてきた。自動ゲイン法では固定振幅電位閾値を用い，検知が良好になるように振幅を増幅する。自動閾値法では増幅は固定され，連続的に変動する電位振幅を検出する。
- 洞調律中に信号が十分であっても心室細動中には不十分になることがあるため，植込み時に心室細動を誘発させて，信号を十分に検出できることを評価しておくべきである。
- 検出期間中に心室細動信号の＜10％しか検出できない場合でも，心室細動の検出と治療は適切にできる。
- 洞調律時に心室電位の振幅が 5 mV なら，心室細動の検出は信頼できると予測される。
- Medtronics Sprint Fidelis ICD リードは，予想以上に導線断絶の発生率が高い。
- 不適切ショックを予防するためには，この同定が重要である。
- 完全感知計測器は非生理的な短い心室間隔（≦ 130 ミリ秒）の累積数を保存し，リード不全を早期に同定できるように設計された診断的性能がある。
- 調律を感知する導線の ICD リードに破損があると，保存電位内の高周波数信号（「ノイズ」）を過剰感知し，リードインピーダンスが異常になり（一過性のことが多い），非生理的な短い間隔を感知するが，この間隔は ICD が検出する頻発性の速い非持続性頻拍を伴う心室ブランキング時間に近い。
- デバイスに不適切感知の証拠が認められなくても，他社のデバイスに替えただけで臨床的に重大な感知問題が発生することがある。製品間における信号処理過程の相違に関連した不適切心室感知があると，T 波の過剰感知を生じることがある。
- St Jude Riata リードはコンダクターコイルが外面化し，リード機能不全と不適切ショックが発生することが報告された。

検出

- 電位が検出されると，電位間隔を検出し識別するアルゴリズムが作動する。
- このアルゴリズムによりペーシングが必要な徐脈，抗頻拍ペーシングが必要な心室頻拍，除細動（ショック）が必要な心室細動を鑑別する。

- 心室不整脈を検出するための主要な特徴は，心拍数と不整脈の持続時間である。
- 速い調律ほどより短い検出間隔をプログラムすべきである。心拍数の検出のみでは患者の血行動態を表していない。検出基準を満たすアルゴリズム（全間隔数 Y 中の間隔数 X）により，検知感度が向上する。
- 心室頻拍の検知レートに重複する上室頻拍により，不適切治療（作動）が生じることがある。
- 突然の発症（洞頻脈との鑑別），周期長の一拍ごとの変動（心房細動との鑑別），心房電位を用い心室電位との関係をみるなどの基準を追加し活用してきた。
- 房室解離が存在すれば心室頻拍の診断が確定する。心室電位と心房電位の関係が 1：1 の場合には，1：1 の逆行性伝導を伴う心室頻拍または上室頻拍によるものと考えられる。
- AV 間隔の VA 間隔に対する比は，これらの不整脈を鑑別するのに役立つ。これらの特性を追加すると，検出が遅れ検出感度が低下することがある。
- 非常に速い不整脈に対しては，起源がどこであれ迅速に除細動するようにアルゴリズムをプログラムすべきである。特異度を重視するあまり感度を犠牲にすべきではない。下限レートのカットオフにより，不適切ショックが生じることがある。
- 再確認機能により充電時間中に不整脈が存在するかを再確認できる。これにより充電時間中に自然停止する非持続性不整脈がみられるときに，不必要なショックを回避できる。
- 再検出機能により停止成功後に数拍の不整脈の出現を検出できる。再検出に必要な間隔数を減少させることにより，再検出時間が短縮できる。

ネオジム–鉄–ホウ素磁石

- ネオジムは地球の地殻で発見された, 天然起源の強力な選鉱された磁気物質である。
- 磁石は植込みデバイスに 3 cm までの距離で影響を与える。
- ペースメーカに磁気の影響が持続すると電池が枯渇し，マグネットレートでの速いペーシングのために，有害な血行動態的影響が発生することがある。
- 磁石誘発性非同期ペーシングの結果として心室受攻期にペーシングが発生し，致死性心室頻脈性不整脈が誘発されることがある。
- 同様に，非同期心房ペーシングの結果として，心房細動または心房粗動または他の上室頻脈性不整脈が発生することがある。
- 持続的に磁石をあてると，頻脈性不整脈の検出と ICD 治療が不可能になることがある。
- 「磁石警告音」機能を作動させると，磁石の影響が継続していることを患者に警告できるが，聴力障害のある患者（高齢者ではきわめて一般的）では，警告音が聞こえないことがある。
- ブローチ，ネックレス，ブレスレット，名札，衣装飾り，読書用眼鏡，その他植込みペースメーカまたは ICD から短距離におく可能性がある製品には，これらの磁石が含まれていることがある。
- 2 cm 離して測定した磁場力≧ 10 ガウスのヘッドホンは，低い磁場力のものより磁気影響が発生しやすい。ヘッドホンを皮膚表面から≧ 3 cm 離しておくと，磁気影響は観察されなかった。

- ヘッドホンの磁石はスピーカ（つまりスピーカ前の空気を）を振動させ，聴くことができる音波を生成するために使用されている。携帯用ヘッドホンには，典型的にネオジムの磁気物質が含まれている。
- 携帯電話，盗難防止装置，空港安全装置棒から発生する高周波信号または磁石は，ペースメーカとICDの機能に影響を与えることがある。

エネルギー，負荷，チルト

- 製造業者の報告によると，貯蔵エネルギーとしてまたは放出エネルギーとしてのICD容量は，臨床的負荷が典型的に40Ω以下で，名目上65%のチルト波形である。

ICD植込みの適応

- 原因（虚血性または非虚血性）によらず，駆出率<35%。
- 心室細動または心室頻拍による心停止で，一過性の原因または可逆的原因によらないもの。
- 器質的心疾患に伴う自然発症の持続性心室頻拍。
- 器質的心疾患を伴う失神で，臨床的関連性があり，血行動態的に重篤な持続性心室頻拍または心室細動が心臓電気生理検査で誘発される。
- 冠動脈疾患，心筋梗塞の既往，駆出率40～45%，電気生理検査で誘発可能な心室細動または持続性心室頻拍が認められる患者における非持続性心室頻拍。
- QT延長症候群または肥大型心筋症のような，致死性心室頻脈性不整脈のリスクが高い家族性または遺伝性の病態。

クラスI適応

- 心室細動による心停止から生還した患者，もしくは血行動態的に不安定な持続性心室頻拍があり，イベントの原因を特定して完全に可逆的原因を除外する評価をした後の患者。
- 器質的心疾患と自然発生の持続性心室頻拍があり，血行動態的に安定または不安定な患者。
- 臨床的関連性のある原因が特定できない失神があり，電気生理検査により血行動態的に重篤な持続性心室頻拍または心室細動が誘発される患者。
- 以前の心筋梗塞により左室駆出率が35%未満で，心筋梗塞後少なくとも40日経過しNYHA心機能分類II度またはIII度の患者。
- 非虚血性DCMを伴い左室駆出率が35%以下で，NYHA心機能分類II度またはIII度の患者。
- 以前の心筋梗塞による左室機能不全があり，心筋梗塞後少なくとも40日経過し左室駆出率が30%未満でNYHA心機能分類I度の患者。
- 以前の心筋梗塞による非持続性心室頻拍があり，左室駆出率が40%未満で，電気生理検査により心室細動または持続性心室頻拍が誘発される患者。

クラスIIa適応

- 原因不明の失神を伴い，重度の左室機能不全がある非虚血性拡張型心筋症の患者。
- 持続性心室頻拍があり，心室機能が正常または正常に近い患者。

- 肥大型心筋症の患者で，心臓突然死の主要な危険因子が 1 つ以上ある場合。
- 心臓突然死の危険因子が 1 つ以上ある不整脈原性右室異形成症や不整脈原性右室心筋症（ARVD/C）患者において，心臓突然死を予防する目的。
- 失神や，β 遮断薬投与中に心室頻拍を発症した QT 延長症候群の患者において，心臓突然死を減少させる目的。
- 心臓移植待機中の非入院患者に対して。
- 失神の既往がある Brugada 症候群の患者に対して。
- 心停止に至らなかった心室頻拍が記録されている Brugada 症候群患者に対して。
- 失神や，β 遮断薬投与中に持続性心室頻拍が記録された，カテコラミン感受性多形性心室頻拍患者に対して。
- 心サルコイドーシス，巨細胞心筋炎，Chagas 病の患者に対して。

クラス IIb 適応

- 非虚血性心疾患の患者で，左室駆出率が 35％以下で NYHA 心機能分類 I 度の場合。
- QT 延長症候群の患者で，心臓突然死の危険因子がある場合。
- 進行した器質的心疾患があり失神を伴う患者で，侵襲的検査および非侵襲的検査により原因が特定できなかった場合。
- 突然死と関連がある家族性心筋症の患者。
- 左室緻密化障害の患者。

クラス III 非適応

- 上記のクラス I，IIa，IIb 推奨に特定される ICD 植込み基準に該当しても，容認できる機能的状態で少なくとも 1 年間の余命が理論的に期待できない患者に対しては，ICD 治療の適応はない。
- インセサント型心室頻拍または心室細動の患者に対しては，ICD 治療の適応はない。
- デバイス植込みにより悪化する可能性がある重症の精神疾患がある患者，または系統的経過観察ができない患者に対しては，ICD 治療の適応はない。
- 心臓移植または CRT-D の適応がない薬物抵抗性のうっ血性心不全で，NYHA 心機能分類 IV 度の患者に対しては，ICD 治療の適応はない。
- 心室頻脈性不整脈が誘発されず器質的心疾患がない患者において，原因が特定できない失神に対しては，ICD 治療の適応がない。
- 心室細動または心室頻拍が外科的アブレーションまたはカテーテルアブレーションにより十分治療できる場合（例えば Wolff-Parkinson-White 症候群に合併した心房不整脈，右室流出路または左室流出路心室頻拍，特発性心室頻拍，器質的心疾患がない束枝心室頻拍）には，ICD 治療の適応はない。
- 器質的心疾患がなく，完全に可逆的異常（例えば電解質異常，薬物，外傷）による心室頻脈性不整脈の患者に対しては，ICD 治療の適応はない。

除外基準

- 推定生命予後 6 カ月未満である末期病態。
- 過去 3 カ月以内の冠動脈血行再建。
- 心臓移植の適応がない患者で，NYHA 心機能分類 IV 度の薬剤抵抗性うっ血性心不全。

皮下 ICD

- 皮下 ICD システムは経静脈リードを使用しておらず，小児の患者で考慮される。患者の成長に伴い静脈開存性とリード破損に関し心配があり，リード抜去がより困難になる可能性があるためである。
- 皮下コイルは傍胸骨領域に設置される。デバイスによる心室不整脈の検出と，ショック放電による治療は十分にできる。
- ペーシング治療はできない。

ICD 植込み後の予後

- 6 年間に及ぶ経過観察期間で，ICD により生存が平均 4 カ月伸びた（**表 12.5**）。
- 適切 ICD 放電と心不全進行による死亡との間には，関連性がみられる。
- Cardiomyopathy Arrhythmia Trial（CAT）試験では，適切な ICD 放電があった患者のうち 5 年後に生存したのはわずか 50％だったが，一方で適切な ICD 放電がなかった患者は 85％が生存した。
- ICD 治療の有益な影響は，デバイス植込み後 1 年以上してから明白になる。生存 1 年ごとの節約経費は，デバイス植込み後 5 年以上経過すると妥当になってくる。
- ICD は高齢者ほどおよび進行した心疾患がある患者ほど，有効性が高いようである。
- 速い心拍数が心血管系に対する有害転帰の独立した予測因子と考えられるのは以下の場合である。
  1. 一般住民。
  2. 急性心筋梗塞後。
  3. 慢性心不全。
  4. 孤立性徐脈は，心不全と死亡率の低リスク患者を識別する。

治療

- ICD の機能は患者の心臓レートを継続的にモニタし，プログラムされた「カットオフ値」をレートがこえた場合に電気的治療を行う。
- ICD は徐脈を見分けて，除細動後のペーシングも実施する。二腔 ICD では房室結節伝導が良好であれば，徐脈への通常ペーシングは AAI モードに設定できる。これにより，左室機能に悪影響を与える可能性がある心室ペーシングが不要になる。
- 抗頻拍ペーシングとはプログラムされた心室検知間隔より速い間隔で，心室ペーシング刺激を特定回数実施するものである。
- 抗頻拍ペーシングの順次（シークエンス）施行の回数はプログラムできる。刺激間隔が一定の場合は，バースト（連射）ペーシング法と呼ばれ，刺激間隔が漸減的に短縮する場合は，ランプペーシング法と呼ばれる。刺激間隔がシークエンス内で一定でも，シークエンスごとに段階的に短縮する場合はスキャンペーシング法と呼ばれる。スキャン法とランプ法を組み合わせると，より強力な抗頻拍ペーシングプロトコールになる。
- 抗頻拍ペーシングには心室頻拍発作の 90％を停止させる効果がある。
- 抗頻拍ペーシングが頻拍を加速してしまうこともある。

表 12.5　予防試験

研究	患者採用基準	エンドポイント	治療割りつけ	主要結果
二次予防試験				
AVID	心停止生還者 失神を伴う心室頻拍 LVEF ≦ 40%の症候性持続性心室頻拍	全死亡率 死亡原因 QOL 費用対効果	アミオダロン，ソタロール対 ICD	ICD で全死亡率が有意に改善した
CASH	心停止生還者	全死亡率 CPR が必要な不整脈再発 不安定心室頻拍再発	ICD 対アミオダロン，プロパフェノン，メトプロロール	ICD で全死亡率が有意に改善した
CIDS	心停止生還者 失神を伴う持続性または誘発性心室頻拍 EF ≦ 35%	全死亡率	アミオダロン対 ICD	ICD で生存率に有意な改善なし
一次予防試験				
MADIT	Q 波心筋梗塞≧ 3 週 無症候性 NSVT LVEF ≦ 35% EPS で心室頻拍が誘発されプロカインアミドで抑制なし NYHA 分類 I〜III	全死亡率	ICD 対従来治療	ICD で全死亡率が 54%減少
CABG-PATCH	予定 CABG 術 LVEF＜36% SAECG 異常	全死亡率	ICD 対標準治療	予定 CABG 時の ICD 予防的植込みで生存率は改善なし
MUSTT	CAD EF ≦ 40% NSVT 心室頻拍か心室細動が誘発	突然不整脈死 自然発症の持続性心室頻拍	非抑制群に ICD	不整脈死や心停止のリスクが＞70%低下 全死亡率が＞50%減少
BEST-ICD	急性心筋梗塞 EF ≦ 40% SDRR＜70 ミリ秒か PVC ≧ 109/時か SAECG 異常	あらゆる原因の死亡率	EPS で誘発性なら ICD と β 遮断薬，非誘発性なら β 遮断薬	ICD で生存率の有意な改善なし 登録患者数が少ない
MADIT-II	心筋梗塞の既往 EF ≦ 30%	あらゆる原因の死亡率	従来治療対 ICD	ICD で死亡率が 31%減少

SCD-HeFT	虚血性または非虚血性心筋症 EF ≦ 35% NYHA 分類 II，III 持続性の心室頻拍や心室細動の既往歴なし	あらゆる原因の死亡率	プラセボ対アミオダロンまたは ICD	ICD で生存率が有意に改善

AVID：Antiarrhythmics Versus Implantable Defibrillators，BEST-ICD：Beta-Blocker Strategy Plus Implantable Cardioverter-Defibrillator，CABG：冠動脈バイパス術，CABG-PATCH：Coronary Artery Bypass Graft Patch Trial，CASH：Cardiac Arrest Study Hamburg，CIDS：Canadian Implantable Defibrillator Study，EF：駆出率，LVEF：左室駆出率，MADIT：Multicenter Automatic Defibrillator Implantation Trial，MUSTT：Multicenter Unsustained Tachycardia Trial，SCD-HeFT：Sudden Cardiac Death in Heart Failure Trial，SDRR：RR 間隔の標準偏差

- 電気ショックは心筋層内のコイルを介して，装置（デバイス）から放電される。
- コイルの遠位端を心室中隔に植込むと除細動効果が向上する。全出力が放電される速度は，電極インピーダンスと刺激幅の持続時間とウェーブチルトにより決まる。
- デバイスには最大電圧 350〜375 V で 250〜300 μF の容量が可能な 2 つのコンデンサーがついている。コンデンサーは並列で同時に充電されるが，ショックは直列で放電されるので，総電圧は 2 倍の 700〜750 V になる。この配線では容量は半減して 120〜150 μF になる。高電圧でのリードインピーダンスは 30〜60Ω の間にある。このように低容量と低インピーダンスを組み合わせると，充電エネルギーの 60〜90%が<20 ミリ秒で放電できる。

除細動閾値と安全域

- 心室細動を誘発して，漸減的にエネルギー量を低くして放電する。除細動に成功する最小エネルギー量を，除細動閾値と呼ぶ。これには心室細動を繰り返し誘発する必要がある。別法として，10 J の安全域のエネルギーで除細動が 2 回連続して成功した場合には，経過観察で 98%の成功率が得られることがわかっている。
- 二相性ショックを用いた場合は，除細動閾値の 2 倍の安全域で 95%の除細動成功率が得られる。
- 受攻性上限を除細動閾値の評価に用いることができる。試験ショックを T 波上に与える。正常では T 波上に与えた低エネルギー量ショックで心室細動が誘発される。試験ショックで心室細動が誘発できない場合は，除細動閾値をこえていると考えられる。心室細動が誘発できないショックの最小エネルギー量が除細動閾値と考えられる。
- 受攻性上限の利点の 1 つは，心室細動を誘発せずに除細動閾値が決定できることである。欠点として心室細動中に電極から感知が決められないことがある。
- 2 つの方法を組み合わせれば，心室細動を繰り返し誘発せずに高い成功率を得ることができる。最初に心室細動を誘発し，15 J のエネルギーを放電する。成功すれば T 波上に 5 J を放電して受攻性上限を決定する。心室細動が誘発されない場合には，除細動閾値は 5 J 以上である。
- アミオダロンで除細動閾値が上昇することがあるが，この影響は非常に少ない。したがって，アミオダロンまたはソタロールによる抗不整脈薬治療の判定後に，除細動閾値の再評価は通常は必要ない。

受攻性上限

- 心臓周期中の受攻期に与えた除細動ショックをこえるショック量では心室細動を誘発することはできず，この受攻性上限が除細動閾値に一致する。
- 弱いショックでは心臓にリエントリーを誘発することはできない。しかし，強いショックでは受攻期にタイミングが合えば，不整脈が発生し心室細動に陥ることが多い。
- 強力なショックですらリエントリーを誘発しない。
- リエントリーを発生させる最強のショックが受攻性上限である。
- 受攻性上限は除細動閾値と同等のことが多い。
- 除細動に成功するショックは，既存の細動を停止させなくてはならないのみならず，受攻性上限に関与するのと同じ機序により，細動を再誘発させてはならない。

二相性波形

- コンデンサーから極性の異なる 2 相で放電される。第 1 相の後に極性が反転する。第 1 相が第 2 相より長い。第 2 相でコンデンサーを直列から並列に配線を切り替えると，第 2 相の電圧を 2 倍にすることができる。
- 波形の大きさは振幅（最大電圧または最大電流）とウェーブチルトで決まる。波形の振幅の初期値から終末値までの変化率を，ウェーブチルトとして表す。振幅が半分に減少した場合は，波形のウェーブチルトは 50％である。
- 電流は右室に設置した陰性電極（陰極）から，陽性電極（陽極）を構成する本体と上大静脈コイルに流れる。この配線構成で十分な除細動閾値が得られない場合もあり，右室を陽極とする極性の反転が必要になることがある。
- ICD は持続性心室不整脈を停止させるために，除細動・カルディオバージョンと抗頻拍ページングを実施する。
- ショックは心室頻拍の場合には同期下（カルディオバージョン）で，心室細動の場合には非同期（除細動）で行う。
- レートのカットオフ値に応じて，デバイスを 3 つの領域にプログラムすることができる。遅いレートは心室頻拍領域として，速いレートは心室細動領域として識別される。速い心室頻拍は心室細動領域に入るため，心室細動領域に対するプログラム基準にしたがって治療される。
- 除細動閾値は何年も安定しており，抗不整脈薬は二相性の除細動閾値に有意な影響を与えない。
- 低エネルギーでのカルディオバージョン・除細動の利点は，充電時間が短く，変換が迅速で，バッテリー消費量が少ない点である。
- 低エネルギーでのカルディオバージョンまたは抗頻拍ページングの後に，3〜5％の患者で心室頻拍の速拍化が起きることがある。抗頻拍ページングの心室頻拍停止成功率は 90％である。
- 駆出率低値の患者における速い心室頻拍は，抗頻拍ページングで短い連結期を用いた場合に速拍化しやすい。
- 自発的心室頻拍または持続的心室頻拍が認められない患者では，経験的に抗頻拍ページングをプログラムしてよい。
- デバイス機能不全が疑われる患者，または除細動閾値を変化させる可能性がある抗不整脈薬を追加した患者の場合に限り，フォローアップ ICD テストを実施すべきである。

デバイスの選択

- 徐脈がある患者では，心室ページングを回避するため AAI モードをプログラムした二腔 ICD が有益である。
- Dual-chamber and VVIT Implantable Defibrillator（DAVID）試験から示唆されるように，心室ページングは死亡率とうっ血性心不全の発生率を増加させる可能性がある。
- CRT と ICD 治療を組み合わせたデバイスは，CRT 基準を満たした患者に対して考慮することができる。
- ICD による生存率向上は，駆出率＜35％の患者において顕著である。
- 大部分の患者において，至適 AV 遅延は安静時より運動時のほうが長い傾向があるため，運動中の AV 遅延を系統的に短縮させることは推奨されない。

除細動閾値

- 心室細動を停止させる最小エネルギーが除細動閾値の定義である。
- 除細動に対して十分な安全域を確保できる値なら，容認可能な除細動閾値であり，ICD の最大出力より通常少なくとも 10 J 低い値で，充電エネルギー 30〜41 J の範囲にある。
- 一般的に ICD の植込み領域は，ショックの放電ベクトルがより有利になる左胸部が望ましい。
- 除細動閾値が上昇した高リスク患者を同定するには，QRS 幅≧ 200 ミリ秒を用いることができる。
- 経過観察中に自発性心室頻拍または心室細動発作の発症は，女性のほうが少ない。

高い除細動閾値の対処法

高出力デバイスの使用

- 除細動閾値が上昇したと考えられる患者（例えば，アミオダロン慢性治療中または肥大型心筋症の患者）では，高出力デバイスが有益なことがある。

右室リードの位置

- 遠位コイルの近位部位が三尖弁輪に向かうほど，除細動閾値が高くなりやすい。遠位コイルは右室心尖部に向け，できるだけ遠位に設置すべきである。
- 右室リードを右室流出路内の前方高位心室中隔に再設置する代替法がある。

皮下配列の追加

- 除細動閾値を低下させるために，皮下配列を追加することができる。右室リードを設置後に除細動閾値が高いことが確認された場合には，弯曲した掘削導入棒（イントロデューサー）を標準の鎖骨下切開部から，皮下組織内を先端が肩胛骨下部で脊柱の丁度外側に至るまで進める。その後イントロデューサーで皮下配列をこの位置まで進める。

近位電極の再設置

- 近位コイルを左鎖骨下静脈に設置すると，除細動閾値が改善することがある。

上大静脈コイルの抜去

- 標準的 ICD の配線構成は，作動容器と二重コイル，すなわち右室心尖部と上大静脈–右房接合部に電極がついた単一リードでできている。近位コイルを抜去して，遠位コイルから容器に配線を変更すると，除細動閾値が改善することがある。

冠静脈洞リードの追加

- 冠静脈洞の後枝または外側枝にコイルを設置すると，平均除細動閾値を相当（45％まで）低下させることができる。

極性の変更

- 標準状態では遠位コイルは陰極として使われ，遠位コイルを陽極として使うのは逆配線の構成になる。極性を逆にすると，除細動閾値が 15～20％低下することがある。

波形

- 高い除細動閾値への対処法として，二相性波形のウェーブチルトを調節する方法がある。
- リードインピーダンスとデバイス容量にもとづき，第 1 相と第 2 相間に認められるウェーブチルトの比を，公表されている表から計算することができる。これにより除細動閾値が有意に低下することがある。

気胸

- 鎖骨下静脈針入法の合併症に気胸がある。気胸によりデバイス植込み中に高い除細動閾値が発生することがある。高インピーダンスを伴う高い除細動閾値は，気胸が原因のことがある。手技中に透視で胸郭を観察すると，この合併症を早期に検出するのに役立つ。

内服薬

- アミオダロンの慢性使用により除細動閾値が上昇することが示されている。ドフェチリドとソタロールは，除細動閾値を低下させるようである。
- 手技時間が長くかかり，除細動閾値テストが成功せず繰り返す。
- ショック不成功が繰り返されると，一過性心室機能障害が発生することがある。さらに，麻酔薬，心筋虚血，低酸素症，アシドーシス，循環中カテコラミン増加により，除細動閾値が上昇することがある。
- このような場合には，以前有効であった除細動が無効になる。これが生じたときは，後で除細動閾値テストを繰り返すことを考慮すべきである。

磁石と ICD[5]

- 磁石はリードスイッチを閉じることで，ペースメーカと ICD に影響を及ぼす。リードスイッチは小間隙で隔てられた 2 枚の平坦な鉄磁性リードで構成され，不活性ガスで満たされた硝子製容器に入っている。この磁気スイッチは約 10 ガウスの磁場に曝されると，閉じるように設計されている。
- 磁気リードスイッチが閉じると感知不能となり，ペースメーカでは一時的に非同期ペーシングになり，また ICD では治療が延期される。
- 磁場が取り除かれると，スイッチは再度作動状態に戻る。
- 遠隔測定器プログラム装置またはそれが使用できる専門技術がすぐに活用できない特定の状況下では，磁石をペースメーカまたは ICD のうえにあて，磁気スイッチを閉じる必要がある。
- 電位図記憶性能またはイベント指標のような特殊機能を引き出すために，磁石を応用して使用できるデバイスもある。
- 磁気源から距離が離れると急速に磁場力は放散するため，通常の環境またはほとんどの工業製品環境下における静的磁場ですら，磁気スイッチが閉じるほど強力である可能性は低い。
- 患者がステレオスピーカやビンゴ磁気杖のような強磁場を生成できる物体に非常に接近した場合には，心臓デバイスが影響を受けることがある。
- 磁石含有または磁石で構成されている物体の数が増えているため，ペースメーカや ICD のうえに磁石を偶然にあてる機会はまれではない。
- たとえ小さい磁石でも，磁場が強力でデバイスに非常に接近しておいた場合には，ペースメーカや ICD に影響を及ぼすことがある。
- 市販のネオジム磁石は従来の磁石に比べサイズはかなり小さいが，非常に強力な磁場力がある。
- ネオジム磁石は一般に宝石，勲章，装飾製品に用いられ，磁石を含有する物体が植込みデバイス上に偶然置かれて相互作用を及ぼすことがあり，磁石とデバイス間の影響が認められる最大距離は 3 cm である。
- ステレオスピーカと同様に，ヘッドホンにも磁石が使用され音波を生成している。ヘッドホン内部の磁石は非常に小さいにもかかわらず，形成される磁場はかなり強力である。
- ヘッドホンの枠に固定されているネオジム鉄ホウ素磁石は，静的磁場を形成するために使用され，一方振動板に取り付けたコイルでできている動的駆動体は，音を生成するために使用されている。電流がコイルを通過する際に一時的に磁場が形成され，固定磁場に反応してコイルと振動板の運動を生じる。
- クリップ留置型と耳内型ヘッドホンは，両方とも磁場力がヘッドホン表面直上で最大傾向となり，距離が離れると著明に減衰する。
- 磁場力≧ 10 ガウスは磁気スイッチが閉じるほど強力で，クリップ留置型ヘッドホンでは 2 cm の距離でみられ，3 cm ではどのヘッドホンでもみられない。
- 磁気スイッチが閉じると，ペースメーカでは非同期ペーシングが生じ，また ICD では頻拍検知と治療が一時停止する。
- デバイス植込み部（ポケット）から少なくとも 3 cm 離れてヘッドホンがおかれる場合には，磁気干渉は認められなかった。

ICD 植込み関連合併症

- この合併症には感染，気胸，心タンポナーデ，リード位置の移動がある。

- 不適切作動（ショック）が最初の 1 年間で 10％の患者に認められ，植込み後 4 年以内に 30％にも及ぶ患者が不適切作動を経験する。
- 心房細動が不適切作動の最も一般的な原因である。安定性と発生基準が心房細動による不適切作動を予防するのに役立つ。
- 心不全が進行した患者では，徐脈と無脈性心臓電気活動が最も一般的な死亡原因である。
- 5 年間でリード機能不全の累積発生率は 2.5％である。リード機能不全があると，不適切 ICD ショックが生じることがある。
- 何らかの不整脈に対してショックを受けた患者では，ショックを受けていない同様な患者に比べ，実際に死亡リスクが高い。
- ポケット部血腫の有病率が 4.9％みられ，この合併症のうち 1.0％で再手術が必要になる。ポケット部出血の出現頻度は，初回デバイス植込みまたは交換時より，刺激発生装置交換時またはリード交換時のほうが多い。
- 例えば人工僧帽弁がある患者のような高リスク患者において，ビタミン K 拮抗薬の維持管理は安全である。

MRI の磁場[6]

力とトルク（回転力）

- 磁場内にある強磁性デバイスは，静的または傾斜的な磁場誘発性の力とトルク（回転力）を受ける。
- MRI 環境において植込みデバイスが移動する可能性は，以下のものに依存する。
  - 電場力。
  - デバイスの強磁性能。
  - 磁石内腔（穴）から植込みまでの距離。
  - 植込みの安定性。
- 1.5 T（テスラ）の MRI では，デバイスに作用する最大力は 100 g 未満しか及ばない。
- この力量では周辺組織に長期的に固定されたデバイスが移動する可能性は低い。この観察結果から，デバイス植込み後 MRI 検査まで 6 週間の待機が推奨されるようになった。

誘発電流

- MRI 環境における高周波とパルス傾斜磁場は，磁場内のリード（導線）に電流を誘発する。
- （高周波波長に対する）リードの長さとループのような構造は，植込みデバイスへのエネルギー移行が改善しやすい。
- 従来の植込み状態（リードループを追加しない）では，誘発電流量は 0.5 mA 未満と見込まれる。複数のリードループが存在すると，30 mA をこえる誘発電流が発生可能となり，心筋捕捉が生じることがある。

加熱

- 組織への高周波エネルギー蓄積の程度は，比吸収率（SAR）で表現される。
- 金属製のデバイスとリードはアンテナとして作用しうるので，局所の高周波エネルギー蓄積が増幅されて加熱を生じ，デバイスと組織間の接触面で組織損傷が発生する。

- 破損リードまたはリードループ構造により，加熱電位が上昇する。血流により冷却されない心外膜リードにおいても加熱上昇しやすい。
- 同一製品であっても別々のスキャナ間では，撮像法で SAR が異なり加熱の相関性はよくない。

MRI 検査前にとるべき手段

- デバイス選択，すなわち MRI 適合性デバイスの選択。
- 徐脈性または頻脈性不整脈に対する治療の不適切な作動または抑制を最小限にするように，デバイスのプログラムを行う。ペースメーカに依存した患者では，ペーシングモードを非同期モードに変更し，それ以外の患者ではデマンドモードに変更するとよい。
- システム推定の全身平均 SAR は，2.0 W/kg を限度にする。
- 血圧，心電図，オキシメトリー，症状をモニタすべきである。
- ペースメーカ依存性の ICD 患者には，MRI を施行しない。
- 残留リードは，既述した位置移動，加熱，誘発電流のリスクが発生しやすい。
- 残留リード断片は長さと構造に応じて，刺激発生装置に接続されたリードに比べ，著明に温度上昇しやすいことがある。
- 残留リード断片や未使用の被包化リードがある患者は，MRI から除外する。
- デバイス植込み後 6 週間未満の患者，または固定されていないリード（上大静脈コイル）がある患者では，MRI を避ける。
- 能動的固定または受動的固定で期間（6 週間）が経過した心内膜（冠静脈洞）リードでは，どの直径でも MRI を安全に施行できる。
- 非経静脈的心外膜リードや放置した（被包化）リードのように，容易に加熱しやすいデバイスリードが存在する場合には，MRI を避ける。
- 高周波刺激の検知によるペーシングの不適切な抑制のリスクを低減させるため，ペースメーカに依存した患者では，デバイスを非同期の専用ペーシングモードにプログラムすべきである。
- 高周波刺激の追跡によるペーシングの不適切な作動を回避するため，ペースメーカに依存していない患者では，デバイスを非追跡心室または二腔抑制ペーシングモードにプログラムすべきである。
- 振動または高周波刺激の感知で不当なペーシングが生じないようにするためには，心拍応答，心室期外収縮応答，心室感知応答，伝導性心房細動応答を無効にすべきである。
- ペースメーカに依存していない患者では，非同期ペーシングを最小限にするため，可能ならマグネットモードを無効にすべきである。
- 複数の連続性高周波刺激を不整脈発作として記録することで生じる電池の消耗を避けるためには，頻脈性不整脈監視を無効にすべきである。
- ICD システムのリードスイッチが作動すると，頻脈性不整脈の治療が無効になる。しかし，磁石の外縁または内腔いずれのリードスイッチ機能かは予測できない。したがって，不当な抗頻拍ペーシングまたはショックを回避するため，治療は無効にすべきである。
- 熱損傷のリスクとリード閾値とインピーダンスが変化するリスクを低減するために，MRI 撮像法での推測される全身平均 SAR（可能なら＜2.0 W/kg）を制限する。
- MRI 検査を施行している間は血圧，心電図，パルスオキシメトリー，症状をモニタすべきである。
- 放射線専門医と心臓電気生理専門医，またはデバイスプログラムと問題解決に精通し二次救命処置（ACLS）の訓練を受けた医師が，走査中はその場に待機すべきである。
- 検査終了時には，すべてのデバイス指標を調べるべきであり，MRI 検査前の状態にプログラムを再保存すべきである。

リード抜去

- 機能していないリードを放置しても安全で，臨床的に重大な将来のさらなる合併症リスクはないと考えられる。
- 機能不全があるリードの交換が必要なときには，古いリードを被包化する方法または抜去する方法がある。
- リード抜去したほうがよい場合の論拠を表に示す（**表 12.6**）。
- 放置したリードが新しいリードに接触したときに生じるノイズの可能性を取り除く。
- 放置したリードに沿ってエネルギーが短絡し，除細動閾値が上昇する原因になる可能性がある。
- 複数のリードがあると静脈閉塞のリスクがあり，植込み期間が長いと経皮的リード抜去の成功率と合併症発生率に影響するという事実がある。
- 植込み期間が 3 年ごとに抜去失敗のリスクは 2 倍になるが，瘢痕組織形成が経時的に増加することが最も考られる原因である。
- リスクは中心静脈裂傷または心筋穿孔のいずれかが原因となり，心タンポナーデ，血胸，肺塞栓，リード迷入，死亡がある。
- 患者に特異的なリスク因子として，血管内組織と心臓組織への線維付着がある。
- 一般的な連結領域としては，特に鎖骨下の場合は鎖骨下静脈または腋窩静脈へのリード挿入部位，上大静脈–右房接合部，遠位電極–心臓接触面がある。
- 複数のリードがある患者ではリード–リード連結領域と，ICD リードのショック用コイルまたは電極のおのおのに沿った領域がある。
- リード除去困難と合併症が起きる可能性は，いくつかのリスク因子により決まる。
  - a．リード植込み期間。
    - リードが長期間植込まれているほど，除去するのが困難になる。
    - 植込み期間が長いほど，重大な合併症のリスクは進行性に増加する。
    - 設置が 1 年未満のリードは，徒手的に牽引すれば抜去できる。
  - b．未経験の医師。
  - c．患者の年齢が若い。
  - d．女性。
  - e．リードを取り囲む石灰化が，胸部 X 線画像で認められる。
  - f．複数のリードがある（リード–リード連結による）。

表 12.6 リード除去の適応

推奨度	適応
クラス I	• ペーシングシステムの血管内部位で証明された感染により生じた敗血症（心内膜炎を含む），またはリードシステムの血管内部位が分離できないときに，ペースメーカポケットの感染により生じた敗血症 • 残留したリード断片が原因で発生する致死性不整脈 • 残留したリード，リード断片，抜去した金物類に，患者に対し直面したまたは切迫した身体的脅威がある • 残留したリードまたはリード断片が原因で，臨床的に重篤な血栓塞栓症が発症 • 新しい経静脈的ペーシングシステムを植込む必要があり，使用可能な静脈すべてが閉塞 • 別のデバイス植込み術に影響があるリード
クラス II	• 限局性のポケット感染，びらん，慢性的排膿洞がリードシステムの経静脈部位に波及せず，感染領域から完全に分離した清潔な切開創でリードが切断できる場合 • 感染源は見出せないが，ペーシングシステムが疑われる潜伏感染 • 若年患者において，機能してないリード • 新しく植込み型デバイスが必要になり，静脈循環への穿刺に支障をきたすリード • ポケットまたはリード穿刺部位に慢性疼痛があり，患者の著明な不快感の原因になり，リード除去せずに内服または外科的手技では管理できない • 留置した場合に直面または切迫していないが，患者に脅威があるリード • 悪性腫瘍の治療に影響を及ぼすリード
クラス III	• リードを除去する有益性に比べ，リードを除去するリスクのほうが有意に高い • リードに信頼できる性能を果たした履歴があれば，刺激発生装置の交換時に再利用できるかもしれない単一の機能していないリード • 高齢者において，単一の機能していないリード

g. ICD リードはサイズが大きく複雑なため，抜去が危険になると考えられる。コイルは血管と心筋との接触面における線維化を刺激するようである。

• 単一コイルの ICD リードが望ましい。
• 新しい ICD コイルの被覆加工（例えば ePTFE）とシリコンの後方充填により，過去に ICD リード抜去を阻害した組織の内部成長が，有意に減少する可能性がある。
• リード抜去を成功させやすくする因子もいくつかある。

1. 重度に感染したリードは，別の原因で抜去するリードより少ない抵抗で除去できるため，徒手的に反対に牽引するだけで抜去できる可能性が高い。
2. 心臓外科手術の既往歴があると心外膜と縦隔の瘢痕化により，タンポナーデのリスクが低下する。しかし，手術の既往歴があると抜去が複雑になり，緊急に外科的検索が必要になる可能性が高い。
3. 先鋭な先端のリードの受動的固定は，遠位電極–心筋接触面で安定化する肉柱内の巻き込みと偶発的線維化に依存しているため，拡大–縮小可能な螺旋つきの能動的固定リードは，受動的固定リードよりも容易に抜去しやすい。

感染

- デバイス感染の発生率は，年間 1,000 デバイスあたり 1.9 であり，ペースメーカの患者に比較し，除細動器の患者のほうが累積確率は高い。
- さらに，刺激発生装置の二次的交換ではデバイス感染率が有意に高く，最近の調査で 3.4％と報告されている。
- 最も一般的な原因微生物はブドウ球菌である。
- 血流感染を伴わないポケット感染が最も一般的な臨床症状であり，そのつぎが血流感染を伴うポケット感染およびデバイス関連性心内膜炎である。
- ペースメーカシステムの感染を伴う患者の治療は，特に菌血症または敗血症を伴い，血管内リード感染またはポケット感染の合併がある場合には，リード抜去が推奨される。
- 経静脈的抜去では，リードに付着した疣贅の塞栓症を懸念する。
- ペースメーカに依存している患者でペーシングシステムの除去が必要な場合は，感染を管理する。
- 縫合線を含む表在性または軽度の感染では，保存的に治療してよいが，注意深く観察する必要がある。もし感染が改善しないか再発する場合には，システムを完全に除去することを考慮すべきである。

リード機能不全と放置したリード

- リード機能不全があるとペーシングシステム不全，または不適切な ICD 治療が発生しうる。
- リード抜去の代替として，このリードを放置し新しいリードを同側に設置するか，もしくは完全に新しいシステムを反対側に設置する。
- 可能ならば，放置したリードや余計なリードを除去する。

デバイスのアップグレード

- ICD の新しい適応と心不全治療に対する両室ペーシングの進歩により，現状のデバイスの患者を「アップグレード」する必要性が生じて来た。
- これにはペースメーカから ICD または（上級）ペースメーカへのアップグレード，または ICD から両室ペーシングデバイスへのアップグレードがある。
- デバイス交換時またはアップグレード時に静脈閉塞が比較的多く，患者の 9〜12％に発生する。
- 新しい適応の植込みデバイスのため，静脈循環への挿入がリードで妨げられる場合には，血管挿入がふたたび可能になるようにリード抜去を考慮してもよい。

その他の適応

- 上大静脈症候群の緩和，遅発性リード穿孔，リードまたはリード断片が原因の血栓塞栓症に対して，リード抜去を考慮することができる。
- ポケット部位またはリード挿入部位の慢性疼痛があり，他の治療法が無効な場合には，デバイスとリードの抜去を考慮してもよい。刺激発生装置とリードが悪性新生物の治療の支障になる場合には，それを再設置する必要がある。

ICD と運動競技者

- Bethesda ガイドラインによると，ICD 植込み患者はボーリングまたはゴルフのような「クラス 1A」活動にのみ参加できるが，フットボールやホッケーのようなICD に強い影響を与える可能性があるスポーツのみならず，トラック競技，バスケットボール，ラクロス，フィールドホッケーのようなスポーツ競技も禁止されている。
- 運動で心臓突然死のリスクが実際に増加する。
- 肥大型心筋症，不整脈原性右室異形成症（ARVD），QT 延長症候群では，運動により心室不整脈が増悪することが知られている。
- カテコラミン上昇状態では，不整脈が停止しにくくなることがある。
- Physician's Health Study では運動中に心臓突然死が増加するが，習慣性の活発な運動により運動中の心臓突然死リスクが低下した。
- 間歇的に高強度の運動をする「週末競技者」現象はつつしむべきであり，活発な運動を希望する患者は実際規則的に実施すべきである。
- 警戒閾値をこえてインピーダンスが徐々に上昇する場合は，リード不全を示唆しておらず，電極–心筋接触面での変化により生じる可能性がある。
- 過剰感知がなくインピーダンスが突然変化する場合は，リードの環状電極と主管の連結部が間歇的に接触することが原因と考えられる。
- ポケット部の X 線画像を臨時で行えば，この状況が術前に診断されることがある。
- ペーシングと感知が確実で，誘発手技で過剰感知が生じない場合には，外科的再建をせずに経過観察することが適切と考えられる。

手術手技中におけるペースメーカや ICD 植込み患者の管理方法

- 手術前にデバイスにコンピュータ送信して，検知と治療を無効にしておくべきである。手術手技後にはデバイスにコンピュータ再送信し，ICD 治療を再開させる必要がある。ICD 治療が「休止」期間中は，患者をモニタしなくてはならない。
- ペースメーカ依存性の患者に対しては，ペースメーカを VOO または DOO の非同期ペーシングモードに設定してもよいし，または手術手技中にペースメーカ上に磁石をおいても同じ効果が得られる。
- 電気メスがデバイスに影響する可能性があるものとしては，再プログラム，刺激発生装置の永久的障害，ペースメーカ抑制，フォールバック（後退）モードやノイズ改変モードへの変更または電気的再設定，心筋への熱損傷がある。
- ペースメーカまたは ICD 植込み患者にカルディオバージョンや除細動が必要な場合は，パドルを刺激発生装置から少なくとも 4 インチ（10 cm）離して前後の位置に当て実施し，適切なペースメーカプログラマーを待機させて，手技後にペースメーカにコンピュータ送信を行う。

抗不整脈薬や代謝異常がペースメーカや ICD に与える影響

- フレカイニドとプラパフェノンには，ペーシング閾値やセンシング閾値と除細動閾値を上昇させる可能性がある。
- これらの薬剤により心室頻拍の検知が変化し，催不整脈作用が生じることがある。薬剤により心室頻拍が緩徐化し，その不整脈の検知が不適切になることがある。アミオダロンは除細動閾値が上昇する原因になることがある。

- 電解質異常や代謝異常もペーシング閾値とセンシング閾値に影響を与えることがある。高カリウム血症，著明なアシドーシスまたはアルカローシス，高炭酸ガス血症，著明な高血糖，低酸素症，甲状腺機能低下症により閾値が変化することがある。

ICD 頻回ショックの原因

- 頻発する心室頻拍または心室細動（電気的ストーム）。
- 不適切な低出力ショックまたは除細動閾値の上昇により，ICD 治療が不成功。
- リード断線。
- リード位置移動。
- 上室調律の検知。
- 離れたペーシングシステム，電磁干渉，P 波や T 波など他の心内電位の過剰感知（オーバーセンシング）。
- 主管の分離。主管が分離すると，突然予期せずにフィードスルーワイヤが分離することがある。
- インピーダンスの増加と刺激閾値の上昇が認められる場合には，以下の手段をとるとよい。
  - 感知閾値と捕捉閾値をテストする。
  - ノイズ，アーチファクト，他の異常がないか，即時電位と記録電位を評価する。
  - X 線検査や透視検査を実施し，リードと ICD の主管が完全な状態かを確認する。
- 心内電位のノイズは感知に影響を及ぼし，植込み型心臓調律管理装置の不適切治療が生じることがある。
- 通常遭遇するノイズ源としては以下のものがある。
  - 電磁干渉。
  - 心外の筋電図。
  - リード伝導体の破損。
  - リード絶縁帯の断絶。
  - リードと刺激発生装置の接続間違い。
- これらのノイズ源により，典型的には心内電位に低振幅で高周波の信号が発生する。
- リード伝導体の破損，絶縁帯の断絶，リードと刺激発生装置の接続間違いがあると，リードインピーダンスまたは閾値の異常も伴う。

デバイスフォローアップ

- フォローアップは外来での評価を介して，あるいは電話やインターネットを介して行うことができる。
- 心拍適合ペーシングモードが適切かどうかを，1 年に 1 回は評価すべきである。
- 電気的治療が適切かどうか，また他に ICD 治療に影響を与える可能性がある患者の臨床状態の変化や，薬物療法の変更がないかどうかを分析すべきである。
- フォローアップの項目には，特に電気的治療と頻脈性不整脈発作を自覚したかどうかの病歴，電池の状態や充電時間，リードインピーダンス，ペーシング閾値とその修正に関しコンピュータ送信による評価，保存された診断的データの評価が含まれる。
- 定期的に X 線撮影でリードを評価すべきである。

- 特に患者の臨床状態または治療状況に変化がある場合には，除細動閾値と不整脈検知を評価するために，電気生理検査室で不整脈の誘発を考慮すべきである。
- 年齢，左室駆出率，NYHA 心機能分類，Charlson 併存疾患指数，抗不整脈薬使用により ICD ショックの確率が予測される。
- 抗不整脈薬の使用は，死亡率の増加に関与する。
- β 遮断薬とアンギオテンシン変換酵素阻害薬の使用は，生存率を向上させる。
- 長期的にショックがない期間後でも，不整脈のリスクは持続するため，適切な ICD の適応がある患者はすべて ICD 治療の継続が必要と考えられる。
- 最初のペーシング後間隔を解析すると，誘発性心室頻拍と誘発性上室頻拍を鑑別することができる。

一次予防目的の ICD 植込み患者における自動車運転に関する推奨

- 一次予防のため ICD 植込みを受けた患者は，少なくとも 1 週間は自家用車の運転を禁止すべきである。その後不整脈に関連する可能性がある症状がみられない場合は，運転免許を制限する必要はない。
- 一次予防のため ICD 植込みを受けた患者で，その後特に脳血流低下症状を伴う心室頻拍または心室細動に対し適切治療（作動）を受けた場合は，二次予防目的の ICD 植込み患者に対する自動車運転指針にしたがうべきである。
- 一次予防のため ICD 植込みを受けた患者には，将来意識障害が起きる可能性があることを説明しなくてはならない。
- これらの推奨は営業用自動車運転免許には適用されない。
- 入院中の合併症発生率と死亡率は，末期の腎動脈疾患患者ではかなり高い。

無線識別装置による電磁干渉

- 無線識別装置（RFID）は関心項目につけた標識と，標識から情報収集する読みとり機器の 2 つの構成要素からなる。
- 作動システムには，標識のアンテナと回路のエネルギー源となる電池がある。
- 受動システムでは標識に電池は含まれないが，標識のアンテナコイルは読みとり機器にある伝達装置よりでるラジオ波からエネルギーを得ている。このラジオ波が潜在的に電磁干渉の起源になる。
- 点滴注入ポンプや一時的体外式ペースメーカと，RFID が干渉することがある。
- ペースメーカと植込み型除細動器との電磁干渉は，ポータブルメディアプレーヤー，携帯電話，電子レンジ上面で生じることが証明されている。
- 低周波 RFID では最強度の相互作用を生じ，高周波 RFID では相互作用が少なく，超高周波 RFID では作用生じない。
- 相互作用の確率は，RFID デバイスからの距離に反比例する。
- 臨床的に重要な作用はすべて，読みとり機器から 40 cm 以内で発生する。
- 植込み型のペースメーカと除細動器に関連した医療応用に関しては，超高周波と高周波 RFID を優先的に使用すべきである。
- ヒトの組織はこの超高周波領域のラジオ波を吸収するため，超高周波は患者応用には使用できない。
- 臨床的に重大な作用を回避するためには，読みとり機器からの距離を保つことが重要である。

心臓再同期療法[7]

- 進行した薬物抵抗性心不全に対し，心臓再同期療法（CRT）は患者を選択すれば有効な治療である。
- CRT により症状と心機能分類が改善し，心不全による入院が減少し，生存期間が延長する。
- 約 20％の患者は臨床的に効果がみられない。効果がない理由としては以下のものがある。
    - 左室ペーシングが供与できない（ペーシング閾値が高い，または心室レートがコントロールされていない心房不整脈のため）。
    - リードの位置が不適切。
    - デバイスが最適にプログラムされていない。
    - 患者の選択が不適切。

左脚再同期

- 右室ペーシングでは医原性「左脚ブロック様」パターンが発生し，心機能が障害され有害臨床転帰になることが知られている。
- 二腔デバイスでは心室バックアップペーシングのみと比較すると，右室ペーシングの頻度が高くなるため，心不全による入院率が上昇する。この転帰は右室ペーシングの割合およびペーシング QRS 幅と相関がある。
- VALIANT（Valsartan in Acute Myocardial Infarction Trial）試験では，左脚ブロックは心血管死亡率と全死亡率，心筋梗塞，死亡と心不全と心筋梗塞の複合転帰に対して，独立したリスク因子であることがわかった。
- 慢性心房細動と左脚ブロックがある心不全患者，または右室ペーシングに依存した心不全患者に対しては，両室（BiV）ペーシングを考慮すべきである。

心臓再同期療法試験

- CRT の患者選択に関しては，臨床的および心電図的指標のほうが，心臓超音波検査の指標より優れているようである。
- CRT の患者における転帰を決めるのは，心筋瘢痕部位のほうが瘢痕境界より重要である。後側壁に瘢痕部位があると，CRT 後に症状からみた反応率が低く，左室逆リモデリングが起こらず，死亡率と有病率が高い。
- 腎不全の患者では，内服治療がよくても CRT による生存率は低い。
- CRT を施行した心不全患者では，血漿中クレアチニンが心血管死亡率の独立した強力な予測因子を考えられる。
- Multicenter Automatic Defibrillator Implantation Trial II（MADIT-II）試験では，糸球体濾過率が 10 単位低下するごとに死亡リスクは 16％ずつ増加するが，末期腎不全患者では ICD の有効性が認められなかった。
- 左室収縮末期容積が最大の患者では，CRT に反応しない（ノンレスポンダー）ようである。
- 右脚ブロックと ICD は臨床的改善が乏しく，また CRT 後の生存率が悪化する。

- CRTによる逆リモデリングは，80％以上の時間でペーシングされた患者で生じやすい。
- CRTは60～70％の患者において，臨床的に有効であることが示された。
- PROSPECT（Results of the Predictors of Response to CRT）試験では，CRT施行に関し心臓超音波検査の測定値で臨床的決断に一貫した根拠をもつものはないことが示された。
- 心電図のQRS幅が，CRTに関し臨床的に最も適切な測定値を考えられる。
- ＞150ミリ秒の広いQRS幅の有症候性患者には，CRTが有益であることが示された。
- RethinQ（Resynchronization Therapy in Normal QRS）試験では，狭いQRS幅の患者にはCRTは有効でないことが示された。
- Comparison of Medical Therapy, Pacing and Defibrillation in Heart Failure（COMPANION）試験，およびCArdiac REsynchronization-Heart Failure（CARE-HF）試験による長期経過観察では，CRTで死亡率が同様に低下したことが示された。
- CRTの有効性は，軽度心不全の患者で示されてきた。
- REsynchronization reVErses Remodeling in Systolic left vEntricular dysfunction（REVERSE）試験，およびMulticenter Automatic Defibrillator Implantation Trial with Cardiac Resynchronization Therapy（MADIT-CRT）試験では，NYHA心機能分類I～II度の心不全，左室収縮機能障害，QRS時間延長を伴う患者において，CRTにより逆リモデリングが生じるのみならず，入院の減少を伴う臨床的有効性が示された。

心不全のステージ分類と症状による分類

- 主に駆出率が低下した心不全に関して，治療目標に関連した心不全進行の4つのステージが定義された。
- 症状が改善する可能性はあるものの，ステージの進行は一方向のみに起きる。
- ステージAとは，高血圧，糖尿病，化学療法の既往などのリスク因子は存在するが，心血管疾患は検出できない状態である。
- ステージBとは，心臓の構造的または機能的異常の具体的証拠，最も多い心筋梗塞の既往または左室駆出率の低下はあるが，明らかな心不全症状がみられない状態である。このステージでの治療目標は，心室拡大と機能障害をさらに進ませる分子的かつ構造的変化を阻止することにより，病気の進行を予防することである。さらに無症状でも突然死のリスクが実際にある患者において，予期せぬ致死性頻脈性不整脈を予防することである。
- ステージCには，心不全と診断された患者の大部分が含まれる。患者に心不全の臨床症状がいったん出現するとステージBに戻ることはなく，NYHA心機能分類I～IV度までの重症度の症状がいずれかの時点でみられる。治療に反応し現在ほとんど症状がないステージCの患者に対しては，ステージBと同様に病状の安定化および病気の進行と突然死を予防することが目標になる。日常生活が制限されるさらに進行した心不全症状（心機能分類III度またはIV度）があるステージCの患者に対しては，症状の軽減と日常生活活動の増加が主要な目標になる。
- ステージDとは，推奨される治療を繰り返し適用しても，心機能分類IV度の症状を頻回に再発する難治性の患者のことをいう。この患者群の中でも重症度は多様である。再発を伴うが持続的症状はない「救急」患者では，治療介入が有効で症状が軽快するだけでなく，病気の進行にも影響を及ぼすことがある。

- 治療の選択によらず，予後が不良になりやすいのは以下の患者である。
  1. 安静時に症状が持続する。
  2. 腎機能の増悪が認められる。
  3. 症候性低血圧がある。
  4. 神経ホルモン性拮抗薬の治療に，もはや忍容性がない。
  5. 血行動態を維持するため，経静脈的治療が頻回に必要になる。
- 病気の進行に伴い増悪する右室機能不全は，概して予後不良と予測され，CRT が臨床的に有効である可能性は低下している。
- CRT を考慮する患者で主要な指標は，やはり QRS 幅である。
- 病気の重症度に伴い QRS 幅が延長し，高い死亡率が予測され，突然死よりポンプ不全による死亡のほうが多い。
- QRS 幅は心臓超音波検査による非同期性の計測値と確かな相関はなく，QRS 幅が短縮しても CRT 後の臨床的改善と確かな相関はない。
- 基準の QRS 幅が最大（150 ミリ秒）の患者群では臨床的有効性が最も高く，150 ミリ秒未満の患者群では，臨床的有効性が示されていない。
- 除細動・ペーシングデバイスを植込む予定があり，長期的に心室ペーシングが必要と考えられる患者には，もともと QRS が延長していなくても CRT を考慮してもよい。これは心房細動の心拍数コントロール目的で，房室結節アブレーションを受ける患者には特に重要である。
- 左室機能不全の原因は CRT の決定に影響を与える。冠動脈疾患がない患者では，β 遮断薬の投与中自然にまたは CRT により，駆出率の最大の改善が持続的に認められる。
- 小さい左室サイズの心筋症では線維化の要素を伴い，改善が制限される。
- ドキソルビシン（アロリアマイシン），トラスツズマブ（ヘルセプチン），新規の小分子阻害薬による化学療法に関連した心筋症の患者では，低駆出率の他の心筋症に比べ，心室サイズと QRS 幅が障害されない。
- CRT は急性期非代償性への救済治療ではなく，慢性的代償性の程度を改善させる待機的手段と考えるべきである。
- 心不全による入院が 3 回ある心不全患者，または心不全による入院が 2 回あり推定糸球体濾過量が 60 mL/分/1.73 m^2 未満の心不全患者では，突然死がすべて予防できたと仮定しても，1 年間の生存率は 50％である。

心臓非同期の定義

- 心不全ではさまざまな程度の機械的非同期を伴う。
- 房室非同期は PR 時間の延長があるために起きる。
- 心不全に伴う左室の弛緩遅延があると，僧帽弁流入の E 波と A 波が融合し，そのためさらに左室充満時間が制限される。
- 心房間伝導遅延があると左房の収縮遅延が生じ，心房収縮終了以前に心室収縮による僧帽弁早期閉鎖が発生する。

- 心室内非同期は片方の心室の駆出遅延により発生すると考えられるが，通常左脚ブロックがある場合には，左室の駆出が遅延する。
- 心室内非同期とは，左室内領域の収縮遅延のことで，通常は心基部側壁の収縮が遅延する。

従来のドプラ心臓超音波検査

- QRS 波の開始から心室の駆出開始までの駆出前時間（間隔）は，パルスドプラ法を用いて，肺動脈弁と大動脈弁のレベルで測定される。
- 正常では＜40 ミリ秒の遅延がみられる。
- 心室間非同期が存在すると，肺動脈と大動脈間の駆出前時間差が延長する（＞40 ミリ秒）。
- 心室間の機械的遅延が＞40 ミリ秒ある患者では，両室ペーシングに反応して大きい改善が認められる。
- 大動脈駆出前時間が＞160 ミリ秒ある患者では，QOL スコア，6 分間歩行距離，最高酸素摂取量（ピーク $\dot{V}O_2$）などの臨床的転帰が，160 ミリ秒以下の患者に比較して大きい改善を示す。

組織ドプラ画像

- パルス組織ドプラ撮像の画像，またはカラー組織ドプラ撮像の速度曲線のいずれかを用いてデータを得ることができる。
- 組織ドプラ撮像の計測は，壁運動消失区域で実施すべきではない。低速度信号が記録されると解釈が難しく，ほとんどが実際の収縮でなく受動的運動を反映している可能性がある。
- 心室中隔，左室側壁または左室の最遅延区域の収縮開始と右室側壁の収縮開始の差から，心室間非同期を評価する。右室興奮の遅延が約 30 ミリ秒ある場合は異常とみなされる。
- 左心室内非同期の定義は，中隔の収縮開始と側壁の収縮開始の差，または 12 区域モデルにおける遅延の標準偏差である。
- カラー組織ドプラ撮像での最大収縮運動まで，またはパルス組織ドプラ撮像での収縮運動開始までを用いて評価した，左室の異なる区域間の興奮の差は，正常対象者では有意差がみられない。大動脈弁閉鎖後にみられる左室区域の持続的収縮（他に遅延縦収縮としても知られている指標）は，心室内非同期を示している。
- 現在認められている基準（すなわち，薬剤抵抗性で NYHA 心機能分類 III 度または IV 度，左室駆出率≦ 0.35，QRS 幅＞150 ミリ秒）を満たす患者が，単に心臓超音波検査で非同期が証明されないというだけの理由で，CRT を否定するのは適切でない。

睡眠呼吸障害

- 心不全と心筋梗塞がある患者では，睡眠呼吸障害の有病率が高い。睡眠呼吸障害には複数の因子が関与し，二次的に有病率と死亡率の増加を伴う。
- 反復する夜間の低酸素症発生，心筋虚血との連関，交感神経活性の亢進，血清カテコラミン濃度の上昇は催不整脈作用がある。

【参考文献】

1. Cakulev I, Efimov IR, Waldo AL. Cardioversion: past, present, and future. *Circulation*. 2009; 120(16): 1623-1632.
2. Deakin CD. Advances in defibrillation. *Curr. Opin. Crit. Care*. 2011; 17(3): 231-235.
3. Epstein AE, DiMarco JP, Ellenbogen KA, et al. ACC/AHA/HRS 2008 Guideline for Device-Based Therapy of Cardiac Rhythm Abnormalities. *Heart Rhythm*. 2008; 5(6): e1-e62.
4. Wolber T, Ryf S, Binggeli C, et al. Potential interference of small neodymium magnets with cardiac pacemakers and implantable cardioverter-defibrillators. *Heart Rhythm*. 2007; 4(1): 1-4.
5. Jongnarangsin K, Thaker JP, Thakur RK. Pacemakers and magnets: An arranged marriage. *Heart Rhythm*. 2009; 6(10): 1437-1438.
6. Nazarian S, Halperin HR. How to perform magnetic resonance imaging on patients with implantable cardiac arrhythmia devices. *Heart Rhythm*. 2009; 6(1): 138-143.
7. Kass DA. Pathobiology of cardiac dyssynchrony and resynchronization. *Heart Rhythm*. 2009; 6(11): 1660-1665.

◉自己評価問題の解答◉

1. 正解はC

   第1度房室ブロックがみられる状態で，VDDモード（AV間隔：180ミリ秒）と考えられる心室（V）ペーシング波形が認められ，1，4，7，8，9拍目では心房（P波）感知不全によりAV間隔180ミリ秒でVペーシングされずに内因性QRS波（PQ間隔200〜240ミリ秒）が出現している。

2. 正解はD

   二腔（房室順次）ペーシングを示すスパイク波形がみられ，P波を感知していないことからDVIモード（LRI：860ミリ秒）の機能が考えられる。3拍目ではP波を感知せず房室順次ペーシング（AV間隔：180ミリ秒）がみられ，ペーシングスパイク間に内因性QRS波が出現し心室不応期のためVペーシングによる心室興奮はみられない。

3. 正解はC

   心内電位図の上段ではT波高がQRS波振幅より大きく，T波とQRS波の両方およびアーチファクトをICDが感知し心室細動や心室頻拍と誤認され，34.8 Jで不適切ICDショック（CD）が発生している。QRS波のみを正しく感知するようにリード交換する必要がある。

4. 正解はD

   非虚血性の左室機能低下（左室駆出率30%）に伴う非持続性心室頻拍の患者に二腔（房室）ICDを植込んだところ，翌日には心房細動が発生し速い心室レートのために心室頻拍や心室細動と誤認され，ICDはショックのために充電準備を開始した症例である。今後は房室伝導抑制作用も有するソタロールを用いて心房細動の洞調律維持を考慮する。

5. 正解はB

   心筋梗塞後の患者で左室機能低下（左室駆出率29%）があるため心臓突然死の一次予防目的にICD植込みをした症例である。植込み後少なくとも1週間は自動車運転を制限し，それ以後不整脈による症状がない場合には運転は可能である。

6. 正解はC

   心疾患の既往歴と心臓突然死や失神の家族歴がなく内服薬もない患者が，前駆症状を伴わない失神を2回起こし，1度は外傷も伴っている。心電図では第1度房室ブロックと二枝ブロックが認められるため房室ブロックによる失神が考えられ，頸動脈洞マッサージで3秒間のポーズもみられることから恒久性二腔ペースメーカ（DDD）植込みの適応を考慮する。

索　引

【き】

エセンシャル心臓電気生理学　定価：本体 6,800 円＋税

2014 年 5 月 29 日発行　第 1 版第 1 刷 ©

著　者　ザイヌル アベディン

監訳者　安武（やすたけ） 正弘（まさひろ）

訳　者　村松（むらまつ） 光（ひかる）

発行者　株式会社　メディカル・サイエンス・インターナショナル

代表取締役　若松　博

東京都文京区本郷 1－28－36

郵便番号 113－0033　電話(03)5804－6050

印刷：双文社印刷／表紙装丁：GRiD CO., LTD.

ISBN 978-4-89592-780-2 C3047